炎症性肠病诊疗高级教程

主　　编 ◎ 陈旻湖　钱家鸣　吴开春
执行主编 ◎ 何　瑶

人民卫生出版社
·北　京·

图书在版编目（CIP）数据

炎症性肠病诊疗高级教程 / 陈旻湖，钱家鸣，吴开春主编. —北京：人民卫生出版社，2023.9

ISBN 978-7-117-35065-5

Ⅰ. ①炎… Ⅱ. ①陈… ②钱… ③吴… Ⅲ. ①肠炎-诊疗-教材 Ⅳ. ①R516.1

中国国家版本馆 CIP 数据核字（2023）第 141140 号

炎症性肠病诊疗高级教程

Yanzhengxing Changbing Zhenliao Gaoji Jiaocheng

主　　编：陈旻湖　钱家鸣　吴开春
出版发行：人民卫生出版社（中继线 010-59780011）
地　　址：北京市朝阳区潘家园南里 19 号
邮　　编：100021
E - mail：pmph @ pmph.com
购书热线：010-59787592　010-59787584　010-65264830
印　　刷：北京顶佳世纪印刷有限公司
经　　销：新华书店
开　　本：787 × 1092　1/16　　印张：27
字　　数：657 千字
版　　次：2023 年 9 月第 1 版
印　　次：2023 年 10 月第 1 次印刷
标准书号：ISBN 978-7-117-35065-5
定　　价：165.00 元
打击盗版举报电话：010-59787491　E-mail：WQ @ pmph.com
质量问题联系电话：010-59787234　E-mail：zhiliang @ pmph.com
数字融合服务电话：4001118166　E-mail：zengzhi @ pmph.com

编者名单（以姓氏笔画为序）

王玉芳　四川大学华西医院
王学红　中南大学湘雅二医院
王承党　福建医科大学附属第一医院
毛　仁　中山大学附属第一医院
左秀丽　山东大学齐鲁医院
叶子茵　中山大学附属第一医院
田　丰　中国医科大学附属盛京医院
冉志华　上海交通大学医学院附属仁济医院
朱良如　华中科技大学同济医学院附属协和医院
朱维铭　中国人民解放军东部战区总医院
刘　超　山东大学齐鲁医院
孙　萌　四川大学华西医院
李　卉　中国医科大学附属盛京医院
李　军　北京大学第三医院
李　毅　中国人民解放军东部战区总医院
李雪华　中山大学附属第一医院
杨　红　北京协和医院
杨洪生　中山大学附属第六医院
肖书渊　武汉大学中南医院
吴开春　中国人民解放军空军军医大学第一附属医院（西京医院）
何　瑶　中山大学附属第一医院
汪　欢　华中科技大学同济医学院附属协和医院
沈　骏　上海交通大学医学院附属仁济医院
张　洁　中南大学湘雅二医院
张　敏　中山大学附属第六医院
张　勤　中山大学附属第一医院
张玉洁　中国人民解放军空军军医大学第一附属医院（西京医院）
张晓琦　南京大学医学院附属鼓楼医院
张盛洪　中山大学附属第一医院
张颖璠　中山大学附属第一医院
陈　焰　浙江大学医学院附属第二医院

陈白莉　中山大学附属第一医院
陈旻湖　中山大学附属第一医院
陈雪娥　福建医科大学附属第一医院
陈瑜君　中山大学附属第一医院
林晓清　中山大学附属第一医院
欧大联　中南大学湘雅二医院
郅　敏　中山大学附属第六医院
罗　敏　中南大学湘雅二医院
周　伟　浙江大学医学院附属邵逸夫医院
胡乃中　安徽医科大学第一附属医院
钟　捷　上海交通大学医学院附属瑞金医院
俞　星　福建医科大学附属第一医院
钱家鸣　北京协和医院
徐定婷　浙江大学医学院附属第二医院
高　翔　中山大学附属第六医院
涂　蕾　华中科技大学同济医学院附属协和医院
黄贤丽　中山大学附属第一医院
黄美娟　中山大学附属第一医院
黄斯韵　中山大学附属第一医院
黄燕妮　福建医科大学附属第一医院
曹　倩　浙江大学医学院附属邵逸夫医院
梁　洁　中国人民解放军空军军医大学第一附属医院(西京医院)
韩　玮　安徽医科大学第一附属医院
曾志荣　中山大学附属第一医院
谢晓燕　中山大学附属第一医院
解　莹　中国医科大学附属盛京医院
窦晓坛　南京大学医学院附属鼓楼医院

前　言

炎症性肠病（inflammatory bowel disease，IBD）包括溃疡性结肠炎（ulcerative colitis，UC）及克罗恩病（Crohn's disease，CD）。本病主要累及青壮年，病因及发病机制未明，诊断缺乏"金标准"，也没有特效治疗方法。IBD呈慢性病程，病情迁延，易出现各种并发症，严重影响患者的生活质量，给患者、家庭和社会带来沉重负担。随着我国IBD发病率的上升，IBD已成为临床医师必须经常面对的疾病。近年来我国各地医疗机构及临床医师对IBD越来越重视，纷纷成立IBD多学科团队及诊疗中心，开展IBD临床诊疗及研究。由于各地医疗水平参差不齐，有些地方IBD诊疗经验相对不足，误诊、误治常有发生，影响了治疗效果，甚至造成不必要的并发症。

为了提高我国IBD诊疗水平，落实分级诊疗政策，达到规范化、均质化诊疗目的，炎症性肠病诊疗质控评估中心与中华医学会消化病学分会炎症性肠病学组共同组织我国IBD领域专家，编写了本高级教程，用于IBD医师的培训。本教程包括了IBD的基础知识、诊疗规范、指南共识意见解读，同时附有典型病例及专家点评，内容深入浅出，适合有志从事IBD临床诊疗的医师阅读。

由于医学的发展日新月异，参编的作者来自不同单位，本教程难免存在不足或错误之处，请广大读者在使用过程中不吝指教，以便我们有机会再版时改正。

陈旻湖

中山大学附属第一医院炎症性肠病中心

2023年夏

目 录

总 论

诊断及鉴别诊断篇

治疗篇

护理篇

共识指南解读篇

管理篇

经典病例篇

总　论

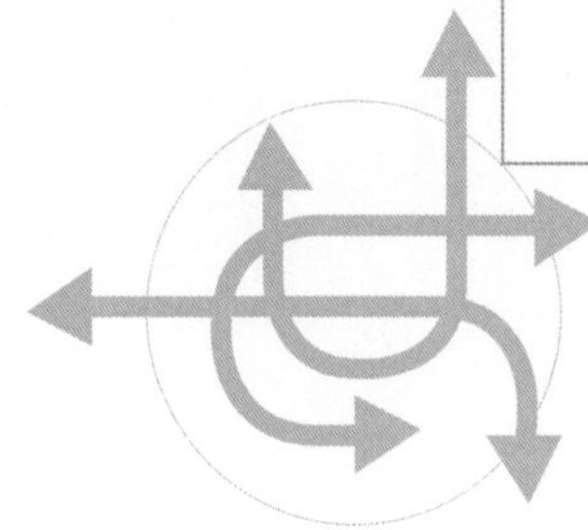

第 1 章　炎症性肠病概述

一、定义及特征

炎症性肠病（inflammatory bowel disease，IBD）是一组病因未明的慢性非特异性肠道炎症性疾病，包括溃疡性结肠炎、克罗恩病、未分类型炎症性肠病以及未定型肠炎。

溃疡性结肠炎（ulcerative colitis，UC）好发于青壮年（20 ～ 40 岁），儿童和老年可见，无性别差异。常表现为直肠和结肠黏膜慢性持续炎症，病变主要限于黏膜与黏膜下层，呈连续性，活体组织检查（简称活检）通常没有肉芽肿。临床表现为腹痛、腹泻、黏液脓血便，可有发热、疲乏等全身症状，肠外表现口腔溃疡常见，可累及关节、皮肤、眼、肝脏等脏器。疾病呈现复发和缓解交替的特征。

克罗恩病（Crohn's disease，CD）为胃肠道慢性炎性肉芽肿性疾病，青少年多见，发病高峰年龄为 18 ～ 35 岁，男女患病率相近。病变多见于回肠末端和邻近结肠，但从口腔至肛门各段消化道均可受累，呈节段性分布，常累及肠壁全层。以腹痛、腹泻、体重下降为主要临床表现，常有发热、疲乏等全身表现，肛周脓肿或瘘管等局部表现，以及关节、皮肤、眼、口腔黏膜等肠外损害，可并发各种并发症，如肠道狭窄梗阻、窦道形成、肠瘘、脓肿等，需要外科手术治疗。

未分类型炎症性肠病（IBD unclassified，IBDU）及未定型结肠炎（indeterminate colitis，IC）是两种较为特殊类型的 IBD。前者指无法通过病史、内镜下表现、内镜下多点活检以及影像学上区分 UC、CD 还是其他原因导致的结肠炎，临床上少见；后者指结肠切除术后，病理提示同时具备 UC 和 CD 特征的病例。

二、流行病学特点及疾病负担

IBD 的流行病学研究已有近 80 年历史，IBD 发病率在 19 世纪工业化国家及 20 世纪工业化国家均呈快速上升趋势。流行病学研究显示，西方国家 IBD 发病率高达（10 ～ 30）/10 万，亚洲的 UC 发病率为（1.6 ～ 2.1）/10 万，CD 发病率为 1.3/10 万。中国两项以人群为基础的流行病学研究，广东省中山市 IBD 年龄标化发病率为 3.14/10 万，其中 UC 为 2.05/10 万，CD 为 1.09/10 万；黑龙江省大庆市 IBD 年龄标化发病率为 1.77/10 万，其中 UC 为 1.64/10 万，CD 为 0.13/10 万，显示了中国 IBD 在南北发病率上的差异。

近 20 ～ 30 年 IBD 发病率增加，累积患病率增加。纳入 2017 年全球 195 个国家 / 地区的数据分析显示，IBD 年龄标化患病率为 84.3/10 万[（79.2 ～ 89.9）/10 万]，估计全球 IBD 患者人数达 6800 万例；中国 IBD 年龄标化患病率为（120 ～ 140）/10 万，高于全球平均水平。此外，IBD 发病年龄轻，目前尚无根治措施，相比于其他慢性病，其终身成本更高。2008—2015 年美国 Truven Health MarketScan 保险数据库记录了所有患者的总医疗（住院、门诊）和药房费用，其中 CD 患者 78 620 例，UC 患者 85 755 例，匹配其他慢性病为对照组（2 型糖尿病、类风湿关节炎、心力衰竭后护理），结果显示，克罗恩病及溃疡性结肠炎的疾病负担远远高于其他几种慢性病，IBD 的终身成本估算值 / 患者是其他慢性病的 5 ～ 6 倍。

三、病因及发病机制

IBD 病因和发病机制尚未完全明确，现认为是多因素参与发病，主要包括遗传、环境、肠道微生态和机体异常免疫应答。被大多数学者接受的学说认为，环境作用于遗传易感者，在肠道菌群参与下，启动肠道免疫系统，引起肠道炎症。已有证据表明，遗传因素、肠道微生物、机体免疫系统异常反应在 IBD 发病中起重要作用。

四、诊断及治疗

IBD 诊断缺乏“金标准”，需要结合临床表现、实验室检查、影像学检查、内镜检查和组织病理学表现进行综合分析，在排除感染性和其他非感染性结肠炎基础上进行诊断，推荐内镜、影像、病理标准化检查及 IBD-MDT（多学科协作诊疗，multi-disciplinary team）临床实践模式。

IBD 治疗目标为诱导并维持临床缓解以及黏膜愈合，防治并发症，改善患者生活质量；加强对患者的长期管理。治疗原则上，UC 治疗依据疾病严重程度、病变部位，结合高危因素分层管理；CD 治疗依据疾病特征及危险因素个体化对待。治疗策略为达标治疗（IOIBD STRIDE-Ⅱ）策略。内科治疗药物包括氨基水杨酸制剂、激素、免疫抑制剂、生物制剂的合理使用；外科治疗包括 IBD 并发症，如大出血、梗阻、穿孔、脓肿、肛周病变、癌变等的处理。

IBD 治疗具体内容包括 IBD 治疗药物的使用方法、IBD 活动期及缓解期治疗、急性重症 UC 的治疗、IBD 合并机会性感染的处理、CD 肛瘘的处理、外科手术治疗和 CD 术后复发的预防、癌变的监测及处理，将分别在下面各章节详细讲解。

五、预后

IBD 是慢性进展性肠道炎性疾病，症状反复发作，可导致肠道损伤和致残。英国 1994—2013 年初级保健数据库 600 万人的数据显示，CD 患者有 3059 例，1 年、5 年和 10 年首次胃肠道手术风险分别为 13%、21% 和 26%。针对 UC 的荟萃分析共纳入 60 项研究，有 15 316 例成人新发 UC 患者，10 年、20 年和 30 年结直肠癌累积发生率分别为 0.4% ～ 0.6%、1.1% ～ 5.3% 和 2.1% ～ 7.5%；UC 患者结肠切除术 1 年、5 年、10 年和 20 年累积手术率分别为 0.5% ～ 6%、3% ～ 13%、8.5% ～ 19% 和 11% ～ 20%。

由于 IBD 发病率持续上升，病因、发病机制未明，疾病异质性大，无根治手段，疾病负担重，诊断与治疗均存在挑战，故有必要对该病的相关知识进行积极的宣教及培训，以提高消化专科医师对该病的识别能力，减少误诊、误治。

（何　瑶）

参考文献

[1] MAGRO F，GIONCHETTI P，ELIAKIM R，et al. Third European Evidence-based Consensus on Diagnosis and Management of Ulcerative Colitis. Part 1：Definitions，Diagnosis，Extra-intestinal Manifestations，Pregnancy，Cancer Surveillance，Surgery，and Ileo-anal Pouch Disorders [J]. J Crohns Colitis，2017，11（6）：649-670.

[2] 葛均波，徐永健，王辰．内科学[M]. 9版．北京：人民卫生出版社，2018：377.

[3] KAPLAN G G. The global burden of IBD：from 2015 to 2025 [J]. Nat Rev Gastroenterol Hepatol，2015，12（12）：720-727.

[4] ZENG Z R，ZHU Z H，YANG Y Y，et al. Incidence and clinical characteristics of inflammatory bowel disease in a developed region of Guangdong Province，China：a prospective population-based study [J]. J Gastroenterol and Hepatol，2013，28（7）：1148-1153.

[5] YANG H，LI Y M，WU W，et al. The incidence of inflammatory bowel disease in Northern China：a prospective population-based study [J]. PLoS One，2014，9（7）：e101296.

[6] GBD 2017 Inflammatory Bowel Disease Collaborators. The global，regional，and national burden of inflammatory bowel disease in 195 countries and territories，1990-2017：a systematic analysis for the Global Burden of Disease Study 2017 [J]. Lancet Gastroenterol Hepatol，2020，5（1）：17-30.

[7] JAIRATH V，FEAGAN B G. Global burden of inflammatory bowel disease [J]. Lancet Gastroenterol Hepatol，2020，5（1）：2-3.

[8] LICHTENSTEIN G R，SHAHABI A，SEABURY S A，et al. Lifetime Economic Burden of Crohn's Disease and Ulcerative Colitis by Age at Diagnosis [J]. Clin Gastroenterol Hepatol，2020，18（4）：889-897.e10.

[9] ANANTHAKRISHNAN A N. Epidemiology and risk factors for IBD [J]. Nat Rev Gastroenterol Hepatol，2015，12：205-217.

[10] 中华医学会消化病学分会炎症性肠病学组．中国炎症性肠病诊疗质量控制评估体系[J]. 中国消化杂志，2018，38（12）：793-794.

[11] BURR N E，LORD R，HULL M A，et al. Decreasing Risk of First and Subsequent Surgeries in Patients With Crohn's Disease in England From 1994 through 2013 [J]. Clin Gastroenterol Hepatol，2019，17（10）：2042-2049.e4.

[12] FUMERY M，SINGH S，DULAI P S，et al. Natural History of Adult Ulcerative Colitis in Population-based Cohorts：A Systematic Review [J]. Clin Gastroenterol Hepatol，2018，16（3）：343-356.e3.

第 2 章　炎症性肠病的流行病学和疾病负担

一、炎症性肠病的历史溯源

炎症性肠病（inflammatory bowel disease，IBD）是一种主要累及消化系统的慢性炎症性肠道疾病，其中克罗恩病（Crohn's disease，CD）和溃疡性结肠炎（ulcerative colitis，UC）为主要的疾病类型。

最早追溯至 1859 年，英国 Samuel Wilks 医师首先报道了一位 42 岁女性患者，其临床表现为慢性腹泻伴发热，由于当时医疗水平受限，该患者不幸去世。根据其尸检结果，Samuel Wilks 首次将该疾病命名为 UC，即便如此，该患者实际的肠道病理结果为回肠和结肠全层炎。对 CD 的描述要比 UC 晚数十年，在 20 世纪 20 年代末，美国 Mount Sinai 医院的外科医师 Burrill Bernard Crohn 在临床工作中发现了一类具有相似临床症状的患者，他们的回肠末端明显增厚，病理学检查提示这部分组织呈亚急性或慢性的，坏死性、瘢痕性炎症反应。Crohn 医师对这 14 例患者的临床和病历资料总结后，撰写了题目为“Regional ileitis：a pathologic and clinical entity”的文章，于 1932 年 10 月发表于美国医学会杂志。文中描述这些患者可出现与 UC 患者相似的症状，如发热、腹泻和消瘦；其右髂窝常可触及包块，并且通常需要接受手术治疗。而具体发热病因尚不明确。也正因此文，这一疾病被命名为 CD，使医学界认识到两种不同形式的 IBD。

1930 年以前的文献多以报道 UC 为主，自 1930 年后，CD 的报道日趋增多。在 20 世纪中叶时，UC 和 CD 的发病率在包括北美在内的西方国家有所增加，且于 21 世纪初趋于稳定。然而近几十年来，随着亚洲、南美和中东等非发达国家和地区的工业化和城市化进程，新兴工业化国家也开始出现 IBD，目前 IBD 已成为全球性疾病。我国现有的流行病学资料统计数据显示，IBD 患病率、发病率均呈上升趋势。IBD 是一种慢性病，主要累及消化道，但也侵犯肠道外如关节、眼等器官和组织，最终危害人体健康、影响患者生活质量，目前许多省份已将 IBD 纳入门诊慢性病管理，治疗药物纳入医保目录。

二、IBD 的流行病学

（一）发病率及患病率

IBD 在不同国家、地区、种族人群中的发病率不同，有显著的地域和种族差异。Molodecky

等检索了 1950—2010 年有关 IBD 流行病学研究的文献，结果显示欧洲、亚洲、北美洲 UC 发病率分别为（0.6 ～ 24.3）/10 万、（0.1 ～ 6.3）/10 万、（0 ～ 19.2）/10 万；CD 发病率分别为（0.3 ～ 12.7）/10 万、（0.04 ～ 5.0）/10 万、（0 ～ 20.2）/10 万。欧洲、亚洲、北美洲 UC 患病率分别为（4.9 ～ 505）/10 万、（4.9 ～ 168.3）/10 万、（37.5 ～ 249）/10 万；CD 患病率分别为（0.6 ～ 322）/10 万、（0.88 ～ 67.9）/10 万、（16.7 ～ 318.5）/10 万。大部分地区 UC 较 CD 发病率高，少部分地区 UC 与 CD 发病率相近，甚至 CD 较 UC 稍高。欧美地区发病率和患病率明显高于亚洲地区。

1. 欧洲和北美地区　IBD 在欧美国家存在显著的地域差异，发病率和患病率最高区域主要集中于北欧，其发生率较南欧高 40%，而欧洲南部的发病率呈上升趋势。北美地区 IBD 发病率也出现南北差异，发病率最高的区域为加拿大，其次为美国。此外，欧洲克罗恩病和结肠炎组织（ECCO）的流行病学研究发现欧洲 IBD 发病率还存在自西向东梯度为 2 的变化趋势，且法罗群岛为 IBD 发病率最高的地区。在欧洲标准人群（ESP）中，法罗群岛 IBD 发病率高达 83/10 万人年，远远高于欧洲其他国家和地区。Hammer 等纳入了法罗群岛 1960—2014 年所有确诊 IBD 患者的临床数据，结果显示在 21 世纪以前，CD 发病率几乎为 0，但自 2000 年起开始逐渐增长，于 2014 年达 10/10 万。UC 在 1960—1979 年的发病率为 4/10 万，在 2010 年时急剧上升至 44/10 万。此外，根据发病年龄划分，30 ～ 39 岁为第一个发病高峰，而 70 ～ 79 岁为发病的第二个小高峰。

2. 亚太地区　亚洲多为发展中国家，开展流行病学研究存在较多挑战和困难。大部分 IBD 流行病学资料来源于住院病例和临床分析的报道。Prideaux 等分析了 1970—2011 年亚洲国家 IBD 流行病学研究文献，结果显示，近 20 年来，亚洲国家 IBD 发病率和患病率呈逐年增加趋势，但仍较西方国家低，CD 和 UC 发病率分别为（14.6 ～ 17.4）/10 万和（7.6 ～ 14.3）/10 万，患病率分别为（1.3 ～ 21.2）/10 万和（2.3 ～ 63.6）/10 万。

在日本，UC 发病率在 1961—1991 年间由 0.02/10 万人年上升到 1.95/10 万人年，而 CD 发病率从 1986 年的 0.60/10 万上升到 1998 年的 1.20/10 万。在 1986—2008 年，韩国 CD 和 UC 发病率均有所上升，CD 和 UC 发病率分别为（0.05 ～ 5.1）/10 万和（0.34 ～ 5.4）/10 万。在印度，一项基于社区的研究报道 UC 发病率较高，为 6.0/10 万。最近斯里兰卡一项基于医院的研究报道 UC 和 CD 发病率分别为 0.69/10 万和 0.09/10 万。1984—2005 年，日本 UC 患病率从 7.85/10 万上升到 63.6/10 万；而在 1986—1998 年，CD 发病率从 2.9/10 万上升到 13.5/10 万。韩国 UC 患病率从 1997 年的 7.6/10 万上升到 2005 年的 30.9/10 万，而 CD 在 2005 年的患病率为 11.2/10 万。在新加坡的研究中发现，UC 和 CD 患病率分别从 6.0/10 万和 1.3/10 万上升到 8.6/10 万和 7.2/10 万。当前亚洲地区 IBD 发病率、患病率呈快速增长趋势，可能与饮食西化、抗生素滥用、卫生环境改善、疫苗接种及肠道微生态改变有关。而亚太地区 IBD 患者中 UC 较 CD 多见，男性 CD 发病率较高于女性。与西方 IBD 人群相比，亚洲 IBD 患者发病年龄较西方晚，家族史和肠外表现也较西方少见。

作者参与的一项关于 2011—2012 年亚太 12 个地区 IBD 发病率及疾病表型的研究发现，亚洲各个地区 IBD 发病率存在明显差异，但均低于西方国家。在亚洲，IBD 年总发病率为 1.37/10 万（其中 UC 为 0.76/10 万，CD 为 0.54/10 万，未定型结肠炎为 0.07/10 万），而澳大利亚 IBD 发病率为 23.67/10 万（其中 UC 为 7.33/10 万，CD 为 14.00/10 万，未定型结肠炎为 2.33/10 万）。从 IBD 患者整体上看，男性患者多于女性患者。CD 患者较 UC 患者年轻

(32 岁 *vs.* 42 岁),UC 患者患病高峰为 30 ～ 34 岁,而 CD 患者有两个患病高峰,分别为 20 ～ 24 岁和 40 ～ 44 岁。此外,亚洲地区和澳大利亚地区 IBD 患者的流行病学特点也存在显著差异。亚洲地区 UC 与 CD 发病率比值为 2.0,澳大利亚为 0.5。从症状出现到诊断的中位时间为 5.5 个月。亚洲地区 IBD 家族史少于澳大利亚地区(3% *vs.* 17%,$P<0.001$),复杂型 CD(狭窄、穿孔、肛周病变)发病率高于澳大利亚地区(52% *vs.* 24%,$P<0.001$),疾病严重程度可能与西方国家相似或更加严重。

3. **中国** 基于既往病例汇报和文献综述,胡仁伟等在 2007 年回顾了过去 15 年我国报道的 IBD 文献,结果显示,共 143 511 例 IBD 患者,其中 UC 为 140 114 例,CD 为 3397 例,且 IBD 病例后 5 年比前 5 年增长了 8.5 倍,UC 和 CD 患者男女比例分别为 1.36 : 1 和 1.37 : 1,平均年龄分别为 43.8 岁和 37.5 岁。UC 的发病部位以全结肠最为常见(42%),其后依次为直肠和乙状结肠(38.8%)、左半结肠(15.7%)和右半结肠(3.5%)。CD 的病变部位以小肠最为常见(40.2%),其后依次为结肠(36.2%)、回结肠(21.4%)和食管、胃等少见部位(2.2%)。发病类型以慢性复发型(57.6%)最为常见,其后依次为慢性持续型(23.1%)、初发型(18.1%)、急性暴发型(1.2%)。文中显示轻度 UC 患者占 36.2%,中度 UC 患者占 5.6%,重度 UC 患者占 18.1%。临床特征方面,UC 和 CD 分别有 2.1% 和 7.2% 的患者具有肠外表现,包括关节炎、口腔溃疡、皮肤红斑、眼部病变;并发症发生率达 2.6% 和 19.2%,包括穿孔、梗阻、出血和瘘管;手术率分别为 0.1% 和 30.7%。同在 2007 年,一项我国 11 个地区 23 家三甲医院 1990—2003 年 UC 住院患者的临床研究共收集 3100 例 UC,结果粗略推测 UC 患病率约为 11.6/10 万,并发现我国 UC 患者住院病例逐年增加,近 5 年 UC 例数较前 5 年明显增长,患者男女比例为 1.34 : 1。而基于既往 55 年我国内地 CD 患者病例研究的荟萃分析研究,结果粗略推测 CD 发病率和患病率分别为 0.85/10 万和 2.29/10 万。随后基于人群的大型研究进一步研究了我国 IBD 的流行病学特点。前述的亚太地区 IBD 研究结果同时显示了中国是亚洲 IBD 发病率较高的地区,成都市、广州市和西安市 IBD 发病率分别为 0.56/10 万(CD 和 UC 分别为 0.15/10 万、0.42/10 万)、3.14/10 万(CD 和 UC 分别为 1.09/10 万、2.05/10 万)和 0.50/10 万(CD、UC 和未定型结肠炎分别为 0.05/10 万、0.41/10 万和 0.04/10 万)。我们在广东省中山市 IBD 发病率和临床特点的研究发现,中山市 IBD 发病率与日本及中国香港地区相近,但低于韩国,在亚洲地区处于较高水平。UC 和 CD 发病率分别为 2.05/10 万和 1.09/10 万,患者的手术率较低。此外,UC 病变部位以左半结肠炎常见;而 CD 以回结肠型,疾病类型以非狭窄非穿透型常见,肛周病变及肠外表现较常见。

(二)IBD 流行病学演变

在近期的一项研究中,Gilaad G. Kaplan 和 Joseph W. Windsor 教授总结了 IBD 的全球流行病学特点,并用这些数据将疾病演变分为 4 个流行病学阶段,即疾病出现(emergence)、发病加速(acceleration in incidence)、患病恶化(compounding prevalence)和患病平衡(prevalence equilibrium)。在 IBD 病程过程的演变中,社会因素造成了从一个阶段向下一个阶段的转换,其中包括整体社会的工业化、城市化和西方生活方式。2020 年,发展中国家处于疾病出现阶段,新兴工业化国家处于发病加速阶段,西方国家处于患病恶化阶段。西方国家最终将过渡到患病平衡阶段,在此阶段,随着 IBD 患者年龄增长,加速增长的患病率将会达到平衡。因此,减轻 IBD 的全球负担,需要在疾病预防和应对全球 IBD 人口变化的医疗保健服务创新方面共同努力。

疾病出现是指零星出现了 IBD 病例报道，该阶段首先出现在北美和西欧，并在临床上将 CD 与 UC 区分开来。

发病加速是几十年中发病率稳定增加的临界点，患病率仍然很低。在西方世界，大量基于人群的流行病学研究表明，IBD 发病率的加速增长期跨越了 20 世纪下半叶。但是，现有数据表明，21 世纪初新兴工业化国家 IBD 发病率上升以及报道数据上的差异主要由两个因素导致：首先是真实发病率增加，即经济增长提高了人们对于 IBD 的认识和获得医疗的机会，从而使未诊断的 IBD 病例被发现；其次，发病率本身确实在上升，这是由于社会的生活方式西化增加了 IBD 患病人数。亚洲和拉丁美洲的新兴工业化国家处于 IBD 演变的第二阶段。初步数据表明，在未来 10 年中，这些地区的发病率很可能接近西方国家。

患病恶化反映了 IBD 患者数稳定增加，发病率在此阶段保持稳定或略有下降。在西方，患病率加倍期目前大概是 20 ～ 25 年。由于随时间推移的自然人口增长(其中包括新出生和预计的移民)，某些国家或地区患病率从 0.5% 翻倍增加到 1%，表明患 IBD 的人数有超过 200% 的增幅。考虑到自然人口增长以及推测的 2030 年 1% 的患病率，在未来 10 年中西方国家患有 IBD 的人口数可能会超过 1000 万例，这将是自有记录以来最多的 IBD 人数。而在 2050 年之前西方国家患病率将会再次翻倍，IBD 患病人口数达到 2%，这可能比未来 10 年内患病率增长到 1% 更加令人担心。幸运的是，在欧洲、北美或大洋洲，患病率并不一定会再次翻倍，这些地区更有可能在 2050 年之前过渡到第四个流行病学阶段(患病平衡阶段)。

结合流行病学原理和时间流行趋势，研究者们推测出第四个阶段——患病平衡阶段，即老龄化 IBD 人口中，增长的死亡率和 IBD 发病率互相抵消。患病平衡阶段是尚未到来的未来流行病学阶段，为预测未来的 IBD 全球负担提供了构架。本阶段是一个理论假设状态，是由于年龄相关性合并症(如心血管疾病和癌症)以及 IBD 患者与未患该病的同龄人相比死亡风险稍有增加，老龄化的 IBD 人群预期寿命将会缩短。因此，IBD 患病率不太可能翻倍至 2%。尽管患病平衡阶段是推测出来的，有一些迹象可以表明它的到来：患病率增长幅度随时间逐渐下降；患病恶化阶段延长；以及老年 IBD 患病率与处于劳动年龄人口中 IBD 患病率的比值(EWAR-IBD)有所增加。

2017 年 Siew 等在 *Lancet* 杂志上发表了一项关于全球范围内 IBD 发病率和患病率的综述性研究，文中纳入了 1990—2016 年发表的总计 147 项 IBD 研究，其中 119 项研究发病率，69 项研究患病率。结果显示，IBD 患病率最高的地区仍为欧洲及北美(患病率最高的地区：挪威 UC 为 505/10 万，德国 CD 为 322/10 万，美国 UC 为 286/10 万，加拿大 CD 为 319/10 万)。自 1990 年以来，非洲、亚洲和南美的新兴工业地区的 IBD 发病率上升，两个典型的例子是巴西与中国台湾地区[巴西 CD 和 UC 分别增加 11.1%(95%*CI* 4.8 ～ 17.8)和 14.9%(95%*CI* 10.4 ～ 19.6)；中国台湾地区 CD 和 UC 分别增加 4.0%(95%*CI* 1.0 ～ 7.1)和 4.8%(95%*CI* 1.8 ～ 8.0)]。

总而言之，在 21 世纪，IBD 已成为一种全球性疾病，在新兴工业化国家 / 地区 IBD 发病率加速上升，西方国家正在稳定下来，未来有必要研究如何预防 IBD 的发病，创新卫生保健系统，以管理这种复杂和昂贵的疾病。

（三）IBD 危险因素

IBD 的发病与多种因素相关，包括遗传易感性、环境因素、免疫应答异常、肠道屏障功能障碍和肠道菌群失衡等。工业化后发展中国家 IBD 新的流行趋势表明，城市化过程中的环境暴露，包括饮食西化、吸烟、抗生素使用增加、污染、卫生状况改善和早期微生物暴露等可能通过影响肠道微生物群和机体免疫系统，促进遗传易感人群发生肠道炎症，导致 IBD 发生。基于我国既往研究，既往吸烟史和 IBD 家族史是 UC 患者的疾病危险因素，而目前吸烟和阑尾切除史是疾病的保护因素。此外，广东省中山市 UC 患者危险因素的多因素分析发现，水痘病史、居住于农村、当前吸烟、兄弟姐妹数目多等也是 UC 的保护因素。然而，阑尾切除可能是 CD 的危险因素，而受教育程度低为 CD 的保护因素。

不同地区的 IBD 疾病危险因素可能也存在差异。在亚太地区，亚洲人口密度高的地区 CD 和 UC 发病率较高。我国沿海地区的发病率明显较高，且随着城市化进程的加快和从农村地区向城市的转移，发病率可能继续攀升。而在西方国家，阑尾切除史、较早抗生素使用史（≤15 岁）、使用冲水马桶、既往和当前吸烟史均与 CD 发病呈正相关；而较早抗生素使用史（≤15 岁）和既往吸烟史可能为 UC 的危险因素。因此，环境因素作为最易改变的风险因素，但研究环境因素在疾病发病机制中的作用仍具有相当大的挑战，需要更多更高层次的研究来确定环境影响的效果，以确定这些因素在促发和维持疾病缓解方面的作用。

三、IBD 疾病负担

Lancet 子刊在 2020 年 1 月发表了“过去 30 年间全球 195 个国家炎症性肠病的疾病负担分析：1990—2017 年”。文中对死亡率、患病率、过早死亡导致的寿命损失年（YLL）、伤残损失健康生命年（YLD）和伤残调整生命年（DALY）进行了估计。据估计，2017 年全球 IBD 病例数达 680 万人，且年龄标准化 IBD 患病率由 1990 年的 79.5/10 万［95%*UI*（79.5 ～ 83.5）/10 万］上升至 84.3/10 万［95%*UI*（79.2 ～ 89.9）/10 万］。但年龄标准化 IBD 死亡率从 1990 年的 0.61/10 万［95%*UI*（0.55 ～ 0.69）/10 万］下降至 0.51/10 万［95%*UI*（0.42 ～ 0.54）/10 万］。在全球范围内，2017 年年龄标准化患病率最高的是北美高收入地区（422.0/10 万），最低的是加勒比地区（6.7/10 万）。高社会人口指数（SDI）地区的年龄标准化患病率最高，而低 SDI 地区的年龄标准化患病率最低。在国家层面，美国的年龄标准化患病率最高为 464.5/10 万［95%*UI*（438.6 ～ 490.9）/10 万］；其次是英国，为 449.6/10 万［95%*UI*（420.6 ～ 481.6）/10 万］。瓦努阿图 2017 年的年龄标准化死亡率最高，为 1.8/10 万［95%*UI*（0.8 ～ 3.2）/10 万］；新加坡最低，为 0.08/10 万［95%*UI*（0.6 ～ 0.14）/10 万］。在研究期间，IBD 导致的总 YLD 几乎翻了 1 倍，从 1990 年的 56 万（95%*UI* 39 万～ 77 万）增至 2017 年的 102 万（95%*UI* 71 万～ 138 万）。DALY 的年龄标化率由 1990 年的 26.5/10 万［95%*UI*（21.0 ～ 33.0）/10 万］下降到 2017 年的 23.2/10 万［95%*UI*（19.1 ～ 27.8）/10 万］。此外，IBD 患者的每人每年的医疗费用是非 IBD 患者的 3 倍（22 987 美元 *vs.* 6956 美元）。这提示可能在未来几年，IBD 疾病会对政府和卫生系统构成一个实质性的社会和经济负担。

IBD 是一种昂贵的慢性病，患者的药品成本正在超过住院费用，成为主要的成本增加因素，目前迫切需要采取具有成本 - 效益的战略，解决 IBD 患者的疾病负担。现有部分研究也预测了 IBD 医疗经济学的未来发展方向和机遇。研究者们将来可利用预测模型，预测区域卫生保健需求，合理配置 IBD 患者医疗资源；实施高效、符合成本 - 效益和创新的保健服务模式，以适应日益增多的 IBD 病例；通过生物标记物，优化生物制剂的使用，使用生物仿制药物，降低成本；加强研究，明确病因，探讨新的治疗方法和预防疾病策略；引入人群层面的干预措施，减少 IBD 风险因素的暴露（如戒烟、鼓励母乳喂养和避免不必要的抗生素）；针对高危人群（如 CD 患者的一级亲属）进行预防，改善环境。此外，“value-based care（基于价值的保健）”的概念也被提出，旨在助力医疗管理，更好地预测未来的需求与行为，改善医疗成本和医疗质量的管理工作，更好地实现人口健康风险管理。

四、总结

目前 IBD 发病率、患病率仍呈现快速增加的趋势，尤其在发展中国家增长更明显，这可能与工业化、环境因素等改变有关。此外，IBD 疾病负担逐年增加，这不仅增加患者医疗开支，也会损害患者的劳动力，降低患者生活质量。当今如何降低 IBD 发病率、疾病负担，以及如何提高诊疗水平，仍然是我们需要面对的一大挑战。

（曾志荣）

参考文献

[1] JOSEPH B K. Origins and Directions of Inflammatory Bowel Disease [M]. Heidelberg: Springer Netherlands, 2001.

[2] CROHN B B, GINZBURG L, OPPENHEIMER G D. Regional ileitis; a pathologic and clinical entity [J]. Am J Med, 1952, 13(5): 583-590.

[3] MCGLYNN K A, LONDON W T. Epidemiology and natural history of hepatocellular carcinoma [J]. Best Pract Res Clin Gastroenterol, 2005, 19(1): 3-23.

[4] KAPLAN G G. The global burden of IBD: from 2015 to 2025 [J]. Nat Rev Gastroenterol Hepatol, 2015, 12(12): 720-727.

[5] MOLODECKY N A, SOON I S, RABI D M, et al. Increasing incidence and prevalence of the inflammatory bowel diseases with time, based on systematic review [J]. Gastroenterology, 2012, 142(1): 46-54.e42.

[6] SHIVANANDA S, LENNARD-JONES J, LOGAN R, et al. Incidence of inflammatory bowel disease across Europe: is there a difference between north and south? Results of the European Collaborative Study on Inflammatory Bowel Disease (EC-IBD) [J]. Gut, 1996, 39(5): 690-697.

[7] LOFTUS C G, LOFTUS E V Jr, HARMSEN W S, et al. Update on the incidence and prevalence of Crohn's disease and ulcerative colitis in Olmsted County, Minnesota, 1940-2000 [J]. Inflamm Bowel Dis, 2007, 13(3): 254-261.

[8] BURISCH J, PEDERSEN N, ČUKOVIĆ-ČAVKA S, et al. East-West gradient in the incidence of inflammatory bowel disease in Europe: the ECCO-Epi Com inception cohort [J]. Gut, 2014, 63(4): 588-597.

[9] HAMMER T, NIELSEN K R, MUNKHOLM P, et al. The Faroese IBD Study: Incidence of Inflammatory

Bowel Diseases Across 54 Years of Population-based Data [J]. J Crohns Colitis, 2016, 10(8): 934-942.

[10] PRIDEAUX L, KAMM M A, DE CRUZ P P, et al. Inflammatory bowel disease in Asia: a systematic review [J]. J Gastroenterol Hepatol, 2012, 27(8): 1266-1280.

[11] NG S C, TANG W, CHING J Y, et al. Incidence and phenotype of inflammatory bowel disease based on results from the Asia-pacific Crohn's and colitis epidemiology study [J]. Gastroenterology, 2013, 145(1): 158-165.e2.

[12] 胡仁伟,欧阳钦,陈曦,等.近15年我国炎症性肠病文献分析[J].胃肠病学,2007,12(2):74-77.

[13] 欧阳钦,胡品津,钱家鸣,等.对我国炎症性肠病诊断治疗规范的共识意见[J].现代消化及介入诊疗,2008,13(2):139-145.

[14] WANG Y, OUYANG Q, APDW 2004 Chinese IBD working group. Ulcerative colitis in China: retrospective analysis of 3100 hospitalized patients [J]. J Gastroenterol Hepatol, 2007, 22(9): 1450-1455.

[15] ZENG Z, ZHU Z, YANG Y, et al. Incidence and clinical characteristics of inflammatory bowel disease in a developed region of Guangdong Province, China: a prospective population-based study [J]. J Gastroenterol Hepatol, 2013, 28(7): 1148-1153.

[16] KAPLAN G G, WINDSOR J W. The four epidemiological stages in the global evolution of inflammatory bowel disease [J]. Nat Rev Gastroenterol Hepatol, 2021, 18(1): 56-66.

[17] NG S C, SHI H Y, HAMIDI N, et al. Worldwide incidence and prevalence of inflammatory bowel disease in the 21st century: a systematic review of population-based studies [J]. Lancet, 2017, 390(10114): 2769-2778.

[18] JIANG L, XIA B, LI J, et al. Risk factors for ulcerative colitis in a Chinese population: an age-matched and sex-matched case-control study [J]. J Clin Gastroenterol, 2007, 41(3): 280-284.

[19] NG S C, KAPLAN G G, TANG W, et al. Population Density and Risk of Inflammatory Bowel Disease: A Prospective Population-Based Study in 13 Countries or Regions in Asia-Pacific [J]. Am J Gastroenterol, 2019, 114(1): 107-115.

[20] WINDSOR J W, KAPLAN G G. Evolving Epidemiology of IBD [J]. Curr Gastroenterol Rep, 2019, 21(8): 40.

[21] GBD 2017 Inflammatory Bowel Disease Collaborators. The global, regional, and national burden of inflammatory bowel disease in 195 countries and territories, 1990-2017: a systematic analysis for the Global Burden of Disease Study 2017 [J]. Lancet Gastroenterol Hepatol, 2020, 5(1): 17-30.

[22] PARK K T, EHRLICH O G, ALLEN J I, et al. The Cost of Inflammatory Bowel Disease: An Initiative From the Crohn's & Colitis Foundation [J]. Inflamm Bowel Dis, 2020, 26(1): 1-10.

[23] BEARD J A, CLICK B H. The burden of cost in inflammatory bowel disease: a medical economic perspective [J]. Curr Opin Gastroenterol, 2020, 36(4): 310-316.

诊断及鉴别诊断篇

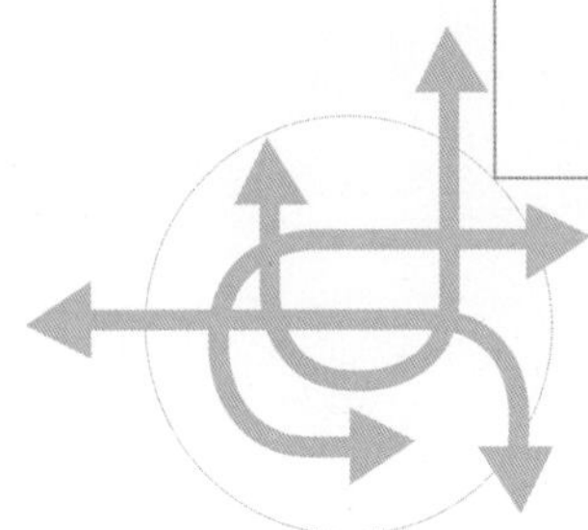

第 3 章　溃疡性结肠炎的规范化诊断

一、诊断标准

溃疡性结肠炎（ulcerative colitis，UC）缺乏诊断的“金标准”，主要结合临床、实验室检查、影像学检查、内镜和组织病理学表现进行综合分析，在排除感染性和其他非感染性结肠炎的基础上作出诊断。若诊断存疑，应在一定时间（一般是 6 个月）后进行内镜及病理组织学复查。

（一）临床表现

UC 最常发生于青壮年期，根据我国资料统计，发病高峰年龄为 20 ～ 49 岁，男女性别差异不明显[男女比例为（1.0 ～ 1.3）：1]。临床表现为持续或反复发作的腹泻、黏液脓血便伴腹痛、里急后重和不同程度的全身症状，病程多在 4 ～ 6 周以上。可有皮肤、黏膜、关节、眼、肝胆等肠外表现。黏液脓血便是 UC 最常见的症状。不超过 6 周病程的腹泻需要与多数感染性肠炎相鉴别。

（二）结肠镜检查

结肠镜检查并黏膜组织活检是 UC 诊断的主要依据。常规要求结肠镜检查达回盲部并进回肠末端 10 ～ 15cm 全面观察。结肠镜下 UC 病变多从直肠开始，呈连续性、弥漫性分布。轻度炎症的内镜特征为红斑，黏膜充血和血管纹理消失。中度炎症的内镜特征为血管形态消失，出血黏附在黏膜表面、糜烂，常伴有粗糙呈颗粒状的外观及黏膜脆性增加（接触性出血）。重度炎症则表现为黏膜自发性出血及溃疡。缓解期可见正常黏膜表现，部分患者可有假性息肉形成，或瘢痕样改变。病程较长的患者，黏膜萎缩可导致结肠袋形态消失、肠腔狭窄及炎（假）性息肉。伴巨细胞病毒（cytomegalovirus，CMV）感染的溃疡性结肠炎患者内镜下可见不规则、深凿样或纵行溃疡，部分伴大片状黏膜缺失。

内镜下黏膜染色技术能提高内镜对黏膜病变的识别能力，结合放大、共聚焦内镜技术通过对黏膜微细结构的观察和病变特征的判别，有助于 UC 诊断，有条件者也可以选用共聚焦内镜检查。

如果 UC 出现了肠道狭窄，结肠镜时建议在狭窄局部多点活检以排除结直肠癌。

（三）黏膜活检

建议多段、多点取材，直肠及回肠末端必检。组织学上可见以下主要改变。

活动期:①固有膜内弥漫性、急性、慢性炎症细胞浸润,包括中性粒细胞、淋巴细胞、浆细胞、嗜酸性粒细胞等,尤其是上皮细胞间有中性粒细胞浸润和隐窝炎,乃至形成隐窝脓肿;②隐窝结构改变:隐窝大小、形态不规则,排列紊乱,杯状细胞减少等;③可见黏膜表面糜烂、浅溃疡形成和肉芽组织增生。

缓解期:①黏膜糜烂或溃疡愈合;②固有膜内中性粒细胞浸润减少或消失,慢性炎症细胞浸润减少;③隐窝结构改变:隐窝结构改变可加重,如隐窝减少、萎缩,可见帕内特细胞化生(结肠左曲以远)。

UC 活检标本的病理诊断:活检病变符合上述活动期或缓解期改变,结合临床,可报告符合 UC 病理改变。宜注明为活动期或缓解期。如有隐窝上皮异型增生(上皮内瘤变)或癌变,应予注明。隐窝基底部浆细胞增多被认为是 UC 最早的显微镜下特征,且预测价值高。

组织学愈合不同于内镜下愈合。在内镜下缓解的病例,其组织学炎症可能持续存在,并且与不良结局相关,故临床中尚需关注组织学愈合。

(四)影像学检查

意见:①近年结肠计算机体层成像(CT)/ 小肠 CT 造影(CTE)/ 磁共振(MR)等影像学在 UC 的诊断和鉴别诊断、病情评估中发挥了重要作用,建议增补;②钡灌肠造影检查在重症 UC 有诱发中毒性巨结肠之嫌,属相对禁忌,同样在结肠镜肠腔狭窄端无法通过时也不宜进行钡灌肠造影检查,因会导致钡剂灌入肠道不易排出的情况,属相对禁忌。所以应该描述为常规首选结肠镜检查,钡灌肠造影检查是在结肠镜检查有禁忌或无条件行结肠镜且非重症 UC 情况的选择。

结肠镜检查可以在某些情况下优于钡灌肠造影检查。无条件行结肠镜检查的单位可行钡灌肠造影检查。检查所见的主要改变为:①黏膜粗乱和 / 或颗粒样改变;②肠管边缘呈锯齿状或毛刺样改变,肠壁有多发性小充盈缺损;③肠管短缩,袋囊消失呈铅管样。

结肠镜检查遇肠腔狭窄、镜端无法通过时,可应用 CT 或 MRI 结肠显像显示结肠镜检查未及部位。

(五)手术切除标本病理学检查

大体和组织学改变见上述 UC 的特点。

在排除其他疾病(详见本章“三、鉴别诊断”部分)基础上,可按下列要点诊断:①具有上述典型临床表现者为临床疑诊,安排进一步检查;②同时具备上述结肠镜和 / 或放射影像学特征者,可临床拟诊;③如再具备上述黏膜活检和 / 或手术切除标本组织病理特征者,可以确诊;④初发病例如临床表现、结肠镜以及活检组织学改变不典型者,暂不确诊 UC,应予密切随访。

二、疾病评估

UC 诊断成立后,需进行疾病评估,以利于全面估计病情和预后,制订治疗方案。

1. 临床类型 可分为初发型和慢性复发型。初发型指无既往病史而首次发作,该类型在鉴别诊断中应予特别注意,亦涉及缓解后如何进行维持治疗的考虑。慢性复发型指临床缓解期再次出现症状,临床上最常见。以往称为暴发性结肠炎(fulminant colitis),因概念不统一而易造成认识的混乱,在多数国际共识中将其归入重度 UC 中。

2. **病变范围** 推荐采用蒙特利尔分型(表 3-1)。该分型特别有助于癌变危险性的估计和监测策略的制订,亦有助于治疗方案的选择。

表 3-1 UC 病变范围的蒙特利尔分型

分型	分布	结肠镜下所见炎症病变累及的最大范围
E1	直肠	局限于直肠,未达乙状结肠
E2	左半结肠	累及左半结肠(结肠左曲以远)
E3	广泛结肠	广泛病变累及结肠左曲以近乃至全结肠

3. **疾病活动性的严重程度** UC 病情分为活动期和缓解期,活动期疾病按严重程度分为轻度、中度、重度。改良 Truelove 和 Witts 疾病严重程度分型标准(表 3-2)易于掌握,临床上实用。改良 Mayo 评分更多用于临床研究的疗效评估(详见本章“六、疗效标准”部分)。

表 3-2 改良 Truelove 和 Witts 疾病严重程度分型

严重程度分型	排便/(次·d^{-1})	便血	脉搏/(次·min^{-1})	体温/℃	血红蛋白	红细胞沉降率/(mm·h^{-1})
轻度	<4	轻或无	正常	正常	正常	<20
重度	≥6	重	>90	>37.8	<75% 正常值	>30

注:中度介于轻度、重度之间。

4. **肠外表现和并发症**

(1)肠外表现:包括关节损害(如外周关节炎、脊柱关节炎等)、皮肤黏膜表现(如口腔溃疡、结节性红斑和坏疽性脓皮病)、眼部病变(如虹膜炎、巩膜炎、葡萄膜炎等)、肝胆疾病(如脂肪肝、原发性硬化性胆管炎、胆石症等)、血栓栓塞性疾病等。

(2)并发症:包括中毒性巨结肠、肠穿孔、下消化道大出血、上皮内瘤变以及癌变。

三、鉴别诊断

1. **急性感染性肠炎** 各种细菌感染,如志贺菌、空肠弯曲杆菌、沙门菌、产气单胞菌、大肠埃希菌、耶尔森菌等。常有流行病学特点(如不洁食物史或疫区接触史),急性起病常伴发热和腹痛,具有自限性(病程一般数天至 1 周,一般不超过 6 周);抗菌药物治疗有效;粪便检出病原体可确诊。

2. **阿米巴肠病** 有流行病学特征,果酱样大便,结肠镜下见溃疡较深、边缘潜行,间以外观正常的黏膜,确诊有赖于粪便或组织中找到病原体,非流行区患者血清阿米巴抗体阳性有助诊断。高度疑诊病例抗阿米巴治疗有效。

3. **肠道血吸虫病** 有疫水接触史,常有肝脾肿大。确诊有赖粪便检查见血吸虫卵或孵化毛蚴阳性。急性期结肠镜下可见直肠、乙状结肠黏膜黄褐色颗粒,活检黏膜压片或组织病理学检查见血吸虫卵。免疫学检查有助鉴别。

4. **其他** 肠结核、真菌性肠炎、抗菌药物相关性肠炎(包括假膜性肠炎)、缺血性结肠炎、放射性肠炎、嗜酸细胞性肠炎、过敏性紫癜、胶原性结肠炎、肠白塞病、结肠息肉病、结肠憩室炎以及人类免疫缺陷病毒(HIV)感染合并的结肠病变应与本病鉴别。还需注意,结肠镜检查发现的直肠轻度炎症改变,如不符合 UC 的其他诊断要点,常为非特异性,应认真寻找病因,观察病情变化。

5. **UC 合并艰难梭菌(*Clostridium difficile*, *C. diff*)或巨细胞病毒(cytomegalovirus,CMV)感染** 重度 UC 或在免疫抑制剂维持治疗病情处于缓解期患者出现难以解释的症状恶化时,应考虑到合并 *C. diff* 或 CMV 感染的可能。确诊 *C. diff* 感染可行粪便毒素试验(酶联免疫测定毒素 A/B)、核苷酸聚合酶链反应(PCR)、谷氨酸脱氢酶抗原检测等。确诊巨细胞病毒性结肠炎可予结肠镜下活检,行 HE 染色找 CMV 包涵体、免疫组织化学染色和 CMV-DNA 定量聚合酶链反应(qPCR)。特征性内镜表现和外周血 CMV-DNA qPCR＞1200 拷贝 / ml 临床警惕有巨细胞病毒性结肠炎(详见《炎症性肠病合并机会性感染专家共识意见》)。

6. **UC 与 CD 鉴别(表 3-3)**

表 3-3 溃疡性结肠炎和克罗恩病的鉴别

项目	溃疡性结肠炎	克罗恩病
症状	脓血便多见	有腹泻，但脓血便较少见
病变分布	病变连续	呈节段性
直肠受累	绝大多数受累	少见
肠腔狭窄	少见，中心性	多见，偏心性
内镜表现	溃疡浅，黏膜弥漫性充血水肿、颗粒状，脆性增加	纵行溃疡、卵石样外观，病变间黏膜外观正常（非弥漫性）
活检特征	固有膜全层弥漫性炎症、隐窝脓肿、隐窝结构明显异常、杯状细胞减少	裂隙状溃疡、非干酪性肉芽肿、黏膜下层淋巴细胞聚集

四、诊断步骤

1. **病史和体格检查** 详细的病史询问应包括从首发症状开始的各项细节,特别注意腹泻和便血的病程;近期旅游史、用药史[特别是非甾体抗炎药(NSAID)和抗菌药物]、阑尾手术切除史、吸烟、家族史;口、皮肤、关节、眼等肠外表现和肛周情况。体格检查应特别注意患者一般状况和营养状态,并进行细致的腹部、肛周、会阴检查和直肠指诊。

2. **常规实验室检查** 强调大便常规检查和培养不少于 3 次。根据流行病学特点,进行排除阿米巴肠病、血吸虫病等的相关检查。常规检查包括血常规、血清白蛋白、电解质、红细胞沉降率(ESR)、C 反应蛋白(CRP)等。有条件的单位可行粪便钙卫蛋白和血清乳铁蛋白等检查作为辅助指标。

3. **结肠镜检查(应进入回肠末端)并活检** 是建立诊断的关键。结肠镜检查遇肠腔狭窄、镜端无法通过时,可应用钡灌肠造影检查、肠道超声、CT 或 MRI 结肠显像显示结肠镜检查未及部位。

4. 下列情况考虑行小肠检查　病变不累及直肠(未经药物治疗者)、倒灌性回肠炎(盲肠至回肠末端的连续性炎症)以及其他难以与 CD 鉴别的情况。小肠检查方法详见第四章。左半结肠炎伴阑尾开口炎症改变或盲肠红斑改变在 UC 常见,部分患者无须进一步行小肠检查。小肠影像学检查包括全消化道钡餐造影、小肠 CT 造影(CTE)、磁共振小肠造影(MRE)、胶囊内镜、腹部超声等,上述检查不推荐常规使用。对于有诊断困难者(直肠赦免、症状不典型、倒灌性回肠炎),应在回结肠镜检查基础上考虑加做小肠检查。

5. 重度活动期患者检查的特殊性　以常规腹部 X 线片或腹部 CT,了解结肠情况。缓行全结肠镜检查,以策安全。但为诊断和鉴别诊断,可对不做常规肠道准备的直肠、乙状结肠行有限检查和活检,操作应轻柔,少注气。为了解有无合并 *C. diff* 和 / 或 CMV 感染,行有关检查。

五、诊断举例

UC(慢性复发型、左半结肠、活动期、中度)。

六、疗效标准

结合临床症状和内镜检查作为疗效判断标准。

(一)缓解的定义

完全缓解是指完全无症状(排便次数正常且无血便和里急后重)伴内镜复查见黏膜愈合(肠黏膜正常或无活动性炎症)。

(二)疗效评定

1. 临床疗效评定　适用于临床工作,但因无量化标准,不适用于科研。

(1)缓解:临床症状消失,结肠镜复查见黏膜大致正常或无活动性炎症。

(2)有效:临床症状基本消失,结肠镜复查见黏膜轻度炎症。

(3)无效:临床症状、结肠镜复查均无改善。

2. 改良 Mayo 评分(表 3-4)　适用于科研,亦可用于临床。

表 3-4　评估 UC 活动性的改良 Mayo 评分系统

项目	0 分	1 分	2 分	3 分
排便次数[a]	排便次数正常	比正常排便次数增加 1 ～ 2 次 /d	比正常排便次数增加 3 ～ 4 次 /d	比正常排便次数增加 5 次 /d 或以上
便血[b]	未见出血	不到一半时间内出现便中混血	大部分时间内为便中混血	一直存在出血

续表

项目	0分	1分	2分	3分
内镜发现	正常或无活动性病变	轻度病变（红斑、血管纹理减少、轻度易脆）	中度病变（明显红斑、血管纹理缺乏、易脆、糜烂）	重度病变（自发性出血、溃疡形成）
医师总体评价[c]	正常	轻度病情	中度病情	重度病情

注：[a]每位受试者作为自身对照，从而评价排便次数的异常程度；[b]每天出血评分代表1天中最严重的出血情况；[c]医师总体评价包括3项标准：受试者对于腹部不适的回顾、总体幸福感以及其他表现，如体检发现和受试者表现状态。评分≤2分且无单个分项评分>1分为临床缓解，3～5分为轻度活动，6～10分为中度活动，11～12分为重度活动。有效定义为评分相对基线值的降幅≥30%以及≥3分，而且便血的分项评分降幅≥1分或该分项评分为0分或1分。

（三）复发的定义

自然或经药物治疗进入缓解期后，UC症状再发，最常见的是便血，腹泻亦多见。可通过结肠镜检查证实。临床研究应选取某一评分系统进行定义。

1. **复发的类型** 复发可分为偶发（≤1次/年）、频发（发2次/年）和持续型（UC症状持续活动，不能缓解）。

2. **早期复发** 经治疗达到缓解期开始计算至复发的时间<3个月。

（四）与糖皮质激素（后文简称激素）治疗相关的特定疗效评价

1. **激素无效** 经相当于泼尼松剂量达0.75～1mg/（kg·d）治疗超过4周，疾病仍处于活动期。

2. **激素依赖** ①虽能维持缓解，但激素治疗3个月后，泼尼松仍不能减量至10mg/d；②在停用激素3个月内复发。

3. **激素抗抗** 急性重症溃疡性结肠炎（ASUC）患者静脉足量糖皮质激素（琥珀酸氢化可的松300～400mg/d或甲泼尼龙40～60mg/d）使用3天无效。

（张玉洁　梁　洁）

参考文献

[1] OOI C J, FOCK K M, MAKHARIA G K, et al. Asia Pacific Association of Gastroenterology Working Group on Inflammatory Bowel Disease. The Asia-Pacific consensus on ulcerative colitis [J]. J Gastroenterol Hepatol, 2010, 25(3): 453-468.

[2] WANG Y, OUYANG Q, APDW 2004 Chinese IBD working group. Ulcerative colitis in China: retrospective analysis of 3100 hospitalized patients [J]. J Gastroenterol Hepatol, 2007, 22(9): 1450-1455.

[3] CHOW D K, LEONG R W, TSOI K K, et al. Long-term follow-up of ulcerative colitis in the Chinese population [J]. Am J Gastroenterol, 2009, 104(3): 647-654.

[4] NG S C,SHI H Y,HAMIDI N,et al. Worldwide incidence and prevalence of inflammatory bowel disease in the 21st century:a systematic review of population-based studies [J]. Lancet,2017,390(10114):2769-2778.

[5] NG S C,TANG W,CHING J Y,et al. Incidence and phenotype of inflammatory bowel disease based on results from the Asia-pacific Crohn's and colitis epidemiology study[J]. Gastroenterology,2013,145(1):158-165.

[6] MAGRO F,GIONCHETTI P,ELIAKIM R,et al. Third European Evidence-based Consensus on Diagnosis and Management of Ulcerative Colitis. Part 1:Definitions,Diagnosis,Extra-intestinal Manifestations,Pregnancy,Cancer Surveillance,Surgery,and Ileo-anal Pouch Disorders [J]. J Crohns Colitis,2017,11(6):649-670.

[7] SPICELAND C M,LODHIA N. Endoscopy in inflammatory bowel disease:Role in diagnosis,management,and treatment [J]. World J Gastroenterol,2018,24(35):4014-4020.

[8] BUCHNER A M. Confocal Laser Endomicroscopy in the Evaluation of Inflammatory Bowel Disease [J]. Inflamm Bowel Dis,2019,25(8):1302-1312.

[9] AHMED E A,ABDELATTY K,MAHDY R E,et al. Computed tomography enterocolongraphy in assessment of degree of ulcerative colitis activity [J]. Int J Clin Pract,2021,75(10):e14626.

[10] SATSANGI J,SILVERBERG M S,VERMEIRE S,et al. The Montreal classification of inflammatory bowel disease:controversies,consensus,and implications [J]. Gut,2006,55(6):749-753.

[11] TRUELOVE S C,WITTS L J. Cortisone in ulcerative colitis;final report on a therapeutic trial [J]. Br Med J,1955,2(4947):1041-1048.

[12] RAN Z,WU K,MATSUOKA K,et al. Asian Organization for Crohn's and Colitis and Asia Pacific Association of Gastroenterology practice recommendations for medical management and monitoring of inflammatory bowel disease in Asia [J]. J Gastroenterol Hepatol,2021,36(3):637-645.

[13] LAMB C A,KENNEDY N A,RAINE T,et al. British Society of Gastroenterology consensus guidelines on the management of inflammatory bowel disease in adults [J]. Gut,2019,68(Suppl 3):s1-s106.

[14] MOURAD F H,HASHASH J G,KARIYAWASAM V C,et al. Ulcerative Colitis and Cytomegalovirus Infection:From A to Z [J]. J Crohns Colitis,2020,14(8):1162-1171.

[15] 李亚红,韩英,吴开春 . 炎症性肠病危险因素的流行病学调查研究[J]. 胃肠病学和肝病学杂志,2006,15(2):161-162.

[16] JUKIC A,BAKIRI L,WAGNER E F,et al. Calprotectin:from biomarker to biological function [J]. Gut,2021,70(10):1978-1988.

[17] BOURREILLE A,IGNJATOVIC A,AABAKKEN L,et al. Role of small-bowel endoscopy in the management of patients with inflammatory bowel disease:an international OMED-ECCO consensus [J]. Endoscopy,2009,41(7):618-637.

[18] D'HAENS G,SANDBORN W J,FEAGAN B G,et al. A review of activity indices and efficacy end points for clinical trials of medical therapy in adults with ulcerative colitis [J]. Gastroenterology,2007,132(2):763-786.

第 4 章　克罗恩病的规范化诊断

一、诊断标准

克罗恩病（Crohn's disease，CD）诊断缺乏“金标准”，其临床表现多样，发病年龄、发病部位及疾病行为等方面均有多种类型，无法用单一的方法诊断 CD，需结合临床表现、实验室、内镜、影像学和组织病理学检查进行综合分析并密切随访。目前基因及血清学抗体检测不推荐用于 CD 的常规诊断。

一份完整的病史应包括起病时的症状（皮肤、口腔黏膜、关节、眼、肝胆等肠外表现和肛周脓肿、肛裂的发生情况）、近期旅行史、有无食物不耐受、用药史（包括抗生素及 NSAID）、阑尾切除史、既往结核病史等，还需特别注意某些危险因素如吸烟、家族史和近期的感染性胃肠炎。

（一）临床表现

CD 好发于青年期，男性略多于女性（男女比例约为 1.5 : 1）。临床表现呈多样化，包括消化道表现、全身性表现、肠外表现和并发症。腹痛、腹泻是主要的消化道表现；全身性表现主要有体重减轻、发热、食欲缺乏、疲劳、贫血等，青少年患者可见生长发育迟缓；肠外表现可有皮肤、口腔黏膜、关节、眼、肝胆等肠外表现；常见的并发症有瘘管、腹腔脓肿、肠腔狭窄和肠梗阻、肛周病变（肛周脓肿、肛周瘘管、皮赘、肛裂等），病程长者可发生癌变。

腹泻、腹痛、体重减轻是 CD 的常见症状，如有这些症状出现，特别是年轻患者，要考虑本病的可能；如伴肠外表现和 / 或肛周病变，应高度疑为本病。肛周脓肿和肛周瘘管可为少部分 CD 患者的首诊表现，应予注意。

（二）实验室检查

评估患者是否存在急性和 / 或慢性炎症反应、贫血、营养不良或吸收不良及并发肠道感染的指标。初步的实验室检查应包括血常规、CRP、ESR、血清白蛋白等，有条件者可做粪便钙卫蛋白和乳铁蛋白检测。抗酿酒酵母菌抗体（anti-*Saccharomyces cerevisiae* antibody，ASCA）或抗中性粒细胞胞质抗体（anti-neutrophil cytoplasmic antibody，ANCA）不作为 CD 的常规检查项目，但有一定的价值。同时对于其他可能并发的肠道感染也应积极排查，包括 CMV-DNA、EB-DNA、结核菌素皮肤试验、结核感染 T 细胞斑点试验（T-SPOT. TB）、艰难梭菌检测、大便培养、大便找寄生虫等。

CD 患者全血细胞检查中最常见的表现是贫血和血小板增多。CRP 是一种急性期反应物，由肝细胞在炎症细胞因子如 IL-1、IL-1β 和 TNF-α 的刺激下产生，半衰期只有 19 小时，其标准化检测水平与 CD 疾病活动度密切相关，是临床上评估 IBD 疾病活动最常用的血清标志物。研究发现，内镜疾病活动性与血清 CRP 水平有很好的相关性，CD 的临床症状和 CRP 水平升高与疾病复发一致。但是 CRP 具有非特异性，在全身炎症状态、恶性肿瘤等疾病中都会升高；而且灵敏度有限，轻度黏膜损害，孤立回肠累及的 CD 患者 CRP 可能不升高；同时，遗传因素、年龄、性别、体重指数（body mass index，BMI）等因素均能影响 CRP 的表达。粪便中的钙卫蛋白（fecal calprotectin，FC）来源于中性粒细胞和巨噬细胞的含钙蛋白，其表达具有组织或细胞特异性。FC 的浓度反映炎症细胞通过炎性肠壁迁移至黏膜的程度，其升高反映了任何原因所引起的肠道炎症，具有肠道炎症特异性，但不具有疾病特异性。相对于结肠病变，回肠病变的 CD 患者 FC 水平可在正常范围内，导致其在评估小肠病变中价值受限。粪便钙卫蛋白稳定且耐降解，宜采用酶联免疫吸附法（ELISA）进行测定；但目前尚缺乏固定的阈值，一般建议正常值＜50μg/g，＞100 ～ 150μg/g 则提示肠道炎症。血清学抗体 pANCA 有时可用于区分 IBD 亚型，诊断 UC 的特异性较高；而 ASCA 对诊断 CD 有很好的特异性，且与疾病行为狭窄型及穿透型相关。近年来发现循环 miRNA 如 miR-223 及 miR-146b-5p 等在 CD 疾病活动中表达升高，对 CD 随访监测有一定临床价值，但需更大样本人群验证。

明确是否存在大便艰难梭菌感染，也是 CD 诊治过程中的重点及难点。需要注意的是，对于检测无腹泻者粪便中的艰难梭菌或毒素无临床意义。我国艰难梭菌感染诊治的专家共识认为，细胞毒性试验（CCTA）为艰难梭菌感染“金标准”，并将各种检测方法的优缺点进行了总结（表 4-1）。

表 4-1　艰难梭菌感染不同诊断方法优缺点比较

检测方法	检测物质	耗时	费用	优点	缺点
培养	艰难梭菌	1 ～ 3 天	+	可获得菌株	耗时长，不能区分非产毒株
GDH	艰难梭菌	1 ～ 2 小时	+++	简单、快速、敏感度高	不能区分非产毒株
CCTA	毒素 B	1 ～ 3 天	++	“金标准”	耗时长，技术要求高
TC	产毒素艰难梭菌	3 ～ 5 天	++	参考方法	耗时长，技术要求高
毒素 EIA	毒素 A/B	1 ～ 2 小时	+++	简单、快速、特异性高	敏感度低
NAAT	毒素基因	1 ～ 2 小时	++++	快速、敏感度高、特异性高	成本高

注：GDH，谷氨酸脱氢酶；CCTA，细胞毒性试验；TC，产毒素培养；EIA，酶免疫测定；NAAT，核酸扩增试验。

美国的临床指南则提出如下的检测方法选择流程（图 4-1）：

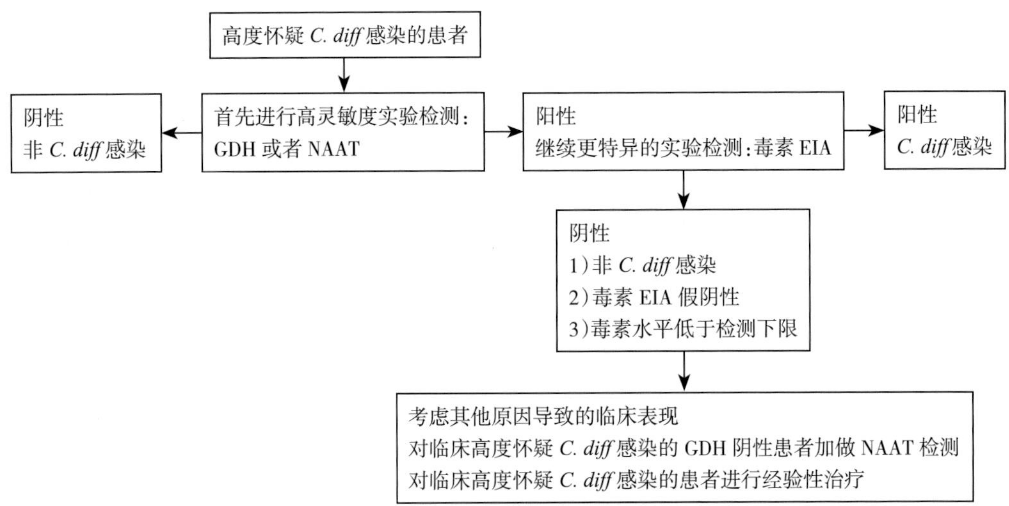

图 4-1 艰难梭菌临床检测流程

C. diff，艰难梭菌；GDH，谷氨酸脱氢酶；NAAT，核酸扩增试验；毒素 EIA，产毒素艰难梭菌酶免疫测定。

（三）内镜检查

1. **结肠镜检查** 结肠镜检查和黏膜活检应列为 CD 诊断的常规首选检查项目，结肠镜检查应达回肠末端。早期 CD 的内镜下表现为阿弗他溃疡，随着疾病进展，溃疡可逐渐增大、加深，彼此融合形成纵行溃疡。CD 病变内镜下多为非连续改变，病变间黏膜可完全正常。其他常见内镜下表现为卵石征、肠壁增厚伴不同程度狭窄、团簇样息肉增生、回盲瓣受累变形狭窄、肛周病变等。少见直肠受累和/或瘘管开口、环周及连续的病变。

2. **小肠胶囊内镜检查（small bowel capsule endoscopy，SBCE）** SBCE 对小肠黏膜异常相当敏感，但对一些轻微病变的诊断缺乏特异性，且有发生滞留的危险。主要适用于疑诊 CD，但结肠镜及小肠放射影像学检查阴性者。SBCE 阴性结果倾向于排除 CD，阳性结果需综合分析并常需进一步检查证实。

3. **小肠镜检查** 目前我国常用的是气囊辅助式小肠镜（balloon-assisted enteroscopy，BAE）。该检查可在直视下观察病变、取活检和进行内镜下治疗，但为侵入性检查，有一定的并发症发生风险。对于肠腔狭窄、扭曲明显、继续进镜有穿孔风险者，操作者评估后可中止检查。主要适用于其他检查（如 SBCE 或放射影像学）发现小肠病变或尽管上述检查阴性而临床高度怀疑小肠病变需进行确认及鉴别者，或已确诊 CD 需要 BAE 检查以指导或进行治疗者，小肠镜下 CD 病变特征与结肠镜所见相同。

4. **胃镜检查** 少部分 CD 病变可累及食管、胃和十二指肠，但一般很少单独累及。原则上胃镜检查应列为 CD 的常规检查项目，尤其是初诊 CD、有上消化道症状、儿童和未分类型炎症性肠病（inflammatory bowel disease unclassified，IBDU）患者。

不同内镜检查的运用特点总结见表 4-2，目前正在发展中的新型内镜技术总结见表 4-3，而 CD 患者内镜检查的选择流程建议见图 4-2。

表 4-2　不同内镜检查于 CD 中的运用特点

内镜类型	全结肠镜	胶囊内镜	气囊辅助式小肠镜（单气囊、双气囊）	胃镜
临床应用	L2 和 L3 型 CD 诊断	L1 型 CD 诊断	L1 型 CD 诊断	初诊 CD 或者有上消化道受累的 CD 患者
观察范围	结肠、直肠、回肠末端 20cm	重点关注全小肠病变	1. 病变位于近端小肠者，选择经口小肠镜 2. 病变位于远端小肠者，选择经肛小肠镜 3. 如无影像提示病变位于近端小肠者，首选经肛小肠镜	食管、胃、十二指肠至降段，检查方式和范围同常规上消化道内镜
内镜特征	1. 跳跃式偏侧受累、纵行裂隙样深溃疡 2. 肉芽组织增生部分呈铺路石征 3. 回盲瓣受累变形狭窄、肛周病变等	1. 节段性或跳跃性分布病变，小肠绒毛缺失，黏膜充血水肿，黏膜糜烂，阿弗他溃疡，纵行或其他形态溃疡，多发假性息肉，肠腔狭窄，淋巴管扩张 2. 胶囊内镜下 Lewis 评分、胶囊内镜下克罗恩病活动指数（capsule endoscopy Crohn's disease activity index，CECDAI）	1. 跳跃式偏侧受累、纵行裂隙样深溃疡，可跨越数个皱襞 2. 不同程度肉芽增生，肠腔可发生狭窄 3. 早期 CD 可为偏侧且比邻阿弗他溃疡或星状溃疡，后融合为纵行溃疡	1. 非特异性表现：胃内或十二指肠球部黏膜充血、水肿、糜烂和不规则浅溃疡 2. 特异性表现：竹节样改变、结节样增生，凹陷性改变

注：L1 型为回肠型，L2 型为结肠型，L3 型为回结肠型。

表 4-3　目前正在发展中的新型内镜技术

技术	分辨力	优势	限制	潜在的应用
光学诊断： NBI 近焦（奥林巴斯） iSCAN-OE BLI（富士胶片）	高对比度和数字 / 滤波图像增强	详细定义血管和黏膜模式	操作者要专门培训	炎症和炎症性肠病的黏膜愈合（MH）评估 IBD 异型增生的检测和特征描述
pCLE	非常高	定义隐窝结构、血管和血流 - 近组织学样图像	高成本 需要注射荧光素 操作者要专门培训	炎症和炎症性肠病的 MH 评估 IBD 异型增生的检测和特征描述

续表

技术	分辨力	优势	限制	潜在的应用
细胞内镜	非常高	定义隐窝结构、细胞核和细胞浸润	高成本 操作者要专门培训	炎症和炎症性肠病的MH评估 肿瘤的诊断
共聚焦探针的分子成像	高-非常高	精准医疗分层与靶向治疗	高成本 仅应用于研究	肿瘤的早期诊断 IBD的靶向生物治疗

注:BLI,蓝激光成像技术;NBI,窄带成像技术;OE,光学增强;pCLE,探头式激光共聚焦显微内镜。

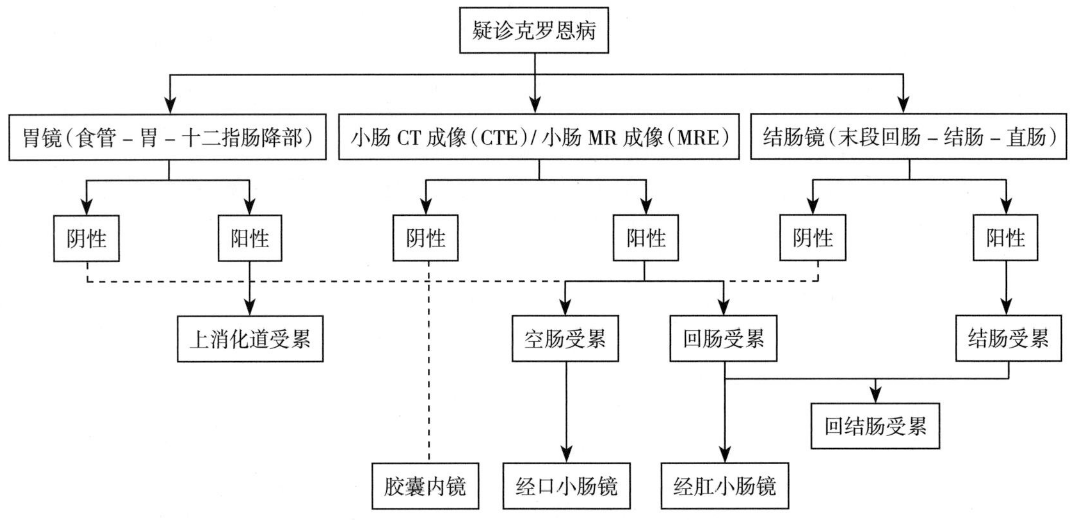

图4-2 克罗恩病患者内镜检查的选择流程

(四)影像学检查

1. CTE/MRE　CTE或MRE是迄今评估小肠炎性病变的标准影像学检查,有条件的单位应将此检查列为CD诊断的常规检查项目。该检查可清晰显示肠腔、肠黏膜、肠壁及肠管外组织结构的改变,反映肠壁的炎症反应改变、病变分布的部位和范围、狭窄的存在及其可能的性质(炎性或纤维性狭窄)、肠腔外并发症,如瘘管形成、腹腔脓肿或蜂窝织炎等。

MRE与CTE对评估小肠炎性病变的精确性相似,前者较费时,设备和技术要求较高,但无放射线暴露之虑,推荐用于监测累及小肠患者的疾病活动度。CTE或MRE可更好地扩张小肠,尤其是近端小肠,可能更有利于高位CD病变的诊断。一般来说,首次小肠检查建议CTE,后续随访可用MRE。

肛瘘或肛周脓肿行盆腔磁共振检查有助于确定肛周病变的位置和范围,了解瘘管类型及其与周围组织的解剖关系。

2. **小肠钡餐造影**　逐渐被内镜、CTE、MRE取代,但对无条件行CTE/MRE检查的单位,则仍是小肠病变检查的重要技术。该检查对肠狭窄的动态观察可与CTE/MRE互补,必要时可两种检查方法同用。

3. 经腹肠道超声检查　可显示肠壁病变的部位和范围、肠腔狭窄、肠瘘及脓肿等。一般可在回盲部、乙状结肠、升结肠、降结肠获得良好的图像，近端回肠和空肠很难检查，另外由于横结肠解剖位置多变以及直肠解剖位置特别，横结肠及直肠的超声检查也受限。超声造影对于经腹超声判断狭窄部位的炎症反应活动度有一定价值。

（五）病理组织学检查

1. 取材要求　对于怀疑或考虑 IBD 的病例，首次诊断应在治疗开始前行肠镜黏膜活检，药物治疗可导致病变形态发生改变，影响病理诊断的准确性。应进行规范、系统的黏膜活检，活检部位包括回肠末端、盲肠、升结肠、横结肠、降结肠、乙状结肠、直肠。应注意无论考虑 CD 还是 UC，回肠末端和直肠都应常规活检。内镜正常肠段也应随机活检，有时可取到对诊断有帮助的早期病变组织。CD 可能出现上消化道改变，因此建议也进行胃镜系统性活检，包括食管、胃体、胃窦、十二指肠等。每个活检部位至少取 2 块组织，在内镜所见炎症黏膜处活检。有条件者建议对内镜无炎症黏膜也进行活检。对于确定诊断后复查的病例，活检部位可适当减少。取自不同部位的活检组织应分装于不同标本瓶，标记清楚活检部位，切忌把取自不同部位的活检组织混合放入同一个标本瓶中。黏膜溃疡处活检时应注意，溃疡底部为炎性肉芽组织，对 IBD 诊断不具有特异性。因为诊断需要观察黏膜结构，所以应在溃疡边缘黏膜处取材，才能取到对病理诊断有帮助的组织。但若考虑巨细胞病毒（cytomegalovirus，CMV）感染、EB 病毒（Epstein-Barr virus，EBV）感染、肠结核等，则可适当取溃疡基底组织进行活检，因为病原体及其引起的特征性改变常在溃疡底部比较集中。

2. 大体病理特点　①节段性或者局灶性病变；②融合的纵行线性溃疡；③卵石样外观，瘘管形成；④肠系膜脂肪包绕病灶；⑤肠壁增厚和肠腔狭窄等特征。

3. 光学显微镜下特点　外科手术切除标本诊断 CD 的光学显微镜下特点：①透壁性（transmural）炎；②聚集性炎症反应分布，透壁性淋巴细胞增生；③黏膜下层增厚（由纤维化 - 纤维肌组织破坏和炎症反应、水肿造成）；④裂沟（裂隙状溃疡，fissure）；⑤非干酪样肉芽肿（包括淋巴结）；⑥肠道神经系统异常（黏膜下神经纤维增生和神经节炎、肌间神经纤维增生）；⑦比较正常的上皮 - 黏液分泌保存（杯状细胞通常正常）。内镜下黏膜活检的诊断：局灶性的慢性炎症反应、局灶性隐窝结构异常和非干酪样肉芽肿是公认最重要的在结肠内镜活检标本上诊断 CD 的光学显微镜下特点。需要注意的是，肉芽肿可见于 15% ～ 65% 的活检病例，肉芽肿数量少，多块活检组织可能仅见个别肉芽肿，体积小，无中央坏死。肉芽肿并非 CD 病理诊断的必要条件，多部位活检提示炎症呈多灶性、不均匀分布的特征，伴慢性肠炎改变，特别是同时累及上、下消化道的病变，即使没有肉芽肿形成，在合适的临床背景下，也可符合 CD 的诊断。

4. 病理诊断　CD 的病理学诊断通常需要观察到 3 种以上特征性表现（无肉芽肿时）或观察到非干酪样肉芽肿和另一种特征性光学显微镜下表现，同时需要排除肠结核等。相比内镜下活检标本，手术切除标本可见到更多的病变，诊断价值更高。

（六）克罗恩病的诊断步骤

在排除其他疾病的基础上，可按下列要点诊断：①具备上述临床表现者可临床疑诊，安排进一步检查；②同时具备上述结肠镜或小肠镜（病变局限在小肠者）特征以及影像学（CTE

或 MRE，无条件者采用小肠钡餐造影）特征者，可临床拟诊；③如再加上活检提示 CD 的特征性改变且能排除肠结核，可作出临床诊断；④如有手术切除标本（包括切除肠段及病变附近淋巴结），可根据标准作出病理确诊；⑤对无病理确诊的初诊病例随访 6 ～ 12 个月以上，根据对治疗的反应及病情变化判断，对于符合 CD 自然病程者可作出临床确诊。如与肠结核混淆不清，但倾向于肠结核者，应按肠结核进行诊断性治疗 8 ～ 12 周，再行鉴别。

世界卫生组织曾提出 6 个诊断要点的 CD 诊断标准，该标准最近再次被世界胃肠组织（World Gastroenterology Organization，WGO）推荐，可供参考（表 4-4）。

表 4-4　世界卫生组织推荐的克罗恩病诊断标准

项目	临床表现	放射影像学检查	内镜检查	活组织检查	手术标本
①非连续性或节段性改变	—	阳性	阳性	—	阳性
②卵石样外观或纵行溃疡	—	阳性	阳性	—	阳性
③全壁性炎症反应改变	阳性	阳性	—	阳性	阳性
④非干酪性肉芽肿	—	—	—	阳性	阳性
⑤裂沟、瘘管	阳性	阳性	—	—	阳性
⑥肛周病变	阳性	—	—	—	—

注：具有①②③者，为疑诊；再加上④⑤⑥三者之一，可确诊；具备第④项者，只要加上①②③三者之二，亦可确诊。“—”代表无此项表现。

二、疾病评估

（一）临床类型

推荐按蒙特利尔 CD 表型分类法进行分型（表 4-5），各型可有相互交叉或转化。

表 4-5　克罗恩病的蒙特利尔分型

项目	标准	备注
确诊年龄（A）		
A1	≤16 岁	
A2	17 ～ 40 岁	
A3	>40 岁	
病变部位（L）		
L1	回肠末端	L1+L4*
L2	结肠	L2+L4*
L3	回结肠	L3+L4*

续表

项目	标准	备注
L4	上消化道	
疾病行为（B）		
B1**	非狭窄非穿透	B1p***
B2	狭窄	B2p***
B3	穿透	B3p***

注：*L4 可与 L1 ～ L3 同时存在；**B1 随时间推移可发展为 B2 或 B3；***p 为肛周病变，可与 B1 ～ B3 同时存在。

（二）疾病活动性的严重程度

临床上用克罗恩病活动指数（Crohn's disease activity index，CDAI）评估疾病活动性的严重程度，并进行疗效评价。Harvey 和 Bradshaw 的简化 CDAI 计算法较为简便（表 4-6），但该评分与内镜评分相关性一般，临床不常用。Best 等的 CDAI 计算法被广泛应用于临床和科研（表 4-7），与内镜评分的相关系数为 0.5 ～ 0.7。

表 4-6　简化克罗恩病活动指数计算法

项目	0 分	1 分	2 分	3 分	4 分
一般情况	良好	稍差	差	不良	极差
腹痛	无	轻	中	重	—
腹部包块	无	可疑	确定	伴触痛	—
腹泻	稀便每天 1 次计 1 分				
伴随疾病 *	每种症状计 1 分				

注："—"为无此项。*伴随疾病包括关节痛、虹膜炎、结节性红斑、坏疽性脓皮病、阿弗他溃疡、裂沟、新瘘管和脓肿等。≤4 分为缓解期，5 ～ 7 分为轻度活动期，8 ～ 16 分为中度活动期，>16 分为重度活动期。

表 4-7　Best 克罗恩病活动指数计算法

变量	权重
稀便次数（1 周）	2
腹痛程度（1 周总评，0 ～ 3 分）	5
一般情况（1 周总评，0 ～ 4 分）	7
肠外表现与并发症（1 项 1 分）	20
阿片类止泻药（0 分、1 分）	30
腹部包块（可疑 2 分，肯定 5 分）	10
红细胞比容降低值（正常 *：男 0.40，女 0.37）	6
100 ×（1- 体重 / 标准体重）	1

注：*红细胞比容正常值按国人标准。总分为各项分值之和；克罗恩病活动指数<150 分为缓解期，≥150 分为活动期，其中 150 ～ 220 分为轻度，221 ～ 450 分为中度，>450 分为重度。

内镜下病变的严重程度是疾病活动性评估的重要参考指标。内镜下病变的严重程度可以通过溃疡的深浅、大小、范围和伴随狭窄情况来评估。精确的评估则采用计分法，如克罗恩病内镜严重程度指数（Crohn's disease endoscopic index of severity，CDEIS）评分系统（表4-8）或克罗恩病简化内镜（simple endoscopic score for Crohn's disease，SES-CD）评分系统（表4-9），由于耗时，主要用于科研。对于术后患者，常用Rutgeerts评分系统（表4-10）评估术后复发与否。如果Rutgeerts评分为i0或i1，术后1年临床复发或需再次手术的风险较低；如果Rutgeerts评分为i2、i3或i4，术后3年临床复发率分别为15%、40%和90%。大部分研究将Rutgeerts评分>i2作为术后复发标准。

表4-8　克罗恩病内镜严重程度指数（CDEIS）评分系统

	回肠末端	右半结肠	横结肠	左半结肠和乙状结肠	直肠	
深溃疡（0分或12分）[a]						总和1
浅溃疡（0分或6分）[b]						总和2
病变范围（0～10分）[c]						总和3
溃疡范围（0～10分）[c]						总和4
上述四项之和：总和1+总和2+总和3+总和4						A
受累肠段数目						n
总分A除以n：A/n						B
溃疡性狭窄：若无，计0分；若有，计3分						C
非溃疡性狭窄：若无，计0分；若有，计3分						D
CDEIS总分						B+C+D

注：[a]存在深溃疡，计12分；不存在深溃疡，计0分。[b]存在浅溃疡，计6分；不存在浅溃疡，计0分。[c]根据该部位每10cm肠段中的平均受累长度进行评分。

表4-9　克罗恩病简化内镜（SES-CD）评分系统

项目	0分	1分	2分	3分
溃疡大小	无	阿弗他溃疡（直径0.1～0.5cm）	较大溃疡（直径0.5～2cm）	大溃疡（直径>2cm）
溃疡表面范围	无	<10%	10%～30%	>30%
肠段受累范围	无	<50%	50%～75%	>75%
狭窄	无	单发，内镜可通过	多发，内镜可通过	内镜不能通过

注：SES-CD评分范围为0～3分。其中，缓解期为0分；轻度活动为1分；中度活动为2分；重度活动为3分。

表 4-10　克罗恩病术后内镜复发 Rutgeerts 评分系统

评分	内容
0 分	无病变
1 分	≤5 处阿弗他溃疡
2 分	>5 处阿弗他溃疡，病变间黏膜正常；或跳跃性较大病变；或局限于回结肠吻合口溃疡（<1cm）
3 分	广泛阿弗他溃疡伴广泛的炎性黏膜
4 分	广泛的回肠末端炎症伴较大溃疡、结节和 / 或狭窄

三、诊断举例

6 个“定”(定性、定型、定位、定行、定期、定度)。

举例：克罗恩病(慢性复发型、回结肠型、狭窄型 + 肛瘘、活动期、中度)。

(张盛洪　陈旻湖)

参考文献

[1] 中华医学会消化病学分会炎症性肠病学组．炎症性肠病诊断与治疗的共识意见(2018 年·北京)[J]. 中华炎性肠病杂志(中英文),2018,2(3):173-190.

[2] 中华医学会消化病学分会炎症性肠病学组病理分组,叶子茵,肖书渊,等．中国炎症性肠病病理诊断专家指导意见[J]. 中华炎性肠病杂志,2021,5(1):5-20.

[3] 中华医学会消化病学分会炎症性肠病学组．中国消化内镜技术诊断与治疗炎症性肠病的专家指导意见[J]. 中华炎性肠病杂志,2020,4(4):283-291.

[4] 李雪华,冯仕庭,黄丽,等．中国炎症性肠病影像检查及报告规范专家指导意见[J]. 中华炎性肠病杂志,2021,5(2):109-113.

[5] GOMOLLÓN F,DIGNASS A,ANNESE V,et al. 3rd European Evidence-based Consensus on the Diagnosis and Management of Crohn's Disease 2016:Part 1:Diagnosis and Medical Management [J]. J Crohns Colitis,2017,11(1):3-25.

[6] 徐英春,张曼．中国成人艰难梭菌感染诊断和治疗专家共识[J]. 协和医学杂志,2017,8(2):131-138.

[7] KELLY C R,FISCHER M,ALLEGRETTI J R,et al. ACG Clinical Guidelines:Prevention,Diagnosis,and Treatment of *Clostridioides difficile* Infections [J]. Am J Gastroenterol,2021,116(6):1124-1147.

[8] IACUCCI M,FURFARO F,MATSUMOTO T,et al. Advanced endoscopic techniques in the assessment of inflammatory bowel disease:new technology,new era [J]. Gut,2019,68(3):562-572.

第 5 章　肠道溃疡的诊断与鉴别诊断

一、概述

肠道溃疡是内镜检查(包括全结肠镜和小肠镜)时最常发现的“异常改变”。临床上导致肠道溃疡的原因众多,其病因诊断是临床难点,既可以是肠道本身疾病,亦可以是全身或其他脏器疾病累及肠道。相当一部分肠道溃疡在内镜下有一定的特征性,熟悉这类疾病的内镜表现和特征,即成为诊断的基础或线索。详细了解临床病史,选择针对性的实验室检查,结合影像学、病理学结果,是明确肠道溃疡病因的最终方法。

由于疾病表现的特殊性,部分肠道溃疡的病因并非在短时间内可以明确,密切的随访和必要的重复检查,是确诊或排除疾病的合理手段;临床上应对疑难或特殊疾病要有一定的耐心,对此,定期检测和密切跟踪随访、多学科协作,可成为确诊的有效途径。

很多新的、未知的肠道疾病需要认识和学习;新的诊断手段(如基因检测)也会逐渐在临床上开展和运用,其能帮助我们开拓视野,更加深入和全面地发现和认识肠道疾病;在溃疡病因诊断过程中,延迟或误诊在所难免,多做事后分析,珍惜每次纠错后的反思机会,是优化自身诊断逻辑、提高综合能力的良机。

肠道溃疡性疾病在分类上目前尚未统一,有些溃疡性疾病可以单独累及小肠或结肠,而部分疾病可以两者同时累及,因此,按照引发溃疡的病因来分类,似乎比单纯按部位来分类更加合理(表 5-1)。

表 5-1　肠道溃疡性疾病的分类

类别	病名
感染性疾病	艰难梭菌、人类免疫缺陷病毒(HIV)、巨细胞病毒(CMV)、EB 病毒(EBV)感染性肠炎,肠结核,寄生虫感染,结肠血吸虫感染
炎症 / 自身免疫性疾病	克罗恩病、肠白塞病、隐源性多灶性溃疡性狭窄性小肠炎(CMUSE)、自身免疫病肠道累及、嗜酸细胞性肠炎、过敏性紫癜、溃疡性结肠炎
血管性疾病	缺血性肠炎、缺血坏死性小肠炎、静脉硬化性肠炎、蓝色橡皮疱痣综合征、动脉瘤
肿瘤性疾病	上皮性肿瘤、间质瘤、淋巴瘤
药物性肠道损害	阿司匹林肠道损害

续表

类别	病名
结构性疾病	梅克尔憩室
其他	回肠末端孤立性溃疡、直肠孤立性溃疡、肠道淀粉样变性

二、各类溃疡的特征和需要鉴别的疾病

（一）肠道感染性疾病

1. 艰难梭菌感染性结肠炎

（1）内镜下主要特征：病变以远端结肠受累为主，基本不累及小肠。急性期受累结肠黏膜充血、水肿和增厚明显，黏膜质地脆弱，易出血；黏膜表面可见圆形、地图样黄色渗出物，附着于浅溃疡表面，不易冲洗；慢性期表面水肿减轻，可见不规则或片状渗出物附着（图 5-1）。

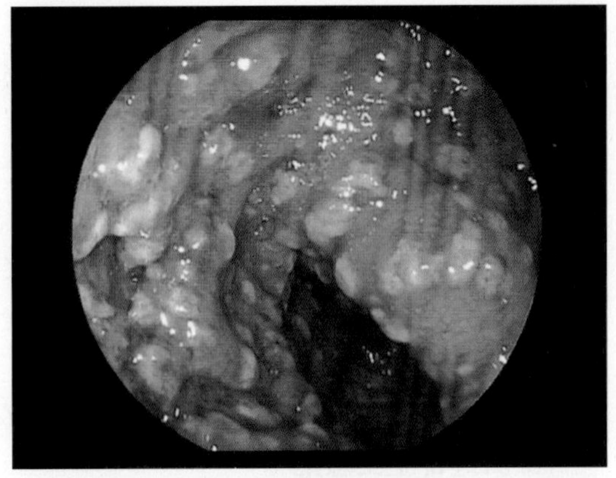

图 5-1　艰难梭菌感染

（2）需要鉴别的疾病：各种急慢性感染性肠炎、药物性肠道损害、溃疡性结肠炎。

（3）相关说明：患者都有抗生素、化疗药物使用史，或有多种基础疾病；实验室检查（粪便细菌培养和毒素 EIA 检测毒素 A/B）皆有助于确诊，病理学中的原位免疫荧光检查在确诊过程中最为重要。

2. HIV 感染性小肠 / 结肠炎

（1）内镜下主要特征：多为非特异性改变。病变区域黏膜充血、水肿和糜烂，部分上皮剥脱和缺失；受累区域肠壁增厚，部分有不规则溃疡；可同时累及结肠或小肠。

（2）需要鉴别的疾病：克罗恩病、溃疡性结肠炎慢性活动期、肠道淋巴瘤、肠道淋巴组织增生性疾病、全身疾病累及肠道等。

（3）相关说明：血液中测得 HIV 抗体，细胞免疫学异常等。

3. 巨细胞病毒性结肠炎

（1）内镜下主要特征：病变可同时累及结肠和小肠，以结肠更为多见。病变黏膜充血、水肿和糜烂；散在圆形、椭圆或不规则的深凿溃疡是其重要特征，边界相对清晰，底部可有白苔。溃疡性结肠炎基础上合并感染者，有溃疡性结肠炎和病毒感染的双重特征。

（2）需要鉴别的疾病：结肠克罗恩病、急慢性重症溃疡性结肠炎、肠道淋巴瘤、EB 病毒性肠炎、肠道淋巴组织增生性疾病等。

（3）相关说明：结肠组织免疫病理学检查发现多个 CMV 包涵体、血液 CMV 数量、抗体测定等有助于诊断。

4. EB 病毒性结肠炎

（1）内镜下主要特征：病变可以累及结肠或小肠。病变黏膜充血、水肿非常明显，可伴有糜烂和形态各异的深溃疡，溃疡边界相对清晰；部分区域肠壁增厚显著，上皮可呈现增生性改变；内镜下为非特异性改变。

（2）需要鉴别的疾病：结肠克罗恩病、急慢性重症溃疡性结肠炎、肠道淋巴瘤、巨细胞病毒性肠炎、肠道淋巴组织增生性疾病等。

（3）相关说明：结肠组织免疫病理学检查（EBER 阳性）、血液 EBV 载量升高、IgM 和 IgG 抗体阳性等有助于诊断。

5. 肠结核

（1）内镜下主要特征：病变以累及盲肠、回肠末端和升结肠为主，少部分可同时累及中远端结肠。典型表现为环形或半周样溃疡，部分为散在性，溃疡周边黏膜充血明显，可有类红晕征改变；周边黏膜高低不平呈“鼠咬征”，底部可有血性渗出；缓解期可见瘢痕形成、回盲瓣“鱼嘴”样开放和数量不等的指状息肉形成（图 5-2）。

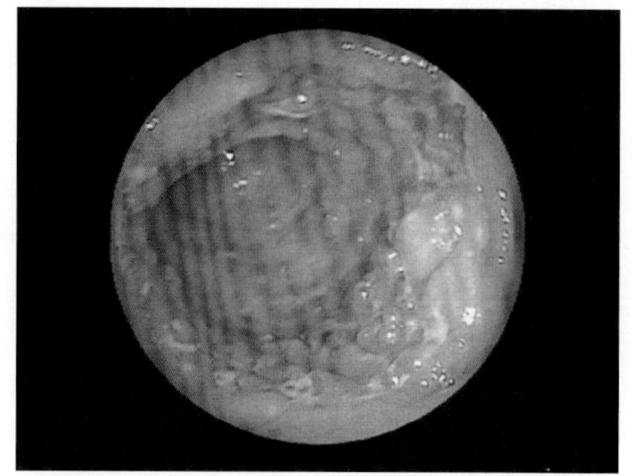

图 5-2　肠结核

（2）需要鉴别的疾病：克罗恩病、肠白塞病、淋巴瘤、回肠末端孤立性溃疡、其他感染性肠炎等。

（3）相关说明：活检、CTE、MRE 影像学改变对鉴别诊断有帮助。

6. 肠道寄生虫感染

（1）内镜下主要特征：病变以乙状结肠和降结肠为多见，伴有黏膜充血、水肿，可见多个圆形斑点样改变，大小为 0.2 ～ 0.5cm，中央有黄色渗出物，周围有红晕圈，与周围上皮相平或略高。

（2）需要鉴别的疾病：肠道艰难梭菌感染、溃疡性结肠炎、缺血性结肠炎等。

（3）相关说明：此类表现可见于多种寄生虫感染，如阿米巴、人芽囊原虫等；与其他疾病共存时，可各种特征并存。粪便病原体检测、血液中寄生虫抗体等检查有助于诊断。

7. 肠道血吸虫感染

（1）内镜下主要特征：病变以乙状结肠或盲肠部多见，有黏膜充血、水肿，形态、大小各异的溃疡，溃疡周围伴有炎性增生；部分区域黏膜下黄色片状改变；溃疡和炎症长期存在，进展缓慢或不易愈合，长期感染患者存在肠道结节硬化表现。

（2）需要鉴别的疾病：克罗恩病、肠道淋巴瘤、非特异性肠炎等。

（3）相关说明：活检见血吸虫卵和实验室检查有助于诊断。

（二）炎症与自身免疫性疾病

1. 克罗恩病

（1）内镜下主要特征：病变可累及整个消化道，但以回肠中下段、右半结肠最多见。最典型的内镜表现为偏侧纵行溃疡、肉芽组织增生和病变跳跃性分布；纵行溃疡以小肠相对典型；肉芽组织增生时可造成肠腔狭窄；偶可见瘘管开口（图 5-3）。

（2）需要鉴别的疾病：肠道淋巴瘤、非特异性回肠炎、白塞病、肠结核、慢性溃疡性结肠炎、缺血性肠炎、嗜酸细胞性肠炎、感染性肠炎等。

（3）相关说明：诊断克罗恩病需要排除多种疾病，并需分析和汇总各种表现和检查结果，对于早期或表现不典型者，应有充分的观察随访时间。

2. 肠白塞病

（1）内镜下主要特征：溃疡多位于回肠末端和盲肠，大部分溃疡数量不超过 5 个；典型表现为圆形或椭圆形溃疡，可大至数厘米，底部白苔、平坦，无肉芽增生，周边光整。术后复发者溃疡多见于吻合口，也可见于其他部位（图 5-4）。

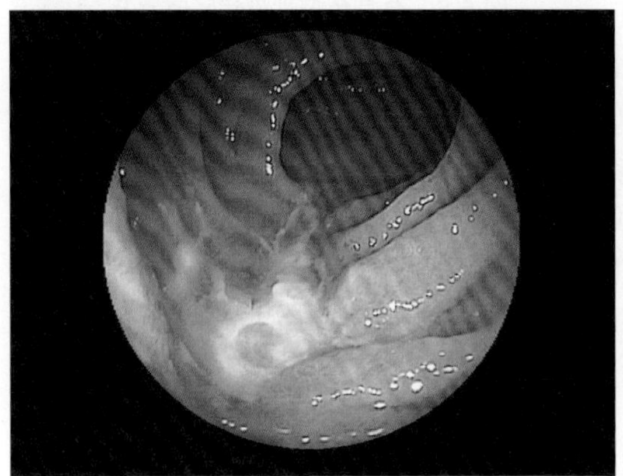

图 5-3　克罗恩病

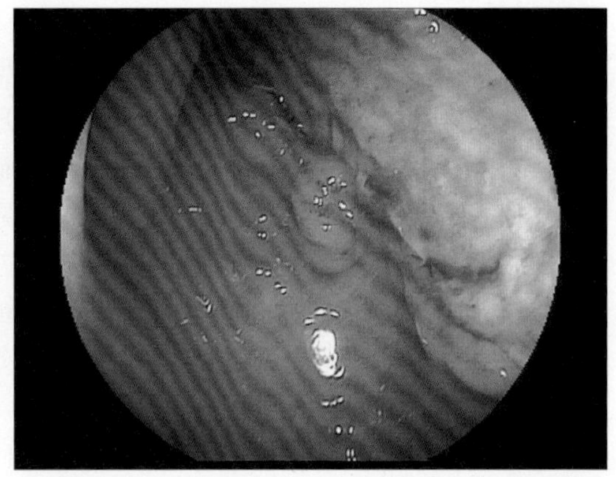

图 5-4　肠白塞病

（2）需要鉴别的疾病：肠结核、淋巴瘤、克罗恩病、回肠末端孤立性溃疡、盲肠肿瘤。

（3）相关说明：肠白塞病可单纯以肠道表现为主，也可与其他系统性表现共存；当全身表现典型，而消化道仅以非特异性阿弗他溃疡表现为主时，应视为白塞病累及消化道。

3. 隐源性多灶性溃疡性狭窄性小肠炎（cryptogenic multifocal ulcerous stenosing enteritis，CMUSE）

（1）内镜下主要特征：病变分布于空回肠，呈现多处环形狭窄，狭窄处多伴有环周溃疡；无上皮和肉芽组织增生；数量从数个到 10 ～ 20 个不等。

（2）需要鉴别的疾病：肠结核、药物性溃疡、小肠克罗恩病、自身免疫性疾病累及肠道等。

（3）相关说明：药物服用史、是否合并皮肤与关节病变、小肠 CT 表现（缺乏梳状征、环周累及）、内镜下特征和相关实验室检查，包括基因检测（部分皮肤大关节病变者，可合并有 *SLCO2A1* 基因缺陷；而部分无皮肤关节病变者，存在 *PLA2G4A* 基因缺陷）对疾病诊断和鉴别有很大帮助。

4. 自身免疫性疾病肠道累及

（1）内镜下主要特征：可累及肠道不同节段，以空肠和近端回肠多见，轻重程度不一；可有不同程度充血、糜烂改变；部分可在十二指肠和空肠起始部见环周糜烂和浅溃疡；多数病变为不规则或缺乏特征性（图 5-5）。

（2）需要鉴别的疾病：药物性肠炎（阿司匹林、抗凝药物、化疗靶向）、肠结核、小肠克罗恩病、急性感染性肠炎、缺血性小肠炎、其他系统疾病累及消化道等。

(3)相关说明:确诊原发病,了解疾病发病史,相关排除性检查。

5. 嗜酸细胞性胃肠炎

(1)内镜下主要特征:可累及肠道不同节段,以小肠和右半结肠多见,可同时累及上消化道(如食管、胃);程度轻重不一;轻者为节段性充血水肿、肠壁增厚和糜烂改变;重症者多有不规则溃疡、黏膜透亮和水肿,质地脆,易出血。

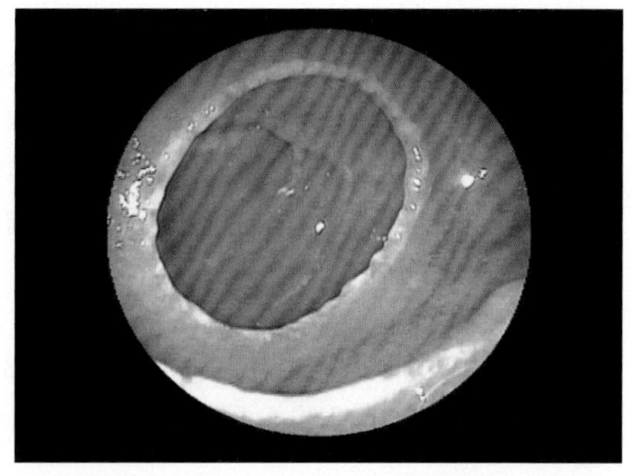

图 5-5 自身免疫性疾病肠道累及

(2)需要鉴别的疾病:药物性肠炎(阿司匹林、抗凝药物、化疗靶向)、肠结核、小肠克罗恩病、急性感染性肠炎、缺血性小肠炎、自身免疫性疾病累及消化道等。

(3)相关说明:内镜下多处、多块活检是确诊的重要方法(活检组织中有明显嗜酸性粒细胞浸润,嗜酸性粒细胞计数>30 个 / 高倍视野,观察 5 个以上视野);血中嗜酸性粒细胞多有升高,但部分可正常;当有血液中嗜酸性粒细胞计数增高,且有全身多系统累及时(如皮肤、肺、心脏等),应考虑嗜酸性粒细胞增多症或血液系统疾病。确诊病例应详细了解食物和环境过敏史、药物使用史,并排除寄生虫感染等。

6. 过敏性紫癜

(1)内镜下主要特征:病变以累及空肠、十二指肠多见,可见片状黏膜充血、水肿和糜烂,可见散在、不规则的浅溃疡,部分出现暗红色或新鲜黏膜下出血点;多数为内镜下急性病变表现,但缺乏特异性。

(2)需要鉴别的疾病:需与血管性、药物性和自身免疫性疾病肠道累及等鉴别。

(3)相关说明:病理学检查可有血管炎症改变,当出现关节疼痛、皮肤紫癜性病变、肾功能相关检查或尿常规异常时,诊断多容易确立。

7. 特发性溃疡性结肠炎

(1)内镜下主要特征:病变处黏膜弥漫性充血水肿、糜烂和针尖样溃疡,病变为连续性;轻症者可仅有黏膜水肿和表面脆性增加、颗粒样改变(湿砂皮样);重症者有黏膜自发性出血;直肠部位较重,病变与正常上皮间多数有清晰的分界线;部分患者可有阑尾孔周围黏膜累及;慢性活动期可有不规则融合性溃疡和上皮息肉样或异型增生。少数患者可有直肠豁免,或节段性受累,但受累区域的病变呈连续特征。部分全结肠型患者有回肠末端累及;少部分患者可有胃、十二指肠累及。

(2)需要鉴别的疾病:缺血性结肠炎、急性巨细胞病毒性肠炎、EB 病毒性肠炎、结肠克罗恩病。

(3)相关说明:部分溃疡性结肠炎经过药物治疗后,内镜下表现可不典型,需要回看初次或既往系列内镜表现来协助诊断。

8. 缺血性肠炎

(1)内镜下主要特征:病变主要累及乙状结肠和左半结肠,直肠豁免;受累肠段明显充血水肿、糜烂甚至溃疡,溃疡可深浅不一,边缘较清晰,无肉芽增生;病变可有偏侧特点;部分有鲜红色菱形分隔病变(虎爪印)(图 5-6)。

(2)需要鉴别的疾病:感染性肠炎、结肠克罗恩病、溃疡性结肠炎、结肠淋巴瘤等。

(3)相关说明:本病起病突然,多有腹痛和便血、自限性;对症治疗后可较快恢复,是与其他疾病鉴别的要点。

9. 缺血坏死性小肠炎

(1)内镜下主要特征:病变可累及任何节段小肠,受累小肠明显充血水肿、肠壁增厚、糜烂和浅溃疡,表面可呈暗紫色或出血,伴有渗出物或坏死性脓苔。

(2)需要鉴别的疾病:感染性小肠炎、小肠淋巴瘤、药物性肠病。

(3)相关说明:本病起病较急,常有基础性疾病,包括心律失常(如心房颤动)、血栓性疾病、代谢性疾病等;坏死性小肠炎易并发感染性休克;小肠 CT 血管成像(CTA)对诊断有帮助。

10. 静脉硬化性结肠炎

(1)内镜下主要特征:主要累及近端结肠,尤其是右半结肠为重;受累区域结肠肠壁增厚和水肿,黏膜颜色暗灰或青紫色;在此颜色背景上有散在片状糜烂和充血或溃疡;乙状结肠和直肠基本正常(图 5-7)。

(2)需要鉴别的疾病:蒽醌类药物性结肠炎、缺血性肠病、门静脉高压性肠病等。

(3)相关说明:近半数患者有长期服中药史;CTE 可见肠系膜上静脉及分支内多发钙化灶沉着;蒽醌类药物结肠炎者内镜下可有白色分隔线(小凹隐窝),而静脉硬化性结肠炎则为连续的色泽变化。

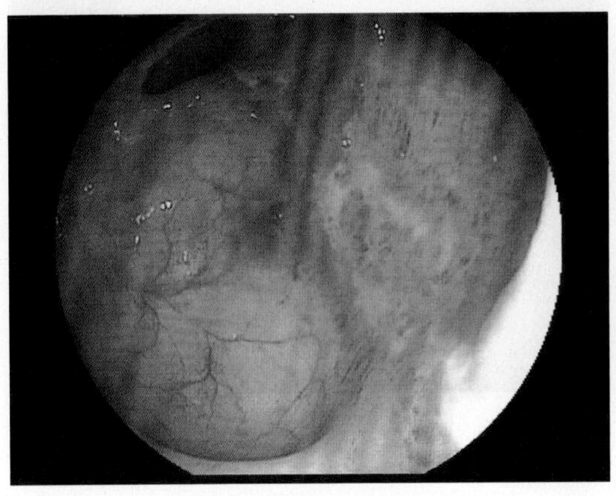

图 5-6　缺血性结肠炎

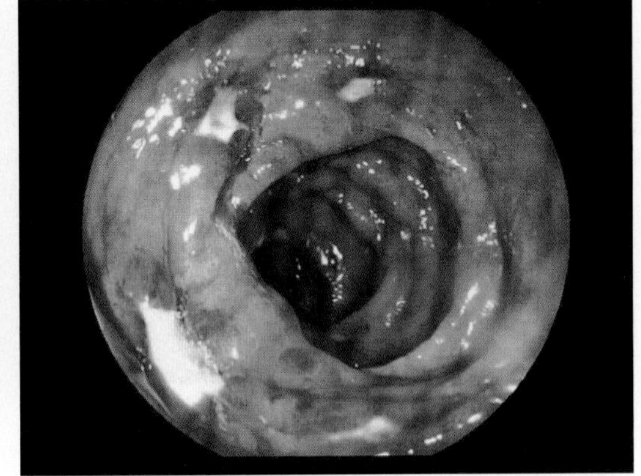

图 5-7　静脉硬化性结肠炎

11. 肠道血管瘤——动脉瘤

(1)内镜下主要特征:乳头状动脉瘤表现为半圆形或球形隆起,中央有凹陷,类似溃疡改变,中央见裸露血管和血痂,部分可有少量鲜血渗出;多数为单发。

(2)需要鉴别的疾病:动脉瘤未出血时,需与黏膜下占位相鉴别。

(3)相关说明:非活动性出血时,可呈半球样隆起,或有搏动感;CTA 或内镜下超声有助于鉴别。

12. 肠道血管瘤——静脉瘤或瘤样扩张(蓝色橡皮疱痣综合征)

(1)内镜下主要特征:结肠、小肠均可见,静脉瘤多为椭圆形或不规则条状隆起,表面青紫色、光滑，多发；蓝色橡皮疱痣综合征多为球形或类圆形隆起，表面青紫色，且可高低不平，部分有红色征，多发（图 5-8）。

（2）需要鉴别的疾病：多发性静脉瘤、肠道异位静脉曲张。

（3）相关说明：部分蓝色橡皮疱痣综合征患者，在体表皮肤内可见大小不等的静脉结样改变。

13. 溃疡型小肠腺瘤

（1）内镜下主要特征：病变处可见较大、形态不规则的溃疡性病变，周围边界隆起，底部白苔，质地坚硬、缺乏蠕动。

（2）需要鉴别的疾病：小肠间质瘤、黏膜下肿瘤伴溃疡、小肠淋巴瘤等。

（3）相关说明：部分周边黏膜增生者，活检有助于确诊。

14. 小肠间质瘤

（1）内镜下主要特征：病变多数空肠或回肠上段，多为圆形或半球状隆起，病灶质地中等或偏硬，中央可见凹陷或溃疡，部分底部见裸露血管；溃疡周围隆起部黏膜光整，无上皮增殖等异常（图 5-9）。

（2）需要鉴别的疾病：黏膜下肿瘤伴溃疡、小肠淋巴瘤、腹腔内占位或肠管内压等。

（3）相关说明：小肠 CT 对病灶性质、血供来源有很好的识别能力。

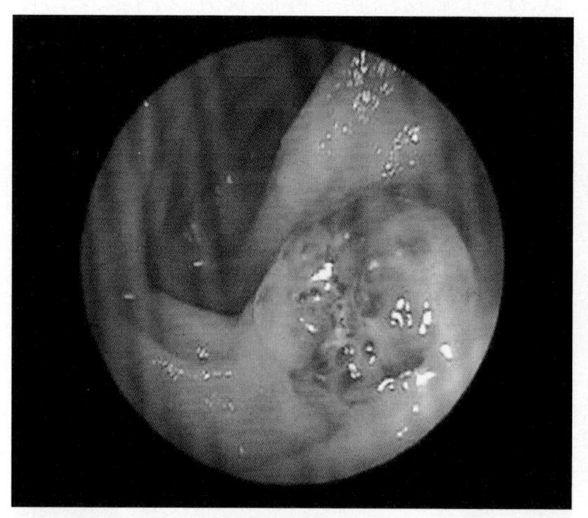

图 5-8 蓝色橡皮疱痣综合征

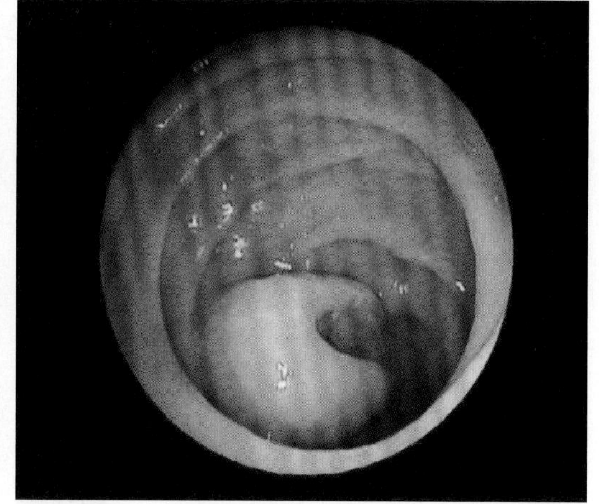

图 5-9 小肠间质瘤

15. 肠道淋巴瘤

（1）内镜下主要特征：病变可累及小肠和 / 或结直肠；内镜下表现多样，炎症型表现为充血、糜烂和各种深浅不一、形态多样的溃疡，周围黏膜水肿和上皮部分增生等；多灶增殖型表现为多灶性上皮增生和隆起，中央部分形成坏死性溃疡，病灶与周围有一定边界；增厚浸润型可见肠壁增厚，质地偏硬，黏膜皱襞变浅，蠕动消失；滤泡增生型见于回肠末端和空肠上中段，表现为密集分布、大小不等的结节样隆起，或原先固有的滤泡增大，表面基本光整。

（2）需要鉴别的疾病：肠道感染性疾病、炎症性肠病、小肠 / 结肠上皮性肿瘤、全身疾病累及肠道等。

(3)相关说明:肠道淋巴瘤内镜下表现异常多样,常缺乏特征性改变,临床诊断不易;小肠 CT 对部分类型淋巴瘤识别和鉴别有帮助;多点、多处、大块活检和黏膜小细针穿刺可提高病理诊断阳性率。

16. 药物性小肠溃疡

(1)内镜下主要特征:小肠内见多个表浅性溃疡,部分为圆形或不规则溃疡,少部分为环周形(多与服用阿司匹林有关),平坦、有白苔,大小在 0.5 ～ 1.5cm,边缘光整;空肠多于回肠;部分可仅有黏膜充血水肿和阿弗他溃疡;病变为散在、非连续分布(图 5-10)。

(2)需要鉴别的疾病:小肠克罗恩病、自身免疫性疾病累及小肠、全身性疾病累及小肠、小肠淋巴瘤、CMUSE、自身免疫性小肠炎等。

(3)相关说明:详细了解药物服用史和疗程,结合内镜下改变,对诊断有帮助;可与胃、结肠损害同时存在,也可单独出现。

17. 梅克尔憩室溃疡

(1)内镜下主要特征:梅克尔憩室多位于回盲瓣以上 60 ～ 100cm 间的回肠;典型表现为肠管呈“双管征”,憩室开口部、底部可见白苔和大小不等的浅溃疡,多数椭圆形;部分小开口憩室形似瘘管开口;另有部分小憩室内翻,形态如息肉样增生(图 5-11)。

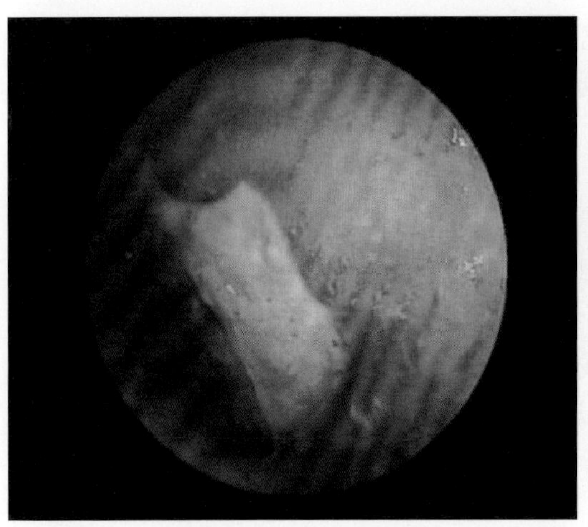

图 5-10　药物性小肠溃疡

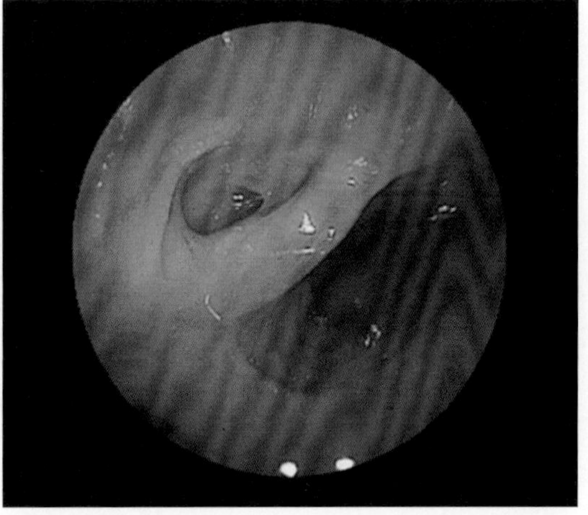

图 5-11　梅克尔憩室

(2)需要鉴别的疾病:CMUSE、药物性溃疡、小肠息肉。

(3)相关说明:对临床高度怀疑梅克尔憩室者,应在相应肠段仔细观察,操作过程中多变动体位有利于暴露憩室开口;小肠 CT 和胶囊内镜诊断率不高。

18. 回肠末端孤立性溃疡

(1)内镜下主要特征:回肠末端 20cm 以内小肠见一至数个表浅溃疡,类圆形或不规则浅溃疡,平坦、有白苔,大小多在 0.5 ～ 1.5cm,周边可有充血、水肿,但多光整、无肉芽增生改变。

(2)需要鉴别的疾病:克罗恩病早期、肠结核、肠白塞病、肠道淋巴瘤、感染性疾病等鉴别。

(3)相关说明:对无法明确诊断者,可采用对症治疗和定期内镜复查的方法,观察其动态变化,方可明确诊断。

19. 肠道淀粉样变

(1)内镜下主要特征:小肠或结肠多节段或广泛受累,病变部位黏膜充血、水肿和片状糜烂,肠壁增厚,蠕动减弱,黏膜质地脆,接触后易出血,活检可导致片状黏膜撕裂或剥离。

(2)需要鉴别的疾病:肠结核、肠道淋巴瘤、感染性疾病、药物性肠病、全身或其他脏器疾病累及肠道等(如多发性骨髓瘤)。

(3)相关说明:小肠 CT 可发现肠壁增厚,层次消失,黏膜粗大、肥厚;多脏器累及、实验室检查和肠道活检对确诊有帮助。

20. 直肠黏膜脱垂综合征

(1)内镜下主要特征:直肠壶腹部可见单个深溃疡,长条或不规则,大小可达数厘米,周边黏膜基本光整,部分可伴有增生,形态为条状或结节状(图 5-12)。

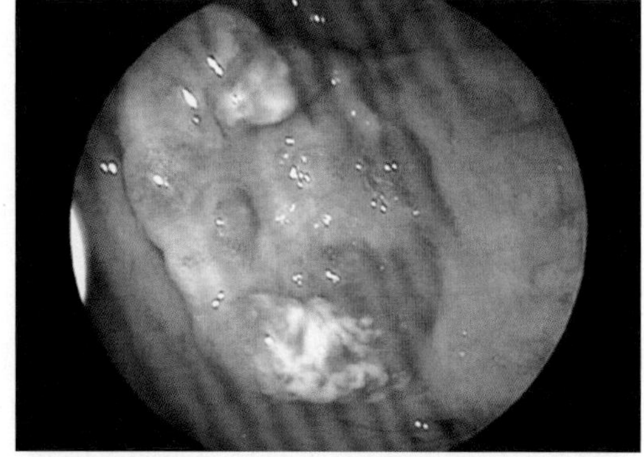

图 5-12 直肠黏膜脱垂综合征

(2)需要鉴别的疾病:直肠黏膜下肿瘤、直肠上皮溃疡型肿瘤、直肠神经内分泌肿瘤、泄殖腔存留(一穴肛)、直肠克罗恩病、直肠淋巴瘤、直肠外肿瘤内侵、直肠尖锐湿疣等。

(3)相关说明:部分有慢性便秘史及使用通便药物史,或长期直肠肛周病变及手术史。

三、总结

肠道溃疡形态多样、特征各异,熟悉与把握有特征的溃疡,有助于相当部分疾病的诊断;对部分无明显特征的溃疡或相关病变,必须要结合临床表现、实验室检查和影像、病理学检查等结果,作综合分析和全面思考;对于在实践中曾经误诊、延诊的患者,应从每一个具体案例中汲取经验和教训,使自身的诊断能力得以提高;对部分一时无法确认的患者,应在密切随访和动态观察中,明确或排除诊断。

(钟 捷)

参考文献

[1] 潘国宗 . 中华医学百科全书·临床医学·消化病学[M]. 北京:中国协和医科大学出版社,2014:318-323.

[2] SHANE A L,MODY R K,CRUMP J A,et al. 2017 Infectious Diseases Society of America Clinical Practice Guidelines for the Diagnosis and Management of Infectious Diarrhea [J]. Clin Infect Dis,2017,65(12):1963-1973.

[3] SEO T H,KIM J H,KO S Y,et al. Cytomegalovirus colitis in immunocompetent patients:a clinical and endoscopic study [J]. Hepatogastroenterology,2012,59(119):2137-2141.

[4] GOETGEBUER R L,VAN DER WOUDE C J,DE RIDDER L,et al. Clinical and endoscopic complications of Epstein-Barr virus in inflammatory bowel disease:an illustrative case series [J]. Int J

Colorectal Dis, 2019, 34(5):923-926.

[5] 何瑶, 陈瑜君, 杨红, 等. 回结肠克罗恩病与肠结核临床及内镜特征比较[J]. 中华消化内镜杂志, 2012, 29(6):325-328.

[6] GOMOLLÓN F, DIGNASS A, ANNESE V, et al. 3rd European evidence-based consensus on the diagnosis and management of Crohn's disease 2016: Part 1: diagnosis and medical management [J]. J Crohns Colitis, 2017, 11(1):3-25.

[7] DAVATCHI F, CHAMS-DAVATCHI C, SHAMS H, et al. Behcet's disease: epidemiology, clinical manifestations, and diagnosis [J]. Expert Rev Clin Immunol, 2017, 13(1):57-65.

[8] SINGH A. Cryptogenic Multifocal Ulcerating Stenosing Enteropathy (CMUSE) and/or Chronic Non-specific Multiple Ulcers of the Small Intestine (CNSU) and Non-granulomatous Ulcerating Jejunoileitis (NGUJI)[J]. Curr Gastroenterol Rep, 2019, 21(10):53.

[9] SHARMA A, CHOUNG R S, WANG X J, et al. Features of adult autoimmune enteropathy compared with refractory celiac disease [J]. Clin Gastroenterol Hepatol, 2018, 16(6):877-883.

[10] KINOSHITA Y, FURUTA K, ISHIMAURA N, et al. Clinical characteristics of Japanese patients with eosinophilic esophagitis and eosinophilic gastroenteritis [J]. J Gastroenterol, 2013, 48(3):333-339.

[11] BRANDT L J, FEUERSTADT P, LONGSTRETH G F, et al. ACG clinical guideline: epidemiology, risk factors, patterns of presentation, diagnosis, and management of colon ischemia (CI)[J]. Am J Gastroenterol, 2015, 110(1):18-44.

[12] YANO T, YAMAMOTO H, SUNADA K, et al. Endoscopic classification of vascular lesions of the small intestine (with videos)[J]. Gastrointest Endosc, 2008, 67(1):169-172.

[13] GUO F, ZHOU Y F, ZHANG F, et al. Idiopathic mesenteric phlebosclerosis associated with long-term use of medical liquor: two case reports and literature review [J]. World J Gastroenterol, 2014, 20(18):5561-5566.

[14] FLETCHER C D, KRISHMAN K U, MERTENS F. Tumours of soft tissue and bone [M]. Lyon: IAPCP Press, 2002:155-175.

[15] CHEN W, CHEN H, SHAN G, et al. Blue rubber bleb nevus syndrome: our experience and new endoscopic management [J]. Medicine (Baltimore), 2017, 96(33):e7792.

[16] NISHIDA T, GOTO O, RAUT C P, et al. Diagnostic and treatment strategy for small gastrointestinal stromal tumors [J]. Cancer, 2016, 122(20):3110-3118.

[17] VETRO C, ROMANO A, AMICO I, et al. Endoscopic features of gastrointestinal lymphomas: from diagnosis to follow-up [J]. World J Gastroenterol, 2014, 20(36):2993-3005.

[18] MATSUMOTO T, KUDO T, ESAKI M, et al. Prevalence of non-steroidal anti-inflammatory drug-induced enteropathy determined by double-balloon endoscopy: a Japanese multicenter study [J]. Scand J Gastroenterol, 2008, 43(4):490-496.

[19] CHANG H S, LEE D, KIM J C, et al. Isolated terminal ileal ulcerations in asymptomatic individuals: natural course and clinical significance [J]. Gastrointest Endosc, 2010, 72(6):1226-1232.

[20] HAYASAKA J, HOTEYA S, TOMIZAWA K, et al. The long-term efficacy of endoscopic submucosal dissection in the treatment of symptomatic mucosal prolapse syndrome [J]. Intern Med, 2021, 60(7):1005-1009.

第 6 章　炎症性肠病癌变的癌变监测

炎症性肠病（inflammatory bowel disease，IBD）是一组肠道慢性非特异性炎性疾病，包括溃疡性结肠炎（ulcerative colitis，UC）和克罗恩病（Crohn's disease，CD），病程长，呈反复发作与缓解，其发生结直肠癌的风险是普通人群的 2 ～ 6 倍。IBD 相关结直肠癌（IBD associated colorectal cancer，IBD-CRC）是 IBD 患者的严重并发症，占 IBD 患者死亡原因的 10% ～ 15%。

一、IBD-CRC 的特点和流行病学

IBD 癌变过程主要与肠黏膜的反复炎症和修复相关，其发病模式为是炎症→异型增生→结直肠癌（colorectal cancer，CRC）。其多灶病变的比例高于散发性结直肠癌，一项日本的大样本回顾性研究表明 UC-CRC 患者中有多灶病变的患者的比例明显高于散发性结直肠癌（11% *vs.* 6%，P=0.032）。IBD-CRC 的病变多为表浅型和平坦型，在普通白光内镜下不易被发现，一旦被发现，进展型居多，预后较散发性结直肠癌差。

病程 10 年、20 年和 30 年的 UC 患者发生结直肠癌的累积风险分别为 1.6%、8.3% 和 18.4%，而所有 UC 患者的整体癌变率为 3.7%。CD 患者发生结直肠癌的风险与 UC 患者相比差异无统计学意义，其病程 10 年、20 年和 30 年的累积风险分别为 2.9%、5.6% 和 8.3%。由于有效的药物治疗控制炎症、内镜技术发展以及有效的监测方案实施等，文献报道 UC-CRC 的发病率已有所下降。2015 年一项包括 1375 例 UC 患者的大样本研究表明，病程 10 年、20 年和 30 年的 UC 患者发生结直肠的风险分别为 0.07%、2.9% 和 6.7%，并指出内镜监测在减少结直肠癌的发病率上起了重要作用。我中心牵头的中国多中心回顾性研究表明，中国 UC 患者的癌变率为 0.81%，明显低于西方国家的报道，其中华南地区的癌变率最高（1.4%），其次分别为华北地区（0.9%）、西部地区（0.6%）和华中地区（0.6%），而华东地区的癌变率最低（0.5%）。

二、IBD-CRC 的危险因素

明确 IBD 患者癌变的危险因素，能对 IBD 患者进行癌变危险分层，从而实施更加有效且个体化的监测。文献报道，IBD 癌变的发病风险主要有病程长、病变范围广、发病年龄小、合并原发性硬化性胆管炎（primary sclerosing cholangitis，PSC）、慢性炎症程度重以及 CRC 家族史等。

1. 病变范围　病变范围是 IBD 患者发生癌变的一个重要的独立危险因素。病变范围

越广的 UC 患者发生 CRC 的风险越高，全结肠炎和左半结肠炎患者发生癌变的风险分别是未患 UC 人群的 14.8 倍和 2.8 倍；而直肠炎患者发生癌变的风险最低，接近于普通人群。我中心牵头完成的全国多中心回顾性研究得出相似的结论，全结肠炎是 UC 癌变的独立危险因素（*OR*=6.107，95%*CI* 2.363 ～ 14.342）。此研究进一步完成的 IBD 癌变长程前瞻性随访研究提示，广泛结肠炎患者发生异型增生的风险明显高于左半结肠炎（*HR*=3.68，95%*CI* 1.21 ～ 11.19，*P*=0.022）。回肠型 CD 患者发生 CRC 的风险与普通人群类似，而累及结肠的 CD 患者发生 CRC 的风险为普通人群的 4.5 倍。

2. 病程长　病程也是 IBD 患者发生癌变的独立危险因素。随着病程的延长，UC 患者发生癌变的风险也随之增加，文献报道 UC 患者随着病程每增加 1 年癌变的风险增加 0.3%。2012 年我国南方医科大学龚伟、姜泊教授发表的一项包含 3922 例 UC 患者的多中心回顾性研究提示，我国病程 10 年、20 年和 30 年的 UC 患者发生 CRC 的风险分别为 1.2%、3.6% 和 14.4%。我中心牵头完成的全国多中心回顾性提示，病程大于 10 年的 UC 患者发生癌变的风险明显高于病程小于 10 年的 UC 患者（*OR*=3.78，95%*CI* 1.80 ～ 7.94）。

3. 发病年龄　IBD 患者的发病年龄越小，发生癌变的风险则越高。丹麦一项基于人群的大样本研究表明，与无 IBD 的患者相比，在 0 ～ 19 岁诊断为 UC 的患者癌变的相对危险度为 43.8，在 20 ～ 39 岁诊断为 UC 的患者癌变的相对危险度则降至 2.65，而在 40 岁之后诊断为 UC 的患者癌变风险与普通人群相比没有差异。

4. 合并 PSC　PSC 是一种慢性进行性胆汁淤积性肝胆炎性疾病，通常与 IBD 密切相关，5% ～ 10% 的 IBD 患者合并 PSC，而 70% 的 PSC 常合并 IBD。合并 PSC 的 UC 患者发生结直肠癌的风险是未合并 PSC 的 UC 患者的 4 倍多。合并 14 项研究的荟萃分析表明，合并 PSC 的 IBD 患者发生结直肠癌的风险明显高于未合并 PSC 的 IBD 患者（*OR*=3.41，95%*CI* 2.13 ～ 5.48）。

5. 结直肠癌家族史　有结直肠癌家族史的 IBD 患者发生结直肠癌的风险明显增加。Nuako 等的研究指出，散发性结直肠癌家族史是 UC 癌变的独立危险因素（*OR*=2.33，95%*CI* 1.06 ～ 5.14）。当一级亲属中有直肠癌病史时，IBD 患者的癌变风险是没有家族史的 2.5 倍（95%*CI* 1.4 ～ 4.4），特别是当一级亲属中有在 50 岁之前被诊断为 CRC 的，癌变风险则高达 9.2 倍（95%*CI* 3.7 ～ 23）。

6. 慢性炎症严重程度　IBD-CRC 的发病机制主要为结直肠黏膜炎症的累积，逐步发展为异型增生，最终导致癌变，炎症的累积在 IBD 患者癌变中起了重要作用。无论是内镜炎症累积负担，还是病理炎症累积负担，均与 UC 患者癌变独立相关。一项病例对照研究的结果显示，当病理炎症每上升一个等级（0 级是指正常，无炎症细胞；1 级是指仅慢性炎症；2 级是指轻度活动性，隐窝炎无隐窝脓肿；3 级是指中度活动性，少量隐窝脓肿；4 级是指严重活动性炎症，大量隐窝脓肿），UC 患者发生结直肠癌的风险增加 4.69 倍。

三、IBD-CRC 的监测

由于异型增生为 IBD-CRC 的癌前病变，内镜下活检及早发现异型增生并对异型增生病变采取有效的处理措施是对 IBD 癌变监测的重要方式，有效的监测方案对降低 IBD-CRC 的发病率和死亡率有着极为重要的意义。

1. 监测的对象、时机和频率 国际上多个学会对IBD癌变的监测对象、时机和频率作出规定，包括欧洲克罗恩病和结肠炎组织（European Crohn's and Colitis Organization，ECCO）、英国胃肠病学会（British Society of Gastroenterology，BSG）和美国胃肠病学会（American College of Gastroenterology，ACG）等。《炎症性肠病诊断与治疗的共识意见（2018年，北京）》推荐，所有起病8～10年的UC患者均应行1次结肠镜检查，以确定当前病变的范围，广泛结肠炎患者自此每两年行结肠镜检查1次，从病史20年后开始每年行结肠镜检查1次；左半结肠炎患者从病史15年起，每两年行结肠镜检查1次；直肠炎患者无须监测；合并PSC患者每年行结肠镜检查1次。小肠CD应重点监测小肠，结肠CD癌变危险性与UC相近，监测方法相同。

2. 内镜检查技术手段 结肠镜检查最好在IBD疾病缓解期进行，以减少活动性炎症对病理诊断的干扰。如果活动期患者对治疗的反应不佳，也不应过度推迟监测时间，因为长期炎症反应是癌变的高危因素。肠道准备质量显著影响病变检出率，良好的肠道准备对有效的结肠镜检查至关重要。以往，癌变监测一直使用的是普通的标清白光内镜。近年来，由于科学技术的迅猛发展，出现了很多新型内镜技术，如高清内镜、色素内镜、窄带成像内镜、放大内镜和共聚焦显微内镜等。这些内镜技术通过各种技术使病变的范围及结构显示得更加清晰，从而提高活检的准确性和针对性。

早期指南或共识均推荐使用常规白光内镜下随机活检的方式进行监测，随机活检的方式为每隔10cm肠段分四个象限随机选取活检部位，并且总的活检块数不少于33块。然而，这种监测方式比较耗时间且花费较高，检测效率不高，并且由于取活检的块数较多，容易对肠道造成一定的损伤，影响内镜下对肠道黏膜的观察。现在，大多数指南推荐使用色素内镜进行监测，但同时提出高清白光内镜是一个很好的替代选择。

色素内镜是指在白光内镜的基础上对肠黏膜进行特殊色素染料（如亚甲蓝、靛胭脂）喷洒的一种内镜技术方法，这种方法能使得病灶范围与周围正常黏膜组织的对比更加清晰，进而提高对病变组织的识别率及活检的准确率。既往荟萃分析研究显示，色素内镜的异型增生人数的检出率是标清白光内镜的2倍（*RR*=2.12，95%*CI* 1.15～3.91）。

然而，色素内镜在异型增生检出率方面是否优于高清白光内镜一直有很大争议。一项前瞻性队列研究结果显示，色素内镜的检出率高于高清白光内镜（16/75 *vs.* 7/75，*P*=0.007）。而随后发表的一篇包括3项随机对照试验的荟萃分析提示，与高清白光内镜相比，色素内镜并不能提高异型增生人数的检出率（*RR*=1.42，95%*CI* 0.80～2.52）。

鉴于此，我国2018年版共识中强调，使用多部位、多块活检以及在怀疑病变部位取活检的方法监测，并且提出色素内镜有助病变的识别进而指导活检。

3. 异型增生病变的处理 异型增生的处理主要根据其内镜下形态和组织学病理结果的分类而有所不同。其中，内镜下形态包括息肉状、非息肉状和内镜下不可见。组织病理学结果包括低度异型增生（low grade dysplasia，LGD）、高度异型增生（high grade dysplasia，HGD）和CRC。

息肉状异型增生采用内镜下息肉切除术进行处理，通常这种方法能够完全切除病变。当切除病变后，通常推荐3～6个月后行结肠镜监测1次，如检查结果为异型增生阴性，之后每年进行结肠镜监测随访1次。

部分非息肉状异型增生同样可以在内镜下处理，并且当这些病变完全被切除后，继续进行结肠镜监测即可。而无法内镜切除的非息肉状异型增生，无论是 LGD 还是 HGD，均推荐行结肠切除术。

若在随机活检中检出异型增生病变，则应该由一名对 IBD 监测有经验的内镜医师重新做一次内镜检查，并且最好使用高清色素内镜进行检查，以判断是否存在边界清楚的病变以及能否切除病变。如果在内镜下不可见异型增生部位发现病变，则按照前述可见病变的方法处理，如若未发现病灶，HGD 则多推荐行手术治疗。而对 LGD 的处理争议比较大，有的医师认为应该进行严密的内镜监测，有的医师则认为内镜下不可见的多灶 LGD 病变患者需要行结肠切除术，而单病灶 LGD 患者则应该进行严密的内镜监测。

四、IBD-CRC 的预防

荟萃分析结论提示，5- 氨基水杨酸可以降低 IBD 患者的异型增生和结直肠癌发病率，主要是 UC 患者，而对 CD 患者无作用。更高剂量的 5- 氨基水杨酸预防癌变的作用更明显。研究显示，巯嘌呤类药物能降低异型增生和结直肠癌的发病率，而抗 TNF-α 类药物不能降低异型增生和结直肠癌的发病率。这也可能与抗 TNF-α 类药物常使用在炎症程度较重的患者有关。而对于合并 PSC 的 IBD 患者，熊去氧胆酸的使用并不能降低异型增生和结直肠癌的发病率。

然而，现有的证据均基于回顾性研究，且对药物使用的剂量频率均不相同，因此这些证据的等级均不高，应谨慎采用。

五、展望

随着我国 IBD 的患病率逐渐升高，IBD-CRC 的防治仍然是面临的重大课题。更深入地阐明其发病机制，建立我国 IBD 患者数据库，确定适合我国 IBD 患者的内镜监测方法和时间间隔等，都是进一步努力的方向。

（梁　洁　吴开春）

参考文献

[1] KELLER D S，WINDSOR A，COHEN R，et al. Colorectal cancer in inflammatory bowel disease：review of the evidence [J]. Tech Coloproctol，2019，23（1）：3-13.

[2] FORNARO R，CARATTO M，CARATTO E，et al. Colorectal Cancer in Patients With Inflammatory Bowel Disease：The Need for a Real Surveillance Program [J]. Clin Colorectal Cancer，2016，15（3）：204-212.

[3] KIM E R. Colorectal cancer in inflammatory bowel disease：The risk，pathogenesis，prevention and diagnosis [J]. World J Gastroenterol，2014，20（29）：9872-9881.

[4] YASHIRO M. Ulcerative colitis-associated colorectal cancer [J]. World J Gastroenterol，2014，20（44）：16389-16397.

[5] WATANABE T，KONISHI T，KISHIMOTO J，et al. Ulcerative colitis-associated colorectal cancer shows a poorer survival than sporadic colorectal cancer：a nationwide Japanese study [J]. Inflamm Bowel Dis，

2011,17(3):802-808.

[6] SENGUPTA N,YEE E,FEUERSTEIN J D. Colorectal Cancer Screening in Inflammatory Bowel Disease [J]. Dig Dis Sci,2016,61(4):980-989.

[7] EADEN J A,ABRAMS K R,MAYBERRY J F. The risk of colorectal cancer in ulcerative colitis:a meta-analysis [J]. Gut,2001,48(4):526-535.

[8] CANAVAN C,ABRAMS K R,MAYBERRY J. Meta-analysis:colorectal and small bowel cancer risk in patients with Crohn's disease [J]. Aliment Pharmacol Ther,2006,23(8):1097-1104.

[9] CHOI C H,RUTTER M D,ASKARI A,et al. Forty-Year Analysis of Colonoscopic Surveillance Program for Neoplasia in Ulcerative Colitis:An Updated Overview [J]. Am J Gastroenterol,2015,110(7):1022-1034.

[10] 张琴,万健,吴开春,等. 溃疡性结肠炎癌变流行病学调查:一项全国多中心回顾性研究[J]. 中华炎性肠病杂志,2017,1(3):155-159.

[11] EKBOM A,HELMICK C,ZACK M,et al. Ulcerative colitis and colorectal cancer. A population-based study [J]. N Engl J Med,1990,323(18):1228-1233.

[12] 万健,张琴,梁树辉,等. 溃疡性结肠炎发生异型增生危险因素的多中心长程随访研究[J]. 中华消化杂志,2020,40(7):461-465.

[13] GONG W,LV N,WANG B,et al. Risk of ulcerative colitis-associated colorectal cancer in China:a multi-center retrospective study [J]. Dig Dis Sci,2012,57(2):503-507.

[14] JESS T,SIMONSEN J,JØRGENSEN K T,et al. Decreasing risk of colorectal cancer in patients with inflammatory bowel disease over 30 years [J]. Gastroenterology,2012,143(2):375-381.e1;quiz e13-e14.

[15] DYSON J K,BEUERS U,JONES D E J,et al. Primary sclerosing cholangitis [J]. Lancet,2018,391(10139):2547-2559.

[16] SOETIKNO R M,LIN O S,HEIDENREICH P A,et al. Increased risk of colorectal neoplasia in patients with primary sclerosing cholangitis and ulcerative colitis:a meta-analysis [J]. Gastrointest Endosc,2002,56(1):48-54.

[17] ZHENG H H,JIANG X L. Increased risk of colorectal neoplasia in patients with primary sclerosing cholangitis and inflammatory bowel disease:a meta-analysis of 16 observational studies [J]. Eur J Gastroenterol Hepatol,2016,28(4):383-390.

[18] NUAKO K,AHLQUIST D,MAHONEY D,et al. Familial predisposition for colorectal cancer in chronic ulcerative colitis:a case-control study [J]. Gastroenterology,1998,115(5):1079-1083.

[19] ASKLING J,DICKMAN P W,KARLÉN P,et al. Family history as a risk factor for colorectal cancer in inflammatory bowel disease [J]. Gastroenterology,2001,120(6):1356-1362.

[20] CHOI C R,AL BAKIR I,DING N J,et al. Cumulative burden of inflammation predicts colorectal neoplasia risk in ulcerative colitis:a large single-centre study [J]. Gut,2019,68(3):414-422.

[21] RUTTER M,SAUNDERS B,WILKINSON K,et al. Severity of inflammation is a risk factor for colorectal neoplasia in ulcerative colitis [J]. Gastroenterology,2004,126(2):451-459.

[22] 中华医学会消化病学分会炎症性肠病学组. 炎症性肠病诊断与治疗的共识意见(2018 年,北京)[J]. 中华消化杂志,2018,38(5):292-311.

[23] MAGRO F, GIONCHETTI P, ELIAKIM R, et al. Third European Evidence-based Consensus on Diagnosis and Management of Ulcerative Colitis. Part 1: Definitions, Diagnosis, Extra-intestinal Manifestations, Pregnancy, Cancer Surveillance, Surgery, and Ileo-anal Pouch Disorders [J]. J Crohns Colitis, 2017, 11(6): 649-670.

[24] KORNBLUTH A, SACHAR D B. Ulcerative colitis practice guidelines in adults. American College of Gastroenterology, Practice Parameters Committee [J]. Am J Gastroenterol, 1997, 92(2): 204-211.

[25] WIJNANDS A M, MAHMOUD R, LUTGENS M W M D, et al. Surveillance and management of colorectal dysplasia and cancer in inflammatory bowel disease: Current practice and future perspectives [J]. Eur J Intern Med, 2021, 93: 35-41.

[26] 万健, 吴开春. 色素内镜在溃疡性结肠炎癌变监测中的应用[J]. 胃肠病学和肝病学杂志, 2018, 27(12): 1449-1451, 1455.

[27] IANNONE A, RUOSPO M, WONG G, et al. Chromoendoscopy for Surveillance in Ulcerative Colitis and Crohn's Disease: A Systematic Review of Randomized Trials [J]. Clin Gastroenterol Hepatol, 2017, 15(11): 1684-1697.e11.

[28] PICCO M F, PASHA S, LEIGHTON J A, et al. Procedure time and the determination of polypoid abnormalities with experience: implementation of a chromoendoscopy program for surveillance colonoscopy for ulcerative colitis [J]. Inflamm Bowel Dis, 2013, 19(9): 1913-1920.

[29] LAINE L, KALTENBACH T, BARKUN A, et al. SCENIC international consensus statement on surveillance and management of dysplasia in inflammatory bowel disease [J]. Gastrointest Endosc, 2015, 81(3): 489-501.e26.

[30] SUBRAMANIAN V, RAMAPPA V, TELAKIS E, et al. Comparison of high definition with standard white light endoscopy for detection of dysplastic lesions during surveillance colonoscopy in patients with colonic inflammatory bowel disease [J]. Inflamm Bowel Dis, 2013, 19(2): 350-355.

[31] WIJNANDS A M, DE JONG M E, LUTGENS M W M D, et al. Prognostic Factors for Advanced Colorectal Neoplasia in Inflammatory Bowel Disease: Systematic Review and Meta-analysis [J]. Gastroenterology, 2021, 160(5): 1584-1598.

[32] BONOVAS S, FIORINO G, LYTRAS T, et al. Systematic review with meta-analysis: use of 5-aminosalicylates and risk of colorectal neoplasia in patients with inflammatory bowel disease [J]. Aliment Pharmacol Ther, 2017, 45(9): 1179-1192.

[33] ZHU Z, MEI Z, GUO Y, et al. Reduced Risk of Inflammatory Bowel Disease-associated Colorectal Neoplasia with Use of Thiopurines: a Systematic Review and Meta-analysis [J]. J Crohns Colitis, 2018, 12(5): 546-558.

[34] SINGH S, KHANNA S, PARDI D S, et al. Effect of ursodeoxycholic acid use on the risk of colorectal neoplasia in patients with primary sclerosing cholangitis and inflammatory bowel disease: a systematic review and meta-analysis [J]. Inflamm Bowel Dis, 2013, 19(8): 1631-1638.

第 7 章　炎症性肠病标准化内镜检查

一、消化内镜技术在 IBD 诊治中的应用及规范

消化内镜技术是炎症性肠病(inflammatory bowel disease, IBD)诊断、鉴别诊断、疗效评估、随访和治疗的重要手段和工具。虽然各种内镜技术在我国已开展得十分普遍,但 IBD 亚专科专业性强,对内镜操作技术、结果解读和应用规范有较高的要求。对于 IBD,包括溃疡性结肠炎(ulcerative colitis, UC)和克罗恩病(Crohn's disease, CD),诊治过程中良好的质量控制和标准化管理是规范各中心医疗质量和技术行为的重要保障。

由于 IBD(尤其是 CD)本身可累及消化道各个部位,涉及的内镜种类较多,包括全结肠镜、上消化道内镜、气囊辅助式小肠镜和胶囊内镜;另外,不同状态下内镜操作的作用和要求各异,常需要特殊内镜的介入,例如放大内镜、色素内镜、治疗型小肠镜等。所有这些内镜使用的适应证、操作规范、观察内容、操作时机以及报告撰写、评分系统的应用等系列问题,都有必要进行规范化的指导,以确保 IBD 时内镜操作质量的稳定性和同质性。为此,在中华医学会消化病学分会炎症性肠病学组指导下,其下的内镜俱乐部组织相关专家制定了《中国消化内镜技术诊断与治疗炎症性肠病的专家指导意见》,就内镜在 IBD 诊治操作中的各种原则和技术问题提出了意见和建议,供全国各级医院的同道学习参考。

二、消化内镜技术在 UC 诊治中的应用

(一)UC 的诊断

全结肠镜检查是诊断 UC 最重要的手段。通过观察内镜下相对特异的表现,建立临床诊断;评估病变特征、范围、活动度及并发症;同时活检行组织病理学检查,以排除其他疾病或合并症。

1. 与操作相关的基本注意事项

(1)检查适应证:原因不明腹泻、便血超过数周,对症处理无缓解,临床疑诊 IBD 者。

(2)检查相对禁忌证:重要脏器(心、肺、脑等)功能障碍;严重水与电解质紊乱、血浆白蛋白、血红蛋白低下和凝血功能等明显障碍;重症 UC 患者应避免全结肠镜检查,代之以温盐水灌肠后近距离结肠镜观察。

(3)典型 UC 内镜下表现:病变呈弥漫、连续性,黏膜表面糜烂和浅溃疡,有合并症者溃

疡形态多样。病变以直肠最重，近端渐轻。病变部位与非病变部位之间常有较明显的分界线，可以此明确病变累及范围。部分患者可有阑尾孔周围和回肠末端累及。操作时应从肠道炎症、血管纹理、溃疡形态、出血程度，以及有无狭窄、肠腔扩张和异型增生等方面进行观察和记录（图 7-1）。

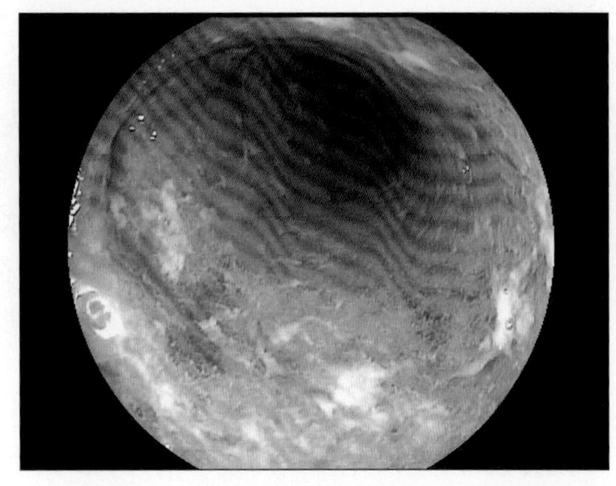

图 7-1 典型溃疡性结肠炎内镜下改变

（4）检查范围：初次结肠镜检查时应包括整个结肠和回肠末端，但对于肠壁高度水肿、狭窄、深大溃疡、出血明显或重症 UC 者，应高度重视操作安全性，可视具体情况控制结肠镜检查范围。

（5）活检：建议初次行诊断性结肠镜检查时，如条件允许，应在回肠末端、结肠各段分别取至少 2 块活检组织。复查结肠镜检查时，可在病变部位、病变部位与正常黏膜交界处、外观正常部位分别取活检。

2. 围操作期注意事项

（1）推荐使用复方聚乙二醇电解质溶液作为导泻用药；重症 UC 患者若不宜服用导泻药物，可酌情局部灌肠后行结肠镜观察和活检。

（2）操作时动作宜轻柔，适度充气和冲洗，有条件的单位可选择二氧化碳气源；检查后应密切观察腹部症状、体征和全身情况。

（3）推荐在内镜报告中使用 UC 内镜评分系统，如 Mayo 评分、溃疡性结肠炎内镜下严重程度指数（ulcerative colitis endoscopic index of severity，UCEIS）评分。

（二）UC 内镜随访

1. 随访目的 评估药物疗效、指导调整后续治疗方案和决定内镜随访间期。

2. 随访时间节点 建议诱导期第 3 ～ 4 个月行内镜复查；维持早期第 6 ～ 12 个月行内镜复查；长期稳定者每 12 ～ 24 个月内镜复查。病程超过 8 ～ 10 年或有相关肠外并发症者，参照“UC 癌变内镜监测”相关内容。

3. 复查前准备事项 操作者应详细了解患者的基本病史、用药史、既往内镜检查结果等信息。

4. 随访内镜观察内容 了解肠道炎症或溃疡修复情况；是否出现新的黏膜炎症、溃疡或并发症；按内镜评分标准作相应的评分；撰写报告时需与既往内镜检查结果进行比对后，作出最终检查结论，并提出建议。

（三）UC 内镜治疗

1. UC 内镜治疗前准备 UC 进行内镜治疗前，需有效地控制疾病活动性，全面评估病情，向患者解释操作目的、方法、预期结果、可能并发症和补救措施，签署知情同意书。围手术期酌情应用抗生素。

2. UC 伴结肠狭窄的内镜治疗

（1）内镜治疗指征：运用局部活检、肠道超声、对比剂灌肠、放射影像学等方法排除恶性疾病，并评估狭窄部位、数量和特征，对于单发或 3 处以下、非成角狭窄、狭窄周围无溃疡者，可行内镜下扩张治疗；对无症状狭窄者，可暂不行治疗。

（2）内镜治疗方法：包括探条扩张法和水囊扩张法。探条扩张法应在内镜和 X 线透视下进行，适用于肛管、直肠或直肠 - 乙状结肠交界处狭窄的扩张。水囊扩张法可直接在内镜下或与 X 线透视结合进行，适用于结肠任何部位狭窄的扩张。扩张应遵循逐级递增原则，单次最大扩张直径不超过 20 ～ 25mm。

（3）并发症：内镜下扩张治疗后，若出现即刻并发症，建议先尝试内镜下治疗，必要时考虑外科手术；发生迟发性穿孔时，需外科手术干预。

3. UC 伴异型增生

（1）单发息肉样异型增生病变（图 7-2）：可首先考虑内镜下完整切除病灶，3 ～ 6 个月后复查内镜；1 年后每年行染色内镜监测。

（2）非息肉样散发性异型增生病变（图 7-3）：可首先尝试内镜下切除；若内镜下无法完整切除或为多灶性病变，建议外科手术治疗。

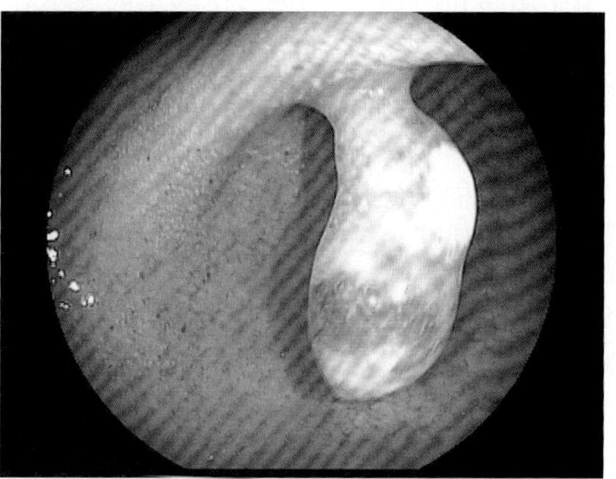

图 7-2 溃疡性结肠炎单发息肉样异型增生

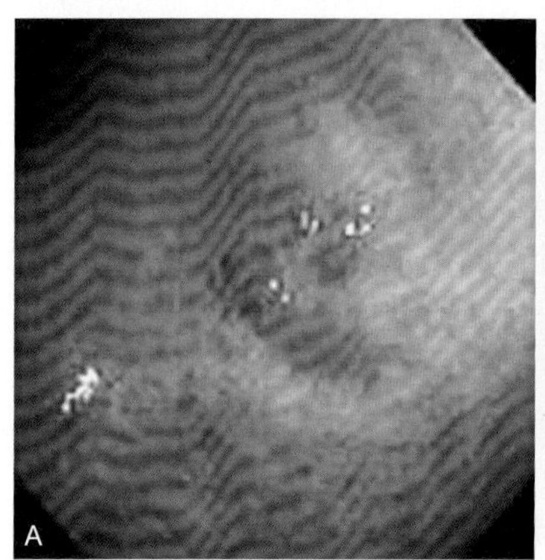

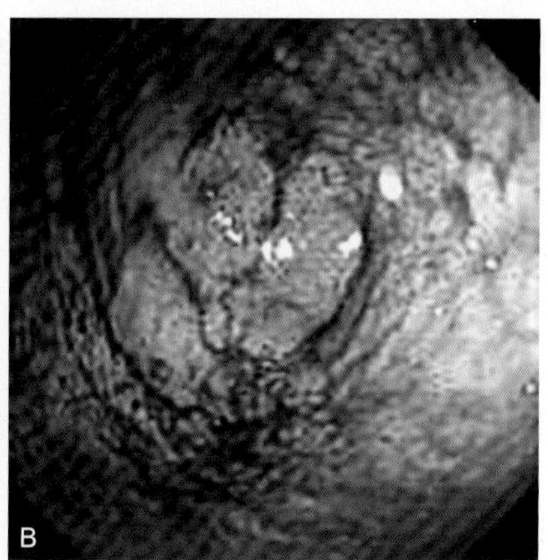

图 7-3 溃疡性结肠炎非息肉样散发型异型增生

A. 白光内镜下表现；B. 化学染色内镜下表现。

（3）随机活检发现异型增生病变：应明确病变特征和数量，根据相关共识意见处理，可采取随访、内镜切除或手术治疗等方式。

4. UC 伴消化道出血 对于 UC 肠道炎症部位出血，首先以强化原发病治疗为主，必要时根据病变情况酌情考虑内镜下止血治疗，如氩等离子体凝固术、金属夹止血术、黏膜表面药物喷洒术、黏膜内药物注射术等。若内科药物或内镜下治疗效果欠佳，可考虑外科手术治疗。

（四）UC 癌变内镜监测

1. 内镜监测在 UC 长期管理中的作用 UC 相关性结直肠癌（ulcerative colitis associated colorectal cancer，UC-CRC）是 UC 长期病程中最严重的并发症。大部分 UC-CRC 由异型增生发展而来。识别高危人群，早期规律性内镜监测联合活检，是早期检出异型增生和癌变的主要手段。

2. 内镜监测的目标人群 内镜监测的目标人群包括：药物疗效欠佳的肠道持续活动性炎症、病变范围广泛、病程迁延（≥8 年）、合并原发性硬化性胆管炎（primary sclerosing cholangitis，PSC）、具有多种肠外表现、病情多次复发或依从性不良者等。

3. 内镜监测时间节点 病变累及广泛结肠者（E3 型、部分 E2 型），应在发病 8 年后即开始接受规律性结肠镜检查，每 1 ～ 2 年 1 次。左半结肠炎者（E2 型）可在发病 10 年后开始监测。连续 2 次结肠镜监测无异常者，可将监测间隔延长至 2 ～ 3 年。如合并 PSC，应在 PSC 确诊后每年行结肠镜监测。

4. 内镜监测方法

（1）内镜监测内容：包括息肉样病灶、扁平或锯齿状病灶、增殖性病灶和肠腔狭窄。

（2）监测用内镜及方法：推荐使用高分辨力放大电子内镜，伴或不伴电子染色功能；目前推荐放大内镜联合色素喷洒的观察和监测方法。

（3）活检原则：对电子放大内镜或染色内镜下，上皮微腺管或微血管结构有异常变化的病灶进行靶向活检。

（4）内镜新技术：包括电子染色内镜、共聚焦内镜、分子内镜技术等。采用相关内镜新技术可更清晰地观察黏膜内上皮细胞超微结构及血管形态变化，初步判断病变性质，提高靶向活检准确性。目前部分临床单位已在监测和科研工作中尝试使用上述新技术。

三、消化内镜技术在 CD 诊治中的应用

（一）CD 内镜诊断

内镜在 CD 诊断中具有重要作用，包括内镜下诊断、鉴别诊断、活体组织检查，评估 CD 的活动性、有无并发症、内镜下评分，指导治疗和随访方案。对于疑诊 CD 患者，建议完善全消化道评估。结肠镜检查（包括全结肠、回肠末端）发现病变者，可通过小肠影像学检查（CTE/MRE）或气囊辅助式小肠镜了解小肠其他部位受累情况。结肠镜检查阴性且影像学明确排除小肠梗阻者，可考虑气囊辅助式小肠镜或胶囊内镜检查，以了解是否存在黏膜病变。对已确诊或疑似 CD 患者，尤其是合并上消化道症状者，建议常规行上消化道内镜检查。疑诊 CD 患者内镜检查流程见图 7-4。

1. 全结肠镜

（1）临床应用：结肠型 CD 和回结肠型 CD 的诊断与鉴别诊断。

（2）观察内容：全结肠镜检查范围应包括整个结肠、直肠和回肠末端 20cm。但有 30% ～ 50% 小肠型 CD，其病变在回盲瓣 30cm 以上的小肠，全结肠镜无法观察与诊断。CD

内镜下典型特征包括病变呈跳跃式、偏侧受累、纵行深溃疡、铺路石样、回盲瓣受累变形狭窄、肛周病变等(图 7-5)。

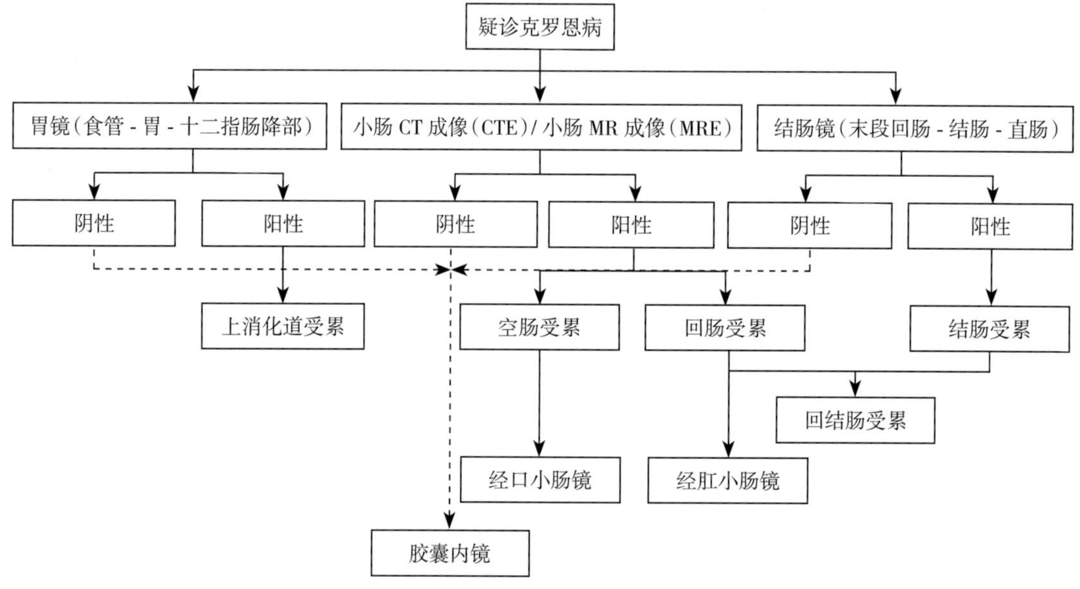

图 7-4　疑诊克罗恩病患者内镜检查流程

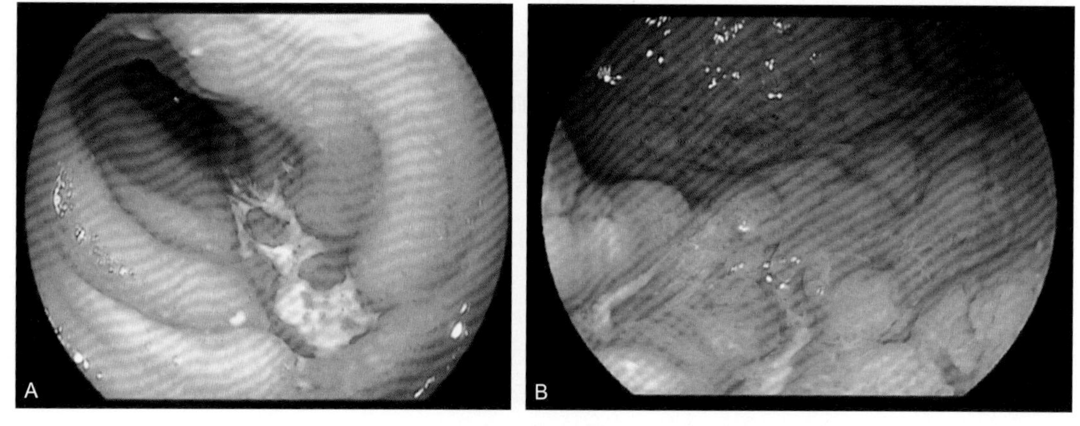

图 7-5　典型小肠（A）和结肠（B）克罗恩病内镜下改变

2. **气囊辅助式小肠镜**

(1)临床应用:疑诊小肠型 CD 的诊断与鉴别诊断。

(2)观察内容:病变位于近端小肠者,选择经口小肠镜;病变位于远端小肠者,选择经肛小肠镜;如影像学检查未能提示病变部位者,首选经肛小肠镜。小肠型 CD 内镜下表现为病变为偏侧性且跳跃分布、纵行溃疡,可连续累及数个皱襞、炎性肉芽增生;早期 CD 可为偏侧且相邻阿弗他溃疡或星状溃疡,后渐融合为纵行溃疡;肠腔可因肉芽增生、扭曲而狭窄。小肠镜发现典型病灶后,应在病变部位和正常部位活检,避免在溃疡底部活检而致穿孔。对于肠腔狭窄、扭曲明显、深入进镜有穿孔风险者,由操作医师决定是否中止检查。

3. 上消化道内镜

（1）临床应用：建议对初诊为 CD 的患者，尤其是伴有上消化道症状的患者，应行上消化道内镜检查；对既往确诊为 CD 上消化道受累者，应行上消化道内镜评估。

（2）观察内容：检查方式和范围同常规上消化道内镜。CD 累及上消化道时可有各种非特异性表现，包括胃内或十二指肠球部黏膜充血、水肿、糜烂和不规则浅溃疡等；部分存在相对特异性表现，包括形态不规则溃疡伴周边炎性息肉样增生、胃底部及十二指肠球降部条状竹节样改变、十二指肠球部狭窄等（图 7-6）。操作时应在病变部位和正常部位分别取样活检。

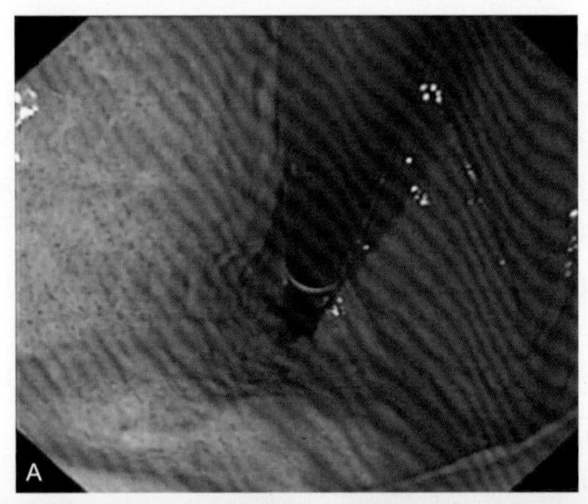

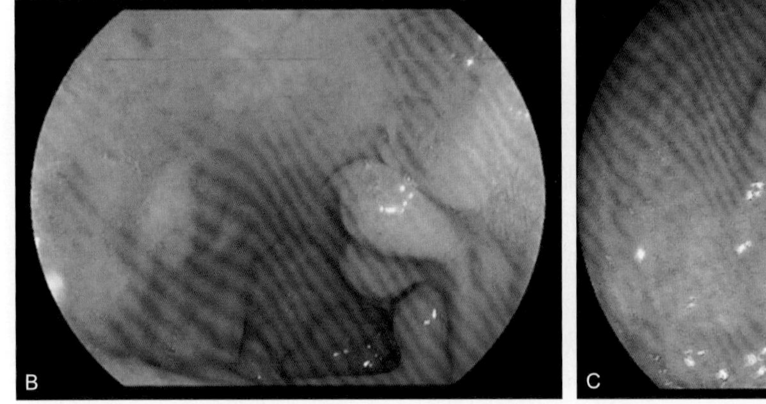

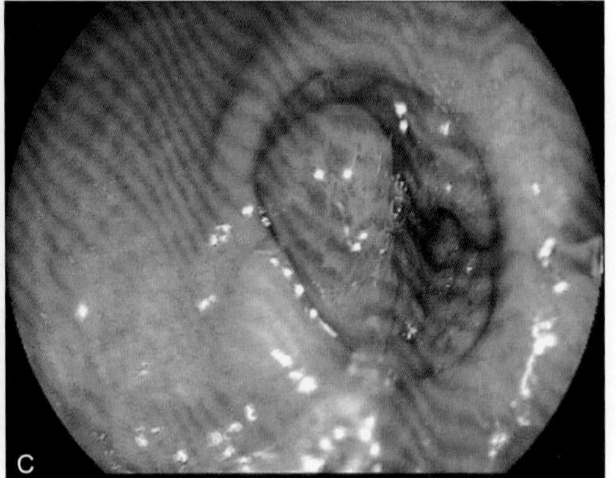

图 7-6　克罗恩病时胃底（A）和球部（B）竹节样改变，球部肉芽增生伴管腔狭窄（C）

（3）注意事项：操作前询问病史，排除幽门梗阻。拟行小肠置管术的患者，可在完成内镜观察后直接进行。

（二）CD 内镜随访

1. 内镜随访价值　与间接的实验室检查和影像学检查相比，内镜作为一种直观的检查方法，在判断炎症改善、评估疗效方面具有独特和不可替代的优势。

2. 内镜随访时间节点　对于合并上消化道病变者，建议治疗 3 ～ 6 个月后复查胃镜，或由临床医师根据情况决定。采用激素 - 免疫抑制剂行升阶治疗的患者，推荐 12 个月后复查全结肠镜或小肠镜。采用生物制剂治疗者，6 ～ 9 个月后复查内镜。根据内镜检查结果判断疗效，并决定后续内镜复查时间。由于CD的治疗是一个动态和相对长期的过程，且IBD患者存在一定异质性，内镜复查时间节点仅供参考，并可根据患者个体化情况作相应调整。

3. 内镜随访内容 内镜复查前应了解既往检查结果，与本次内镜进行仔细对比观察。重点观察病变区域整体炎症情况，对比溃疡深浅、大小、息肉样增生程度、肠腔狭窄及原因，内镜检查范围应覆盖既往检查区域。建议采用量化评分系统进行内镜评分。

（三）CD内镜治疗

1. CD伴狭窄

（1）内镜治疗方法：柱状球囊扩张术或针状刀切开术。

（2）适应证与疗效：主要适用于纤维性狭窄、狭窄长度<4cm、狭窄数量1～3处、狭窄附近无瘘管开口及深溃疡、排除恶变等，对原发性狭窄或外科术后吻合口狭窄均适用。柱状球囊扩张术通常为一线选择方案，成功率可达45%～97%，中远期有效率达43%～62%，可反复治疗。针状刀切开术常为二线治疗方案，适用于柱状球囊扩张术后复发等难治性狭窄或短纤维化狭窄，疗效确切，安全性良好，但对操作者技术要求更高。术前内镜超声检查有助于提高操作安全性。

（3）并发症：发生率为2.0%～6.4%，主要是穿孔、出血；针状刀切开术出血风险相对增高，而穿孔风险较低，术后应严密观察。

（4）其他内镜治疗方法：覆膜金属支架植入术、狭窄局部药物注射[如糖皮质激素、英夫利西单克隆抗体（简称单抗）等]，但疗效均未经证实。

2. CD伴消化道出血

（1）内镜治疗方法：电凝止血、钛夹止血、局部注射药物、局部喷洒药物等。

（2）发生率：多为间歇性黑便和隐血试验阳性，严重消化道出血发生率为0.6%～5.0%，复发率高达19%～41%，属于临床重症。临床处理难点在于确定出血部位。以检查结合治疗为目的的内镜操作，在血流动力学相对稳定情况下仍为处理首选。操作前酌情决定肠道准备方案。出血部位通常表现为新鲜血痂、附着凝血块病变、溃疡处裸露血管、弥漫性渗血等。

（3）疗效：药物治疗优于内镜治疗，文献报道抗肿瘤坏死因子单抗（英夫利西）治疗CD消化道出血的成功率较高，可达70%～85%；内镜治疗近期止血成功率为30%～60%，其中单病灶出血时金属钛夹夹闭者疗效相对确切。若药物和内镜止血不成功，必要时可考虑DSA下栓塞止血或手术治疗，此两种方法成功率均不高。

3. CD伴瘘管

（1）内镜治疗方法：瘘管切开术、瘘管灌注术和瘘管闭合术。

（2）适应证与疗效：对于2～3cm单道瘘管，如浅表回肠盲肠瘘、肛周瘘或储袋瘘，可行内镜下瘘管切开术。对于复杂性肛瘘，可尝试内镜下引流线置入术，伴腹内脓肿时可行内镜下瘘口切开引流及塑料支架置入术。瘘管灌注术适用于肛周瘘管，灌注前需彻底冲洗并排出脓液，灌注药物包括纤维蛋白胶、抗肿瘤坏死因子单克隆抗体、干细胞等。对于部分难治性肛瘘，可尝试瘘管闭合术治疗，短期效果尚好。

4. CD内镜下置管/造瘘术

（1）肠内营养管饲方法：主要包括鼻胃管、鼻空肠管、经皮内镜下胃/空肠造瘘

（percutaneous endoscopic gastrostomy/jejunostomy，PEG/PEJ）和手术胃造口等。

（2）适应证：CD 营养治疗优先采用肠内营养。对于无法耐受口服、胃动力良好、无幽门梗阻者可采用鼻胃管滴注，但对于有幽门管狭窄者，需在内镜下通过辅助方法将营养管超越狭窄段，进入降段后才能管饲。对预估插管时间较长者，可考虑行内镜下胃造瘘 / 空肠置管术（percutaneous endoscopic gastrostomy with jejunal extension，PEG-J）。CD 行 PEG-J 术并不增加胃瘘和其他并发症发生的风险。

（四）CD 胶囊内镜诊断与随访

对于疑诊 CD 且胃肠镜和影像学评估无明确阳性发现者，可考虑胶囊内镜检查。胶囊内镜检查前应通过临床症状和影像学检查充分评估，排除消化道梗阻，以降低胶囊滞留的风险。缓解期 CD 患者亦需警惕胶囊滞留风险。

1. 适应证　疑诊 CD，但胃肠镜和影像学检查呈阴性；确诊 CD，但结肠镜及影像学检查无法判断病变数量、范围和特征；评估小肠病变的疗效，监测术后小肠及吻合口复发。

2. CD 内镜下表现和鉴别诊断

（1）CD 胶囊内镜下表现：主要包括小肠部分绒毛缺失、黏膜充血水肿、黏膜糜烂、阿弗他溃疡、纵行或其他形态溃疡、多发假性息肉、肠管狭窄、淋巴管扩张等，病变呈节段性或跳跃性分布。

（2）鉴别诊断：包括肠白塞病、肠结核、药物相关性肠病、放射性肠炎等。

3. CD 胶囊内镜下评分标准与价值　国外推荐采用胶囊内镜下 Lewis 评分和胶囊内镜下克罗恩病活动指数（capsule endoscopy Crohn's disease activity index，CECDAI）来评估小肠黏膜炎症活动情况。

4. 胶囊内镜检查并发症与处理　胶囊内镜检查并发症主要为胶囊滞留，其定义为胶囊内镜检查后 2 周胶囊仍未排出体外。对临床上疑有不全性肠梗阻患者，建议通过 CTE、MRE 或探路胶囊检查，以排除梗阻；采用患者问诊、腹部 X 线片及普通 CT 检查等排除法，均不可靠。对已发生胶囊滞留者，无症状时可予以观察随访；对于诱发急性小肠梗阻或肠穿孔者，应考虑急诊手术治疗。胶囊取出术包括内镜和手术两种方法。

5. CD 治疗后随访中的应用

（1）目的：对于非梗阻型且以黏膜病变为主的 CD 患者，胶囊内镜可作为评估黏膜愈合的手段，且具有敏感性高、评估范围广等优势。

（2）随访时间节点：目前国内外尚无统一标准，主要与基线病情严重程度、不同治疗方案和患者的治疗反应等因素有关，建议治疗后 9 ～ 12 个月复查。

（3）随访的注意事项：复查胶囊内镜前应复习既往胶囊内镜图片、报告及其他检查结果；检查后通过对比观察，给出相应诊断意见。

四、内镜报告和评分系统

（一）IBD 内镜报告系统

IBD 患者的内镜（主要是全结肠镜和小肠镜）操作报告应有别于普通的内镜报告，其观察内容、表述用词均有特殊性；全面完善的观察和相对精确的描述，对疾病活动性和转归的判断，以及对未来治疗方案的制订均具有重要意义，也是各个IBD中心保存完整资料、开展学术研究和交流的重要基础。

1. 内镜操作报告内容 包括一般内容和特殊内容两个部分。一般内容包含患者的基本信息、简要病史、操作目的、肠道准备方式、肠道准备评分等。特殊部分包括UC和CD分别观察记录的内容。

2. UC结肠镜报告 UC结肠镜报告应按不同节段来描述内镜下特征，包括直肠、乙状结肠、降结肠［含结肠左曲（脾曲）］、横结肠［含结肠右曲（肝曲）］、升结肠、盲肠和回肠末端。

（1）每段观察内容基本相同，包括炎症程度（充血、水肿和红斑、黏液等）、上皮形态、血管纹理、溃疡特征（大小、深浅、形态、底部、边缘等）、出血及其程度；狭窄（部位、程度、原因）、增生（上皮增生、炎性、息肉样、肿瘤性等）等并发症情况；以及进镜检查范围、结肠袋结构、阑尾孔、病变的准确范围（边界线位置）。

（2）使用放大或染色内镜检查，需包括染色方法（化学、电子）、表面微结构、微血管结构。

（3）腺瘤性增生灶的Kudo分型。

（4）详细记录活检部位和数量。

（5）内镜诊断：完整的疾病名称、初发或复发、类型、活动性、并发症等。

（6）内镜评分系统：推荐采用Mayo评分或UCEIS评分。

（7）图片采集：建议每个肠段至少拍摄2张图片，特殊表现可根据情况适当增加或录像。

3. CD结肠镜报告 包括一般内容和特殊内容两个部分。构架参照UC结肠镜报告。

（1）特殊内容同样按节段分别描述，包括直肠、乙状结肠、降结肠（含脾曲）、横结肠（含肝曲）、升结肠、盲肠（含回盲瓣）和回肠末端。

（2）观察内容包括炎症情况（充血、水肿、糜烂等）、病变为连续性或跳跃性、溃疡特征（形态、走向、深浅、数量、范围）、息肉样增生情况（结节样、团簇样、肠壁增厚、铺路石样等）、息肉增生（炎性、腺瘤性）、肠腔狭窄、瘢痕形态、瘘管开口、肛周情况、吻合口周围情况等。

（3）内镜评分系统：推荐采用克罗恩病内镜下严重程度指数（Crohn's disease endoscopic index of severity，CDEIS）或克罗恩病简化内镜评分（simple endoscopic score for Crohn's disease，SES-CD）；有手术史者可采用Rutgeerts评分。

4. CD小肠镜报告 观察内容和报告参照CD结肠镜检查报告。

（1）基本内容与CD结肠镜报告相同；增加内容包括进镜方式（经口、经肛）、小肠镜检查范围、息肉增生（假息肉、炎性、腺瘤性等）、瘢痕及形态、狭窄及程度（不可通过、勉强通过、无法通过）、手术吻合口情况、肠管是否扭曲及对进镜影响、活检部位与数量等。

（2）图片采集以不同解剖区域的典型、特征性表现为主。

（3）内镜诊断：完整的疾病名称、临床类型与病变特征、并发症等。

（二）UC内镜评分系统

UC内镜评分系统虽有多种，但临床应用成熟和相对广泛的主要是Mayo内镜评分系统和UCEIS评分系统。上述两种评分系统的实用性和定位如下所述，具体如何分类不在本文赘述。

1. Mayo内镜评分系统 参数相对简单粗略，临床上简便实用，但部分定义不够精确，有一定的主观性，可作为日常临床诊治中病情活动度分级。部分临床药理研究和科研论文中，多数均采用本评分系统，其黏膜愈合定义为内镜下 Mayo 评分 0 ～ 1 分。

2. UCEIS 评分系统　观察内容较为明确，且按不同程度评分，定义相对清晰，能较准确地反映病情程度。内镜评分与疾病活动度之间的相关性得到研究验证，不同观察者间变异度较小，推荐用于各种临床研究，并可用于疗效监测和中远期预后评估。

（三）CD 内镜评分系统

目前获得认可和推荐的 CD 内镜评分系统包括 CDEIS、SES-CD 和 Rutgeerts 评分系统，其中 Rutgeerts 评分系统用于 CD 术后复发的评估。CDEIS 和 SES-CD 评分系统都是多年前建立的标准，主要的评估对象是以结肠型、结肠小肠型（主要是结肠镜检查能够覆盖的回肠末端累及者）为主，对病变累及空回肠交界、空肠和上消化道等患者并非适用。

1. CDEIS 和 SES-CD 评分系统　依据全结肠镜检查结果，对结肠各节段和回肠末端部位的溃疡（大小、深浅）、炎症和溃疡占据面积的比例、有无管腔狭窄及程度进行评价。总体而言，SES-CD 的临床操作性略优于 CDEIS，但均存在判断的主观性问题，且计算过程均较为烦琐。疾病严重性与部分重要特征无法在评分系统中得到真实反映，如瘘管、出血、空肠和上消化道病变等。黏膜愈合作为治疗目标，无法与内镜评分系统间建立起应有的关联性。因此，此类评分系统临床实用性和推广价值有限，适合作为临床研究的评判标准。

2. Rutgeerts 评分系统　参数包括溃疡大小、数量、吻合口狭窄程度等。评分基点是术后 6 个月的结肠镜检查结果。临床实用性良好，内镜评分程度与复发之间关联性得到验证，对调整临床治疗方案具有指导意义。本评分系统仅将吻合口病情变化作为复发指标，并不能完全代表术后整个肠道的炎症活动度。

五、IBD 内镜操作中的其他相关问题

（一）IBD 内镜检查的肠道准备

1. 全结肠镜或气囊辅助式小肠镜　内镜检查前 1 ～ 2 天建议无渣半流质及流质饮食。肠道清洁剂首选聚乙二醇电解质散，同时服用西甲硅油祛泡剂。避免使用可能会引起黏膜炎症或溃疡的盐类清肠剂。经肛小肠镜检查推荐聚乙二醇 3 ～ 4L 法；经口小肠镜检查可采用禁食 12 小时或口服聚乙二醇 1 ～ 2L 法。鉴于 IBD 患者的特殊性，尤其伴有消化道出血、不全性幽门或肠梗阻、低蛋白血症、严重贫血、水电解质紊乱等情况，应酌情调整肠道准备用药。评价肠道准备质量可采用波士顿量表或渥太华量表。

2. 小肠胶囊内镜　胶囊内镜检查的肠道准备，参照经肛小肠镜检查法。目前国内外尚无统一的评估量表评价小肠准备质量，比较常用的有 Park 量表和 Brotz 量表。

（二）内镜操作医师

IBD 是一个专业性很强的亚专科，普通内镜医师在诊断和随访 IBD 患者时，其相关的专业知识、内镜观察的重点和相关描述、活检技能以及对各种评分标准的理解和应用，与 IBD 亚专科要求存在一定差距。多数 IBD 患者初诊时的内镜操作多由普通内镜医师完成，因此

在疾病诊断时，应多参考图像清晰的内镜报告原件或录像资料。IBD 患者治疗后的内镜复查、随访应尽量由 IBD 专科医师（或经治医师）亲自完成，或者由熟悉或了解 IBD 内镜操作要求的专职内镜医师完成。对于 IBD 患者数量达到一定规模的内镜中心，建议由相对固定的内镜医师负责 IBD 患者的内镜操作。IBD 内镜医师应是 IBD-MDT 的成员，并应参与各种 IBD 临床和学术活动。

（三）IBD 上消化道内镜检查

1. CD 上消化道内镜检查　CD 以累及回肠下段和结肠为主，但近期研究发现 30% 以上患者同时有上消化道累及。CD 时相对特异的内镜改变包括：胃十二指肠球降部结节样增生、部分呈竹节样改变；球部可有团簇样肉芽增生，伴凹陷性溃疡和不规则小溃疡；幽门管和球部狭窄或伴不全梗阻等。非特异改变可有斑片样充血、水肿和糜烂，散在不规则溃疡等。目前尚无上消化道 CD 的诊断标准。对于已确诊或疑似 CD 患者，尤其是有上消化道症状者，建议常规行上消化道内镜检查，并行多点活检。上消化道克罗恩病内镜评分系统（UGI-SES-CD）的实用性和价值尚待临床验证。

2. UC 上消化道内镜检查　UC 患者可有上消化道症状，小部分患者内镜检查患者发现胃、十二指肠甚至空肠有炎性改变（充血、糜烂和浅小溃疡等），但其病理特异性及临床意义尚待评估。

（四）储袋内镜检查

储袋内镜是指在全结肠直肠切除及回肠储袋手术后患者中进行的肛管—直肠（若有）—储袋—回肠末端的内镜检查。储袋目前以 J 型和 W 型最常见，内镜检查时需看清储袋结构和类型。

1. 内镜选择　由于储袋内镜检查范围和长度相对局限，但构造相对特异，故可根据具体情况选用操作内镜，包括普通全结肠镜、乙状结肠镜、儿童结肠镜、储袋专用的上消化道内镜等。

2. 观察内容　肛管、黏膜封套、储袋、黏膜分隔、储袋大小和类型、盲袢及长度、输入袢及近端肠管、各种开口大小、吻合口等基本结构，同时应观察并记录不同部位的炎症、溃疡、增生或增殖、狭窄及性质、有无窦道和瘘管及其走向、分泌物等。

3. 内镜操作医师　储袋内镜诊治专业性更强，建议由 IBD 专科医师或有丰富经验的内镜医师操作。操作前需学习和了解相关知识，如储袋手术原理、储袋结构、观察内容、专业术语、操作技能与活检原则、操作并发症处理、内镜处理原则等。

（五）造口内镜检查

对于 IBD 小肠或结肠造口患者，可根据造口位置酌情服用导泻药物行肠道准备，推荐使用上消化道内镜（用于小肠造口）或儿童 / 成人结肠镜（针对结肠造口）行经造口内镜检查。

（六）特殊内镜检查

1. 内镜选择　包括各种白光放大或高分辨内镜、电子或化学染色内镜，以及其他特殊内镜（共聚焦内镜、细胞内镜、全光谱内镜和荧光内镜等）。

2. 观察内容　通过放大和染色内镜，能够直接观察黏膜表面腺管开口、上皮细胞特征和血管结构形态变化，初步判断病变特征，并能行靶向活检，最终提高病变诊断的准确性。目前白光放大和染色内镜已在临床普遍开展，在 IBFD 中的价值及优势尚待确认，操作流程有待规范后推广。

3. 局限性　尽管各种特殊内镜在放大倍数、观察视野、显像技术方面做了很大改进，在临床对比和前期研究中亦取得较好效果，但在临床实用性、其与病理结果一致性等方面尚待验证。

（七）IBD 内镜的鉴别诊断

熟悉并识别内镜下各种肠道疾病的特征，对诊断及鉴别诊断至关重要。熟悉或了解 IBD 及相关疾病的基本内镜特征，如感染性、血管性、炎症性、药物性、上皮增殖性、结构异常性、黏膜下来源等，是鉴别诊断的基础。

CD 需要鉴别的疾病包括肠结核、肠道淋巴瘤、肠白塞病、缺血性肠病、隐源性多灶性溃疡狭窄性小肠炎（cryptogenic multifocal ulcerous stenosing enteritis，CMUSE）、梅克尔憩室（Meckel diverticulum）溃疡、回肠末端孤立性溃疡、药物性消化道损伤、自身免疫或各种原因导致的血管炎、各种肠道感染性疾病，以及其他少见疾病等。

UC 需要鉴别的疾病包括各种感染性结肠炎、缺血性肠病、肠道淋巴瘤、结肠型 CD、静脉硬化性结肠炎、结肠憩室炎、孤立性直肠溃疡，以及其他少见疾病等。

充分清洁肠道，记录能反映病变特征的优质内镜照片或动态录像。当内镜下缺乏特征性表现时，应在不同病灶处多点取活检。内镜表现需与临床、实验室、影像及病理结果相结合，综合性分析可明显提高诊断准确性和可靠性。对诊断无法确定者，提倡多学科联合会诊。定期回顾、比较分析诊断明确者 / 误诊者的内镜与影像学特征，对提高内镜辨别分析能力很有帮助。

（八）内镜下活检与标本处理、送检

1. IBD 活检部位与数量

（1）疑诊 UC：推荐在病变、交界处和外观正常黏膜处活检，每个病变节段取≥2 块。UC 监测时建议每个节段 2 块及可疑部位多块活检。对于各种增生性病灶，推荐放大或染色内镜观察，对可疑病灶进行多块靶向活检。

（2）疑诊 CD：推荐在典型溃疡边缘、肉芽增生处、炎症改变明显、肠腔狭窄和外观正常黏膜处取活检，每处 2 块，必要时适当增加。

（3）需要与 IBD 鉴别的疾病：以多部位多块活检为原则，并在正常部位取对照活检。

（4）操作前后注意事项：检查前了解患者血浆白蛋白水平、凝血功能和用药史；选择瓣口大小合适的活检钳，活检时切忌过多充气和深压活检钳，以免穿孔。活检后应观察活检处出血情况，必要时对症处理。

2. 活检标本处理与送检　不同部位的活检标本按临床常规分别放置和标注。相关特殊检查应事先做好准备，如各种微生物培养、特殊染色、电镜检查等，按相应要求分别送检。

病理申请单中应填写基本病史、治疗经过与用药、内镜所见、活检部位、临床诊断和内镜下倾向意见、特殊染色、送检目的与联络方式等信息。

（九）IBD 内镜与影像学检查的安排和协调

1. 内镜联合影像学检查的意义 IBD 是累及黏膜和肠壁的疾病，尤其是 CD 属于累及整个肠壁和腔外的病变，影像学检查（主要是 CTE 和 MRE）可清晰地反映这些病变的特征、范围和严重度。影像学与内镜检查相结合能更全面、准确地反映疾病特征，对治疗方案选择有指导性意义。

2. 内镜联合影像学检查的适应证 UC 患者出现肠壁水肿、肠腔狭窄内镜无法通过、中毒性巨结肠、癌变、穿孔等情况时，腹部 CT 检查对判断病情很有帮助；CD 患者 CTE 或 MRE 可清晰地显示有无小肠受累、肠腔狭窄、瘘管形成、腹腔感染及炎症程度；尤其是存在肠腔狭窄、内镜无法了解狭窄后肠管的情况时，影像学检查不可或缺。

3. CD 疾病不同阶段的检查选择 诊断 CD 时，尤其是对小肠型和小肠 - 结肠型患者，推荐同时行内镜和影像学检查，以全面评估疾病特征和严重程度，并可作为未来随访对比的基础。对 CD 缓解期患者，可采用内镜、影像学检查隔年交替的方式进行评估随访。

（钟　捷）

参考文献

[1] 中华医学会消化病学分会炎症性肠病学组．炎症性肠病诊断与治疗的共识意见（2018 年·北京）[J]. 中华炎性肠病杂志（中英文），2018，2（3）：173-190.

[2] 中国医师协会内镜医师分会消化内镜专业委员会，中国抗癌协会肿瘤内镜学专业委员会．中国消化内镜诊疗相关肠道准备指南（2019，上海）[J]. 中华内科杂志，2019，58（7）：485-495.

[3] TRAVIS S P，SCHNELL D，KRZESKI P，et al. Developing an instrument to assess to endoscopic severity of ulcerative colitis：the Ulcerative Colitis Endoscopic Index of Severity（UCEIS）[J]. Gut，2012，61（4）：535-542.

[4] LAINE L，KALTENBACH T，BARKUN A，et al. SCENIC international consensus statement on surveillance and management of dysplasia in inflammatory bowel disease [J]. Gastrointest Endosc，2015，81（3）：489-501.

[5] NOMUAR Y，MORIICHI K，FUJIYA M，et al. The endoscopic findings of the upper gastrointestinal tract in patients with Crohn's disease [J]. Clin J gastroenterol，2017，10（4）：289-296.

[6] SHEN B，KOCHHAR G，NAVANEETHAN U，et al. Practical guidelines on endoscopic treatment for Crohn's disease strictures：a consensus statement from the Global Interventional Inflammatory Bowel Disease Group [J]. Lancet Gastroenterol Hepatol，2020，5（4）：393-405.

[7] RONDONOTTI E. Capsule retention：prevention，diagnosis and management [J]. Ann Transl Med，2017，5（9）：198.

[8] ENNS R A，HOOKEY L，AMSTRONG D，et al. Clinical practice guidelines for the use of video capsule endoscopy [J]. Gastroenterology，2017，152（3）：497-514.

[9] FORTINSKY K J，KEVANS D，QIANG J，et al. Rates and predictors of endoscopic and clinical recurrence after primary ileocolic resection for Crohn's disease [J]. Dig Dis Sci，2017，62（1）：188-196.

[10] REGUEIRO M，VELAYOS F，GREER J B，et al. American gastroenterological association institute

technical review on the management of Crohn's disease after surgical resection [J]. Gastroenterology, 2017, 152(1): 277-295.e3.

[11] 中华医学会消化病学分会炎症性肠病学组. 中国消化内镜技术诊断与治疗炎症性肠病的专家指导意见[J]. 中华炎性肠病杂志(中英文), 2020, 4(10): 283-291.

第 8 章　炎症性肠病标准化影像学检查及影像特征

炎症性肠病(inflammatory bowel diseases,IBD)主要包括克罗恩病(Crohn's disease,CD)和溃疡性结肠炎(ulcerative colitis,UC)。IBD 病情较为复杂,目前缺乏诊断的“金标准”,因此临床上比较推荐对 IBD 实行多学科会诊的临床诊疗模式。在 IBD 患者的临床诊疗过程中,影像学扮演着十分重要的角色。CT 肠道造影(CT enterography,CTE)和 MR 肠道成像(MR enterography,MRE)是 IBD 患者首选的横断面影像学检查方法,可清晰地显示肠腔、肠壁及肠管外解剖结构的改变,从而为检测肠道病变范围及并发症、评判肠道狭窄性质、评估治疗效果等临床问题提供有用的信息。IBD(尤其 CD)影像表现复杂多样,本文主要针对 CD 的标准化影像学检查及影像特征进行阐述。

一、CTE 和 MRE 检查的选择原则

当接诊 CD 患者时,临床医师需要针对患者的不同情况为其选择合适的横断面影像学检查。

1. 符合以下条件之一的 CD 患者可首选 CTE 检查　①首次行横断面肠道成像检查的患者;②适用于任何年龄,但由于具有辐射,推荐用于年龄超过 35 岁者;③出现复杂性肠道穿透型病变而可能需要后续医疗干预者;④出现急腹症的患者;⑤为了排除或评估其他小肠疾病的患者;⑥存在 MRE 检查禁忌证或具有幽闭恐惧症的患者;⑦医疗机构有条件使用低剂量 CT 设备检查者。

2. 符合以下条件之一的 CD 患者可首选 MRE 检查　①曾行 CTE 检查的患者;②适用于任何年龄;③无急腹症的患者,或为评估疗效而行检查的患者;④存在肛周病变的患者;⑤妊娠妇女(不注射 MRI 对比剂);⑥对 CTE 检查的碘对比剂过敏者。

二、CTE 与 MRE 扫描方案

(一)CTE 扫描方案

1. 硬件要求　CTE 扫描要求 64 排以上的螺旋 CT 机。

2. 检查前肠道准备 CTE 检查前的肠道准备十分关键，是决定 CTE 图像质量的重要环节。

（1）扫描前 6 ～ 8 小时禁食不禁饮，并口服复方聚乙二醇电解质散清洁肠道。

（2）充盈肠道：扫描前 1 小时口服 2.5% 等渗甘露醇液 1600 ～ 2000ml，每隔 15 分钟喝一杯，一杯 400 ～ 500ml；最后 1 次口服等渗甘露醇溶液后 10 ～ 15 分钟再上机扫描，有助于捕获左上腹部空肠充盈相。肠梗阻患者慎用口服对比剂，以免加重病情。儿童或既往有小肠切除史的患者可适当减少口服对比剂的总量，以能适应患者的耐受为标准。

（3）推荐直肠灌肠，采用 2.5% 等渗甘露醇溶液，剂量为 300 ～ 500ml。

（4）训练患者屏气（扫描过程中减少呼吸运动伪影）。

3. 扫描方案

（1）扫描范围：患者取仰卧位，扫描范围覆盖上腹部 + 下腹部 + 盆腔。

（2）扫描时相：平扫、增强扫描动脉期、增强扫描静脉期。

（3）增强扫描对比剂：建议使用高浓度碘对比剂注射液（350mgI/ml 或 370mgI/ml）；注射剂量为 1.5 ～ 2.0ml/kg，注射速率为 3 ～ 4ml/s，注射对比剂后立即以相同速率注射 0.9% 生理盐水 40ml。

（4）图像后处理：多平面重组、最大密度投影、容积再现等。

（二）MRE 扫描方案

1. 硬件要求 胃肠检查推荐 3.0T MRI 扫描仪；肛周检查推荐 1.5T 及其以上 MRI 扫描仪。

2. 检查前肠道准备 MRE 检查前的肠道准备十分关键，是决定 MRE 图像质量的重要环节。

（1）与（2）同 CTE 检查前肠道准备。

（3）呼吸屏气训练：MRE 多数扫描序列需要 CD 患者进行呼吸屏气配合，因此在患者扫描前对其进行呼吸训练，有助于减少患者在扫描时无法配合憋气所导致的图像呼吸运动伪影的发生。

（4）抑制胃肠道蠕动：CD 患者在扫描前 10 分钟臀部肌内注射 10mg 盐酸消旋山莨菪碱注射液以抑制胃肠道蠕动，可减少因胃肠道蠕动所导致的图像运动伪影的发生。MRE 不推荐直肠灌肠。

3. 扫描方案

（1）扫描范围：患者取仰卧位，扫描范围覆盖上腹部 + 下腹部 + 盆腔，需要评估肛周情况时加扫肛周 MRI。

（2）扫描序列：常规 MRE 扫描包括横断位及冠状位 T_2 加权成像（T_2 weighted imaging，T_2WI）及其脂肪抑制序列、T_1 加权成像（T_1 weighted imaging，T_1WI）脂肪抑制序列和多期 T_1WI 增强扫描。推荐使用的特殊成像序列包括：扩散加权成像（diffusion weighted imaging，DWI），肠道 DWI 的 b 值一般为 50s/mm^2、400s/mm^2、800s/mm^2；磁化传递成像（magnetization transfer imaging，MTI），其定量指标磁化传递率（magnetization transfer ratio，MTR）可用于评估病变肠段纤维化程度。

三、克罗恩病的影像特征

克罗恩病可累及全胃肠道，常累及回肠末端和盲肠、升结肠，病变多呈节段性分布，炎症可累及肠壁各层。常见并发症有瘘管、腹腔脓肿、肠腔狭窄、肠梗阻及肛周病变等。

（一）肠道改变

1. 肠壁增厚 CD 的典型影像表现即为多发节段性肠壁增厚。肠管适度充盈的情况下，与邻近正常肠壁对比，可确定是否存在肠壁增厚，当肠壁厚度>3mm 时视为异常（图 8-1）。

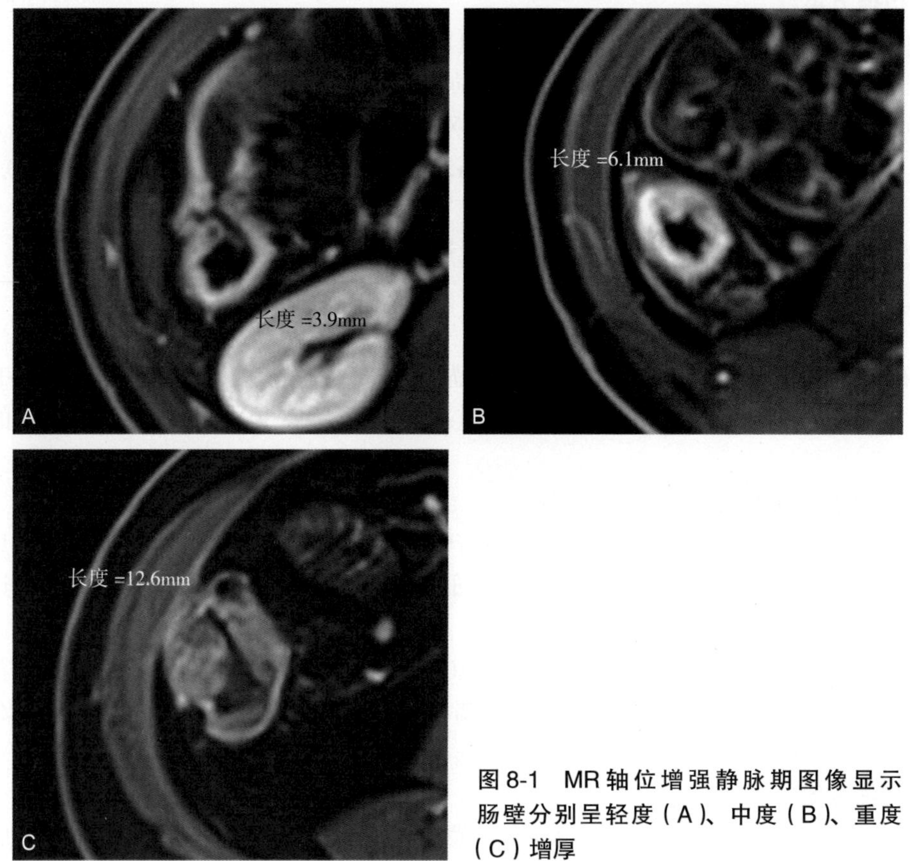

图 8-1 MR 轴位增强静脉期图像显示肠壁分别呈轻度（A）、中度（B）、重度（C）增厚

（1）轻度增厚：病变肠壁厚度为 3 ～ 5mm。

（2）中度增厚：病变肠壁厚度为 5 ～ 10mm。

（3）重度增厚：病变肠壁厚度≥10mm。

CD 患者的病变肠壁常以系膜缘肠壁增厚为著（图 8-2），是 CD 较为特征性的征象。

2. 肠道狭窄 肠壁增厚，会引起不同程度的肠腔变窄。同一次扫描中多期序列均显示肠腔变窄，肠腔内径小于邻近肠管的 50%，但无近端肠管扩张时，为可疑肠道狭窄。需多次检查或多种影像学手段进一步检查排除。

CD 肠道狭窄，可伴或不伴近端肠腔扩张，其中小肠狭窄近端肠管扩张的标准：①无近端肠腔扩张：近端肠腔直径<3cm；②近端肠腔轻度扩张：近端肠腔直径 3 ～ 4cm；③近端肠腔中 - 重扩张：近端肠腔直径>4cm（图 8-3）。

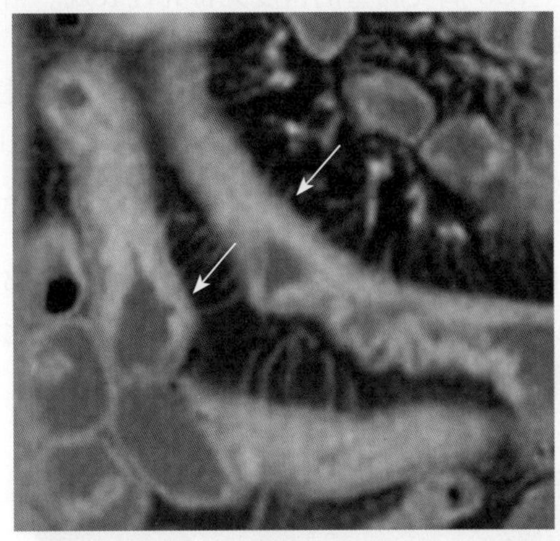

图 8-2　CT 冠状位增强动脉期图显示右下腹回肠肠壁增厚，以系膜缘增厚明显（箭头），是 CD 较为特征性的征象

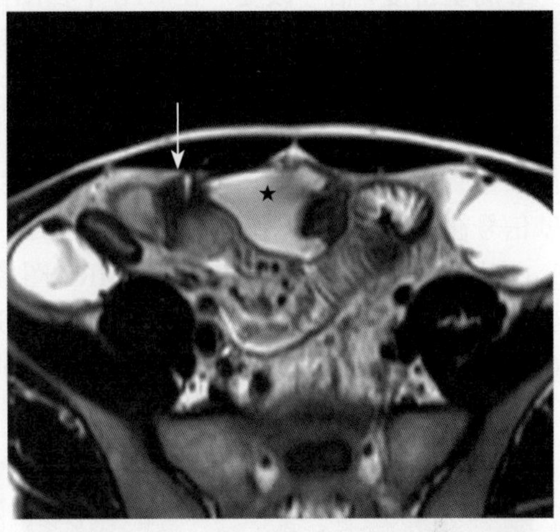

图 8-3　MR T_2WI 轴位图像显示第 5 组小肠局部管壁增厚、肠腔狭窄（箭头），其近端肠管腔扩张（★）

3. 肠壁黏膜改变

（1）黏膜溃疡：溃疡的显示高度依赖于肠管扩张程度。深大溃疡表现为增厚肠壁上由黏膜面走向肠壁深部的线状或裂隙状影（图 8-4）。由于 CTE/MRE 的空间分辨力有限，早期浅表溃疡难以准确、清晰地显示。

（2）炎性息肉：由炎症细胞浸润、黏膜或黏膜下水肿与肉芽组织所致的黏膜局部隆起形成，多见于大肠。表现为黏膜面凸向肠腔的多发带蒂的小结节状、指状软组织影（图 8-5）。

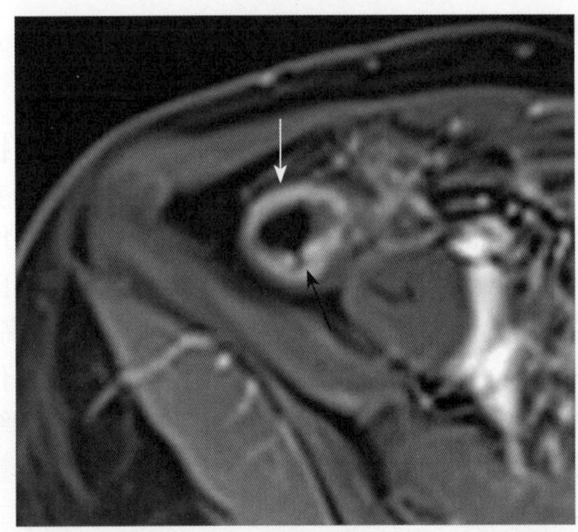

图 8-4　MR 轴位增强动脉期图像显示回盲部肠壁增厚（白色箭头），部分增厚的肠壁内层可见凹凸不平，黏膜呈颗粒状凸起，凸起之间凹陷的地方为溃疡（黑色箭头）

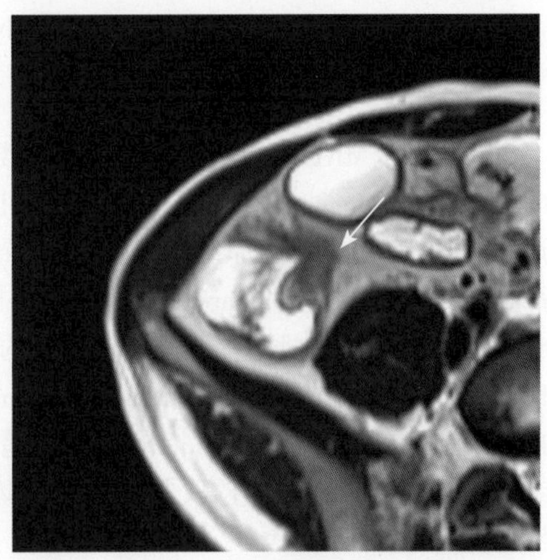

图 8-5　MR T_2WI 轴位图像显示升结肠近端肠壁增厚，肠腔内见结节状软组织密度影充填（箭头），结节在 T_2WI 呈稍高信号（相对于正常肠壁而言）

（3）卵石征：肠壁黏膜下层炎性水肿及大量肉芽组织增生，在周围多发黏膜溃疡的环绕下形成的小结节状凸起。

4. 肠壁密度 / 信号改变 在 CTE 平扫图像上，CD 病变肠壁的密度无特异性表现。当慢性炎性肠壁内出现脂肪沉积或出血时，可观察到对应的脂肪低密度和出血高密度改变。

在 MRE 的 T_1WI 上，病变肠壁的信号等于或稍高于同层面正常肠壁信号，无特异性。T_2WI 上，炎性水肿的肠壁信号可增高，而慢性纤维化的肠壁可呈等或低信号。但是临床上，不能根据肠壁 T_2WI 的信号改变来区别是炎症水肿还是纤维化肠壁，因为这两种病理改变的肠壁信号往往存在重叠。

CT 增强扫描，不管是 CTE 还是 MRE 图像上，CD 病变肠壁强化程度多高于或等于邻近正常肠壁。常见的强化模式包括分层强化和透壁强化（图 8-6）。常以肠系膜侧肠壁强化较为明显，这与炎症最早且最常累及肠系膜侧肠壁有关。

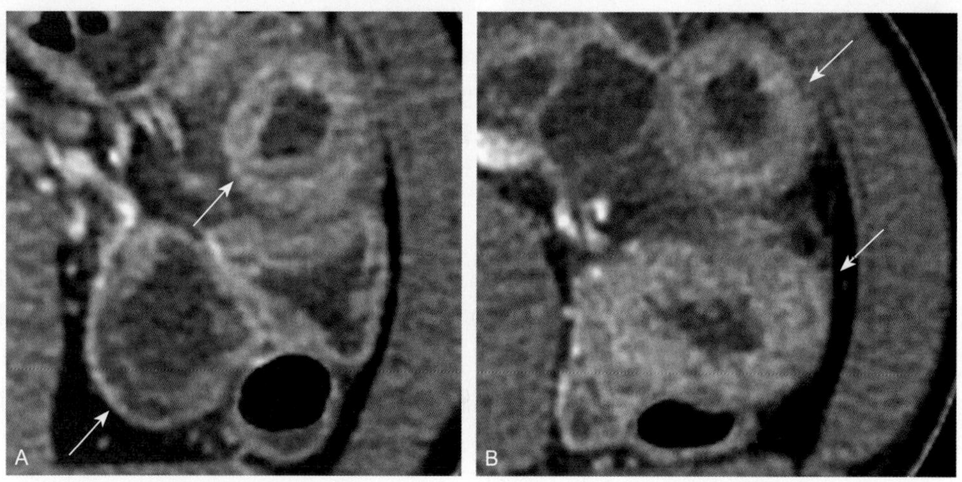

图 8-6 CT 增强扫描动脉期轴位图像显示小肠肠壁增厚，动脉期呈分层强化方式（A）或透壁强化（B）

相比 CTE，MRE 由于具有多序列多参数成像的优势而可提供更多病理生理学信息。扩散加权成像（diffusion weighted imaging，DWI）是 CD 肠道检查最常用的功能 MRI 之一。病变肠壁由于炎症受累或胶原纤维沉积，可导致细胞外水分子扩散受限，从而引起 DWI 信号增高，其表观扩散系数（apparent diffusion coefficient，ADC）减低（图 8-7）。DWI 无法准确地区分炎性水肿和纤维化肠壁，但能反映肠壁的总体病变严重程度：病变越严重，DWI 信号越高，ADC 值越低。磁化传递成像（magnetization transfer imaging，MTI）是可用于检测肠道纤维化的特殊序列（图 8-8），其定量指标磁化传递率（magnetization transfer ratio，MTR）随着肠道纤维化严重程度的增高而升高，并且其评估肠道纤维化的效能不受同一病变肠段内炎症严重程度的影响。

5. 病变肠管形态改变 假性憩室形成：CD 肠系膜侧肠壁病变往往较对侧更为严重，其系膜侧肠壁内纤维瘢痕收缩，导致对侧肠壁呈假性憩室样扩张（图 8-9）。

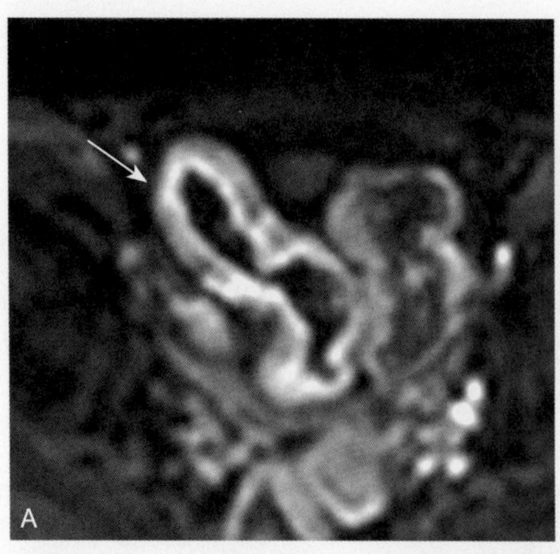

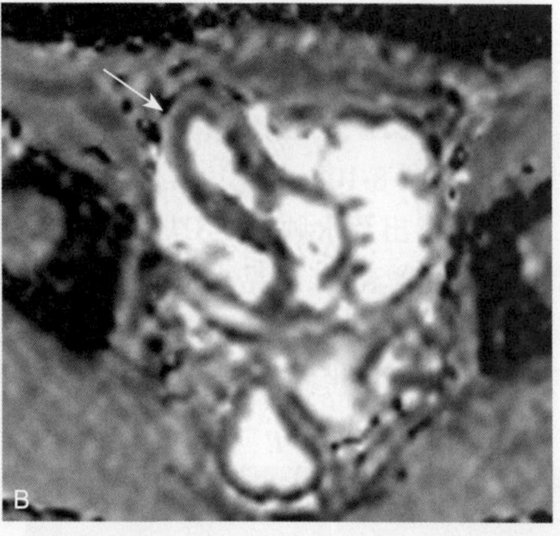

图 8-7　扩散加权成像（DWI）

A. DWI（b=800s/mm^2）轴位图像显示回肠末端肠壁增厚，DWI 信号明显增高（箭头）；B. 回肠末端病变 ADC 值降低（箭头）。

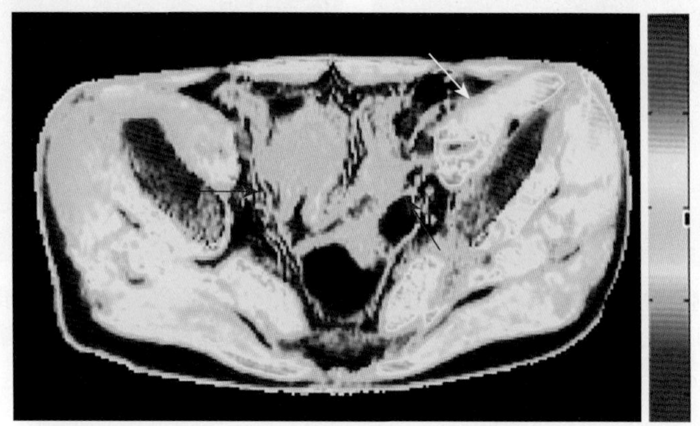

图 8-8　磁化传递成像（MTI）伪彩图像

盆腔小肠肠壁增厚（红色箭头），该区域病变肠壁 MTR 为 47.88%，同层面髂腰肌 MTR 为 59.06%（白色箭头）。

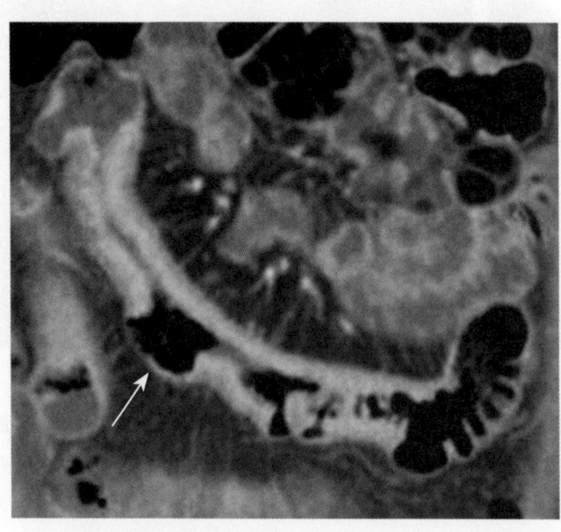

图 8-9　CT 冠状位图像显示回肠节段性系膜侧肠壁增厚，系膜对侧缘病变较轻的肠壁呈假憩室样突出（箭头）

（二）肠管外组织结构改变

1. **梳状征** CTE 或 MRE 增强扫描图像上，病变肠管周围的肠系膜直小血管增多、增粗，外观似梳齿状（图 8-10）。

2. **肠系膜渗出及水肿** 在 CTE 图像上表现为炎性肠道周围低密度的肠系膜脂肪内见模糊片状的密度增高影，可见少量液体积聚（图 8-11）。在 MRE 的 T_2WI 上，表现为高信号的肠系膜脂肪内见模糊片状信号减低影（图 8-12A）；而在 T_2WI 脂肪抑制序列上，表现为低信号的肠系膜脂肪内见模糊片状信号增高影（图 8-12B）。

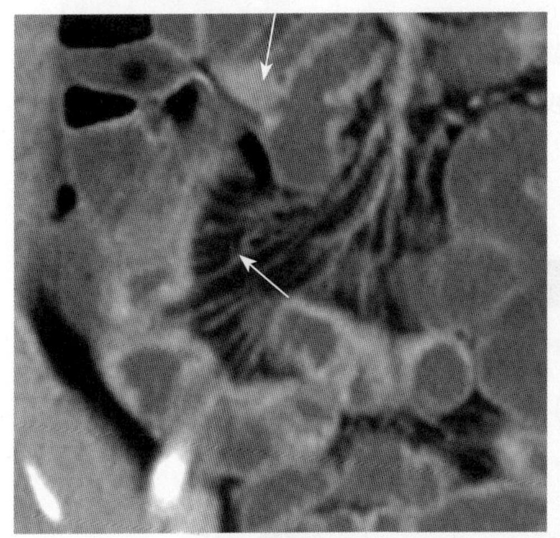

图 8-10 CT 增强扫描动脉期冠状位图像显示病变回肠周围肠系膜血管增多、增粗，呈梳状征（箭头）

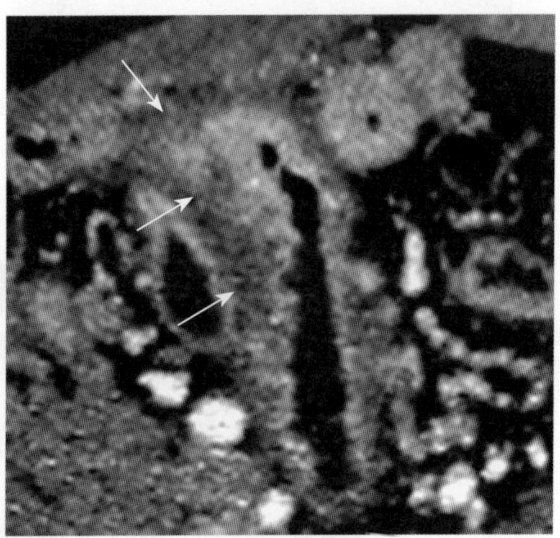

图 8-11 CT 轴位增强图像显示盆腔小肠肠壁增厚，病变肠壁周围脂肪间隙渗出并少量积液（箭头）

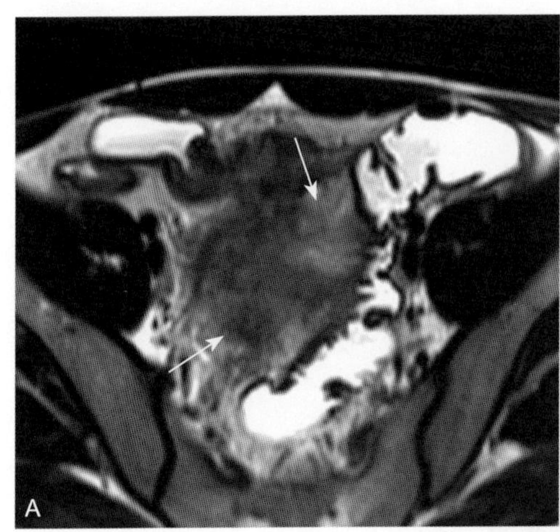

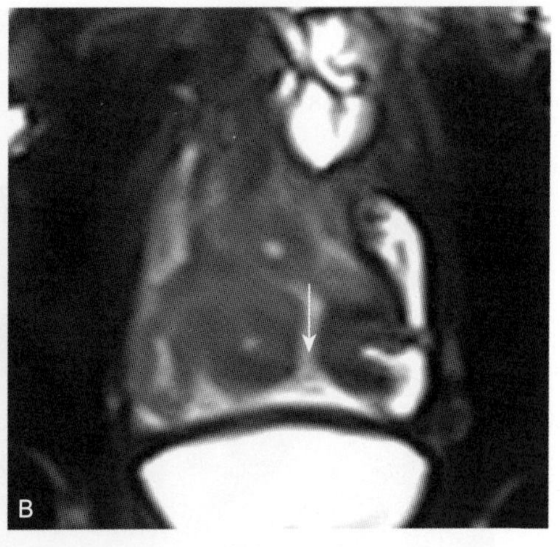

图 8-12 MR T_2WI 轴位图像和脂肪抑制序列

A. MR T_2WI 轴位图像：盆腔病变小肠周围高信号的肠系膜脂肪信号减低（箭头），提示肠系膜渗出水肿；B. MR T_2WI 脂肪抑制序列：盆腔小肠周围见片状信号增高影（箭头），提示肠周脂肪间隙渗出及少量积液。

3. **肠系膜脂肪增生**　肠系膜脂肪组织增多，表现为增生的肠系膜脂肪组织从系膜附着处延伸并包绕、覆盖肠管表面，也被称作"爬行脂肪"，是 CD 较特异的征象。在 CTE 或 MRE 图像上，表现为病变肠段肠系膜侧周围脂肪间隙增宽，周围组织可呈受推移的表现（图 8-13）。

4. **淋巴结肿大**　多为长椭圆形，短径＞1.5cm，活动期和缓解期均可见（图 8-14）。

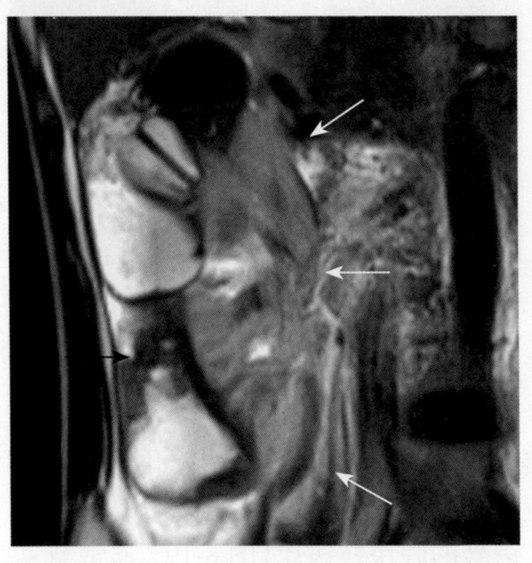

图 8-13　MR T_2WI 轴位图像显示回盲部病变肠管（黑色箭头）肠系膜侧脂肪间隙增宽（白色箭头），提示脂肪增生

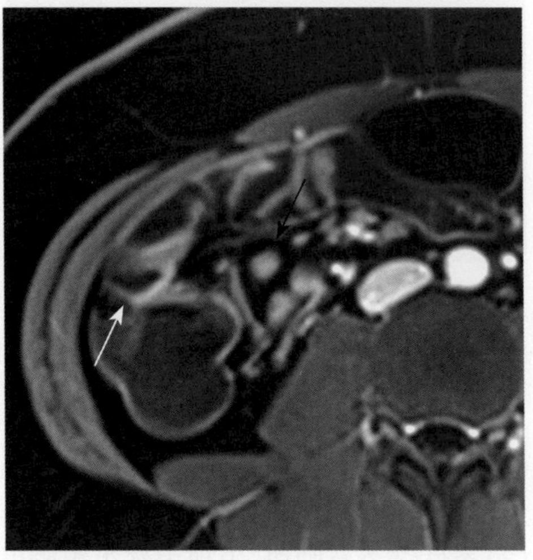

图 8-14　MR 增强扫描静脉期轴位图像显示回肠肠壁增厚（白色箭头），肠系膜多发肿大淋巴结，均匀强化（黑色箭头）

（三）并发症

1. **小肠梗阻**　小肠梗阻表现为病变小肠肠道狭窄伴近端肠腔扩张＞3cm（图 8-15）。

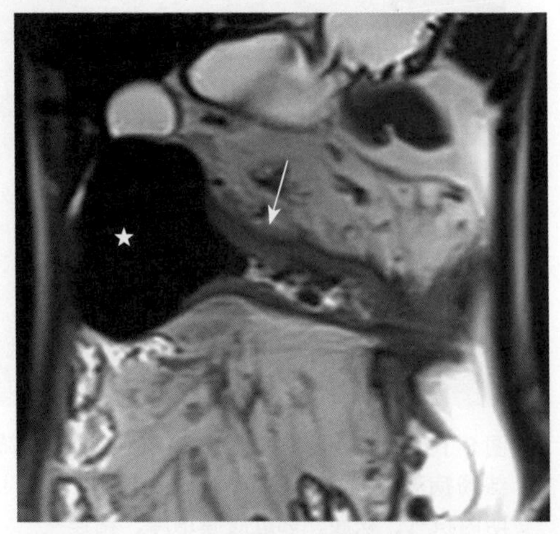

图 8-15　MR T_2WI 冠状位图像显示横结肠中段肠壁增厚、管腔狭窄（箭头），近端肠腔明显扩张（★），需警惕肠梗阻

2. **穿透型病变**

（1）肠瘘和窦道：CD 病变肠壁的透壁溃疡最终与邻近组织相沟通而形成瘘管，瘘管内可含气泡 / 液体，增强后瘘管壁明显强化。瘘管可分为单纯性和复杂性。单纯性瘘管指自肠壁向外延伸的单一管腔，受累肠管或邻近组织器官（如膀胱）呈尖角状牵拉改变（图 8-16）。复杂性瘘管，受累肠管通常形成"星形"或"三叶草"外观（图 8-17），可并发肠袢间脓肿或炎性肿块。窦道指有盲端的管道，起自病变肠管，盲端不与邻近器官或皮肤相通，其表现可类似瘘管。

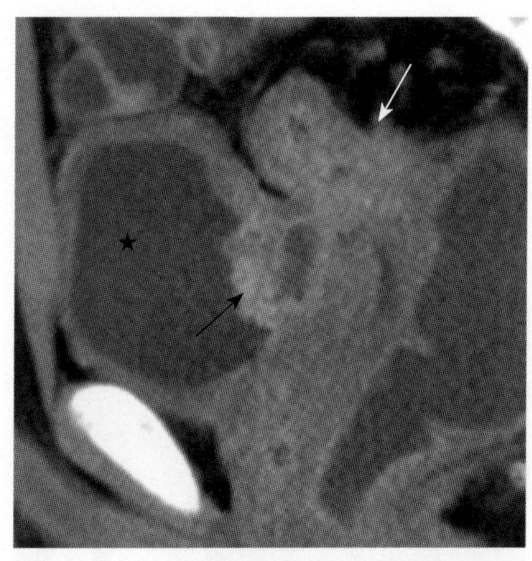

图 8-16 CT 增强扫描动脉期矢状位图像显示小肠（白色箭头）与膀胱（★）后壁粘连并瘘管形成（黑色箭头）

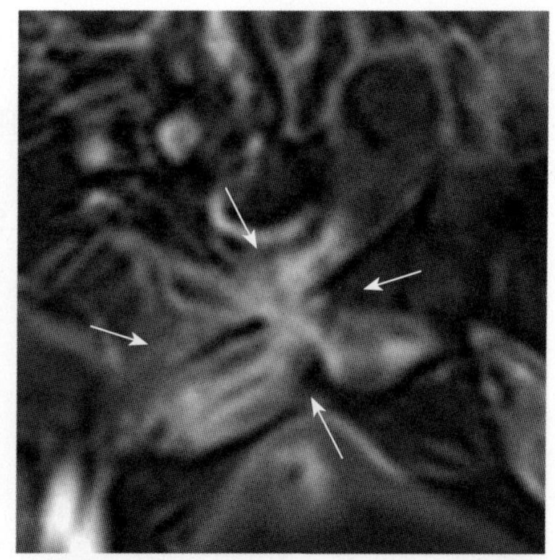

图 8-17 MR 增强扫描动脉期冠状位图像显示复杂性小肠肠间瘘，多发肠壁增厚的小肠聚拢、形成肠间瘘，呈花瓣状外观（箭头）

(2)脓肿：表现为边界清楚或不清楚的包裹性液体，增强后边缘环形强化。脓肿内因含气体及其他坏死成分而显示密度/信号不均匀（图 8-18）。

(3)炎性结节及肿块：表现为软组织密度/信号的肿块样病灶（图 8-19），通常与复杂性瘘管、慢性肠系膜炎症有关。

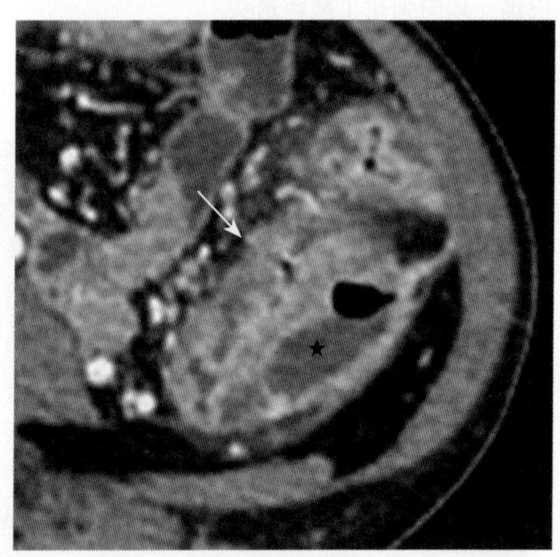

图 8-18 CT 增强扫描动脉期轴位图像显示降结肠病变肠管（箭头）周围脓肿形成（★），期内积气、积液，邻近腹膜增厚、粘连

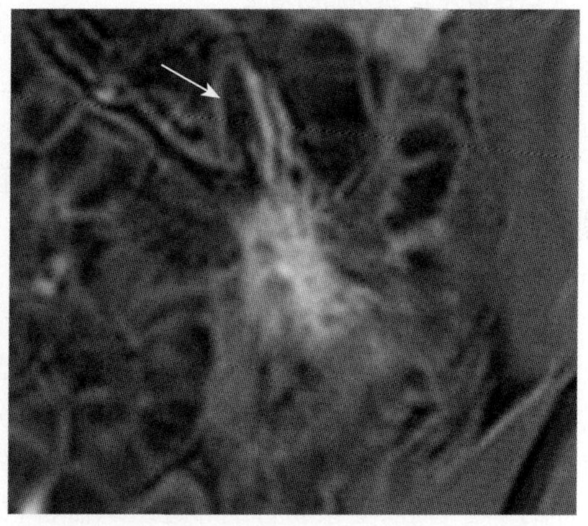

图 8-19 MR 增强扫描静脉期冠状位图像显示降结肠周围炎性肿块形成，增强扫描肿块明显强化（箭头）

3. 肠系膜静脉血栓形成及闭塞 急性期可见腔内血栓，表现为增强 CTE 或 MRE 图像上肠系膜静脉内见充盈缺损影。慢性期肠系膜中央静脉变窄，肠系膜分支形成扩张的侧支循环，可能存在小肠静脉曲张。

4. 肠穿孔 少见。直接征象为病变肠壁的连续性中断，局部肠壁缺损；间接征象为肠系膜区及膈下可见游离气体。

四、溃疡性结肠炎的影像特征

UC 主要累及结肠，也可累及回肠末端。CTE 和 MRE 因其检测肠道黏膜溃疡不及内镜敏感，通常不用于 UC 的诊断和分期，主要用于可疑 UC 情况下小肠的评估，帮助排除 CD。

UC 的经典影像特征为连续性结肠肠壁增厚，管壁增厚一般<10mm，常较对称，增强后管壁可分层强化而呈靶征表现，肠腔可轻度狭窄。长期慢性的病变肠管可缩短、变窄，结肠袋消失，管壁僵硬呈铅管状（图 8-20），但一般不引起肠梗阻。当出现中毒性巨结肠时，可见大肠明显积气扩张、穿孔等改变。

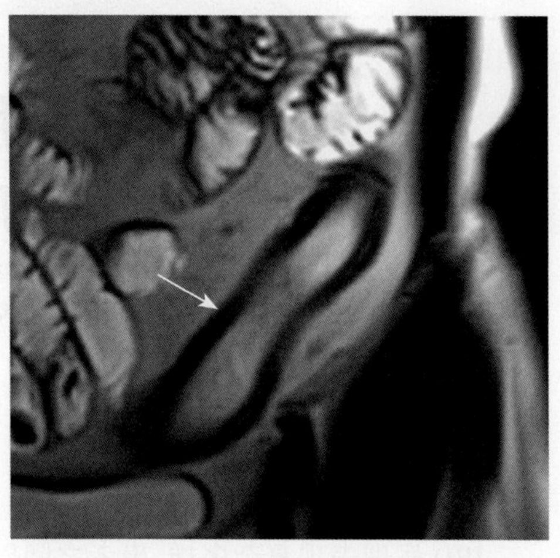

图 8-20　MR T_2WI 冠状位图像显示降结肠、乙状结肠（箭头）肠壁增厚，结肠袋结构消失，呈铅管样表现

（李雪华　黄斯韵）

参考文献

[1] MAASER C, STURM A, VAVRICKA S R, et al. ECCO-ESGAR guideline for diagnostic assessment in IBD Part 1: initial diagnosis, monitoring of known IBD, detection of complications [J]. J Crohns Colitis, 2019, 13(2): 144-164.

[2] BRUINING D H, ZIMMERMANN E M, LOFTUS E V, et al. Consensus recommendations for evaluation, interpretation, and utilization of computed tomography and magnetic resonance enterography in patients with small bowel Crohn's disease [J]. Gastroenterology, 2018, 154(4): 1172-1194.

[3] LI X H, SUN C H, MAO R, et al. Diffusion-weighted MRI enables to accurately grade inflammatory activity in patients of ileocolonic Crohn's disease: results from an observational study [J]. Inflamm Bowel Dis, 2017, 23(2): 244-253.

[4] LI X H, MAO R, HUANG S Y, et al. Characterization of degree of intestinal fibrosis in patients with crohn disease by using magnetization transfer MR imaging [J]. Radiology, 2018, 287(2): 494-503.

[5] 李雪华，冯仕庭，黄丽，等. 中国炎症性肠病影像检查及报告规范专家指导意见[J]. 中华炎性肠病杂志，2021，5(2)：109-113.

第 9 章　炎症性肠病标准化病理学检查及病理特征

IBD 病理表现复杂多样，患者之间以及疾病不同阶段表现均可能存在差异。没有一种组织学改变对 IBD 的诊断具备特异性，我们也不能依赖任何一种病理特征的有或无来确定或否定 IBD 诊断。因此，IBD 的病理诊断主要依靠病变模式的确定、病变程度与分布的评估而进行。

提高 IBD 病理诊断水平依赖规范化的标本取材和处理流程，病理医师需要熟悉消化道炎症性疾病病理特征，病理与临床、内镜、影像密切结合，才能更好地发挥病理在 IBD 诊断与鉴别诊断中的作用。

第 1 节　IBD 内镜黏膜活检标准化检查与病理诊断

一、内镜黏膜活检与组织处理规范

疑诊 IBD 的病例治疗开始前行规范性肠镜黏膜活检，活检部位包括回肠末端、盲肠、升结肠、横结肠、降结肠、乙状结肠、直肠，每个活检部位至少取 2 块组织。回肠末端和直肠黏膜评估对于鉴别 CD 和 UC 至关重要，无论内镜下有无病变，这两个部位均应常规活检。在内镜正常肠段行随机活检，有可能获取对诊断有帮助的早期病变组织。因 CD 常累及上消化道，建议疑诊 CD 患者同时行规范性胃镜活检，包括食管、胃体、胃窦、十二指肠。每个活检部位至少取 2 块组织，在内镜所见炎症黏膜处活检。确定诊断后复查的病例，活检数量依据活检目的而定，可适当减少活检部位和组织数量。取自不同部位的活检组织应分别置于不同的标本瓶，标记活检部位。

黏膜溃疡处活检应在溃疡边缘黏膜处取材，若怀疑巨细胞病毒（cytomegalovirus，CMV）感染、EB 病毒（Epstein-Barr virus，EBV）感染、肠结核等，可适当取溃疡基底组织活检，因为病原体及其引起的特征性改变常集中于溃疡底部。

组织包埋时注意观察组织方向，包埋方向与黏膜肌层方向垂直，片状活检组织应竖立包埋，切片才能观察黏膜全层结构。常规行连续性切片，至少 6 个切面，对于识别微小病变很有帮助。

二、基本组织学概念

IBD 常表现为慢性肠炎伴不同程度活动性炎。慢性肠炎指黏膜固有层大量淋巴细胞、浆细胞浸润,同时黏膜结构异常,包括隐窝结构改变、化生性改变、基底浆细胞增多、炎性息肉等。常见的隐窝结构改变包括隐窝分支、隐窝变形、隐窝缩短、隐窝缺失等,局部隐窝加长也可见于部分病例。幽门腺化生指胃窦及十二指肠以外的肠黏膜出现黏液性腺体,可见于空肠、回肠或结肠,回肠末端最常见。回肠黏膜上皮杯状细胞增生可见于慢性非活动期 IBD。帕内特细胞化生指结肠左曲远端的结直肠黏膜隐窝底部出现帕内特细胞。基底浆细胞增多指黏膜基底部大量浆细胞浸润,位于隐窝底部与黏膜肌层之间,使隐窝底部与黏膜肌层不相贴。小肠绒毛萎缩指在黏膜方向良好的切片中,连续的小肠绒毛长度变短、增粗,或小肠绒毛完全消失。结肠黏膜表面绒毛化指结肠黏膜表面呈现不同长短的绒毛样结构,类似小肠黏膜(图 9-1)。

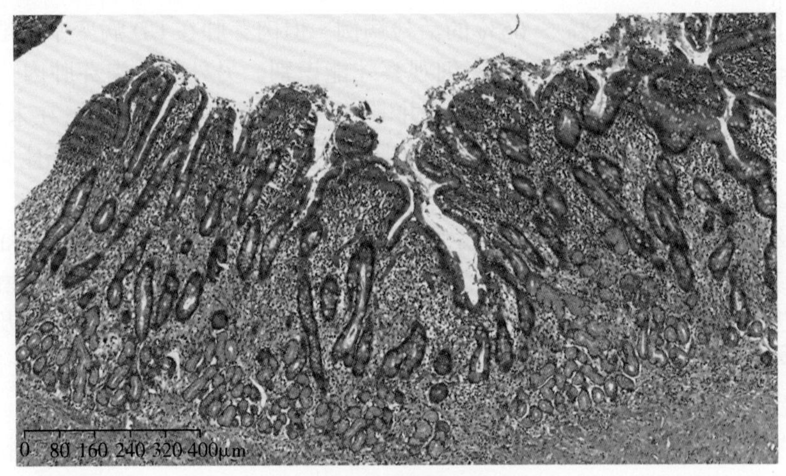

图 9-1　慢性肠炎

小肠绒毛增粗变短、隐窝分支、幽门腺化生。

病理医师需要识别慢性肠炎的特征,不应将所有炎性病变一律诊断为“黏膜慢性炎”。慢性肠炎是 IBD 的组织学基础,UC 常表现为程度严重、隐窝结构改变显著的慢性肠炎,CD 常为局灶性隐窝结构改变的慢性肠炎,且隐窝结构改变常轻微。慢性肠炎也可见于慢性感染性肠炎、慢性缺血、药物损伤等多种病变,但慢性缺血和药物损伤的固有层炎症常较轻或不明显。

活动性肠炎指中性粒细胞浸润、破坏上皮,包括隐窝炎、隐窝脓肿、糜烂、溃疡。隐窝炎指中性粒细胞浸润隐窝上皮内,隐窝脓肿指中性粒细胞聚集于隐窝腔内。

三、CD 活检标本的病理特征

病理医师与临床医师都必须充分认识到活检组织的局限性。活检仅为小块黏膜组织,普通结肠镜活检仅能取回肠末端和结直肠黏膜，而 CD 病变累及肠壁全层，病变呈跳跃性，病变严重处多位于小肠，这些因素都可能导致黏膜活检对病变的评估具有局限性，活检组织可能不能代表最典型、最严重的病变，因此活检组织一定要充分结合内镜、影像学进行评估和诊断，不是每个病例通过系统性多部位黏膜活检都一定能明确诊断。有些病例临床和病理特征均不典型，一次活检可能难以确定诊断，需要复查或试验性治疗后复查，通过比较病变特征的变化、对治疗的反应，才能确定诊断。

CD 一般在回肠末端黏膜有不同程度的慢性小肠炎，表现为小肠绒毛增粗、萎缩或变平，幽门腺化生，伴淋巴细胞、浆细胞浸润。结肠黏膜出现不同程度慢性肠炎，隐窝结构改变大多局限而轻微，仅可见少量隐窝分支、隐窝加长或缩短。有些病例可见炎症分布不均匀，不同部位或同一部位不同组织块中炎症分布及程度不一致，或同一块组织中炎症分布不均，呈斑片状炎症。

早期病变多呈局灶性炎症，回肠末端可表现为局灶性绒毛萎缩，局灶性绒毛表面或隐窝有中性粒细胞浸润，小灶黏膜糜烂，此时内镜下表现为阿弗他溃疡。结肠黏膜炎症呈局灶性分布，伴或不伴隐窝结构改变。

上皮样肉芽肿可见于 15% ～ 65% 的活检病例。但肉芽肿在 CD 病变中一般数量少，体积小，大多<0.2mm，需要在各个切面仔细观察才能识别。另外，CD 肉芽肿内一般无坏死。散在的小肉芽肿对 CD 诊断有提示作用，但并非 CD 病理诊断的必备条件；在未见肉芽肿的情况下，若多部位活检提示慢性肠炎改变呈多灶性、不均匀分布，在合适的临床背景下，也可符合 CD 的诊断（图 9-2）。

CD 累及上消化道可表现食管、胃或十二指肠破坏性炎症。早期表现为局灶性炎症，长期病变可伴黏膜结构改变，伴或不伴肉芽肿。食管病变较少见，可表现为局灶性慢性活动性炎症，或淋巴细胞性食管炎。胃病变早期呈局灶增强性胃炎，长期病变炎症累及范围扩大，灶性腺体缺失。十二指肠病变早期表现为局灶性炎症伴绒毛变短或变平、局灶性胃小凹化生，长期病变呈慢性活动性十二指肠炎，广泛绒毛萎缩伴腺体破坏。

CD 上消化道病变形态多不具有特异性，不能单纯依靠上消化道病变来诊断 CD，需结合肠镜活检及临床、内镜、影像等特征综合判断。

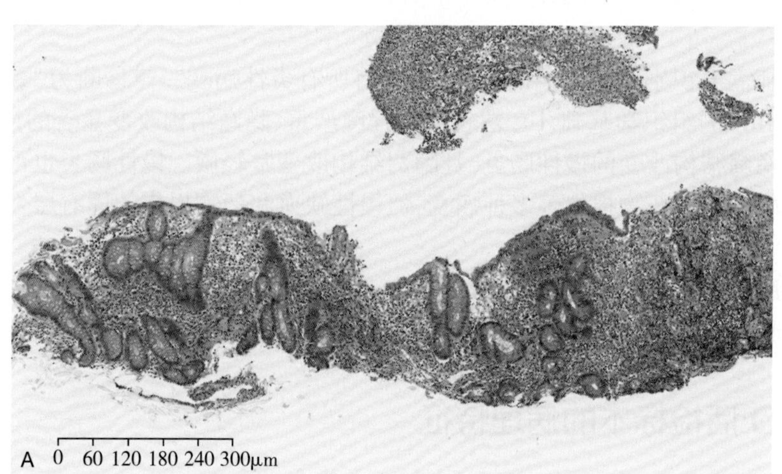

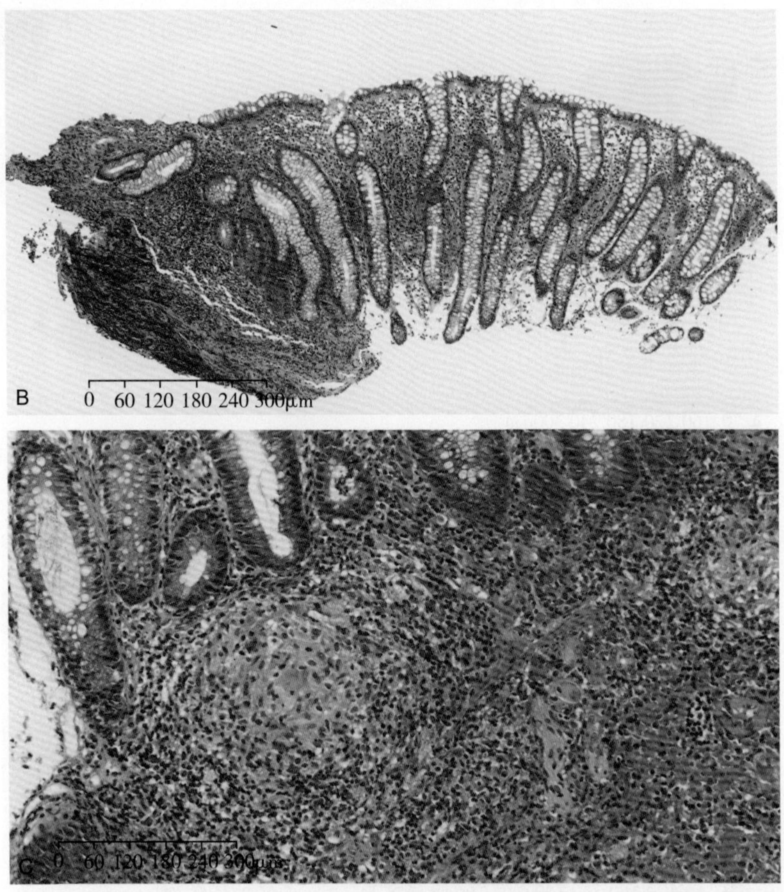

图 9-2　CD 肠镜黏膜活检组织

A. 回肠末端黏膜绒毛萎缩、变平，隐窝分支；B. 结肠黏膜部分隐窝分支；C. 小肉芽肿。

四、UC 活检标本的病理特征

UC 炎症以直肠、乙状结肠为重，病变向近端结肠逐渐减轻，回肠末端黏膜多为正常。在同一活检部位可见程度相近、分布均匀的慢性肠炎改变。黏膜固有层全层大量淋巴细胞、浆细胞浸润，隐窝结构改变显著，大量隐窝分支、变形、缩短，可伴基底浆细胞增多，结肠左曲以下黏膜可见帕内特细胞化生，结肠黏膜表面绒毛化（图 9-3）。

活动期可见大量隐窝炎及隐窝脓肿，可伴糜烂或溃疡。静止期固有层浸润炎症细胞明显减少，无活动性炎症，但隐窝结构异常可持续存在。病程长者黏膜明显萎缩、变薄，隐窝数量减少。

经治疗后，部分病例炎症由连续性、弥漫性变为跳跃性、局灶性，隐窝结构改变减轻，直肠炎症可完全消失（直肠豁免），炎症分布特征与 CD 相似，应注意结合病史进行诊断和鉴别诊断。

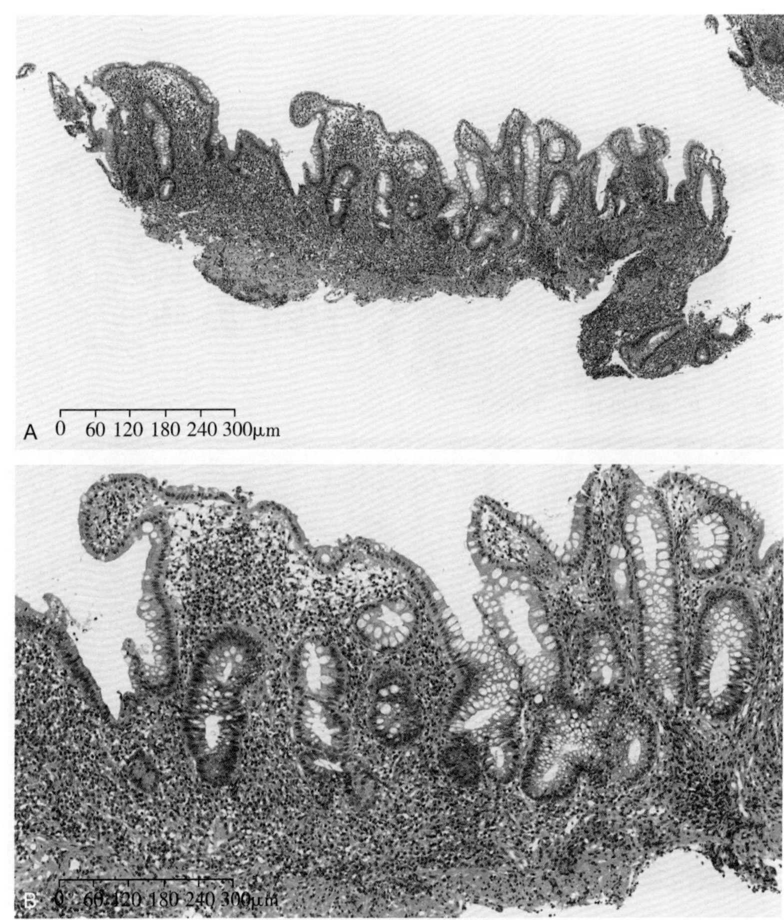

图 9-3　UC 肠镜黏膜活检组织

A. 直肠黏膜表面绒毛化，隐窝显著分支；B. 隐窝分支、缩短，基底浆细胞增多。

第 2 节　IBD 手术切除标本标准化检查与病理诊断

一、手术切除标本的取材规范

手术切除标本应及时进行预处理，沿纵轴剪开肠管，充分固定。标本取材前辨认小肠、结肠及阑尾结构，测量并记录长度、管径，仔细观察肠壁病变并进行详细记录。

肠管首先每隔 5 ～ 10cm 规律取材，在病变处多取材，比如溃疡、肠壁增厚、狭窄、僵硬等部位。应注意不要只在溃疡处进行取材，溃疡边缘、非溃疡肠壁、肉眼形态正常肠壁也应进行取材，按近端至远端顺序放入取材盒，记录每个取材盒对应的大体特征。肠壁取材应注意取肠壁全层，需包括浆膜脂肪血管组织，肠系膜淋巴结及肠系膜血管也应取材。

CD 标本取材方向与肠管长轴垂直为主，尤其是纵行溃疡处；UC 标本取材方向与肠管长轴平行为宜。

二、CD 手术切除标本的病理特征

CD 最常累及回肠末端及右半结肠，肉眼观肠壁常显著增厚，肠腔狭窄。黏膜面溃疡，常呈纵行溃疡。溃疡间的黏膜呈鹅卵石样状外观，常见炎性息肉突起。回肠浆膜面可见脂肪组织绕肠管延伸，形成脂肪爬行。

显微镜下见炎性病变呈透壁性，慢性炎症累及肠壁全层，形成透壁性炎。黏膜层呈慢性肠炎，小肠绒毛增粗、变短甚至变平，回肠末端常见幽门腺化生，结肠可见隐窝分支、隐窝缩短等。黏膜下层及浆膜层常见淋巴滤泡串珠状增生。肠壁常见溃疡，部分病例呈裂隙状溃疡，呈刀切状，与肠管长轴呈一定角度伸入肠壁深层。裂隙状溃疡是瘘管形成的组织学基础。黏膜下层和浆膜下层常见显著的纤维组织增生，固有肌层增厚，有些病例固有肌层与黏膜肌层融合（图 9-4）。神经组织增生，有时可见创伤性神经瘤样增生。肉芽肿可见于肠壁各层，体积较小，散在分布，需要仔细寻找。肠系膜淋巴结内有时可见小肉芽肿。

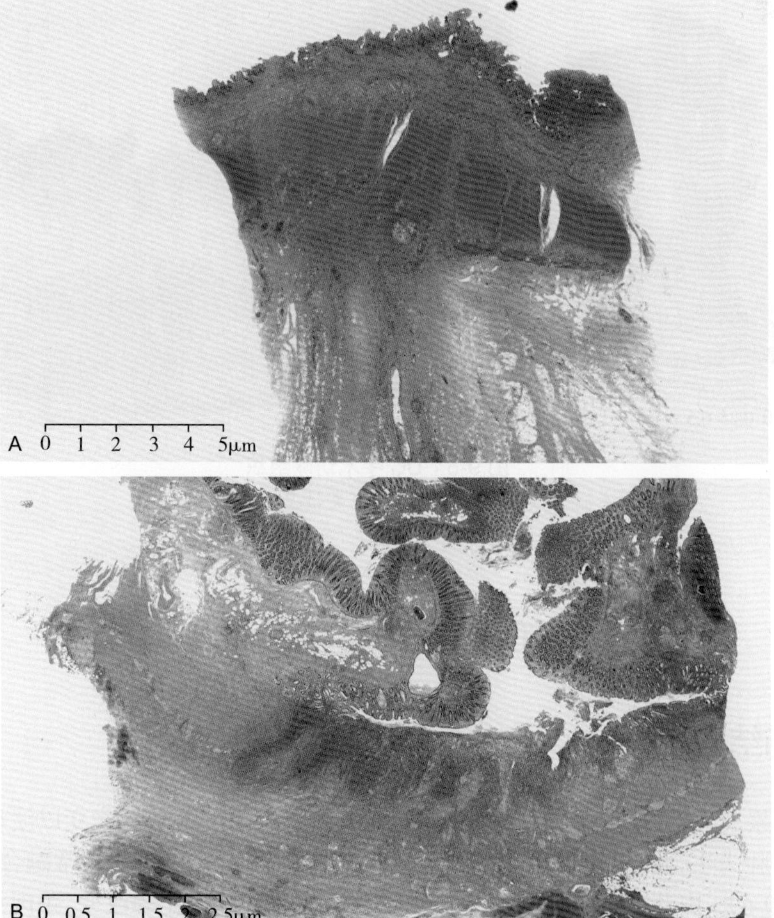

图 9-4 CD 手术切除组织

A. 肠壁黏膜下层、浆膜下层显著纤维化，肠壁增厚；B. 透壁性炎，肠壁溃疡，黏膜炎性息肉，肌层串珠状淋巴滤泡增生。

三、UC 手术切除标本的病理特征

UC 病变从直肠开始，向近端延伸，呈连续性、弥漫性的慢性炎症。肉眼观活动期黏膜表面呈弥漫性细颗粒状，伴充血、出血，伴浅溃疡。静止期黏膜皱襞消失，黏膜面变得萎缩、光滑。黏膜面可见数量不等的息肉突起，肠壁增厚常不明显。

显微镜下病变主要位于黏膜层，可累及表浅黏膜下层，深部肠壁常不受累及。活动期呈显著的活动性慢性肠炎，隐窝结构改变广泛而显著，可见帕内特细胞化生，结肠黏膜表面可呈绒毛状突起。大量隐窝炎及隐窝脓肿，伴黏膜糜烂或溃疡。非活动期隐窝炎、隐窝脓肿等活动性炎症消失，仍有隐窝结构改变。静止期黏膜广泛萎缩，隐窝结构改变，没有活动性炎症，黏膜固有层炎症细胞不多。溃疡修复后，黏膜肌层增厚，或黏膜肌层与固有肌层融合，黏膜下层消失（图 9-5）。

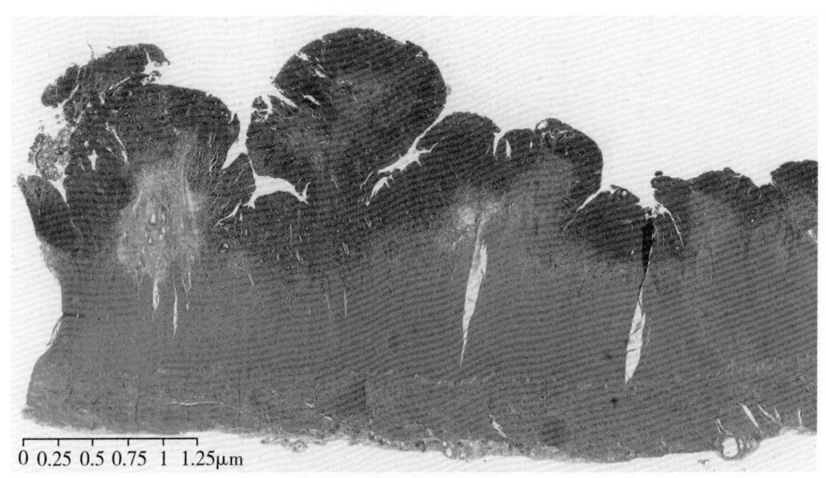

图 9-5 UC 手术切除组织

炎症主要位于黏膜层，黏膜炎性息肉，肌层增厚。

第 3 节 鉴别诊断

一、肠结核

病变可累及各部位，但多见于回盲部，局限性环周溃疡或隆起。病变以溃疡基底部或黏膜下层肉芽肿为主，肠壁各层可见大量肉芽肿，肉芽肿体积大，数量多，常融合，可见朗汉斯巨细胞（图 9-6）。肉芽肿旁可见大量炎症细胞浸润、溃疡、纤维化等改变，距肉芽肿较近处黏膜可呈慢性肠炎。没有肉芽肿的肠壁，各层形态基本正常。肠旁淋巴结常见体积巨大的肉芽肿，中央可见典型干酪样坏死。抗酸染色阳性支持肠结核的诊断，但阳性率仅为 10%；结核 PCR 检测敏感性较高，有助于结核感染的确定。

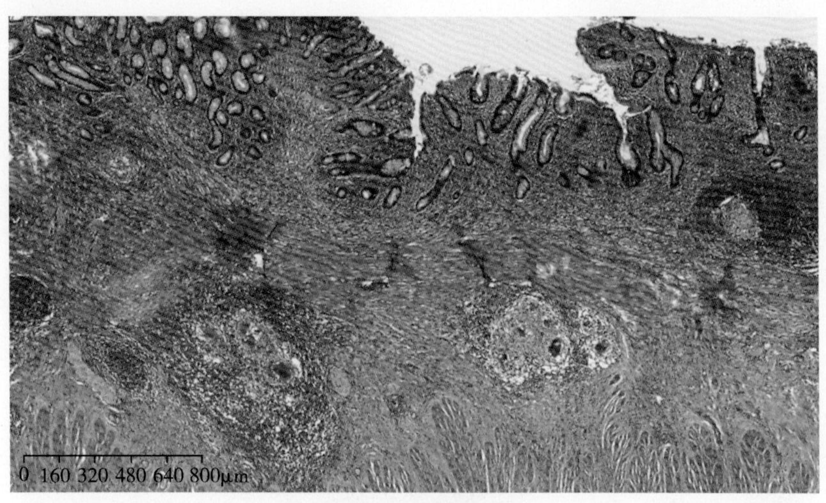

图 9-6　肠结核

肠壁肉芽肿易见，体积大，融合。

手术切除标本大多可见较典型的结核肉芽肿，诊断比较明确，但经过有效的抗结核治疗后，肉芽肿可能数量显著减少或完全消失，遗留特征与 CD 具有相似性，诊断需要依靠治疗前活检。黏膜活检需注意典型的结核肉芽肿常位于黏膜下层，若活检取材较表浅，有可能见不到肉芽肿或仅见体积很小的肉芽肿，与 CD 鉴别困难，需要结合临床及病原学检查综合分析。

二、肠白塞病

肠白塞病常见回盲部单个或多个境界清楚的深溃疡，少数病例因肠道狭窄或肿块而行手术治疗。特征性病理改变为血管炎，常位于黏膜下层或浆膜层，静脉或动脉壁及其周围淋巴细胞浸润，在手术切除标本中需注意寻找血管炎或血管狭窄、闭锁，常位于溃疡底部肠壁黏膜下层、浆膜下层，但应注意邻近溃疡，尤其是炎性肉芽组织内的血管壁炎症细胞浸润不能作为有诊断价值的血管炎。肠壁深大溃疡，溃疡底部可见透壁性炎、肠壁纤维化等，溃疡旁黏膜可见慢性肠炎，但肠壁病变较局限，距离溃疡较远处肠壁结构正常。而 CD 则在溃疡、非溃疡肠壁都有透壁性炎、广泛纤维化的特征（图 9-7），因此手术切除标本取材不要仅局限于溃疡处，在溃疡旁、非溃疡处及系膜部位取材，对鉴别诊断有帮助。肉芽肿不是肠白塞病变的一部分，若发现典型上皮样肉芽肿，基本可排除肠白塞病，但需注意除外溃疡、穿孔或过去手术史所造成的异物肉芽肿。

黏膜活检一般取材较浅，很少取到血管炎所在部位（黏膜下层），因此很难通过活检诊断肠白塞病。黏膜活检常在溃疡处取材，主要见炎性肉芽组织，溃疡旁黏膜呈慢性肠炎，可见绒毛增粗、隐窝分支等病变，炎症细胞数量多少不等，很难与 CD 进行鉴别。然而，如果发现典型黏膜内肉芽肿，诊断倾向 CD。

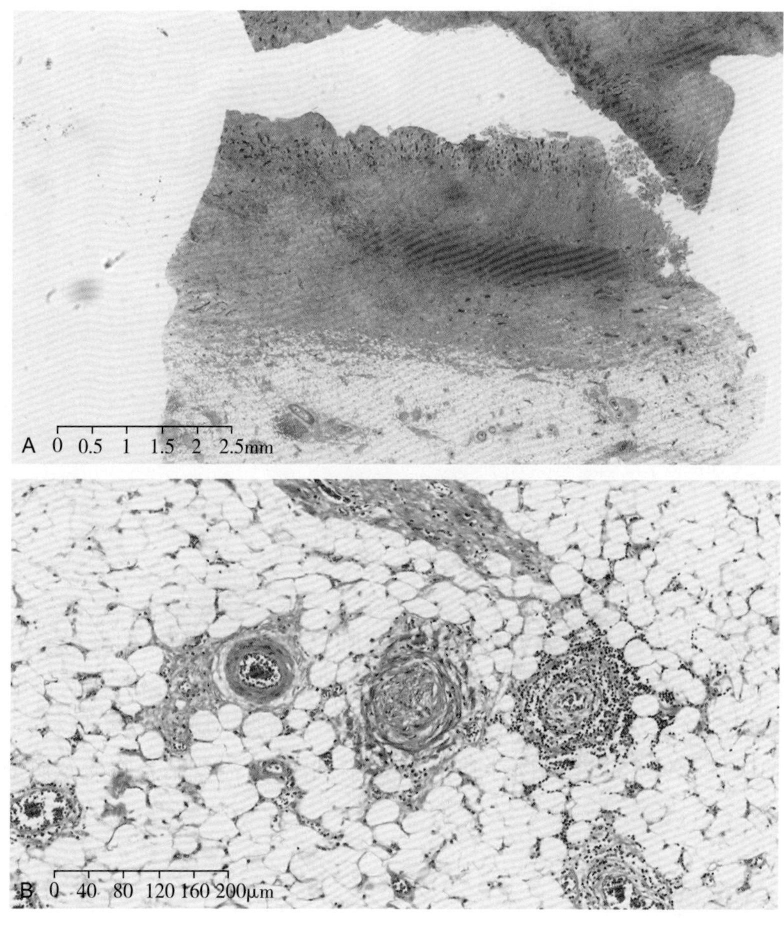

图 9-7 肠白塞病

A. 肠壁溃疡，纤维组织增生；B. 浆膜下层淋巴细胞性静脉炎。

三、特发性肠道血管病 / 血管炎

原因不明的一类肠道血管病变，累及动脉或静脉，导致肠壁慢性缺血，肠壁溃疡或肠壁增厚。这类病变发病率低，容易误诊，主要依靠手术切除标本观察肠壁血管形态特征进行诊断，黏膜活检组织很难确诊。

动脉纤维平滑肌结构不良是原因不明的非炎症性、非动脉粥样硬化性血管病。常累及中动脉，少数累及肠系膜动脉，内膜或中膜的纤维平滑肌增生，血管腔狭窄以及逐渐闭塞。影像学动脉节段性狭窄、动脉瘤样扩张间隔出现，呈串珠状特征。病变血管大多为中动脉，手术切除标本不一定将病变血管切除，主要依靠影像学进行诊断。

肠道淋巴细胞静脉炎是发生于胃肠道静脉的血管炎，不伴系统性受累。病变可累及小肠和 / 或结肠，肠壁及肠系膜小静脉可见血管炎，管壁淋巴细胞浸润，可伴有血栓形成，也可见静脉纤维内膜增生，管腔闭塞。

特发性肠系膜静脉肌内膜增生是一种非血栓性、非炎症性肠系膜静脉闭塞，好发于直肠、乙状结肠，肠系膜静脉管壁平滑肌显著增生，管腔狭窄。黏膜常呈急性缺血改变，隐窝枯萎，固有层毛细血管动脉化，血管壁纤维素性沉积，透明血栓形成。

肠道血管病可累及单节段肠管，也可累及多节段肠管，肠壁溃疡，溃疡旁黏膜大多呈慢性肠炎，肠壁可见多少不等的炎症细胞浸润、纤维化，与 CD 相似，但血管病变引起的慢性肠炎、透壁性炎、纤维化等病变多局限于溃疡旁，远离溃疡的肠壁结构正常。

四、药物性肠炎

药物性肠炎内镜常见结肠黏膜广泛充血、红斑、糜烂，与UC的内镜改变相似。组织学上，不同药物可引起不同的黏膜损伤模式，包括缺血模式、局灶性活动性肠炎模式、移植物抗宿主反应样模式、显微镜下肠炎模式、慢性肠炎模式、坏死性肠炎模式等。缺血模式、黏膜结构改变而固有层炎症较轻、嗜酸性粒细胞浸润等特征提示可能为药物性肠炎。诊断需要仔细询问患者药物史。

五、缺血性肠病

缺血性肠病常见于有心血管疾病的老年人，常见于结肠左曲及乙状结肠，直肠很少发生缺血性肠病。急性缺血时，黏膜上半部隐窝枯萎，隐窝体积变小，上皮细胞呈立方状，胞质减少，杯状细胞消失，上皮萎缩或脱落，固有层炎症细胞少。缺血时间较长，黏膜固有层透明变性。

第 4 节　IBD 合并机会性感染病理诊断

一、IBD 合并 CMV 感染

IBD 合并 CMV 感染多见于 UC（10% ～ 56%），CD 则较少（0 ～ 29%）。IBD 合并 CMV 感染导致溃疡加重，CMV 感染的细胞主要集中于溃疡底部及溃疡边缘，细胞体积明显增大，细胞核或细胞质见显著的紫红色病毒包涵体（图 9-8）。隐窝细胞凋亡或隐窝枯萎等表现需要注意排除 CMV 感染。CMV 免疫组织化学或原位杂交敏感性高，建议通过免疫组织化学或原位杂交确定有无 CMV 感染，并报告阳性细胞数量。

二、IBD 合并 EBV 感染

IBD 合并 EBV 感染多见于 UC（文献报道占 33% ～ 81%），CD 罕见合并 EBV 感染。肠道 EBV 感染细胞主要为淋巴细胞，感染严重者可见溃疡形成，但感染细胞没有特殊的形态特征，需通过 EBV 编码 RNA（EBV-encoded RNA，EBER）原位杂交确定。全片个别 EBER 阳性细胞，可能为非致病性潜伏感染。EB 病毒性肠炎 EBER 阳性细胞数量较多，其临床意义需要综合临床表现、内镜特征、外周血 EBV-DNA 拷贝数、组织学特征进行综合分析。EBER

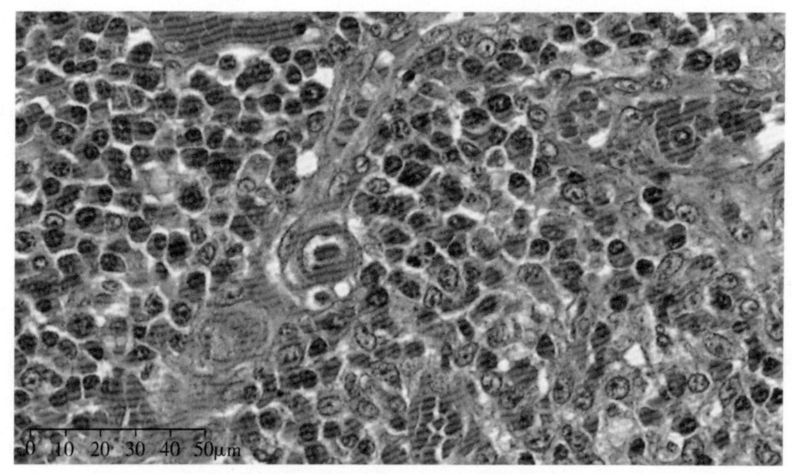

图 9-8 IBD 合并 CMV 感染

CMV 感染细胞体积巨大，可见嗜酸性病毒包涵体。

阳性细胞＞10 个 /HPF 者临床常表现为较重的活动性炎症，虫蚀状溃疡，外周血 EBV-DNA 拷贝数增高。

IBD 合并 EBV 感染导致活动性炎症加重，黏膜溃疡，治疗反应不佳，但目前尚未见 IBD 合并 EBV 感染进展为 IBD 相关淋巴组织增殖性疾病的报道。

长期使用免疫抑制剂的 IBD 患者，可发生医源性免疫缺陷相关淋巴组织增殖性疾病，常见弥漫大 B 细胞淋巴瘤、滤泡性淋巴瘤等，部分病例 EBV 阳性。

第 5 节　IBD 相关异型增生与肠癌病理诊断

一、IBD 相关异型增生

异型增生指出现明确的肿瘤性上皮的组织学特征，不伴组织浸润的证据。异型增生常为多灶性、相互不连续的病灶。UC 相关异型增生可发生于结肠任何部位，常见于持续性慢性活动性炎部位。CD 具有发生结直肠癌和小肠癌的风险，结直肠癌好发部位与 UC 相似，小肠癌多累及远端空肠和回肠。

异型增生分为异型增生不确定（indefinite for dysplasia，IFD）、低级别异型增生（low grade dysplasia，LGD）和高级别异型增生（high grade dysplasia，HGD）。低级别异型增生呈腺管状和 / 或绒毛状，隐窝密度增加。异型细胞核增大、拉长，呈杆状，细胞层次增多，排列拥挤，细胞核主要局限于细胞下半部，细胞极向存在。异型增生常起始于黏膜表面，失去表面成熟。高级别异型增生隐窝排列非常拥挤，背靠背、筛状、出芽、分支等常见。细胞体积显著增大，细胞核常为圆形或卵圆形，核质比增大，核染色质深，核分裂象常见。细胞极向紊乱，细胞层次增多，累及上皮全层。异型增生不确定用于无法确定是炎症刺激引起的再生性改变还是肿瘤性增生时，常见于在活动性炎背景下过度的上皮增生或非活动性炎背景下无法解释的上皮增生。应在短期内（3 ～ 6 个月）重复活检，若为炎症导致的再生性改变，活动性炎症消退后增生隐窝应恢复正常；若为真正的异型增生，则在活动性炎症消退后病变持续存在。

免疫组织化学在一定程度上对异型增生的诊断有帮助。*p53* 基因突变是 IBD 相关异型增生早期发生的基因改变，也是最常见的基因突变类型，p53 免疫组织化学是 IBD 相关异型增生诊断中最常用的指标。p53 强阳性表达见于 33% ～ 67% 的 IBD 相关异型增生病例。Ki-67 的分布和阳性率对异型增生有提示作用。正常情况下 Ki-67 阳性细胞主要局限于隐窝下 1/3。异型增生 Ki-67 阳性细胞延伸至隐窝上半部，甚至上皮表面。

病理医师对异型增生的诊断一致性不理想，尤其是低级别异型增生与再生性改变的鉴别、低级别异型增生与高级别异型增生的鉴别，常出现分歧。由于异型增生的病理诊断对于临床决策非常关键，故建议病理医师在诊断 IBD 相关异型增生，尤其是内镜不可见异型增生时，需要两位以上病理医师独立阅片判读，当所有医师都一致同意异型增生时，才发出诊断报告。

二、IBD 相关肠癌

IBD 相关结直肠癌在结直肠各肠段均可发生，左半结肠较多见。CD 相关小肠癌多见于远端空肠和回肠。CD 伴肛周瘘管可发生鳞状细胞癌。癌灶可为多灶性。大体形态呈溃疡、结节状、不规则肿物、狭窄等。

组织学类型以黏液癌和印戒细胞癌多见，部分病例为分化好的腺癌。CD 相关小肠癌常具有胃型分化特征。

诊断中需要注意有些 IBD 相关肠癌病例，浸润癌表面黏膜仅为异型增生，浸润癌位置较深，活检很难取到浸润癌部分。因此，当活检诊断为 IBD 相关异型增生时，临床医师应注意结合内镜及影像学特征判断是否有浸润癌的可能性（图 9-9）。

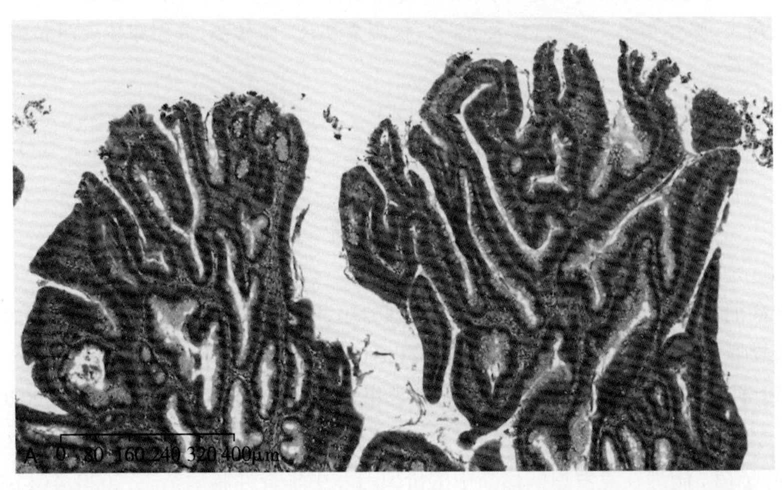

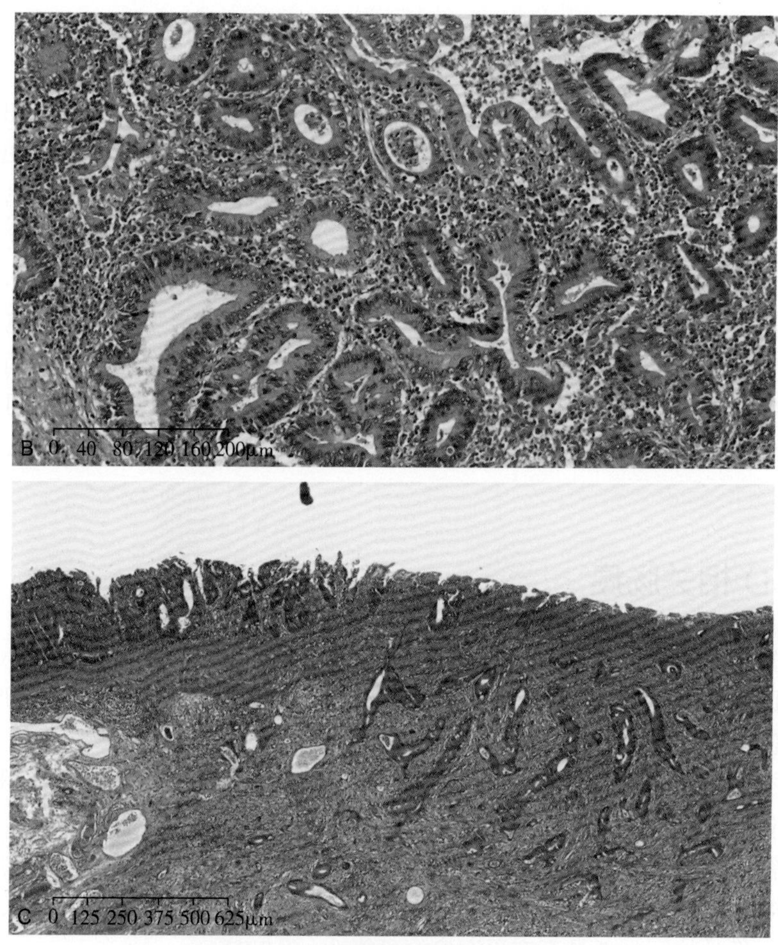

图 9-9 IBD 合并异型增生与结直肠癌

A. 低级别上皮内瘤变，腺体密度增加，细胞核呈杆状；B. 高级别上皮内瘤变，腺体形态不规则，核大、深染，极向紊乱；C. 结肠癌，异型腺体浸润黏膜下层。

（叶子茵　肖书渊）

参考文献

[1] 中华医学会消化病学分会炎症性肠病学组病理分组，叶子茵，肖书渊，等．中国炎症性肠病病理诊断专家指导意见[J]. 中华炎性肠病杂志，2021，5(1)：5-20.

[2] 肖书渊，叶子茵，陈敏，等．炎症性肠病病理诊断专家建议[J]. 中华消化杂志，2020，40(3)：180-185.

[3] 肖书渊，叶子茵．病理在克罗恩病诊断中的价值[J]. 中华炎性肠病杂志，2020，4(1)：7-11.

[4] 陈琰琰，叶子茵，肖书渊．从病理科医生角度看累及肠道的血管疾病[J]. 中华炎性肠病杂志，2020，4(2)：89-95.

[5] 中华医学会消化病学分会消化病理协作组，叶子茵，肖书渊，等．肠道 EB 病毒感染组织检测和病

理诊断共识[J]. 中华消化杂志,2019,39(7):433-437.

[6] 肖书渊 . 规范炎症性肠病的病理诊断[J]. 中华炎性肠病杂志,2018,2(3):148-150.

[7] MAGRO F,GIONCHETTI P,ELIAKIM R,et al. Third European evidence-based consensus on diagnosis and management of ulcerative colitis. Part 1:definitions,diagnosis,extra-intestinal manifestations, pregnancy,cancer surveillance,surgery,and ileo-anal pouch disorders[J]. J Crohns Colitis,2017,11(6): 649-670.

[8] GOMOLLÓN F,DIGNASS A,ANNESE V,et al. 3rd European evidence-based consensus on the diagnosis and management of crohn's disease 2016:part 1:diagnosis and medical management [J]. J Crohns Colitis,2017,11(1):3-25.

[9] XIAO S Y. Color atlas and synopsis:gastrointestinal pathology [M]. New York:McGraw-Hill Education, 2015:3-18.

[10] LANGNER C,MAGRO F,DRIESSEN A,et al. The histopathological approach to inflammatory bowel disease:a practice guide [J]. Virchows Arch,2014,464(5):511-527.

[11] MAGRO F,LANGNER C,DRIESSEN A,et al. European consensus on the histopathology of inflammatory bowel disease [J]. J Crohns Colitis,2013,7(10):827-851.

第 10 章　炎症性肠病标准化超声检查及超声特征

炎症性肠病（inflammatory bowel disease，IBD）患者在一生中需反复多次对病情进行评估，肠道超声（intestinal ultrasound）检查因其操作简便、经济、无辐射而成为 IBD 长期随访的理想检查手段。肠道超声在 IBD 中的应用已有 40 余年的历史，欧洲生物医学超声学会联盟（European Federation of Societies for Ultrasound in Medicine and Biology，EFSUMB）和欧洲克罗恩病和结肠炎组织（European Crohn's and Colitis Organization，ECCO）- 欧洲胃肠道和腹部放射学会（European Society of Gastroenterology and Abdominal Radiology，ESGAR）指南均把肠道超声列为 IBD 的一线诊断手段之一，在妊娠期、儿童、重症床边 IBD 患者中更被列为首选检查手段。

一、肠道超声在 IBD 中应用的适应证和流程

IBD 肠道超声一般指经腹肠道超声（intestinal ultrasound）。广义的肠道超声还包括观察胃和食管的胃肠道超声（gastrointestinal ultrasound，GIUS）、观察直肠和肛周的经直肠超声（transrectal ultrasound，TRUS）、会阴超声（perineal ultrasound，PUS）和从腔面观察的超声内镜（endoscopic ultrasound）等。本章主要阐述的是经腹肠道超声。目前应用于肠道超声的技术中，二维超声和彩色多普勒超声在临床应用最为广泛，可观察到病变肠壁的增厚程度、血供情况、肠壁层次变化、肠狭窄、肠瘘、肠旁脓肿、肠旁肠系膜增生和肿大淋巴结等超声征象；超声造影、弹性超声、腔内超声造影等新技术为 IBD 的多个领域提供了新的诊断方案和依据，具有临床价值和创新性。

肠道超声在 IBD 患者中应用优势是患者易耐受、无辐射、经济，便于多次评估和复查，可用于妊娠妇女和儿童。操作方便，便于重症患者的床旁诊断和复查。肠道超声诊断 IBD 的准确率高，IBD 的好发部位回盲部近体表，超声易于显示。荟萃分析提示，肠道超声诊断 IBD 病变部位、疾病活动度及并发症与 CTE/MRE 成像有类似的高诊断率。

肠道超声在 IBD 患者中无绝对禁忌证，在肠梗阻、肠瘘等并发症和重症患者中均可使用。经腹肠道超声的不足之处是，肠道积气时会影响观察，后方显示不清。腹壁肥厚的患者声波穿透较差，盆腔位置较深的小肠显示不如 CTE 和 MRE。直肠下段经腹显示不清，可结合经肛周或经直肠超声探头扫查。

与内镜及其他影像学检查方法比较：较之内镜检查，经腹肠道超声检查的优势是可以显示肠壁全层和肠旁情况（淋巴结、脓肿、肠系膜增生等），并且不受肠道狭窄限制。但内镜下一些较轻的 IBD 改变如孤立的小息肉或结节样改变、小的阿弗他溃疡、局部小糜烂、IBD 治疗后的白色瘢痕改变等经腹肠道超声不易发现，这与其他影像学检查手段是类似的。较之放射影像学 CTE/MRE，超声操作更方便，无放射性，可床旁操作，组织分辨力较高，可显示更多细节，如肠壁轻度增厚、肠壁层次、肠旁包块的微小结构等，并且对肠旁脓肿可即时床旁实施超声引导下脓肿穿刺引流术。如前所述，对腹壁肥厚、病变位置较深、直肠下段的超声检查透声受影响，不如 CTE/MRE。对肠道造瘘术后使用肛袋不方便取下的患者，超声检查会受到影响。对胶囊滞留（异物）的检出不如 CTE。此外，超声具有一定操作者经验依赖性，但经过规范培训之后的有经验的肠道超声医师，对病变的检出率双人操作一致性可达 90% 以上。

肠道超声可用于 IBD 的领域，包括病变部位和累及范围、疾病活动度、诊断并发症、疗效预测与疗效评估、术后随访等。肠道超声在 IBD 患者的诊治流程见图 10-1，贯穿初筛、初诊、治疗、随访全过程。在初诊患者中可作为内镜和 CTE/MRE 的重要补充检查手段，ECCO 指南特别强调了肠道超声在诊断 IBD 小肠累及、肠瘘、肠旁脓肿、术后复查及妊娠妇女患者中具有优势。在随访患者中，因超声本身特点适合短期多次随访，专家共识推荐在随访患者出现症状未到常规复查时间时，应用超声鉴别功能性胃肠病和疾病复发。肠道超声的使用不仅包括诊断，还包括治疗，如超声引导下脓肿穿刺引流。肠道超声还有助于评估 IBD 治疗新目标“透壁愈合”。如图 10-1 所示，超声新技术也逐渐实际应用于 IBD 的诊疗环节，为临床提供更多信息和帮助，如弹性超声鉴别诊断克罗恩病炎症性狭窄和纤维性狭窄，静脉超声造影鉴别诊断脓肿和蜂窝织炎，腔内超声造影诊断 IBD 瘘管。

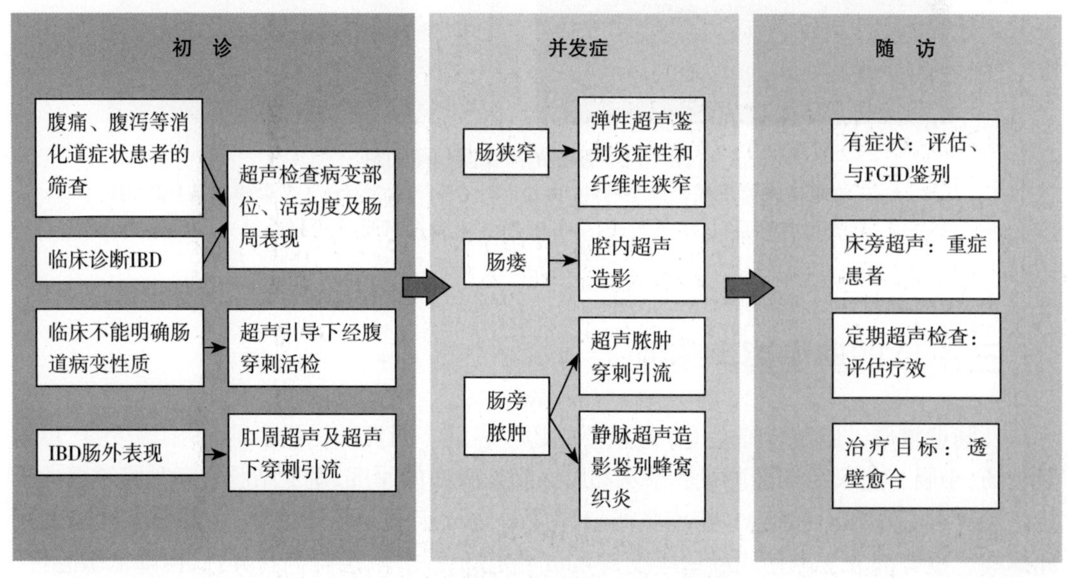

图 10-1　肠道超声在 IBD 中的使用流程

FGID，功能性胃肠病。

二、肠道超声操作和正常肠壁声像图表现

肠道准备一般为检查前2天嘱患者低渣半流饮食，检查前禁食6小时，必要时清洁灌肠和使用口服或灌肠助显剂。检查前30分钟口服500～800ml助显剂（比如稀释的聚乙二醇溶液），称小肠超声成像（small intestine contrast ultrasound，SICUS），可提高诊断效能。通常使用的探头频率为3.5～15.0MHz，首先运用低频腹部探头进行全腹结肠、小肠肠道检查，此时可发现一些较显著的病变和肠外包块，观察累及周围脏器的情况，然后再用高频线阵探头详细地检查病变肠段肠壁结构。高频探头检查是重点，在这个超声条件下测量肠壁厚度，评估层次和血流等。

正常肠壁超声图像通常分为5层结构，由肠腔侧黏膜面开始分别为黏膜面（高回声）、黏膜肌层（低回声）、黏膜下层（高回声）、固有肌层（低回声）、浆膜面（高回声）（图10-2）。随着超声机器设备的进步，新的超声仪器可以看到更加丰富的层次，大于5层层次，固有肌层可区分出内侧的环形肌和外侧的纵行肌，结肠可见结肠袋结构，呈阶梯状，小肠腔内可见较细密的绒毛结构。彩色多普勒超声可显示稀少点状血流信号或无血流信号。正常肠壁较柔软，蠕动佳。在肠系膜根部可见反应性淋巴结。

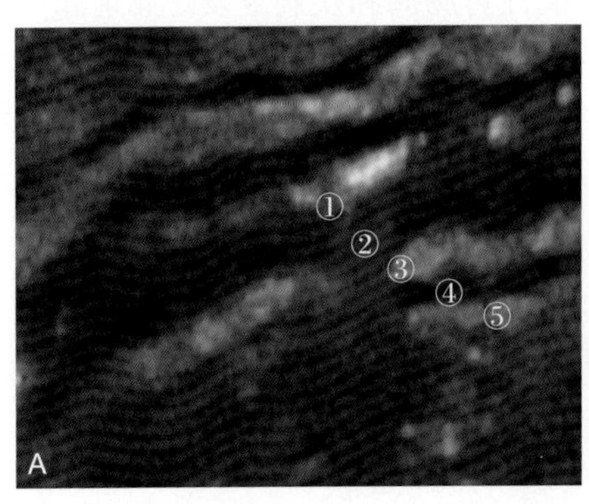

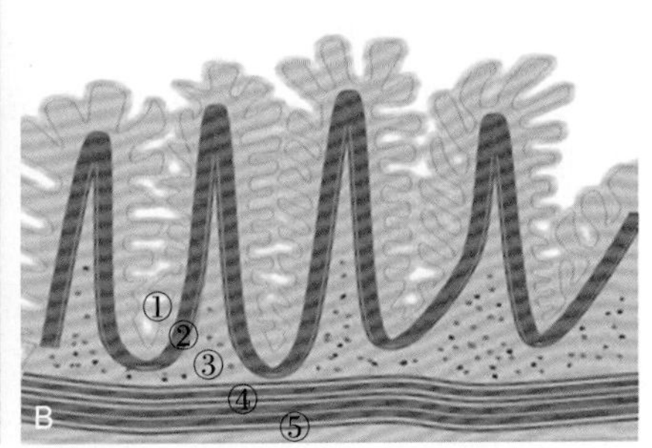

图10-2 肠壁的声像图和模式图

A.二维超声声像图显示肠壁结构，由内向外分别为黏膜面（①）、黏膜肌层（②）、黏膜下层（③）、固有肌层（④）、浆膜面（⑤）；B.图A对应的肠壁结构模式图。

三、CD的典型超声表现

1.肠壁增厚 肠壁增厚是CD最重要的超声表现。回盲部受累多见，多节段受累，可累及结肠、小肠。建议纵切面测量肠壁从黏膜面到浆膜面的厚度，避免结肠袋和黏膜皱襞的干扰。2021年版ECCO-ESGAR指南将肠壁厚度>3mm定义为肠壁增厚，大部分文献也使用此标准。也有部分文献使用肠壁厚度>4mm界定肠壁增厚，会提高特异性，但降低敏感性。有部分文献定义小肠>2mm，结肠>3mm，乙状结肠>4mm，为肠壁增厚。儿童的肠壁>2mm为肠壁增厚。CD术后吻合口或新回肠末端>3mm提示增厚（但有部分研究将cut-off值提高到4mm或5mm从而提高诊断特异性）。

肠壁增厚是发现肠道病变的重要指标。肠壁增厚的程度与疾病活动度、预后、术后复发有关。肠壁内部各层次的增厚值对临床的意义尚不确定。疾病活动期通常黏膜下层增厚显著，横切面呈靶环征，纵切面呈水管征或三明治征。

经过治疗后肠壁厚度恢复正常≤3mm，认为透壁愈合(transmural healing)，是较临床愈合、黏膜愈合更进一步的治疗靶向目标，与黏膜愈合有较好的相关性，提示患者有更好的预后，也是目前研究的热点。

2. 肠壁血流增加 IBD 疾病活动期肠壁血流增加，彩色多普勒超声显示肠壁内血流信号可采用 Limberg 半定量评分法。它是目前 IBD 肠道超声中较为公认的评分方法。具体如下(图 10-3)：0 级，正常、未增厚的肠壁；Ⅰ级，肠壁增厚，未探及异常血流信号；Ⅱ级，肠壁增厚，见点状或短条状血流信号；Ⅲ级，肠壁增厚并可见长条状(>1cm)的血流信号；Ⅳ级，肠壁增厚且出现与肠系膜相连的长条状血流信号。分级越高，提示 CD 炎症活动程度越高，通常 Limberg Ⅲ/Ⅳ级认为是疾病活动期的表现。其他方法如血流条数 /cm^2、血流填充面积占比等也可反映肠壁的血流灌注。疾病活动期的患者肠系膜上动脉流速也可增加，但该指标特异性不高。

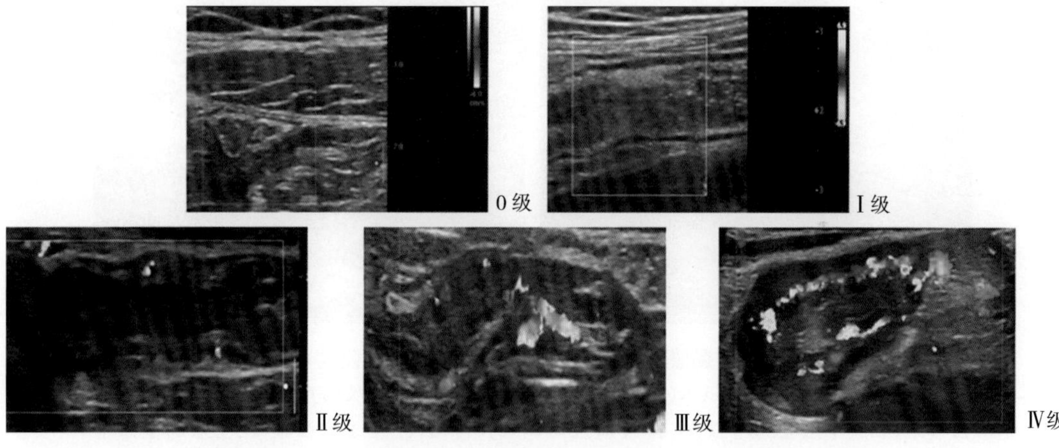

图 10-3 IBD 肠壁彩色多普勒超声 Limberg 血流信号分级声像图

彩色多普勒超声评估疾病活动性、判断治疗效果与临床和内镜一致性高，但受患者体形、深度、设备性能影响较大，且存在运动伪像。

超声造影(contrast-enhanced ultrasound，CEUS)通过静脉注射超声微泡对比剂(常用声诺维)观察肠壁的血流灌注情况，可评估 CD 炎症活动度，较彩色多普勒超声受影响小，且更为客观和准确。它可进行定性分析和定量分析。定性分析观察 CD 患者肠壁 CEUS 增强模式：可表现为稍高增强、黏膜下层增强、由内向外全层增强及全层迅速增强(部分举例如图 10-4)。稍高增强模式提示疾病处于缓解期，而后三种增强模式多见于活动期。CEUS 定量分析参数包括上升时间(RT)、达峰时间(TTP)、峰值强度(PI)等，RT 为靶区增强水平 10% 峰值强度上升至 90% 的时间，TTP 为时间 0 点到达峰值强度的时间。可后期使用软件得到时间强度曲线，获取参数结果更为客观。但 CEUS 也受气体、深度、压力等影响因素，无气体干扰的情况下优先选择肠道纵切面后壁进行分析，目前对参数分析界定值尚未达成共识。

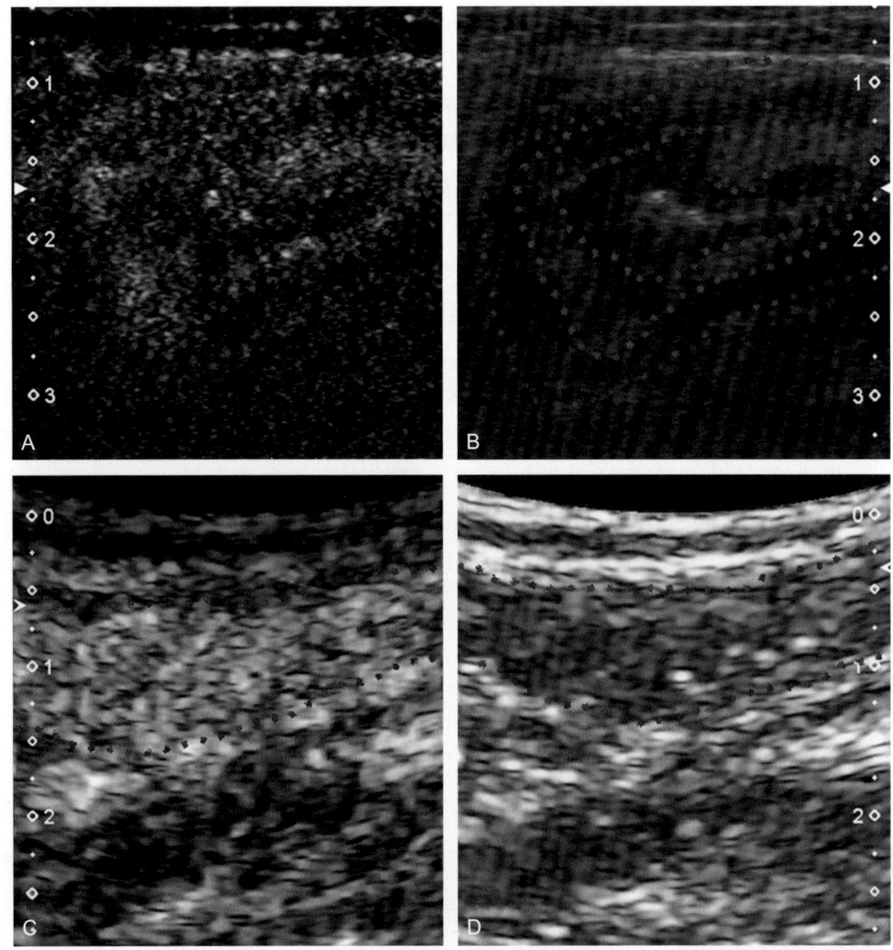

图 10-4 CD 肠壁黏膜下层分层增强模式和全层增强模式 CEUS 声像图

CD 病变增厚肠壁 CEUS（A、C）和对应二维超声（B、D）双幅声像图：A. 黏膜下层增强模式，黏膜下层呈高增强；B. 图 A 对应的二维声像图；C. 全层增强模式，全层肠壁高增强；D. 图 C 对应的二维声像图。红色虚线内为肠壁，蓝色虚线内为黏膜下层。

一般 IBD 肠道超声造影报告应包括的主要内容有：靶肠段开始增强时间、达峰时间、增强模式和强度。

3. 肠壁层次改变 肠壁层次异常改变可表现为局部层次结构消失，或全层层次结构消失呈全层不均低回声（图 10-5）。这个指标与疾病活动有关，提示有一定手术风险。体外研究提示，肠壁层次结构破坏可能是由 CD 深大溃疡、纵行溃疡导致的。

4. 肠系膜增生 表现为肠旁肠系膜肥厚，回声增高，纹理模糊，范围距离浆膜层>0.5cm，或“肿物包裹样表现”（mass effect wrapping）（图 10-6）。肠系膜增生与疾病活动、纤维化、肠狭窄等有关。40% ～ 50% 的 CD 患者在超声下有肠系膜增生，研究提示与疾病活动有一定关系，而随着治疗应答增生情况有所改善。

5. 肠狭窄 超声下 CD 肠狭窄表现为肠壁增厚并僵硬，肠腔内径狭窄（<1cm），伴近端肠管扩张（>2.5 ～ 3cm 或正常肠腔 1.5 倍），可有近端肠内容物往返运动。肠道超声诊断肠狭窄的敏感性为 74% ～ 100%，特异性为 89% ～ 93%。检查前 30 分钟口服助显剂的小肠

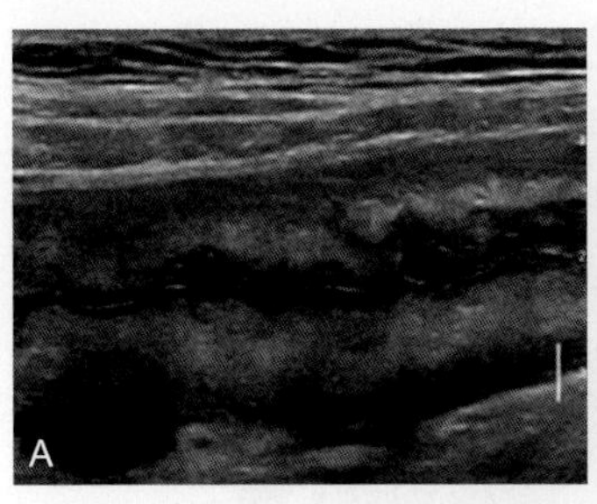

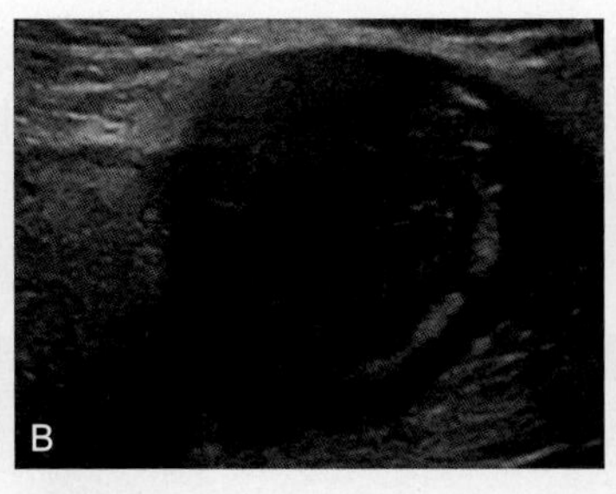

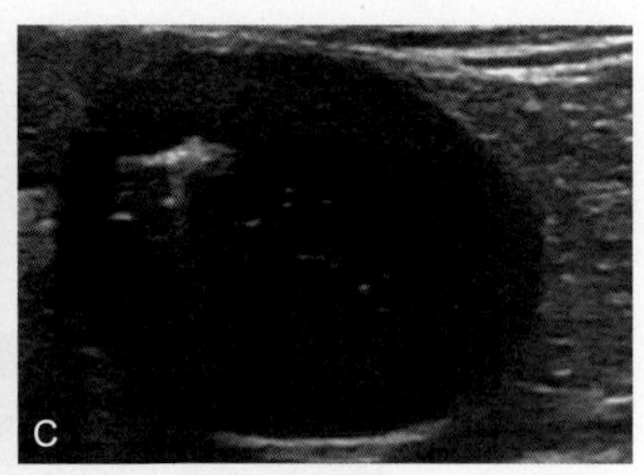

图 10-5　CD 肠壁层次结构声像图

A. 病变增厚的肠壁以黏膜下层增厚为主，层次结构完整；B. 局部层次结构消失；C. 全层层次结构消失，呈全层不均低回声，未见层次结构。

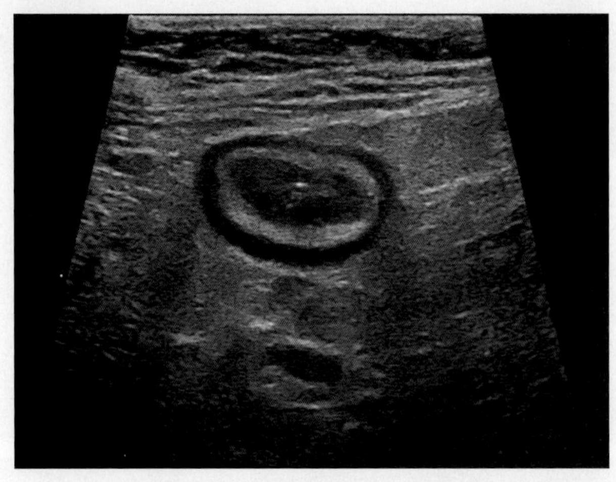

图 10-6　CD 肠系膜增生声像图

超声成像（SICUS）可提高诊断敏感性。CD 肠狭窄可分为炎症性狭窄和纤维性狭窄，两种类型狭窄治疗方案不同。传统超声对鉴别这两种肠道狭窄类型作用有限，肠壁低回声提示炎性为主，不均匀非正常层次肠壁提示纤维性为主。超声造影可提示肠壁的炎性程度。弹性超声可反映组织硬度，对狭窄的鉴别较有意义，为临床提供新的诊断方法。纤维性狭窄的弹性硬度往往高于炎性狭窄，目前使用最多的是剪切波弹性（图 10-7）和应力式弹性。尽管随着技术和设备的更新进步，弹性稳定性增加，双人操作一致性可达到 70% 以上，但对具体的界定值尚未达成共识。

6. **肠瘘**　肠道穿透病变是 CD 常见的并发症。CD 窦道（sinus tract）为起于肠道裂隙样病变（fissure），不与体内空腔脏器（如毗邻其他肠管、膀胱）相通的盲管。CD 瘘管（fistula）为肠道与体内空腔脏器或体表相通的管道。CD 肠瘘可分为肠内瘘和肠外瘘，肠内瘘常见肠间瘘（entero-enteric）、肠膀胱瘘（entero-vesical）；肠外瘘常见肠皮瘘（enterocutaneous）。值得一提的是，终止于肠系膜的肠瘘管，大部分影像文献中归为肠内瘘的一种（entero-mesenteric），也有少部分归于窦道。腹腔肠内瘘是诊断的难点，典型表现为肠道与周围肠系膜或脏器间的异常管道，呈低回声，管道状或不规则状，内可见气体回声或肠内容物流动。CD 肠内瘘的特点是复杂、细小。相较于其他类型瘘如外科术后瘘，它的内径细小，通常<2mm。尽管文献报道超声对瘘管和 CD/MR 有类似的高敏感性（67% ～ 87%）和特异性（90% ～ 100%），CD

肠内瘘在实际临床工作中很多时候是不典型的、难以直视瘘管的形态和走行。腔内超声造影通过局部注入稀释超声对比剂至肠旁脓腔可提高诊断率，并能在CUES模式下直视瘘管形态解剖、走行及内外瘘口（图10-8）。

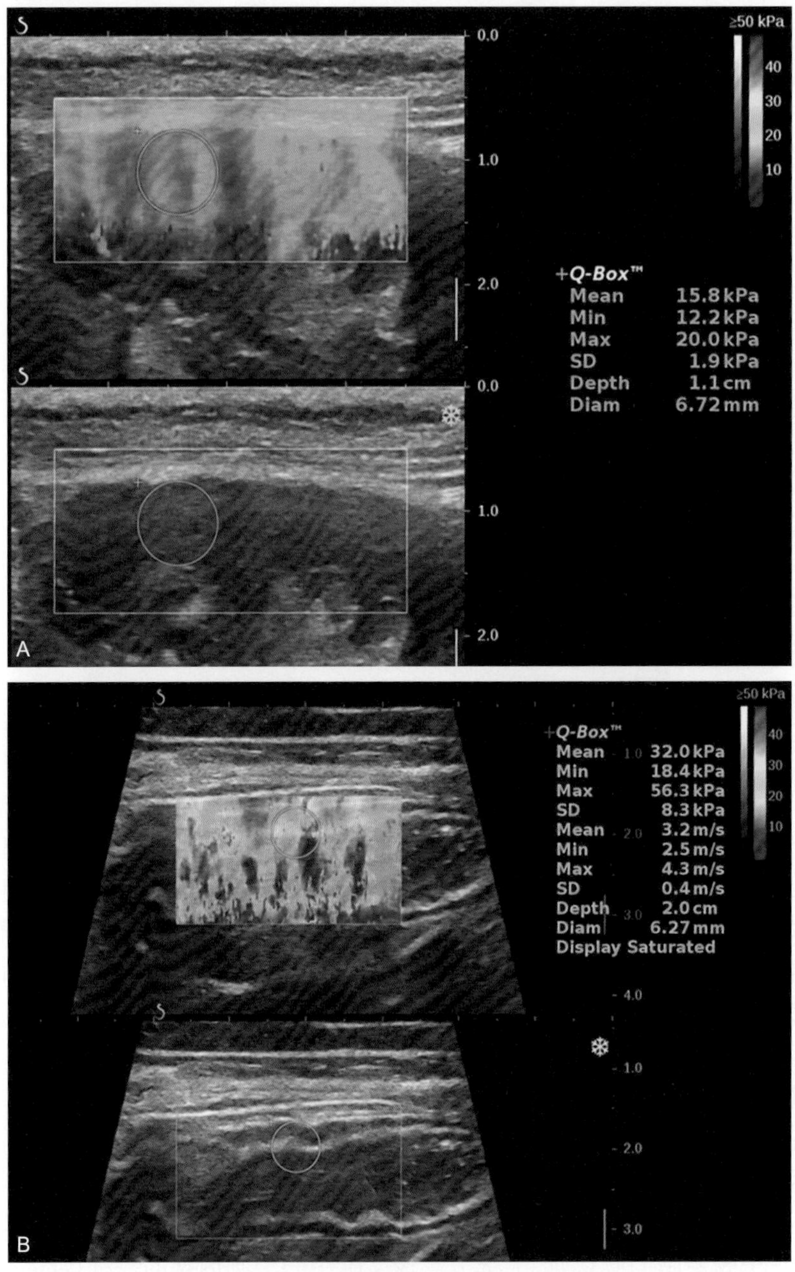

图10-7　CD肠狭窄肠段剪切波弹性声像图

A. CD炎症性肠狭窄肠段剪切波弹性声像图：CD患者肠壁增厚，临床提示以炎症性狭窄为主，测量弹性值为15.8kPa；B. CD纤维性肠狭窄肠段剪切波弹性声像图：CD患者肠壁增厚，临床提示以纤维性狭窄为主，测量弹性值为32.0kPa。红色表示组织硬，蓝色表示组织软。

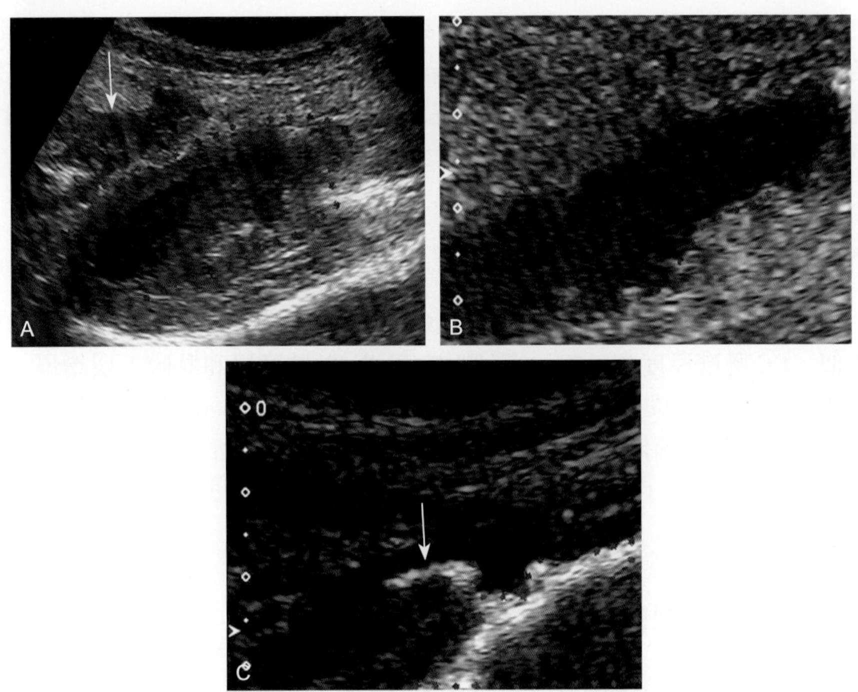

图 10-8　CD 肠内瘘腔内超声造影声像图

A. 回肠病变增厚的肠壁（箭头）旁脓肿（红色虚线），囊壁厚，腔内见低回声混浊液区；B. 静脉超声造影显示脓腔内呈无增强（红色虚线）；C. 脓肿穿刺引流后行腔内超声造影显示脓腔（红色虚线）、瘘管（蓝色虚线）和病变肠管肠腔（箭头）。

7. 腹腔脓肿　CD 患者腹腔脓肿超声表现为因疾病受累而增厚的肠壁旁局限性低回声区，形态不规则，内回声混浊，可有强回声气体回声，囊壁不规则增厚，实性囊壁可见较丰富的血流信号，液区内未见血流信号，常与病变肠段分界不清形成包块（图 10-8）。传统超声对腹腔脓肿有较高的诊断效能，敏感性为 81% ～ 100%，特异性为 92% ～ 94%，腹腔蜂窝织炎和炎性包块也可表现为病变肠壁旁形态不规则实性低回声或混合回声包块，也可伴有少量液性渗出，液化和实性的占比不同。部分回声很低的实性炎性病变与炎症感染后回声增高的混浊液性区难以鉴别，这使得部分患者中传统超声难以鉴别这 3 种情况，无法确定下一步是否需超声引导下脓肿穿刺引流。静脉超声造影有助于鉴别诊断，脓肿显示脓腔内为无增强，脓肿壁可表现为高增强。实性炎性包块和蜂窝织炎以高增强为主，蜂窝织炎可见实性区内小蜂窝状液区无增强。

8. 其他 CD 相关超声指标　其他一些肠外表现如肠系膜淋巴结肿大、腹水、阑尾累及等指标可见于 CD，但临床意义尚不明确，可在报告中描述，不作为核心指标。肠系膜淋巴结肿大为肠系膜单个超声界面＞5 个淋巴结，短径＞5mm，多见于年轻患者、疾病初期、肠瘘或狭窄并发症患者。腹腔游离积液可见于部分 CD 患者，盆腔和髂窝少量游离积液多见，液体清亮，临床意义尚不清楚。CD 阑尾累及需和外科阑尾炎进行鉴别，以避免不必要的腹腔镜下阑尾切除术，CD 相关表现为阑尾增粗，阑尾壁回声减低，伴有回盲部肠壁增厚，阑尾腔内肿胀不显著，无腔内浓稠液体回声表现，周围系膜回声不高，压痛、反跳痛不明显，还需结合临床有无发热、白细胞升高等表现。

综上所述，肠壁厚度、血流、肠壁层次、肠系膜增生、肠狭窄、肠瘘是最常用的反映 CD 疾病表现的超声指标。也有诸多研究将这些指标进行赋值评分，建立类似于内镜 CD 活动性评分系统的超声 CD 活动性评分系统，结果提示与临床、内镜评分一致性好。但目前尚无公认的超声 CD 活动性评分系统。

四、超声在 UC 中的应用

UC 主要发生在结肠，以肠镜评估为主，肠道超声在 UC 中的应用不如 CD 广泛，超声判读方法类似。UC 肠壁厚度常<7mm，不如 CD 显著，以黏膜层和黏膜下层增厚为主。重度 UC 患者肠壁层次结构消失。彩色多普勒超声也可以使用 Limberg 评分评估肠壁血流情况，反映 UC 炎症活动。CEUS 定量评估更为客观，可用于评估炎症活动性和复查评估疗效。UC 肠狭窄和肠瘘发生率不如 CD 高。此外，肠道超声还可诊断 UC 并发症如巨结肠。但对早期癌变监测作用有限。

五、超声介入在 IBD 中的应用

超声介入在 IBD 中最多见的应用是超声引导下脓肿穿刺引流和经腹超声引导下穿刺活检，经腹腔内超声造影是在脓肿穿刺引流后局部腔内注入稀释对比剂显示 CD 肠瘘，属于超声介入和超声造影血管外应用的创新性结合。

1. 超声引导下脓肿穿刺引流 CD 较大的肠旁脓肿（直径>3cm）内科保守治疗效果欠佳，若不能及时引流，可能引起脓毒血症、多脏器功能衰竭甚至危及生命，早期行介入置管引流或手术切开引流控制炎症效果佳，也有利于择期再行病变肠段切除手术治疗。实时超声下引导穿刺可准确定位脓肿的部位、大小、深度，决定最佳穿刺角度及进针途径，用微创的方法可解决 70% 左右的 CD 合并腹腔脓肿病例，结合超声造影可以更好地显示最大液化区和隐藏的不规则液区，更好地引流干净。

CD 合并腹腔脓肿置管引流的禁忌证有：①脓腔前方有大血管、重要实质或空腔脏器，没有合适的穿刺路径；②液化不完全；③有严重凝血功能障碍；④有严重心肺功能疾病。

在操作过程中有几点应注意：①一般选用口径较大的引流管，便于混浊脓液引出，避免坏死物、纤维块等物质堵塞引流管，注意冲洗引流管，必要时可超声复查以调整位置；②对位置较深或盆腔的脓肿前方有其他肠管经过时，可考虑从侧方或背侧入路，部分从肛周脓肿处置管也能引流与之相通的盆腔脓肿；③对于多个分隔脓腔和较隐匿的腔隙，可采用超声造影帮助显示和多点穿刺，充分引流以加速愈合；④视患者引流情况未见明显脓液流出观察 2 ～ 3 天，B 超复查提示脓腔基本消失，可拔除引流管。

2. 腔内超声造影 经腹腔内超声造影（intra-cavitary contrast-enhanced ultrasound，IC-CEUS）是 CD 患者腹腔脓肿穿刺抽脓后，将稀释对比剂局部注入脓腔内，在造影模式下观察对比剂在脓腔、瘘管、肠腔的流动情况，得到肠瘘的诊断信息，是超声造影在血管外的创新性使用。具体操作流程为超声引导下将细针穿刺活检针置入 CD 病变累及肠段旁的脓腔行脓肿穿刺引流，再通过穿刺针注入 10 ～ 30ml 稀释超声对比剂（声诺维稀释比例 1∶300）。在实时造影模式下观察，一般对比剂经穿刺针首先到达脓腔，进入周围的间隙，如果有瘘管，再可见瘘管显影，最后到达肠腔或累及的其他空腔脏器（见图 10-8）。IC-CEUS 图像评估得到以下信息：①确定瘘管的存在；②分析瘘管的解剖形态：数目、长度、内径等；③评估瘘管和病变肠管、其他腹部空腔脏器如膀胱的关系。该操作简单、安全，目前无严重并发症报道。腔内超声造影对 CD 瘘的准确率可达到 85% 以上，包括肠内瘘、肠膀胱瘘、肠皮瘘等。特别是对于一些细小、走行复杂的瘘管诊断效能高，并可作为肠瘘诊断的“金标准”之一。

3. 经腹超声引导下肠道穿刺活检　肠道准备同肠道超声检查，若病变肿物考虑肠道来源，临床和内镜活检未能明确病变性质，并有合适穿刺路径，可行经腹肠道超声引导下穿刺活检，病理取材满意率高可达 90% 以上，明确诊断，进一步指导治疗。报道 18 ～ 20g 穿刺针最为常用，必要时配备穿刺引导架。每例穿刺次数应以 2 ～ 4 针为宜。调整进针角度，在保证不穿透肠壁的前提下尽量垂直肠壁。穿刺后观察 30 分钟，超声复查有无出血。手术后 6 小时禁食，避免剧烈活动，进半流质饮食 1 天，一般无须预防性使用抗生素。肠道穿刺活检并发症主要有出血、肠瘘、消化液漏、腹膜炎、针道转移等，规范操作下发生率低，无介入操作严重并发症见诸报道。经腹穿刺是存在内镜检查禁忌证、取材不满意或不充分以及存在消化内镜无法到达的小肠段病变时的重要补充手段。

六、其他

超声在 IBD 中还有很多应用。肛周超声可用于观察有肛周病变的 CD 患者肛瘘、肛周脓肿情况。超声还可探查滞留的胶囊内镜。肌骨超声可显示 IBD 相关关节炎、起止点炎等。超声内镜经内镜下紧贴肠道腔面观察病变肠壁层次更为清晰。肝脏超声观察 IBD 相关硬化性胆管炎肝内胆管壁增厚，呈串珠样狭窄。

七、前沿技术

此外，靶向超声造影等前沿研究还揭示了超声分子影像学在 IBD 中的良好应用前景。IBD 的靶向造影目前还在动物实验和体外实验阶段，在国内尚未广泛应用于临床。靶点为 IBD 发病机制相关通路的 NF-κB、TNF-α 靶点等，可静脉注入靶向对比剂或肠道腔内喷洒靶向对比剂，结果显示 IBD 动物模型靶区增强明显，治疗后增强强度降低。

（陈瑜君　谢晓燕）

参考文献

［1］MACONI G，NYLUND K，RIPOLLES T，et al. EFSUMB recommendations and clinical guidelines for intestinal ultrasound（GIUS）in inflammatory bowel diseases［J］. Ultraschall Med，2018，39（3）：304-317.

［2］KUCHARZIK T，TIELBEEK J，CARTER D，et al. ECCO-ESGAR topical review on optimizing reporting for cross-sectional imaging in IBD［J］. J Crohns Colitis，2022，16（4）：523-543.

［3］BRYANT R，FRIEDMAN A. Gastrointestinal ultrasound in inflammatory bowel disease：an underused resource with potential paradigm-changing application［J］. Gut，2018，67（5）：973-985.

[4] FRAQUELLI M, COLLI A, CASAZZA G, et al. Role of US in detection of Crohn disease: meta-analysis[J]. Radiology, 2005, 236(1): 95-101.

[5] LIMBERG B. Diagnosis of chronic inflammatory bowel disease by ultrasonography [J]. Z Gastroenterol, 1999, 37(6): 495-508.

[6] CHEN Y, MAO R, XIE X, et al. Intracavitary contrast-enhanced ultrasonography to detect enterovesical fistula in Crohn's Disease [J]. Gastroenterology, 2016, 150(2): 315-317.

[7] CHEN Y, MAO R, LI X, et al. Real-time shear wave ultrasound elastography differentiates fibrotic from inflammatory strictures in patients with Crohn's Disease [J]. Inflamm Bowel Dis, 2018, 24(10): 2183-2190.

[8] BOTS S, NYLUND K, LÖWENBERG M, et al. Intestinal ultrasound to assess disease activity in ulcerative colitis: development of a novel UC-Ultrasound Index [J]. J Crohns Colitis, 2021, 15(8): 1264-1271.

治疗篇

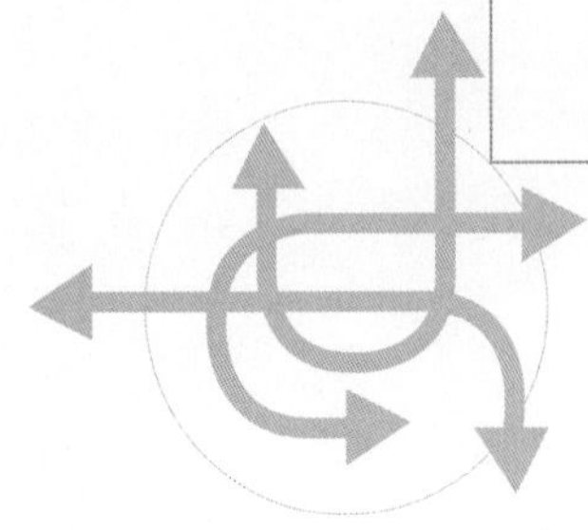

第 11 章　炎症性肠病的治疗目标及监测

一、IBD 的治疗目标

达标治疗的理念来自心血管疾病的启示。心血管疾病的管理中常用到降压达标（降低血压至＜140/90mmHg 可显著降低心血管事件风险）、降脂达标［降低血脂至目标水平（LDL-C＜1.8～3.4mmol/L）可显著预防心血管疾病］、降糖达标（降低血糖水平至 HbA1c＜7% 可显著减少并发症风险）的管理理念，以此减少心血管事件和并发症的发生。基于这样的启示，将达标治疗的理念应用于慢性病管理，可显著改善患者预后。迄今为止，达标治疗理念已被多种自身免疫病权威指南广泛推荐，包括：2010 年类风湿关节炎（RA）国际工作组首次推荐用于 RA 疾病管理；2014 年脊柱关节炎（SpA）国际工作组首次推荐用于 SpA 疾病管理；2014 年系统性红斑狼疮（SLE）国际工作组首次推荐用于 SLE 疾病管理；2015 年国际炎症性肠病研究组织（IOIBD）首次推荐用于 IBD 疾病管理，公布了由 28 位专家达成的共识——STRIDE 倡议，确定了 IBD “达标治疗”（treat-to-target）的治疗目标。

IBD 的治疗目标从临床症状缓解，提高生活质量、实验室指标（CRP、粪便钙卫蛋白）缓解，到内镜、影像学缓解，甚至到黏膜愈合、组织学愈合以达到深度缓解，真正改变疾病病程，IBD 的治疗目标在不断演变。

2015 年 STRIDE 倡议推荐克罗恩病（CD）的治疗目标是：达到临床 / 患者报告结局（PRO）缓解和内镜缓解。临床 /PRO 缓解的定义为腹痛缓解和排便正常，在活动期，至少每 3 个月评估 1 次。内镜缓解的定义为溃疡消除，应该在开始治疗后 6～9 个月评估，当内镜不能充分评估炎症时，通过横断面成像评估炎症的消除是一个目标。除此之外，还可应用一些手段辅助评估，包括生物标志物和组织学评估，但需要说明的是，CRP 和粪便钙卫蛋白（FC）是炎症的辅助指标，并非监测 CD 的目标。而组织学缓解，目前尚未被纳入治疗目标。

2015 年 STRIDE 倡议推荐溃疡性结肠炎（UC）的治疗目标是：达到临床 /PRO 缓解和内镜缓解。临床 /PRO 缓解的定义为缓解直肠出血以及使排便习惯正常化，在活动期，至少每 1～3 个月评估 1 次。内镜缓解的定义为溃疡消除，Mayo 内镜评分为 0 分是最理想的目标；评分为 1 分是最低目标；应该在开始治疗后 3～6 个月评估。除此之外，还可应用一些手段辅助评估，包括生物标志物和组织学评估。CRP 和粪便钙卫蛋白是炎症的辅助指标。组织学缓解尚未被纳入治疗目标。

2021 年，在 IOIBD 组织下，STRIDE 小组更新了 2015 年首次发布的 STRIDE 倡议，共制定了 13 项更新或新增的关于 CD 和 UC 治疗的建议（STRIDE-Ⅱ倡议），制定的 IBD 治疗目标包括短期治疗目标、中期治疗目标和长期治疗目标。短期治疗目标包括临床应答；中期治疗目标包括临床缓解、CRP 正常和粪便钙卫蛋白下降至可接受范围（100 ～ 250mg/g）；长期治疗目标包括黏膜愈合以及生活质量正常化、无残疾。CD 透壁愈合和 UC 组织学愈合未被选为正式的治疗目标，但可作为可考虑的治疗目标，代表更深层次的愈合，是预防长期并发症的理想治疗目标。

《炎症性肠病诊断与治疗的共识意见（2018 年，北京）》亦提出我国 IBD 治疗目标是诱导并维持临床缓解以及黏膜愈合、防治并发症、改善患者生活质量，加强对患者的长期管理。

二、IBD 治疗目标的监测

IBD 治疗目标的监测内容主要包括以下几项：临床评估、生物标志物评估、内镜评估、组织学评估和影像学评估。

1. 临床评估 临床评估主要用于判断患者是否达到临床应答和临床缓解。

用于 UC 症状评估的标准是 PRO2 评分量表，包括 Mayo 评分中的大便频率、直肠出血两个子项。评分标准如下：①大便频率：正常，计 0 分；比正常增加 1 ～ 2 次 /d，计 1 分；比正常增加 3 ～ 4 次 /d，计 2 分；比正常增加 5 次 /d 或以上，计 3 分。②直肠出血：未见出血，计 0 分；有时大便带血，频次不到一半，计 1 分；大多数时候均为大便明显带血，计 2 分；有血液单独流出，计 3 分。

UC 临床应答是短期治疗目标，定义为 PRO2（直肠出血和大便频率）至少下降 50%。临床缓解是中期治疗目标，定义为 PRO2（直肠出血为 0 分，大便频率为 0 分）或 Mayo 评分≤2 分且无单个分项评分＞1 分。

用于 CD 症状评估的标准是 PRO2 评分量表，包括腹痛和大便频率两个子项。评分计算规则：需要记录连续 7 天内腹泻次数和腹痛评分的均值，乘以不同的权重（腹泻 ×2，腹痛 ×5），相加即为总分。

CD 临床应答是短期治疗目标，定义为 PRO2（腹痛和大便频率）至少下降 50% 或 CDAI 较基线降低≥100 分（亦有以≥70 分为标准）。临床缓解是中期治疗目标，定义为 PRO2（腹痛＜1 分，大便频率＜3 分）、HBI＜5 分或 CDAI ≤150 分。

2. 生物标志物评估 生物标志物包括 CRP 和粪便钙卫蛋白（FC）。

STRIDE-Ⅱ建议，将 CRP 降至正常范围（正常值上限）。一项荟萃分析纳入了 30 项评估 CRP 在 IBD 中表现的研究，结果显示，CRP 与 UC 内镜活动指数的相关系数为 0.29 ～ 0.63，对应 AUC 范围为 0.60 ～ 0.96；研究提示，CRP 用于 UC 内镜活动性检测的特异性（82%）优于敏感性（66%）。多项研究证实，CRP 能够较好地检测中重度疾病活动，但不能区分不活动和轻度内镜活动。

钙卫蛋白是 S100 蛋白家族中的一种钙锌结合蛋白，由 S100A8 与 S100A9 构成二聚体结构，其存在于中性粒细胞胞质中，当肠道炎症通透性增加后，会促进中性粒细胞向肠腔迁移，导致粪便钙卫蛋白（FC）水平增高。基于机制和作用特征，检测粪便钙卫蛋白具有多种意义：① FC 是肠道炎症的特异性标志物；②稳定性：耐热性好，不易被细菌和各种酶类破坏；③无创性：可以满足 IBD 患者终身的疾病监测；④功能性和炎症性肠道病变鉴别；⑤疾病的内镜活动和组织学活动评估；⑥预测疾病复发和对治疗的应答。

粪便钙卫蛋白的检测方法有多种，目前以 ELASA 为主流检测方法。一份关于 FC 测量的实用指南提到，UC 患者 FC 与疾病的内镜及组织学活动密切相关。FC>250μg/g 与黏膜疾病活动性相关（内镜下 Mayo 评分≥1 分），150μg/g 的 cut-off 值有助于识别黏膜愈合的患者（内镜下 Mayo 评分为 0 分），而 FC<100μg/g 可预测组织学愈合。虽然最佳 FC 测量时间尚未明确且没有标准化，但对于活动性疾病随访应每 3 ～ 6 个月进行 1 次 FC 测试，在疾病缓解期间应每 6 ～ 12 个月进行 1 次 FC 测试。

一项纳入 19 项研究、2499 例 IBD 患者的荟萃分析，将 CRP 和 FC 与内镜相关性相互对比发现：FC 在反映内镜活动方面的敏感性优于 CRP（敏感性方面，FC 为 0.88，95%*CI* 0.84 ～ 0.90；CRP 为 0.49，95%*CI* 0.34 ～ 0.64）。

3. 内镜评估　内镜检查用于评估 IBD 黏膜愈合。越来越多的数据证明，达到黏膜愈合与更好的疾病控制相关。黏膜愈合的获益包括：①长期临床缓解；②降低复发、住院和手术风险；③减少激素用量；④改善生活质量和劳动行为能力。黏膜愈合能够更好地指导临床决策。

一项荟萃研究分析纳入 13 项研究共 2073 例 UC 患者，旨在比较黏膜愈合与未愈合的患者长期预后情况。结果显示，与黏膜未愈合的患者相比，黏膜愈合的患者更多达到长期（至少 52 周）临床缓解、避免结肠切除手术、长期黏膜愈合、长期无激素临床缓解。另一项荟萃分析纳入 12 个研究共 673 例 CD 患者，旨在评估实现黏膜愈合患者的长期（52 周）临床缓解和 CD 相关的无须手术治疗率、无须住院率和长期黏膜愈合率。结果显示，相较于黏膜未愈合的患者，黏膜愈合显著增加 CD 患者长期临床缓解率（*OR*=2.80，95%*CI* 1.91 ～ 4.10）。

为了更好地定量评估黏膜愈合，目前研发出了多种评分系统。用于评估 UC 的评分系统有 Baron 评分（1964 年）、Powell-Tuck 指数（1978 年）、Sutherland 指数、Mayo 评分（1987 年）、UCEIS 评分（2012 年）。临床用得比较广泛的是 Mayo 评分，UCEIS 评分主要用于科研及临床试验。用于评估 CD 黏膜愈合的量表有：① CDEIS 评分（1989 年），评分范围为 0 ～ 44 分，评分基于深度和浅表溃疡、溃疡性狭窄和非溃疡性狭窄、病变和溃疡面积；② Rutgeerts 评分（1990 年），评分范围为 0 ～ 4 分，评分主要基于溃疡、弥漫性炎症和溃疡、结节和 / 或狭窄，主要用于术后复发评估；③ SES-CD 评分（2004 年），评分范围为 0 ～ 56 分，评分主要基于溃疡大小和面积、受累面积、狭窄；④ Lémann 评分（2011 年），评分范围为 0 ～ 10 分，评分主要基于狭窄、穿透型损伤。

黏膜愈合是 STRIDE-Ⅱ倡议关键的治疗目标，对于 UC 黏膜愈合的定义为 Mayo 评分为 0 分或 UCEIS 评分≤1 分。

Mayo 内镜下评分分级：0 分即内镜表现正常；1 分即内镜下可见红斑、血管纹理模糊、轻微接触出血；2 分即中度炎症、血管纹理消失、糜烂、接触出血；3 分即内镜下可见溃疡、黏膜有自发性出血。UCEIS 评分共 3 项指标，包括：①血管模式：0 分即正常，1 分即血管纹理部分消失，2 分即血管纹理全部消失；②出血：0 分即无出血，1 分即黏膜出血，2 分即轻度腔内出血，3 分即中重度腔内出血；③糜烂 / 溃疡：0 分即无糜烂 / 溃疡，1 分即糜烂，2 分即浅表性溃疡，3 分即深溃疡。3 项指标相加总分为 0 ～ 8 分，0 分为正常，1 ～ 3 分为轻度活动，4 ～ 6 分为中度活动，7 ～ 8 分为重度活动。

以下研究显示了 Mayo 内镜评分（MES）0 分（无黏膜异常）和 MES 1 分（轻度红斑或血管形态减少）患者的不同结局的研究结果。2011 年 Colombel 等报道了一项研究结果，纳入

147 例患者，随访 1 年时间，结果显示 MES 1 分患者的临床复发风险明显高于 MES 0 分患者。2013 年 Yokoyama 报道了一项研究，纳入 38 例患者，随访 5 年，结果显示 MES 1 分患者的 5 年临床复发风险明显高于 MES 0 分患者。2014 年 Nakarai 等发表的一项纳入 183 例患者随访 5 年的研究同样显示，MES 1 分患者的临床复发风险明显高于 MES 0 分患者；MES 1 分患者住院风险增加。2016 年 Barreiro-de Acosta 等发表的一项纳入 187 例患者随访 1 年的研究显示，MES 1 分患者的临床复发风险明显高于 MES 0 分患者；在亚组分析中，MES 1 分与直肠炎、左侧结肠炎、全结肠炎复发增加均相关。同样在 2016 年，Boal Carvalho 等开展的一项纳入 138 例患者随访 1 年的研究显示，MES 1 分患者的临床复发风险明显高于 MES 0 分患者；在亚组分析中，MES 1 分与左侧和全结肠炎复发增加有关；MES 1 分患者增加住院风险 / 皮质类固醇需求风险。总体来看，MES 1 分比 MES 0 分有更高的临床复发风险，MES 0 分比 MES 1 分有更长的临床缓解期。内镜下 Mayo 0 分比 Mayo 1 分更合适作为 UC 患者黏膜愈合的确定指标。

2021 年 STRIDE-Ⅱ建议，CD 黏膜愈合的标准为 SES-CD 评分＜3 分或无溃疡。SES-CD 评分由 4 个指标组成，分别是：①溃疡大小：0 分即无溃疡，1 分即＜0.5cm 的阿弗他溃疡，2 分即 0.5 ～ 2cm 的大溃疡，3 分即＞2cm 的巨大溃疡；②溃疡面积：0 分即无溃疡，1 分即＜10%，2 分即 10% ～ 30%，3 分即＞30%；③病变范围：0 分即无病变，1 分即＜50%，2 分即 50% ～ 75%，3 分即＞75%；④肠段狭窄：0 分即无肠段狭窄，1 分即单个内镜可通过，2 分即多个内镜可通过，3 分即内镜无法通过。SES-CD 评分常用于临床试验和临床实践，可以使疾病分类和严重程度评估更加标准化。

Limketkai 等开展的一项队列研究纳入超过 27 000 名 IBD 患者，旨在评估生物治疗开始后进行黏膜炎症监测对克罗恩病和溃疡性结肠炎相关并发症风险的影响。结果显示，与未进行任何早期监测的 UC 患者相比，在生物治疗开始后 6 个月内主动进行早期监测的患者的疾病相关并发症的总体风险更低（HR=0.87，95%CI 0.78 ～ 0.97，P=0.01）。该研究证实，早期（生物治疗 6 个月内）主动内镜评估可以降低 UC 患者 24 个月内疾病相关并发症风险。

由中华医学会消化病学分会炎症性肠病学组发表的《中国消化内镜技术诊断与治疗炎症性肠病的专家指导意见》对于 IBD 内镜评估时间作出了推荐。对于 CD 患者：①有上消化道病变者，3 ～ 6 个月后复查胃镜；②激素 - 免疫抑制剂治疗者，12 个月后复查全结肠镜或小肠镜；③生物制剂治疗者，6 ～ 9 个月后复查内镜。对于 UC 患者：①诱导期，第 3 ～ 4 个月内镜复查；②维持早期，第 6 ～ 12 个月内镜复查；③长期维持稳定期，每 12 ～ 24 个月内镜复查。

4. 组织学评估 组织学愈合是作为 UC 可考虑的治疗目标。研究显示，随着 UC 愈合深度的增加，预估年度复发的风险降低。达到症状缓解（PRO2：直肠出血缓解及大便次数正常）的患者年度复发风险达到 30% ～ 35%；达到生化缓解（粪便钙卫蛋白正常化＜50 ～ 100μg/ml）的患者年度复发风险为 25% ～ 30%；达到传统内镜缓解（STRIDE：Mayo 内镜评分为 0 分或 1 分）的患者年度复发风险为 20% ～ 25%；达到内镜愈合（STRIDE-Ⅱ：Mayo 内镜评分为 0 分或 UCEIS 评分＜2 分）的患者年度复发风险为 10% ～ 15%；达到联合内镜和组织学愈合（Robarts 组织学评分＜4 分，Nancy 组织学评分＜2 分）的患者年度复发风险仅为 5%。

一项来自美国的研究纳入 91 名 UC 患者，在基线进行内镜和组织学疾病活动测量，随访中位时间为 6 年，旨在确定内镜下黏膜愈合（Baron 评分≤1 分）和组织学缓解（Truelove

和 Richards 指数）对皮质类固醇使用、住院和结肠切除术的预测结果的一致性和预后价值。结果显示，尽管达到内镜缓解，但仍有 24% 的患者有持续的组织学炎症；组织学缓解可预测激素使用（*P*=0.02）和住院情况（*P*=0.02）；但内镜缓解无预测作用（分别为 *P*=0.65 和 *P*=0.74）。

Lobatón 等开展了一项前瞻性多中心研究，纳入 96 名内镜缓解的无症状 UC 患者（Mayo 评分≤1 分）行结肠镜监测，评估了组织学活动预测临床和内镜缓解 UC 患者临床复发的准确性。结果显示，当定义活动性疾病为 Geboes 组织学分级≥2B.1 时，Mayo 内镜下评分 0 分和 1 分的组织学正常 / 静息 / 活动性疾病患者分别为 43%/41%/16% 和 36%/18%/46%，当定义活动性疾病为 Geboes 组织学分级≥3.1 时，Mayo 内镜下评分 0 分和 1 分的组织学正常 / 静息 / 活动性疾病患者分别为 43%/44%/13% 和 36%/21%/42%；说明达到内镜愈合的 UC 患者仍可能存在组织学活动。该研究结果还显示，活动性组织学疾病是唯一的复发风险预测因素（*OR*=4.31，95%*CI* 1.52 ～ 12.21）。

基于此，对于 UC 组织学愈合的目标也在不断发展。2015 年，STRIDE 并不建议将组织学愈合作为 UC 的治疗目标。2016 年发表的研究显示，组织学缓解比内镜缓解更能预测激素使用减少和住院率降低。2017 年开发出了 Robarts、Nancy 组织学评分。2016—2018 年多项研究表明，组织学缓解与达到内镜改善和缓解的患者复发风险降低相关。在 2020 年更新的 STRIDE-Ⅱ倡议中，提出将组织学愈合作为可考虑的治疗目标，并提到 Nancy 评分和 Robarts 评分可作为临床试验和临床实践中的评价工具。

国际炎症性肠病组织（IOIBD）将组织学愈合定义为：①不存在中性粒细胞（隐窝和固有层）；②基底不存在浆细胞，固有层浆细胞减少至正常；③固有层嗜酸性粒细胞数量正常。目前常用的组织学评价指标主要有：① Geboes 分级，应用较复杂；② Nancy 评分，最常用的评价指标，已得到充分验证（图 11-1）；③ Robarts 评分，也已经得到充分验证。

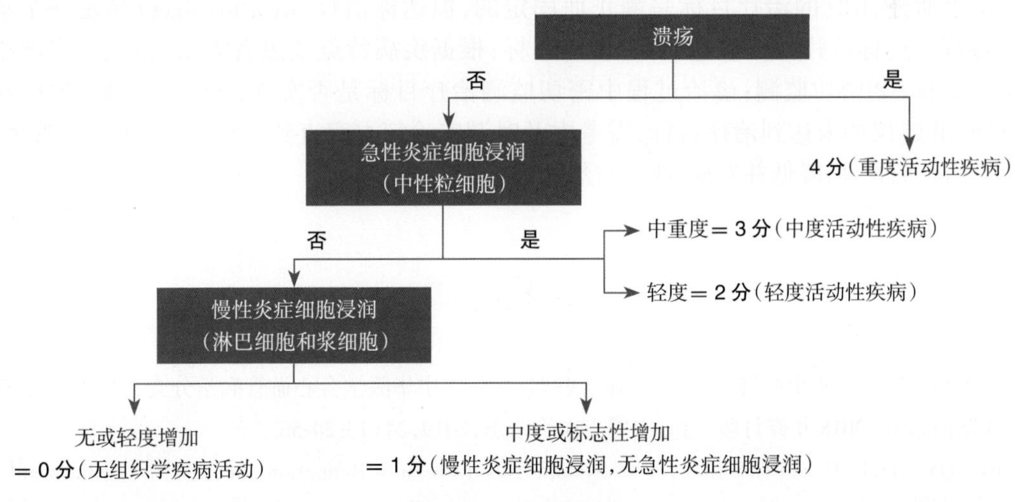

图 11-1　Nancy 评分

基于 Nancy 评分，组织学应答定义为 Nancy 评分≤1 分，同时分项评分 =0 分（上皮中性粒细胞评分为 0 分，无糜烂或溃疡）。组织学缓解定义为 Nancy 评分 =0 分。

5. 影像学评估　透壁愈合是作为 CD 可考虑的治疗目标。一项观察性研究纳入 214 例

CD 患者，每隔 6 个月进行 1 次磁共振肠成像（MRE）和结肠镜检查，旨在评估透壁愈合在 CD 中的长期获益。结果显示，达到透壁愈合的患者住院率、治疗升级率和手术率均低于仅内镜愈合或未愈合的患者。透壁愈合与改善 CD 的长期预后相关。

由于消化内镜存在以下局限性：①肠腔狭窄或解剖结构变异的患者应用受限；②患者耐受性差；③检查范围仅限黏膜层，无法评估全层受累的情况；④操作过程中易发生肠穿孔、肠出血等并发症；⑤评估参数复杂，依赖操作者主观判断，无验证。而影像学检查能够克服一些局限性：①影像学是实时无创横断面的检查；② MRI 适用于妊娠妇女、儿童等特殊人群；③影像学检查范围广，包括全肠道以及腹部其他部位；④无肠穿孔、肠出血等并发症；⑤评估可定量、定性，可验证。基于此，影像学检查在 IBD 应用的价值逐步被重视，除了 MRE 外，肠道超声的研究与应用也越来越多。

目前影像学常用的评价指标是 MRI 活动指数（MaRIA 指数），它是量化评估 CD 治疗应答和疗效的可靠标准。它是一个基于 MRE 结果，将肠壁厚度、水肿、溃疡、相对强化 4 个因素考虑进来的计算公式（表 11-1）。

表 11-1　MaRIA 指数

评估指标	分数计算
存在溃疡	+10 分
存在水肿	+10 分
肠壁厚度（mm）	+1.5 × 肠壁厚度（mm）
相对对比度增强（RCE）	+0.02 × RCE

综上所述，IBD 的治疗目标是静止而固定的，但达标治疗（treat-to-target）却是一个动态的过程。达标治疗的理念包括：①设定目标：根据疾病特点及患者需求，预先设定严格的治疗目标；②密切监测：诊治过程中密切监测治疗目标是否实现；③及时调整：2021 年 STRIDE-Ⅱ建议如未达到治疗目标，需考虑及时调整治疗方案直到治疗达标；④长期管理：实现疾病长期管理，降低并发症，改变自然病程。

（孙　萌　王玉芳）

参考文献

［1］中国高血压防治指南修订委员会，高血压联盟（中国），中华医学会心血管病学分会，等．中国高血压防治指南（2018 年修订版）［J］．中国心血管杂志，2019，24（1）：24-56.

［2］BUNDY J D，LI C，STUCHLIK P，et al. Systolic Blood Pressure Reduction and Risk of Cardiovascular Disease and Mortality：A Systematic Review and Network Meta-analysis［J］. JAMA Cardiol，2017，2（7）：775-781.

［3］ATAR D，BIRKELAND K I，UHLIG T. 'Treat to target'：moving targets from hypertension，hyperlipidaemia and diabetes to rheumatoid arthritis［J］. Ann Rheum Dis，2010，69（4）：629-630.

[4] 中国成人血脂异常防治指南修订联合委员会．中国成人血脂异常防治指南(2016 年修订版)[J]. 中国循环杂志,2016,31(10):937-953.

[5] NAVARESE E P,ROBINSON J G,KOWALEWSKI M,et al. Association Between Baseline LDL-C Level and Total and Cardiovascular Mortality After LDL-C Lowering:A Systematic Review and Meta-analysis[J]. JAMA,2018,319(15):1566-1579.

[6] 中华医学会糖尿病学分会．中国 2 型糖尿病防治指南(2017 年版)[J]. 中国实用内科杂志,2018,38(4):34-86.

[7] SMOLEN J S,ALETAHA D,BIJLSMA J W,et al. Treating rheumatoid arthritis to target: recommendations of an international task force [J]. Ann Rheum Dis,2010,69(4):631-637.

[8] SMOLEN J S,BRAUN J,DOUGADOS M,et al. Treating spondyloarthritis,including ankylosing spondylitis and psoriatic arthritis,to target:recommendations of an international task force [J]. Ann Rheum Dis,2014,73(1):6-16.

[9] VAN VOLLENHOVEN R F,MOSCA M,BERTSIAS G,et al. Treat-to-target in systemic lupus erythematosus:recommendations from an international task force [J]. Ann Rheum Dis,2014,73(6):958-967.

[10] PEYRIN-BIROULET L,SANDBORN W,SANDS B E,et al. Selecting Therapeutic Targets in Inflammatory Bowel Disease(STRIDE):Determining Therapeutic Goals for Treat-to-Target [J]. Am J Gastroenterol,2015,110(9):1324-1338.

[11] KILTZ U,SMOLEN J,BARDIN T,et al. Treat-to-target(T2T)recommendations for gout [J]. Ann Rheum Dis,2017,76(4):632-638.

[12] TURNER D,RICCIUTO A,LEWIS A,et al. STRIDE-Ⅱ:An Update on the Selecting Therapeutic Targets in Inflammatory Bowel Disease(STRIDE)Initiative of the International Organization for the Study of IBD(IOIBD):Determining Therapeutic Goals for Treat-to-Target strategies in IBD [J]. Gastroenterology,2021,160(5):1570-1583.

[13] JAIRATH V,KHANNA R,ZOU G Y,et al. Development of interim patient-reported outcome measures for the assessment of ulcerative colitis disease activity in clinical trials [J]. Aliment Pharmacol Ther,2015,42(10):1200-1210.

[14] SCHROEDER K W,TREMAINE W J,ILSTRUP D M. Coated oral 5-aminosalicylic acid therapy for mildly to moderately active ulcerative colitis. A randomized study [J]. N Engl J Med,1987,317(26):1625-1629.

[15] KHANNA R,ZOU G,D'HAENS G,et al. A retrospective analysis:the development of patient reported outcome measures for the assessment of Crohn's disease activity [J]. Aliment Pharmacol Ther,2015,41(1):77-86.

[16] KRZYSTEK-KORPACKA M,KEMPIŃSKI R,BROMKE M,et al. Biochemical Biomarkers of Mucosal Healing for Inflammatory Bowel Disease in Adults [J]. Diagnostics(Basel),2020,10(6):367.

[17] 朱海霞．慢性心力衰竭患者血清白介素 6、高敏 C 反应蛋白和肿瘤坏死因子 α 水平的变化及临床意义[J]. 中国全科医学,2011,14(29):3362-3363,3366.

[18] 曾俊祥,吕婕,罗婷,等．粪便钙卫蛋白检测及其实验影响因素[J]. 临床检验杂志,2019,37(10):756-759.

[19] KHAKI-KHATIBI F, QUJEQ D, KASHIFARD M, et al. Calprotectin in inflammatory bowel disease [J]. Clin Chim Acta, 2020, 510: 556-565.

[20] IKHTAIRE S, SHAJIB M S, REINISCH W, et al. Fecal calprotectin: its scope and utility in the management of inflammatory bowel disease [J]. J Gastroenterol, 2016, 51(5): 434-446.

[21] MUMOLO M G, BERTANI L, CECCARELLI L, et al. From bench to bedside: Fecal calprotectin in inflammatory bowel diseases clinical setting [J]. World J Gastroenterol, 2018, 24(33): 3681-3694.

[22] D'AMICO F, NANCEY S, DANESE S, et al. A Practical Guide for Faecal Calprotectin Measurement: Myths and Realities [J]. J Crohns Colitis, 2021, 15(1): 152-161.

[23] MOSLI M H, ZOU G, GARG S K, et al. C-Reactive Protein, Fecal Calprotectin, and Stool Lactoferrin for Detection of Endoscopic Activity in Symptomatic Inflammatory Bowel Disease Patients: A Systematic Review and Meta-Analysis [J]. Am J Gastroenterol, 2015, 110(6): 802-819; quiz 820.

[24] ORLANDO A, GUGLIELMI F W, COTTONE M, et al. Clinical implications of mucosal healing in the management of patients with inflammatory bowel disease [J]. Dig Liver Dis, 2013, 45(12): 986-991.

[25] ATREYA R, NEURATH M F. Current and Future Targets for Mucosal Healing in Inflammatory Bowel Disease [J]. Visc Med, 2017, 33(1): 82-88.

[26] SHAH S C, COLOMBEL J F, SANDS B E, et al. Mucosal Healing Is Associated With Improved Long-term Outcomes of Patients With Ulcerative Colitis: A Systematic Review and Meta-analysis [J]. Clin Gastroenterol Hepatol, 2016, 14(9): 1245-1255.e8.

[27] SHAH S C, COLOMBEL J F, SANDS B E, et al. Systematic review with meta-analysis: mucosal healing is associated with improved long-term outcomes in Crohn's disease [J]. Aliment Pharmacol Ther, 2016, 43(3): 317-333.

[28] MAZZUOLI S, GUGLIELMI F W, ANTONELLI E, et al. Definition and evaluation of mucosal healing in clinical practice [J]. Dig Liver Dis, 2013, 45(12): 969-977.

[29] MARY J Y, MODIGLIANI R. Development and validation of an endoscopic index of the severity for Crohn's disease: a prospective multicentre study. Groupe d'Etudes Thérapeutiques des Affections Inflammatoires du Tube Digestif (GETAID) [J]. Gut, 1989, 30(7): 983-989.

[30] RUTGEERTS P, GEBOES K, VANTRAPPEN G, et al. Predictability of the postoperative course of Crohn's disease [J]. Gastroenterology, 1990, 99(4): 956-963.

[31] DAPERNO M, D'HAENS G, VAN ASSCHE G, et al. Development and validation of a new, simplified endoscopic activity score for Crohn's disease: the SES-CD [J]. Gastrointest Endosc, 2004, 60(4): 505-512.

[32] PARIENTE B, COSNES J, DANESE S, et al. Development of the Crohn's disease digestive damage score, the Lémann score [J]. Inflamm Bowel Dis, 2011, 17(6): 1415-1422.

[33] LEE J S, KIM E S, MOON W. Chronological Review of Endoscopic Indices in Inflammatory Bowel Disease [J]. Clin Endosc, 2019, 52(2): 129-136.

[34] DE JONG D C, LÖWENBERG M, KOUMOUTSOS I, et al. Validation and Investigation of the Operating Characteristics of the Ulcerative Colitis Endoscopic Index of Severity [J]. Inflamm Bowel Dis, 2019, 25(5): 937-944.

[35] BOAL CARVALHO P, COTTER J. Mucosal Healing in Ulcerative Colitis: A Comprehensive Review [J].

Drugs, 2017, 77(2): 159-173.

[36] KHANNA R, ZOU G, STITT L, et al. Responsiveness of Endoscopic Indices of Disease Activity for Crohn's Disease [J]. Am J Gastroenterol, 2017, 112(10): 1584-1592.

[37] SPICELAND C M, LODHIA N. Endoscopy in inflammatory bowel disease: Role in diagnosis, management, and treatment [J]. World J Gastroenterol, 2018, 24(35): 4014-4020.

[38] LIMKETKAI B N, SINGH S, JAIRATH V, et al. US Practice Patterns and Impact of Monitoring for Mucosal Inflammation After Biologic Initiation in Inflammatory Bowel Disease [J]. Inflamm Bowel Dis, 2019, 25(11): 1828-1837.

[39] 中华医学会消化病学分会炎症性肠病学组. 中国消化内镜技术诊断与治疗炎症性肠病的专家指导意见[J]. 中华炎性肠病杂志, 2020, 4(4): 283-291.

[40] MESERVE J, SINGH S. Pathologist, Meet Picasso! Virtual Chromoendoscopy for Detecting Histologic Remission in Ulcerative Colitis [J]. Gastroenterology, 2021, 160(5): 1469-1472.

[41] BRYANT R V, BURGER D C, DELO J, et al. Beyond endoscopic mucosal healing in UC: histological remission better predicts corticosteroid use and hospitalisation over 6 years of follow-up [J]. Gut, 2016, 65(3): 408-414.

[42] LOBATÓN T, BESSISSOW T, RUIZ-CERULLA A, et al. Prognostic value of histological activity in patients with ulcerative colitis in deep remission: A prospective multicenter study [J]. United European Gastroenterol J, 2018, 6(5): 765-772.

[43] MOSLI M H, FEAGAN B G, ZOU G, et al. Development and validation of a histological index for UC [J]. Gut, 2017, 66(1): 50-58.

[44] MARCHAL-BRESSENOT A, SALLERON J, BOULAGNON-ROMBI C, et al. Development and validation of the Nancy histological index for UC [J]. Gut, 2017, 66(1): 43-49.

[45] ZENLEA T, YEE E U, ROSENBERG L, et al. Histology Grade Is Independently Associated With Relapse Risk in Patients With Ulcerative Colitis in Clinical Remission: A Prospective Study [J]. Am J Gastroenterol, 2016, 111(5): 685-690.

[46] CALAFAT M, LOBATÓN T, HERNÁNDEZ-GALLEGO A, et al. Acute histological inflammatory activity is associated with clinical relapse in patients with ulcerative colitis in clinical and endoscopic remission [J]. Dig Liver Dis, 2017, 49(12): 1327-1331.

[47] PONTE A, PINHO R, FERNANDES S, et al. Impact of Histological and Endoscopic Remissions on Clinical Recurrence and Recurrence-free Time in Ulcerative Colitis [J]. Inflamm Bowel Dis, 2017, 23(12): 2238-2244.

[48] CHRISTENSEN B, HANAUER S B, ERLICH J, et al. Histologic Normalization Occurs in Ulcerative Colitis and Is Associated With Improved Clinical Outcomes [J]. Clin Gastroenterol Hepatol, 2017, 15(10): 1557-1564.e1.

[49] NARANG V, KAUR R, GARG B, et al. Association of endoscopic and histological remission with clinical course in patients of ulcerative colitis [J]. Intest Res, 2018, 16(1): 55-61.

[50] MOSLI M H, PARKER C E, NELSON S A, et al. Histologic scoring indices for evaluation of disease activity in ulcerative colitis [J]. Cochrane Database Syst Rev, 2017, 5(5): CD011256.

[51] MAGRO F, DOHERTY G, PEYRIN-BIROULET L, et al. ECCO Position Paper: Harmonization of the

Approach to Ulcerative Colitis Histopathology [J]. J Crohns Colitis, 2020, 14(11): 1503-1511.

[52] MAGRO F, LOPES J, BORRALHO P, et al. Comparison of the Nancy Index With Continuous Geboes Score: Histological Remission and Response in Ulcerative Colitis [J]. J Crohns Colitis, 2020, 14(7): 1021-1025.

[53] FERNANDES S R, RODRIGUES R V, BERNARDO S, et al. Transmural Healing Is Associated with Improved Long-term Outcomes of Patients with Crohn's Disease [J]. Inflamm Bowel Dis, 2017, 23(8): 1403-1409.

[54] BUISSON A, PEREIRA B, GOUTTE M, et al. Magnetic resonance index of activity (MaRIA) and Clermont score are highly and equally effective MRI indices in detecting mucosal healing in Crohn's disease [J]. Dig Liver Dis, 2017, 49(11): 1211-1217.

[55] AGRAWAL M, COLOMBEL J F. Treat-to-Target in Inflammatory Bowel Diseases, What Is the Target and How Do We Treat? [J]. Gastrointest Endosc Clin N Am, 2019, 29(3): 421-436.

第 12 章　炎症性肠病的治疗药物概述

炎症性肠病（inflammatory bowel disease，IBD）的治疗目标包括：诱导并维持临床缓解和黏膜愈合，改善患者生活质量，加强长期管理，防治并发症。IBD 的治疗药物种类较多，主要包括氨基水杨酸制剂、糖皮质激素、免疫抑制剂、生物制剂、中医中药等，本文对常用 IBD 治疗药物作一概述。

一、氨基水杨酸制剂

（一）作用原理

氨基水杨酸制剂的作用机制尚未完全明确，可能的机制有：抑制环氧合酶与脂氧化酶活性，干扰花生四烯酸代谢，抑制前列腺素合成，抑制免疫细胞的免疫反应和促炎细胞因子的产生；增加肠黏膜上皮细胞内血红素加氧酶活性，抑制肠黏膜炎症发生；诱导过氧化物酶增殖物激活受体 γ 表达，参与抗炎效应；抑制肠黏膜组织内血管生成抑制因子，利于炎症恢复；促进肠上皮细胞增殖、修复。

（二）种类、特点及剂量

氨基水杨酸制剂包括柳氮磺吡啶（SASP）、5- 氨基水杨酸（5-aminosalicylic acid，5-ASA）、5-ASA 前体药，其药物特点、制剂及推荐剂量如表 12-1。

表 12-1　氨基水杨酸制剂的种类、特点、制剂和推荐剂量

种类	结构特点	释放特点	制剂	推荐剂量
柳氮磺吡啶	5- 氨基水杨酸与磺胺吡啶的偶氮化合物	结肠释放	口服：片剂	3～4g/d，分次口服
5- 氨基水杨酸前体药				
巴柳氮	5- 氨基水杨酸与 P- 氨基苯甲酰 β 丙氨酸的偶氮化合物	结肠释放	口服：片剂、胶囊剂、颗粒剂	4～6g/d，分次口服
奥沙拉秦	两分子 5- 氨基水杨酸的偶氮化合物	结肠释放	口服：片剂、胶囊剂	2～4g/d，分次口服

续表

种类	结构特点	释放特点	制剂	推荐剂量
5- 氨基水杨酸				
美沙拉秦	甲基丙烯酸酯控释 pH 依赖	pH 依赖药物，释放部位位于回肠末端和结肠	口服：颗粒剂、片剂	2 ～ 4g/d，分次口服或顿服
	乙基纤维素半透膜控释时间依赖	时间依赖药物，释放部位为远端空肠、回肠、结肠	局部：栓剂、灌肠剂、泡沫剂、凝胶剂	栓剂 0.5 ～ 1.0g/ 次，1 ～ 2 次 /d 灌肠剂 1 ～ 2g/ 次，1 ～ 2 次 /d

（三）临床应用

1. 溃疡性结肠炎（ulcerative colitis，UC） 5-ASA 是轻 - 中度 UC 的主要治疗药物。

（1）广泛性轻 - 中度活动期 UC：使用标准剂量美沙拉秦，顿服与分次服用效果相当。

（2）左半结肠受累的轻 - 中度活动期 UC：如病变局限在直肠或直肠 - 乙状结肠，强调局部用药（病变局限在直肠者推荐用栓剂，病变局限在直肠 - 乙状结肠者推荐用灌肠剂）。局部用药有美沙拉秦栓剂 0.5 ～ 1.0g/ 次、1 ～ 2 次 /d，美沙拉秦灌肠剂 1 ～ 2g/ 次、1 ～ 2 次 /d。口服与局部用药联合应用疗效更佳。

（3）维持缓解：由氨基水杨酸制剂或糖皮质激素诱导缓解后，以氨基水杨酸制剂维持缓解，用原诱导缓解剂量的全量或半量，例如 SASP 维持剂量一般为 2 ～ 3g/d，应补充叶酸。远端结肠炎以美沙拉秦局部用药为主，例如直肠炎用栓剂，每晚 1 次；直肠 - 乙状结肠炎用灌肠剂，隔天至数天 1 次。局部给药联合口服氨基水杨酸制剂效果更好。

2. 克罗恩病（Crohn’s disease，CD） 一般情况下，5-ASA 不建议单独作为活动期和缓解期 CD 的唯一治疗药物，仅特定部位的轻度活动期 CD（结肠型、回肠型、回结肠型）可尝试使用 5-ASA，但需及时评估疗效，若治疗无效，应及时调整方案。

（四）不良反应

临床安全性较高，不良反应发生率低，且与用药剂量无关。最常见的不良反应有腹泻、头痛、恶心、呕吐、皮疹等。此外，5-ASA 有一定的肝、肾毒性，故在起始治疗时和每 3 个月检查肝肾功能。少见的不良反应有心肌毒性、胰腺炎、性功能障碍等。

二、糖皮质激素

（一）作用原理

糖皮质激素是一种非特异性抗炎药物，对各种原因引起的炎症和炎症的各个阶段都有很明显的非特异性抑制作用，作用机制十分复杂，目前仍未完全明确，可能有：降低毛细血管通透性，稳定细胞及溶酶体膜，阻止细胞磷脂中的花生四烯酸转化为游离的花生四烯酸，减少前列腺素、白三烯和血栓素等炎症因子的释放，调节免疫反应，抑制 IBD 炎症反应，缓解临床症状。

（二）种类

分为短效、中效和长效糖皮质激素（表 12-2）。治疗 IBD 常用的是中效糖皮质激素（如泼尼松、泼尼松龙、甲泼尼龙）。

表 12-2　激素的种类、作用特点及临床应用

代表药物		利弊	临床应用
短效	可的松、氢化可的松	优点：对 HPA 轴的危害较轻 缺点：抗炎作用较弱，作用时间也较短	一般用作替代治疗
中效	泼尼松、泼尼松龙、甲泼尼龙	升糖、抗炎作用都不是最优，但是不良反应也较小，对 HPA 轴的负反馈作用、对水电解质的影响都还在可接受的范围内	多用于过敏性与自身免疫性炎症性疾病的长期治疗
长效	地塞米松、倍他米松	优点：抗炎更强（氢化可的松的 25 倍），对水盐代谢影响更弱（几乎是无），作用时间更长（氢化可的松的 3 ～ 6 倍） 缺点：对 HPA 轴的抑制作用较强	多用于地塞米松抑制试验，以及短期治疗或应用其他糖皮质激素制剂效果不佳或无效的患者

布地奈德是一种新型糖皮质激素，主要通过局部作用，其被包裹在具有 pH 和时间依赖性的胶囊中，定时或定位释放，肝脏首关代谢率高，可降低全身利用率，全身不良反应较传统糖皮质激素少，对肾上腺的抑制作用亦较轻，是目前应用广泛的局部作用糖皮质激素。

（三）临床应用

1. 溃疡性结肠炎

（1）轻 - 中度活动期 UC：足量氨基水杨酸制剂治疗无效（一般 2 ～ 4 周），特别是病变广泛者，应及时改用糖皮质激素。局部用激素（布地奈德）优于系统性作用的激素[泼尼松 0.75 ～ 1mg/（kg·d）]。

（2）重度活动期 UC：糖皮质激素是首选药物，推荐用系统性作用的激素，推荐剂量为甲泼尼龙 40 ～ 60mg/d 或氢化泼尼松 300 ～ 400mg/d，剂量加大不会增加疗效，但剂量不足会降低疗效。

2. 克罗恩病

（1）轻度活动期 CD：推荐使用布地奈德诱导缓解，尤其病变局限于回肠末端、回盲部、升结肠的轻度活动期 CD，布地奈德疗效优于美沙拉秦；病变局限于回盲部的中度活动期 CD，可使用布地奈德，但效果不如系统性作用的激素。

（2）中重度活动期 CD：推荐系统性作用的激素，口服或静脉给药，剂量相当于泼尼松 0.75 ～ 1mg/（kg·d）。

糖皮质激素：仅用于 IBD 活动期的诱导缓解治疗，一般不作为长期维持治疗。IBD 临床症状完全缓解后，糖皮质激素需开始逐步减量，一般情况下泼尼松每周减 5mg，减量至 20mg/d

后，每周减 2.5mg 或每 2 周减 5mg，直至停用，快速减量会导致疾病早期复发。布地奈德起始剂量为 3mg/ 次、3 次 /d 口服，临床缓解后（8 ～ 12 周）改为 3mg/ 次、2 次 /d，延长疗程可提高疗效，但超过 6 ～ 9 个月再无维持缓解的作用。

（四）不良反应

有各种不良反应，尤其长期使用后更容易出现，包括骨质疏松、股骨头坏死、感染、高血糖、高血脂、心血管疾病（高血压、血栓事件）、肌病、白内障 / 青光眼、中枢神经系统病变（情绪改变、失眠、记忆减退）等。

三、免疫抑制剂

（一）常用类型

1. 硫唑嘌呤和巯嘌呤 均为巯嘌呤类药物，疗效相似，是治疗 IBD 最常用的免疫抑制剂。目前国内常用硫唑嘌呤，硫唑嘌呤不能耐受者可考虑换用巯嘌呤。巯嘌呤类药物的作用机制是抑制酰胺转移酶，干扰嘌呤核苷酸合成，抑制 DNA 合成，同时抑制 T 细胞活性，从而发挥抗炎作用。

本药存在量效关系，剂量不足会影响疗效，增加剂量会增加药物不良反应发生风险。国内患者的推荐剂量是硫唑嘌呤 1.5 ～ 2.5mg/（kg·d）、巯嘌呤 0.75 ～ 1.5mg/（kg·d）。临床上，有两种给药方案：①一开始就给予目标剂量；②逐步增量方案，即低剂量开始，每 4 周逐步增量直至目标剂量。在治疗过程中，需要根据疗效、外周血白细胞、红细胞 6- 硫鸟嘌呤核苷酸（6-TGN）含量对巯嘌呤类药物的剂量进行调整。

常见不良反应是骨髓抑制和肝功能损害，多发生于用药前 3 个月，氨基水杨酸制剂会增加巯嘌呤类药物的骨髓抑制作用。用药期间需全程监测，定期随诊。推荐的监测方法：第 1 个月每周复查 1 次全血常规，每 2 周复查 1 次肝功能；第 2 ～ 3 个月每 2 周复查 1 次全血常规，每 4 周复查 1 次肝功能；此后每 1 ～ 3 个月复查全血常规、肝功能。使用巯嘌呤类药物者发生非黑色素瘤性皮肤癌的风险增高，建议避免过度阳光照射。

目前欧美和我国共识意见均推荐使用硫唑嘌呤前进行基因监测，包括巯嘌呤甲基转移酶（thiopurine S-methyltransferase，TPMT）基因型、*NUDT15* 基因多态性检测，其中 *NUDT15* 基因多态性检测对预测亚洲人群骨髓抑制风险的敏感性和特异性比较高。

2. 甲氨蝶呤 抑制二氢叶酸还原酶，使二氢叶酸不能还原成有生理活性的四氢叶酸，使嘌呤核苷酸和嘧啶核苷酸的生物合成过程中一碳基团的转移作用受阻，导致 DNA 生物合成受抑制，发挥抗炎作用。

诱导缓解治疗的推荐剂量为 25mg/ 周、肌内注射或皮下注射，达到临床缓解后（一般在 12 周作用）改为 15mg/ 周、肌内注射或皮下注射，也可改为口服，但疗效可能降低。

最常见不良反应是胃肠道反应，叶酸可减轻这种反应，可常规同时服用。最初 4 周内每周、之后每月定期监测全血常规和肝功能。妊娠期禁用，用药期间和停药后数月应避免妊娠。

3. 沙利度胺 研究认为沙利度胺对于难治性 UC、儿童及成人难治性 CD 有效，可用于无条件使用抗 TNF-α 单克隆抗体者，但一般不作为首选药物，可能机制如下：①抗炎作用：阻断 TNF-α 表达；②免疫调节作用：选择性地抑制 $CD4^+$ 效应 T 细胞的增殖、调节 $CD4^+/CD8^+$ T 细胞比例、维持 Th1/Th2 平衡等方式调节免疫；③抗血管生成作用：显著抑制 VEGF 诱导的人肠微血管内皮细胞转移、生长、增殖和血管形成。

本药存在量效关系，但尚无统一的用药标准，推荐起始剂量为 75mg/d 或以上，根据患者应答及耐受情况进行剂量调整。

最严重不良反应是致畸性，妊娠期禁止使用，用药期间、停药后半年至 1 年内需严格避孕。其次为周围神经炎，使用后 3 ～ 10 个月出现，主要表现为对称性感觉运动异常，如手足麻木、刺痛、踩棉花感等，周围神经炎发生与药物剂量有一定的相关性，多数在减量或停药后可恢复。其他不良反应包括便秘、皮疹、水肿、嗜睡、月经量减少、血栓事件等。

（二）临床应用

免疫抑制剂起效较慢（其中硫唑嘌呤用药 12 ～ 16 周后才达到最大疗效），通常用于疾病的维持缓解治疗。硫唑嘌呤用于 CD 和激素依赖型 UC 的维持缓解治疗；甲氨蝶呤可用于无法耐受硫唑嘌呤 CD 患者的维持缓解；沙利度胺可用于难治性 UC、儿童及成人难治性 CD。

四、生物制剂

针对炎症通路中各个环节的生物制剂不断应用到临床治疗中，包括拮抗炎症细胞释放的细胞因子、抑制淋巴细胞从血管中迁移至黏膜固有层，以及抑制 T 细胞在淋巴结中的活化和运输。目前国内上市的生物制剂有抗 TNF-α 单克隆抗体、整合素抑制剂、白细胞介素抑制剂、JAK 抑制剂。

1. 抗 TNF-α 单克隆抗体　目前应用最多、最广的治疗 IBD 的生物制剂，是一类直接拮抗 TNF-α 的单克隆抗体，通过特异性结合可溶性和跨膜 TNF-α，抑制 TNF-α 与其受体结合，减弱 TNF-α 的促炎作用，使 TNF-α 阳性巨噬细胞和 T 细胞凋亡，达到治疗的作用。

抗 TNF-α 单克隆抗体包括人鼠嵌合体 IgG1 单克隆抗体英夫利西单克隆抗体（infliximab，IFX）、全人源化单克隆抗体阿达木单克隆抗体（adalimumab，ADA）和聚乙二醇人源化单克隆抗体的抗原结合片段（frament of antigen binding，Fab）赛妥珠单克隆抗体（certolizumab pegol，CZP）。目前 IFX 与 ADA 经我国国家药品监督管理局正式批准应用于 IBD 治疗。

英夫利西单克隆抗体（IFX）起效快，可用于 IBD 的诱导缓解和维持缓解治疗，临床适应证有：①克罗恩病：对激素抵抗或依赖且免疫抑制剂无效或无法耐受的中 - 重度活动性非狭窄非穿透型 CD、瘘管型 CD、儿童中 - 重度活动期 CD（6 ～ 17 岁），肠切除术后 CD；②溃疡性结肠炎：激素抵抗的重度活动性 UC，免疫抑制剂无效或无法耐受的激素依赖的活动性 UC，活动性 UC 伴突出肠外表现（如关节炎、坏疽性脓皮病、结节红斑等）。IFX 使用方法为 5 ～ 10mg/kg 体重，静脉滴注，在第 0 周、第 2 周、第 6 周作为诱导缓解，随后每隔 8 周给予相同剂量长程维持治疗。如有条件，使用抗 TNF-α 单克隆抗体期间建议进行治疗药物监测（therapeutic drug monitoring，TDM）以指导患者管理（图 12-1）。

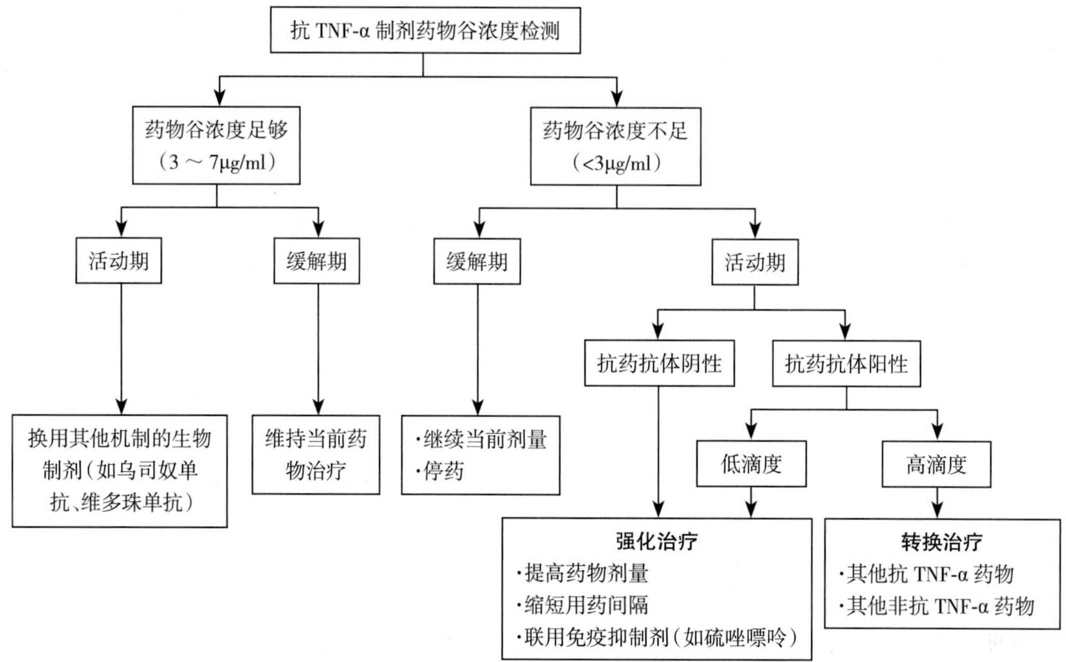

图 12-1 根据 TDM 结果调整抗 TNF-α 制剂治疗策略流程

阿达木单克隆抗体（ADA）适用于足量糖皮质激素和 / 或免疫抑制剂应答不充分 / 不耐受，或有禁忌证的中 - 重度 CD 患者。初始（第 1 天）剂量为 160mg［1 天内皮下注射 40mg × 4 支，或连续 2 天皮下注射（40mg × 2 支）/d］，第 2 次用药为初次用药 2 周后（第 15 天），给予 ADA 80mg，第 2 次用药 2 周后（第 29 天）开始每 2 周皮下注射 1 次、40mg/ 次。

IFX 是人鼠嵌合体 IgG1 单克隆抗体，具有一定免疫原性，可能引起输液反应、继发性失应答等。ADA 为全人源化 IgG1 单克隆抗体，免疫原性低，抗抗体发生率低。抗 TNF-α 单克隆抗体的不良反应有机会性感染、恶性肿瘤（尤其淋巴瘤、黑色素瘤）、自身抗体和药物性红斑狼疮、皮肤反应（如湿疹、银屑病反应等）、神经系统受损（视神经炎、多发性硬化等）、肝功能损害、血液系统异常（白细胞减少、血小板减少等）。用药前需进行活动性感染和潜伏感染（特别是结核分枝杆菌、慢性 HBV 感染）筛查，用药期间需进行疗效监测和不良反应观察，包括临床症状、血常规、肝肾功能、结核分枝杆菌指标、乙肝病毒指标、免疫指标、内镜及影像评估等。

2. 整合素抑制剂 维得利珠单克隆抗体（vedolizumab）是人源化整合素抑制剂，特异性结合白细胞表面 α4β7 整合素，阻断活化的 α4β7 整合素与其配体 MAdCAM-1 结合，阻止 T 淋巴细胞迁移和转运至肠道炎症区域，减轻肠道炎症反应。适用于对传统治疗或抗 TNF-α 单克隆抗体应答不充分、失应答或无法耐受的中 - 重度活动期成年 UC 或 CD 患者。对肠道有高的选择性，但不作用于 α4β1 整合素，因此，消化系统之外的作用有限，对 IBD 肠外表现的效果不理想。

使用方法：300mg/ 次，静脉滴注，在第 0 周、第 2 周、第 6 周给予作为诱导缓解，随后每隔 8 周给予相同剂量行长程维持治疗（也可根据具体情况缩短给药间隔）。

本药为人源化单克隆抗体，免疫原性和抗药物抗体发生率低，具有较好的安全性，常见不良反应有头痛、发热、关节痛、恶心等，较少发生严重感染、输液反应和恶性肿瘤。

3. 白细胞介素抑制剂　乌司奴单克隆抗体（ustekinumab）是抗 IL-12/IL-23 亚单位 p40 的单克隆 IgG1 抗体，特异性结合 IL-12 和 IL-23 共有的亚基 p40，阻止它们与细胞表面 IL-12Rβ1 受体相互作用，抑制 IL-12 和 IL-23 介导的细胞信号转导、激活和细胞因子产生，达到减轻肠道炎症的作用。适用于对传统治疗或抗 TNF-α 单克隆抗体应答不足、失应答或无法耐受的成年中 - 重度活动性 CD 患者。

使用方法：首次静脉输注，剂量依据体重分层，第 8 周及此后每 12 周皮下注射 90mg。

乌司奴单克隆抗体起效快，药物留存率高，疗效持久；用药方便，用药间隔时间长，维持期皮下注射 3 个月 1 次；与抗 TNF-α 单克隆抗体相比，机会性感染和恶性肿瘤的发生率更低，免疫原性低，抗抗体发生率低、输液及注射位点反应少。不良反应主要有头痛、关节痛、恶心等。

4. JAK 抑制剂　托伐替尼（tofacitinib）是首个用于免疫相关性疾病治疗的口服 JAK 抑制剂，通过抑制 JAK1 和 JAK3，阻断多种细胞因子信号转导，如 IL-2、IL-6、IL-12、IL-21、IL-23、α 干扰素、γ 干扰素、粒细胞 - 巨噬细胞集落刺激因子等，达到调控 T 细胞和 B 细胞发育、分化、活化，抗体及黏液产生，从而抑制炎症及免疫反应。

Ⅲ期临床试验证明，托伐替尼（10mg/ 次、2 次 /d 口服）对中 - 重度 UC 有效；双剂量（5mg 和 10mg）托伐替尼可有效维持 UC 缓解达 1 年，但对 CD 疗效不明。目前尚未被我国国家药品监督管理局正式批准应用于 IBD 治疗。

托伐替尼口服给药，用药方便，依从性佳；免疫原性低，半衰期短，可灵活给药。主要不良反应有恶心、头痛、消化不良、流感类症状、血栓事件等。

五、中医中药

中医中药对 IBD 的治疗作用日益受到重视。研究认为，补脾益肠丸、固本益肠片、结肠宁（灌肠剂）等对 UC 有一定疗效；薏苡附子败酱散、肠康饮等对 CD 也有一定疗效。但是，循证医学证据还比较少，中医中药用于治疗 IBD 需要严格的辨证论治，根据证型变化采用序贯或转换治疗。

本文简要介绍了 IBD 的五类治疗药物：氨基水杨酸制剂、糖皮质激素、免疫抑制剂、生物制剂、中医中药。需要根据疾病分型、分期、预后等进行个体化治疗。在用药过程中，需加强临床监测（疗效、不良反应），及时进行方案优化，以达到 IBD 治疗目标。

（王承党　俞　星）

参考文献

[1] 中华医学会消化病学分会炎症性肠病学组．炎症性肠病诊断与治疗的共识意见（2018 年·北京）[J]. 中华炎性肠病杂志（中英文），2018，2（3）：173-190.

[2] 郭金波，张晓岚．5- 氨基水杨酸在炎症性肠病中的合理应用[J]. 临床荟萃，2016，31（8）：820-823.

[3] TORRES J，BONOVAS S，DOHERTY G，et al. ECCO Guidelines on Therapeutics in Crohn's Disease：Medical Treatment [J]. J Crohns Colitis，2020，14（1）：4-22.

[4] RUBIN D T, ANANTHAKRISHNAN A N, SIEGEL C A, et al. ACG Clinical Guideline: Ulcerative Colitis in Adults [J]. Am J Gastroenterol, 2019, 114(3): 384-413.

[5] KO C W, SINGH S, FEUERSTEIN J D, et al. AGA Clinical Practice Guidelines on the Management of Mild-to-Moderate Ulcerative Colitis [J]. Gastroenterology, 2019, 156(3): 748-764.

[6] SEHGAL P, COLOMBEL J F, ABOUBAKR A, et al. Systematic review: safety of mesalazine in ulcerative colitis [J]. Aliment Pharmacol Ther, 2018, 47(12): 1597-1609.

[7] GROSS V, BAR-MEIR S, LAVY A, et al. Budesonide foam versus budesonide enema in active ulcerative proctitis and proctosigmoiditis [J]. Aliment Pharmacol Ther, 2006, 23(2): 303-312.

[8] RUBIN D T, ANANTHAKRISHNAN A N, SIEGEL C A, et al. ACG Clinical Guideline: Ulcerative Colitis in Adults [J]. Am J Gastroenterol, 2019, 114(3): 384-413.

[9] XU J, ZHENG C, HUANG Y, et al. Efficacy of thalidomide on trinitrobenzene sulfonate-induced colitis in young rats and its mechanism [J]. Chin Med J (Engl), 2014, 127(12): 2368-2375.

[10] CHANG J T. Pathophysiology of Inflammatory Bowel Diseases [J]. N Engl J Med, 2020, 383(27): 2652-2664.

[11] 中华医学会消化病学分会炎症性肠病学组. 抗肿瘤坏死因子 α 单克隆抗体治疗炎症性肠病专家共识(2017)[J]. 协和医学杂志, 2017, 8(4): 239-243.

[12] NADPARA N, REICHENBACH Z W, EHRLICH A C, et al. Current Status of Medical Therapy for Inflammatory Bowel Disease: The Wealth of Medications [J]. Dig Dis Sci, 2020, 65(10): 2769-2779.

[13] PEYRIN-BIROULET L, DESREUMAUX P, SANDBORN W J, et al. Crohn's disease: beyond antagonists of tumour necrosis factor [J]. Lancet, 2008, 372(9632): 67-81.

[14] ABRAHAM B P, AHMED T, ALI T. Inflammatory Bowel Disease: Pathophysiology and Current Therapeutic Approaches [J]. Handb Exp Pharmacol, 2017, 239: 115-146.

[15] SANDS B E, CHEN J, FEAGAN B G, et al. Efficacy and Safety of MEDI2070, an Antibody Against Interleukin 23, in Patients With Moderate to Severe Crohn's Disease: A Phase 2a Study [J]. Gastroenterology, 2017, 153(1): 77-86.e6.

[16] 陈慧敏, 刘占举. Janus 激酶抑制剂在炎症性肠病中的疗效和应用前景[J]. 中华消化杂志, 2020, 40(6): 425-428.

[17] 张声生, 沈洪, 郑凯, 等. 溃疡性结肠炎中医诊疗专家共识意见(2017)[J]. 中华中医药杂志, 2017, 32(8): 3585-3589.

[18] 朱梦佳, 王淋, 杨慧萍. 中医治疗克罗恩病临床研究进展[J]. 中医研究, 2020, 33(1): 74-77.

[19] HOLLERAN G, SCALDAFERRI F, IANIRO G, et al. Fecal microbiota transplantation for the treatment of patients with ulcerative colitis and other gastrointestinal conditions beyond Clostridium difficile infection: an update [J]. Drugs Today (Barc), 2018, 54(2): 123-136.

第 13 章　溃疡性结肠炎的规范化治疗

为了规范化和优化炎症性肠病的临床实践，2017 年国际炎症性肠病专家联盟计划制定了结构化的指导原则，即“5S”原则，包括疾病评估（stage the disease）、疾病分层（stratify patients）、设定治疗目标（set treatment goals）、选择合适的治疗方案（select appropriate treatment）及治疗监控（supervise therapy）。

一、疾病评估

疾病评估包括临床类型、病变范围、疾病活动性的严重程度，以及有无并发症和 / 或肠外表现。

溃疡性结肠炎（ulcerative colitis，UC）的临床类型分为初发型和慢性复发型。初发型是指无既往病史，本次是首次发作；而慢性复发型是指疾病处于临床缓解期后再次出现症状。

UC 的病变范围分型通常采用蒙特利尔分型。蒙特利尔分型根据结肠炎症累及范围分为 3 型，即直肠型（E1）、左半结肠型（E2）、广泛结肠型（E3）（表 13-1）。该分型有助于治疗方案的选择、癌变危险性的评估及监控策略的制订。

表 13-1　UC 病变范围的蒙特利尔分型

分型	分布	结肠镜下所见炎症累及的最大范围
E1	直肠	局限于直肠，未达乙状结肠
E2	左半结肠	累及左半结肠（脾曲以远）
E3	广泛结肠	广泛病变累及脾曲以近乃至全结肠

根据疾病是否活动，UC 病程分为活动期和缓解期。目前临床最常用的评估活动程度的方法为改良 Truelove 和 Witts 疾病严重程度分型（表 13-2），该标准临床使用方便、易于掌握。Mayo 评分更多用于临床研究的疗效评估，其中排便次数和便血这两个亚项构成了患者报告结局 2 评分系统（PRO2），目前 PRO2 是评估 UC 患者症状的标准方法。内镜下疾病活动度的评估包括 Mayo 内镜评分、UCEIS 评分。

UC 的肠外表现主要是病变累及关节（外周关节炎、脊柱关节炎等）、皮肤黏膜（口腔溃疡、结节性红斑和坏疽性脓皮病等）、眼部（虹膜炎、巩膜炎和葡萄膜炎等）、肝胆（脂肪肝、原发性硬化性胆管炎和胆石症等）和凝血系统（血栓栓塞等）。并发症包括中毒性巨结肠、肠穿孔、下消化道大出血和癌变。肠外表现和并发症往往使治疗更加复杂,需要尽早识别。

表 13-2　改良 Truelove 和 Witts 疾病严重程度分型

严重程度分型	排便次数 / (次·d^{-1})	便血	脉搏 / (次·min^{-1})	体温 /℃	血红蛋白	红细胞沉降率 / (mm·h^{-1})
轻度	<4	轻或无	正常	正常	正常	<20
重度	≥6	重	>90	>37.8	<75% 的正常值	>30

注:中度介于轻度和重度之间。

二、疾病分层

据统计,多种因素与 UC 不良结局(结肠切除、住院、疾病复发)相关,包括人口学特征、临床特征、实验室指标和内镜表现等(表 13-3),具有一定的预测 UC 不良结局的临床价值。Cesarini 等学者开发了一个简单的预测 3 年内发生急性重症 UC 风险的工具,该预测工具包括诊断时广泛结肠炎、C 反应蛋白>10mg/L、血红蛋白<12g/dl(女性)或者<14g/dl(男性),若同时具备以上 3 个危险因素,3 年内发生急性重症 UC 的风险达 70%。因此,临床医师可根据预后不良因素对 UC 患者进行分层,分为低风险组和中高风险组。尽管目前缺乏确切的循证医学证据证实对 UC 患者进行风险分层有利于降低患者结肠切除的风险,但是临床经验提示尽早识别高风险人群,有利于制订更具有针对性的管理和治疗方案,改善患者的生活质量。

表 13-3　影响 UC 预后的不良因素

分类	与 UC 预后相关的不良因素
患者相关	诊断时年龄<40 岁,因结肠炎住院
实验室相关	血便≥6 次 /d,体温≥37.8℃,脉搏≥90 次 /min,血红蛋白≤10.5g/dl,红细胞沉降率≥30mm/h、C 反应蛋白升高,血清白蛋白降低
内镜相关	广泛性结肠炎,内镜评分严重(Mayo 内镜评分 =3 分,UCEIS 评分≥7 分)

三、设定治疗目标

2021 年欧洲克罗恩病和结肠炎组织指南、2019 年美国胃肠病学会临床指南和《炎症性肠病诊断与治疗的共识意见(2018 年·北京)》均推荐治疗目标达到无激素缓解和黏膜愈合。黏膜愈合与 UC 的临床复发率、结肠切除率降低相关。2015 年国际炎症性肠病组织(IOIBD)在 STRIDE 倡议中提出了"达标治疗"(treat-to-target)的治疗策略,将临床缓解或患者报告结局缓解和内镜缓解设定为 UC 达标治疗的目标。这意味着 UC 的治疗目标从改善症状、临床缓解，逐步提高至无激素临床缓解、黏膜愈合以及深度缓解（临床缓解 + 黏膜愈合）的水平。2021 年 IOIBD 更新并提出了 STRIDE-Ⅱ倡议，将逐步实现短期目标、中期目标乃至最终达到远期目标作为炎症性肠病达标治疗的基本路线。对于 UC 而言，短期目标是临床应答，中期目标是临床缓解、CRP 及粪便钙卫蛋白正常化，远期目标则重申了内镜愈合的重要性，同时将无身心残障和正常的健康生活质量也列入了远期目标，而组织学愈合的意义仍未明确，但可作为辅助的治疗目标。值得注意的是，STRIDE-Ⅱ倡议也提及了不同作用机制的药物起效时间有快慢之分，评估上述目标的时间点也不尽相同，这需要根据药物的特性作相应的调整。总之，STRIDE-Ⅱ倡议整合了当今众多经过临床实践考验的评估指标，进一步提出科学可行、临床实用的达标治疗路线，能够指导临床实践，使之达到黏膜愈合的远期目标，甚至达到完全深度愈合（临床缓解 + 完全内镜和组织愈合 + 透壁愈合）。

四、选择合适的治疗方案

临床医师主要根据病情活动性的严重程度，辅以病变累及范围和疾病类型（复发频率、既往对治疗药物的反应、肠外表现等）来共同制订治疗方案。值得注意的是，患者的经济能力、工作生活便捷度等个体因素也需要充分考量。

治疗 UC 的药物种类众多，表 13-4 提供了常用的 UC 治疗药物的疗效和不良反应。

表 13-4　UC 治疗药物的疗效和不良反应

	诱导治疗	维持治疗	常见不良反应
美沙拉秦	轻 - 中度 UC	美沙拉秦或激素诱导缓解后的维持治疗	急性症状（痉挛、腹痛、发热、严重头痛和皮疹）、肝肾功能损害、胰腺炎
糖皮质激素	布地奈德：轻 - 中度 UC 口服糖皮质激素：中 - 重度 UC 静脉注射激素：重度 UC、口服激素疗效欠佳的中 - 重度 UC	无效	感染、肾上腺皮质功能不全、抑制生长发育、骨质疏松、骨坏死、高血压、高血糖、血脂异常、肌肉病、精神 / 认知障碍、白内障、青光眼
环孢素 A	静脉注射激素治疗无效的重度 UC	无效	肝肾毒性、肿瘤、感染、代谢和营养失调、多毛症、牙龈增生、震颤、头痛、癫痫
巯嘌呤类药物（硫唑嘌呤、巯嘌呤）	无效	口服糖皮质激素、静脉注射激素或静脉注射环孢素 A 等诱导缓解后的维持治疗	白细胞减少、肝功能异常、胰腺炎、感染、淋巴瘤、非黑色素瘤性皮肤癌、脱发

续表

	诱导治疗	维持治疗	常见不良反应
抗 TNF-α 制剂（英夫利西单抗、阿达木单抗、戈利木单抗）	中 - 重度 UC 激素依赖、激素抵抗、巯嘌呤类药物疗效欠佳或不耐受 英夫利西单抗治疗重度 UC（静脉注射激素治疗失败）	抗 TNF-α 制剂诱导缓解后的维持治疗	输液反应、感染、肝毒性、充血性心力衰竭加重、黑色素瘤、药物性狼疮、脱髓鞘综合征（多发性硬化和视神经炎）
维得利珠单抗	中 - 重度 UC 激素依赖或激素抵抗的中度 UC，或巯嘌呤类药物、抗 TNF-α 制剂疗效欠佳或不耐受	维得利珠单抗诱导缓解后的维持治疗	感染、头痛、高血压、肛周脓肿、皮疹、关节疼痛、肌肉疼痛、发热

注：TNF-α，肿瘤坏死因子 α；UC，溃疡性结肠炎。

（一）轻 - 中度 UC 的治疗选择

1. 以 5- 氨基水杨酸（5-aminosalicylic acid，5-ASA）为基础的升阶梯治疗目前仍是轻 - 中度活动期 UC 的基本治疗策略。UC 一经诊断，就应该尽早启动 5-ASA 治疗。可根据病变部位和疾病严重程度，选择合适的剂量及剂型。对于 5-ASA 治疗无反应或控制不佳的患者，需评估患者的依从性、5-ASA 疗程等方面，值得注意的是，应该优先考虑优化 5-ASA 治疗（增加剂量、加用局部或口服剂型）而非换药。图 13-1 总结了轻 - 中度 UC 的治疗流程。

直肠炎：推荐 1.0g/d 美沙拉秦栓剂作为轻或中度活动性直肠炎的起始治疗，也可选用美沙拉秦灌肠。局部美沙拉秦联合口服美沙拉秦或局部糖皮质激素治疗的疗效较单一用药更佳，推荐作为升级治疗方案。口服 / 局部美沙拉秦和局部糖皮质激素治疗无效的患者，应选择加用口服糖皮质激素、免疫抑制剂或生物制剂。

左半结肠炎：轻 - 中度活动性左半结肠炎，推荐≥1g/d 美沙拉秦灌肠并联合 3 ～ 4g/d 口服美沙拉秦作为起始治疗方案。如果患者症状恶化，直肠出血持续超过 10 ～ 14 天或者美沙拉秦规范治疗 40 天后，症状仍不能持续缓解，应开始升级治疗，升级治疗药物包括口服糖皮质激素、免疫抑制剂或生物制剂。

广泛性结肠炎：轻 - 中度广泛性 UC，推荐 3 ～ 4g/d 口服美沙拉秦作为起始治疗方案，应联合≥1g/d 局部使用美沙拉秦。给予足量美沙拉秦 4 ～ 6 周后症状控制不佳者，尤其是病变较广泛者，应及时转换其他药物治疗。目前，转换药物仍首选口服糖皮质激素，对于糖皮质激素无效或依赖患者可给予巯嘌呤类免疫抑制剂或生物制剂治疗。

2. 对于 5-ASA 治疗无反应或控制不佳的轻 - 中度患者，可予升级为激素治疗，可按照泼尼松 0.75 ～ 1mg/（kg·d）给药（其他类型激素剂量按照上述折算），一般 2 周后出现临床应答，可按照每周减量 5 ～ 10mg/d 的速度缓慢减量至 20mg/d，然后按照每周减量 2.5 ～ 5mg/d 的速度更加缓慢减量至停药。

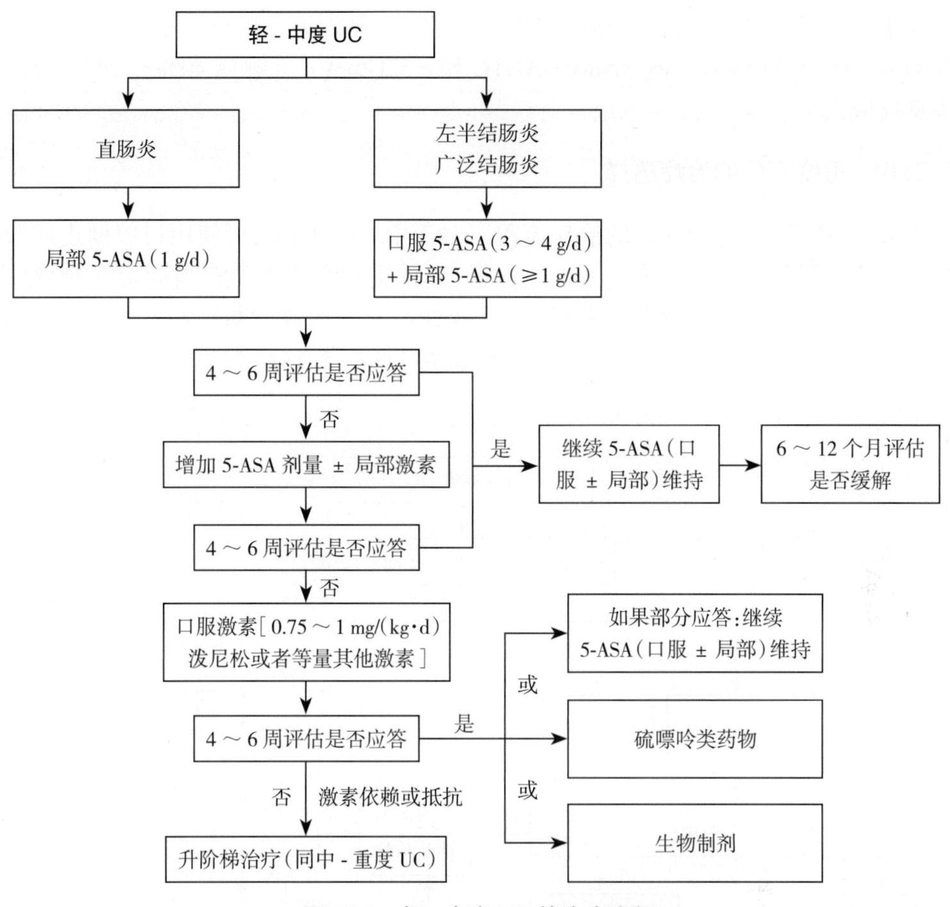

图 13-1　轻 - 中度 UC 的治疗流程

UC，溃疡性结肠炎；5-ASA，5- 氨基水杨酸。

3. 当激素和上述免疫抑制剂治疗无效或不能耐受上述药物治疗时，可选择抗 TNF-α 制剂或维得利珠单抗治疗。抗 TNF-α 制剂常用英夫利西单抗，英夫利西单抗使用方法为 5mg/kg 静脉滴注，在第 0 周、第 2 周、第 6 周给予作为诱导缓解；随后每隔 8 周给予相同剂量行长程维持治疗。使用英夫利西单抗前接受糖皮质激素治疗时应继续原来治疗，在取得临床完全缓解后，将激素逐步减量直至停用。对既往使用免疫抑制剂或 5-ASA 无效者，没有必要继续合用免疫抑制剂或 5-ASA；但对英夫利西单抗治疗前未接受过免疫抑制剂治疗者，英夫利西单抗与硫唑嘌呤合用可提高无激素缓解率和黏膜愈合率。

4. 维持治疗　对于 UC 维持期的药物选择，可视用药情况选用 5-ASA、巯嘌呤类药物或生物制剂进行维持。5-ASA 可作为维持 UC 缓解的一线药物。巯嘌呤类药物对于维持激素依赖或激素抵抗的 UC 患者的无激素缓解有效，同时也适用于无法耐受美沙拉秦或美沙拉秦优化治疗后早期或频繁复发的轻 - 中度活动性 UC 患者。欧美推荐硫唑嘌呤的目标剂量为 1.5 ～ 2.5mg/（kg·d）。我国相关文献数据显示，低剂量硫唑嘌呤［1 ～ 1.5mg/（kg·d）］对激素依赖性及难治性 UC 患者有较好的疗效和安全性，但文献证据等级较弱。

值得注意的是，临床上治疗 UC 常会将 5-ASA 和巯嘌呤类药物合用，两者同时应用时需注意骨髓抑制的风险增加。对于硫唑嘌呤导致的白细胞减少，在国外可以通过检测 *TPMT*

基因突变来预测，但在中国人群敏感性仅为 1%，*NUDT* 基因突变检查适用于中国人群，通过多个位点检测（c.415C>T、c.36_37insGGAGTC 和 c.52G>A），可解释 40% ~ 50% 的白细胞减少不良反应。

（二）中 - 重度 UC 的治疗选择

图 13-2 总结了中 - 重度 UC 的治疗流程。对于中 - 重度 UC，可使用口服糖皮质激素作为起始治疗方案，按泼尼松 0.75 ~ 1mg/（kg·d）（其他类型激素按照相当剂量转换）给药，达到临床缓解后开始逐渐缓慢减量至停药，注意快速减量会导致早期复发。对于口服激素不应答的患者，选择静脉激素作为替代方案。维持期可选择 5-ASA、巯嘌呤类药物或生物制剂维持治疗。

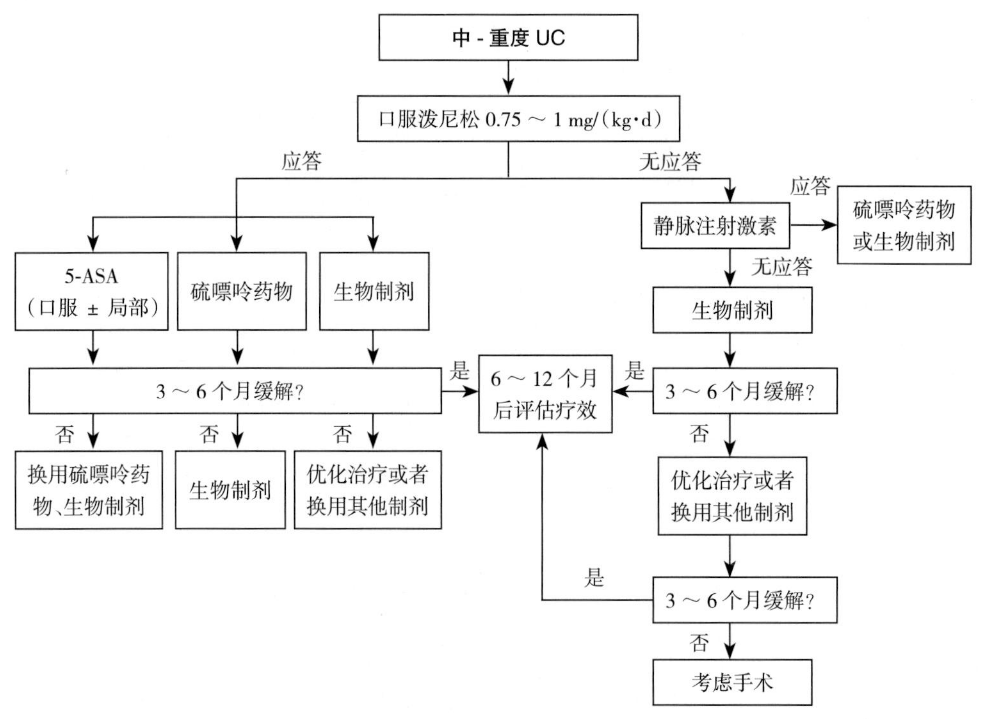

图 13-2 中 - 重度 UC 的治疗流程

UC，溃疡性结肠炎；5-ASA，5- 氨基水杨酸。

1. 若静脉激素仍不应答，可选用抗 TNF-α 制剂或维得利珠单抗进行诱导缓解，维持期可选用同种生物制剂进行维持治疗。若使用英夫利西单抗，联用硫唑嘌呤（或甲氨蝶呤）能降低免疫原性，提高长期疗效，但尚无证据提示联用硫唑嘌呤（或甲氨蝶呤）可提高其他生物制剂的疗效。头对头的临床研究揭示，维得利珠单抗在维持中 - 重度 UC 患者临床缓解率和内镜应答率上优于阿达木单抗。

2. 若抗 TNF-α 制剂诱导缓解失败，可选择增加剂量或缩短用药间期对抗 TNF-α 治疗进行优化、换用其他类型的抗 TNF-α 生物制剂或改用维得利珠单抗诱导缓解；若维得利珠单抗诱导缓解失败，同样可对维得利珠单抗进行优化或者改用抗 TNF-α 制剂进行诱导缓解。维持期可选择同种生物制剂进行维持缓解。

对于生物制剂治疗过程中症状加重的 UC 患者，特别是接受英夫利西单抗治疗的 UC 患者，应该充分评估依从性、感染、应激性肠病、并发症等，如果考虑疾病活动，可检测药物谷浓度和抗药物抗体以辅助判断疗效失败的原因。若药物谷浓度低和抗药物抗体阴性，则可先予优化生物制剂（增加剂量或缩短用药间期）；若药物谷浓度较高和抗药物抗体阴性，则可考虑转换其他机制的药物；若抗药物抗体阳性，则可考虑加用免疫抑制剂、转换其他机制的药物或者换用同机制其他类型的生物制剂。药物谷浓度的阈值仍未达成共识，但较低的药物谷浓度可能会导致抗药物抗体的产生。ACT-1 和 ACT-2 研究表明，UC 患者维持治疗时英夫利西单抗浓度 >3.7μg/ml 能获得更高的临床缓解和黏膜愈合率，以及较低的抗药物抗体。另外，与上述被动药物检测策略相对的是主动药物检测的策略，目前缺乏证据支持主动药物检测的策略有助于提高疗效。

3. 若上述治疗仍无效，可考虑手术治疗。

4. 新的指南对 UC 的传统治疗模式提出挑战。建议对存在高危因素（包括年轻、广泛结肠病变、内镜疾病活动严重等）的中 - 重度 UC 患者进行早期积极治疗，可考虑激素和生物制剂作为平行选择。该策略是否能真正改变 UC 的自然病程仍待进一步观察。

（三）急性重度 UC（acute severe ulcerative colitis，ASUC）

若 UC 患者血便 ≥6 次 /d，同时合并全身中毒症状（脉搏 >90 次 /min、体温 >37.8℃，血红蛋白 <105g/L，红细胞沉降率 >30mm/h 或 C 反应蛋白 >30mg/L），应按 ASUC 处理。

图 13-3 为 ASUC 的治疗流程。治疗前完善腹部 X 线片以排除中毒性巨结肠，另外注意

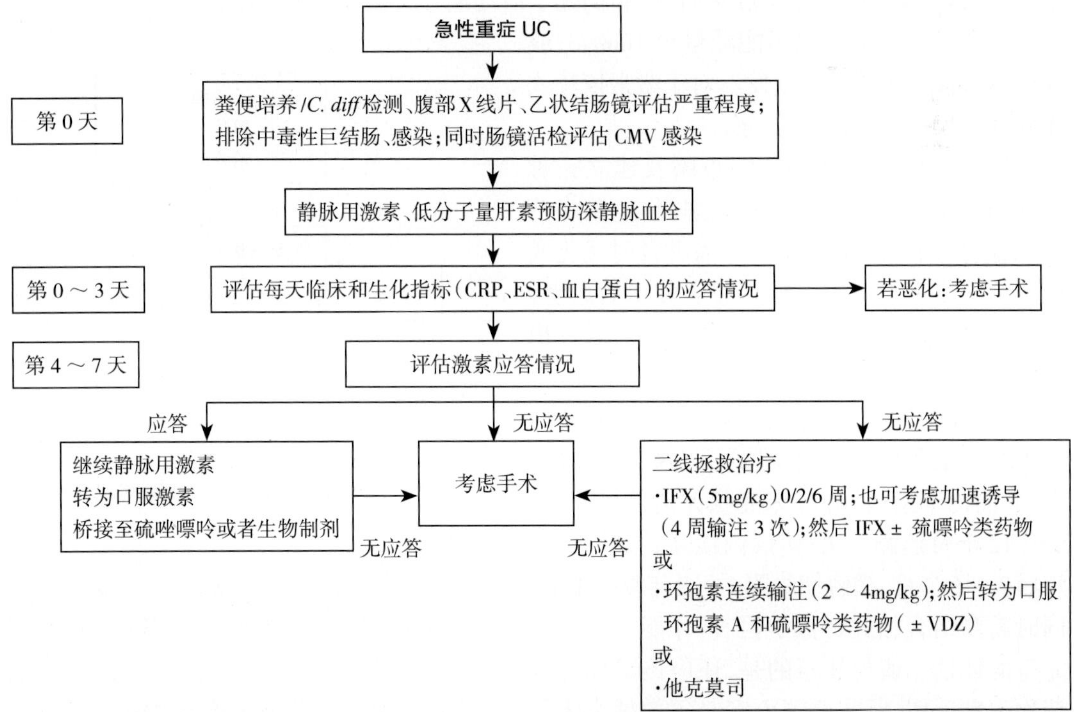

图 13-3 ASUC 的治疗流程

UC，溃疡性结肠炎；*C. diff*，艰难梭菌；CMV，巨细胞病毒；CRP，C 反应蛋白；ESR，红细胞沉降率；IFX，英夫利西单抗；VDZ，维得利珠单抗。

排除合并机会性感染，比如艰难梭菌或巨细胞病毒感染，若合并以上机会性感染，应给予积极的药物治疗，治疗艰难梭菌感染的药物有甲硝唑和万古霉素等，治疗巨细胞病毒结肠炎的药物有更昔洛韦和膦甲酸钠等。重度 UC 患者活动期时血栓形成风险增加，因此推荐预防性应用低分子量肝素以降低血栓形成风险。

对于 ASUC 的患者，首选静脉用糖皮质激素，剂量推荐为甲泼尼龙 40 ～ 60mg/d，在静脉使用足量激素治疗 3 天仍然无效时，应转换治疗方案。转换方案可有两种选择：①使用转换药物挽救治疗 4 ～ 7 天，若仍然无效，再选择手术。挽救治疗药物主要包括环孢素 A 2 ～ 4mg/(kg·d)静脉滴注、英夫利西单抗（5mg/kg）及他克莫司。少数病例报道提示，维得利珠单抗、乌司奴单抗或小分子靶向药托法替尼对挽救治疗有效，但证据尚不足。②立即手术治疗。

五、治疗监控

临床医师需要根据患者的病情调整用药方案，因此疗效标准的制定尤为重要。根据 STRIDE-Ⅱ倡议，疗效评估定义如下：①临床缓解：临床症状消失，即 PRO2=0 分（便血 =0 分，排便次数 =0 分）或者 Mayo 临床评分<3 分且无单个分项评分>1 分；②临床应答：临床症状较前好转，即 PRO2 较基线下降至少 50%；③无效：临床症状、结肠镜复查均无改善；④内镜愈合：内镜下肠道无炎症或溃疡，即 Mayo 内镜评分 =0 分或 UCEIS 评分≤1 分。

对于使用激素的患者，需要及时评估疗效：①激素无效：经相当于泼尼松剂量达 0.75 ～ 1mg/（kg·d）治疗超过 4 周，疾病仍处于活动期。②激素依赖：虽能维持缓解，但激素治疗 3 个月后泼尼松仍不能减量至 10mg/d；或在停用激素后 3 个月内复发。对于激素依赖或无效的患者，应及时调整方案。

应制订优化的病情监测策略及建立完善的随访系统。对于症状持续的患者，监测病情变化有助于早期发现无应答患者并及时优化或更改治疗方案。对于无症状患者和术后患者，这种策略可提供合适的维持治疗方案，通过积极的监测及早发现复发迹象，并预防并发症。

对于治疗的监测随访，我们建议诱导期至少每 3 个月监测 1 次生物标记物（C 反应蛋白、粪便钙卫蛋白）和临床症状评估，缓解期每 6 ～ 12 个月监测 1 次；建议内镜复查在用药治疗后 3 ～ 6个月，缓解期每隔 1 ～ 2 年复查 1 次，同时需要结合相关影像学检查，才能完成一个完整的评估。值得注意的是，还应该定期检测药物不良反应，所有监测方案必须遵循个体化的原则（图 13-4）。

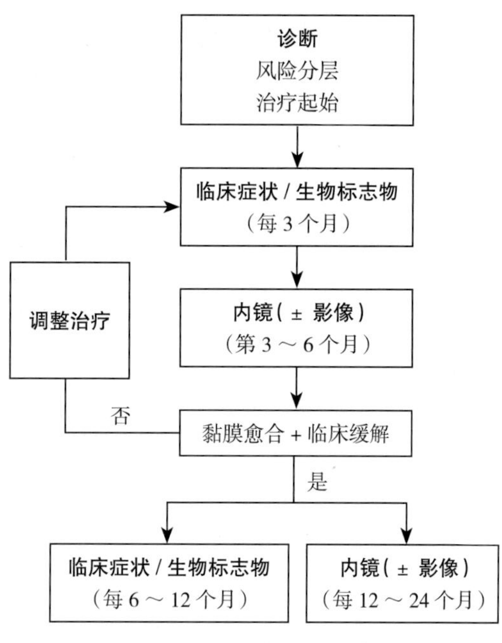

图 13-4　UC 治疗监测策略

六、UC 的治疗新进展

近年来新型生物制剂和小分子靶向药物受到业界的极大关注，处于蓬勃发展的阶段。2019 年乌司奴单抗、托法替布在欧美国家相继被批准用于治疗成人 UC 患者，这为 UC 患者提供了更多的治疗选择，但该适应证在我国尚未正式获批，需要待以时日。乌司奴单抗是靶向抑制 IL-12/IL-23p40 的人源化单克隆抗体，托法替布是一种 Janus 激酶抑制剂，两者被证实在中 - 重度活动性 UC 患者的诱导和维持缓解治疗中具有良好的疗效和安全性。一项网络荟萃分析揭示，在治疗既往使用过抗 TNF 制剂的中 - 重度 UC 患者中，乌司奴单抗和托法替布在诱导缓解和内镜应答方面优于维得利珠单抗和阿达木单抗。不过托法替布的安全问题值得关注，数据显示托法替布增加感染风险，包括细菌和病毒感染，特别是带状疱疹，在类风湿关节炎患者群体中发现深静脉血栓发生率增加，使用较高剂量（10mg、2 次 /d）、年纪较大或合并激素可能会进一步增加感染和血栓风险。另外，上市后数据也提示心血管事件和肿瘤的风险可能增加。因此，使用托法替布之前应该充分评估患者的相关风险。

生物制剂或托法替布疗效和安全性值得肯定，但是否需要早期使用仍未达成共识。2019 年美国胃肠病学会指南推荐早期使用生物制剂或托法替布治疗中 - 重度 UC 患者，特别是结肠切除风险高的 UC 患者；同年美国胃肠病学院指南淡化了 UC 治疗升降阶梯概念，强调激素与生物制剂或托法替布的平行选择。然而，2021 年欧洲克罗恩病和结肠炎组织指南仍然推荐生物制剂或托法替布适用于传统治疗（5-ASA、激素和免疫抑制剂）不耐受或疗效欠佳的中 - 重度 UC 患者，但也指出具有预后不良因素（比如诊断年龄小、病变广泛、炎症负荷重）的 UC 患者早期使用抗 TNF-α 制剂可能有更多的获益。值得注意的是，一项个体病例数据荟萃分析纳入 25 项生物制剂（英夫利西单抗、阿达木单抗、赛妥珠单抗、戈利木单抗、那他珠单抗和维得利珠单抗）的随机对照研究，结果显示早期（病程≤18 个月）使用生物制剂治疗克罗恩病患者的诱导缓解率更高，但是生物制剂的早期使用未能使 UC 患者获得更高的诱导缓解率。早期使用生物制剂是否提高临床疗效甚至改变疾病进程，降低 UC 患者的住院率和结肠切除率，这仍然需要更多的研究来进一步明确。

综上，按照“5S”原则介绍了 UC 的规范化治疗和管理要点，对临床实践或教学提供更多的思路。对于未来 UC 的治疗，新的药物或治疗方式如雨后春笋，有许多潜在的治疗靶点正在研究中，这将会为 UC 患者提供更多的治疗选择，期望能改变疾病病程，减低结肠切除率，改善生活质量。

（杨洪生　高　翔）

参考文献

[1] HIBI T，PANACCIONE R，KATAFUCHI M，et al. The 5C Concept and 5S Principles in Inflammatory Bowel Disease Management [J]. J Crohns Colitis，2017，11（11）：1302-1308.

[2] RAINE T，BONOVAS S，BURISCH J，et al. ECCO Guidelines on Therapeutics in Ulcerative Colitis：Medical Treatment [J]. J Crohns Colitis，2022，16（1）：2-17.

[3] RUBIN D T，ANANTHAKRISHNAN A N，SIEGEL C A，et al. ACG Clinical Guideline：Ulcerative Colitis

in Adults [J]. Am J Gastroenterol, 2019, 114(3): 384-413.

[4] 中华医学会消化病学分会炎症性肠病学组. 炎症性肠病诊断与治疗的共识意见(2018年·北京)[J]. 中华炎性肠病杂志(中英文), 2018, 2(3): 173-190.

[5] KO C W, SINGH S, FEUERSTEIN J D, et al. AGA Clinical Practice Guidelines on the Management of Mild-to-Moderate Ulcerative Colitis [J]. Gastroenterology, 2019, 156(3): 748-764.

[6] GAO X, ZHANG F B, DING L, et al. The potential influence of 5-aminosalicylic acid on the induction of myelotoxicity during thiopurine therapy in inflammatory bowel disease patients [J]. Eur J Gastroenterol Hepatol, 2012, 24(8): 958-964.

[7] BEN-HORIN S, NOVACK L, MAO R, et al. Efficacy of Biologic Drugs in Short-Duration Versus Long-Duration Inflammatory Bowel Disease: A Systematic Review and an Individual-Patient Data Meta-Analysis of Randomized Controlled Trials [J]. Gastroenterology, 2022, 162(2): 482-494.

[8] CHAO K, WANG X, CAO Q, et al. Combined Detection of NUDT15 Variants Could Highly Predict Thiopurine-induced Leukopenia in Chinese Patients with Inflammatory Bowel Disease: A Multicenter Analysis [J]. Inflamm Bowel Dis, 2017, 23(9): 1592-1599.

第 14 章　急性重度溃疡性结肠炎的治疗策略

急性重度溃疡性结肠炎（acute severe ulcerative colitis，ASUC）是重度溃疡性结肠炎（severe ulcerative colitis，SUC）的同义词，与慢性顽固性溃疡性结肠炎（treatment-refractory UC）有所区别。西方国家报道，ASUC 占所有 UC 患者的 15% ~ 20%，我国尚缺乏 ASUC 的准确流行病学数据，回顾性调查显示我国 ASUC 占 10% ~ 27%。ASUC 属于临床危急重症，易并发中毒性巨结肠、消化道大出血、消化道穿孔，甚至诱发全身炎症反应导致多器官功能障碍综合征。随着氨基水杨酸类药物、糖皮质激素、免疫抑制剂、生物制剂等治疗方案的发展，UC 诊治的安全性已显著提高。然而，ASUC 仍有 1% ~ 2% 的病死率，手术率更高达 30%。因此，ASUC 临床处理复杂，需内外科等多学科协同治疗。

一、定义

目前，临床上常采用 Truelove 和 Witts 标准及 Mayo 评分作为 ASUC 的诊断标准。Truelove 和 Witts 标准指血性腹泻≥6 次 /d，并满足以下任一条件即可诊断：脉搏＞90 次 /min，体温＞37.8℃，血红蛋白＜105g/L，红细胞沉降率＞30mm/h，C 反应蛋白＞30mg/L。该标准简单客观，易于掌握，临床上应用普遍。Mayo 评分根据排便频率、便血程度、内镜表现和医师总体评价等 4 项进行评分（表 14-1），总分＜2 分为症状缓解，3 ~ 5 分为轻度活动，6 ~ 10 分为中度活动，11 ~ 12 分为重度活动。

表 14-1　溃疡性结肠炎的 Mayo 评分标准

项目	0 分	1 分	2 分	3 分
排便频率	正常	超过正常 1 ~ 2 次 /d	超过正常 3 ~ 4 次 /d	超过正常 5 次 /d
便血程度	无	少许	明显	以血为主
内镜表现	正常	轻度易脆	中度易脆	重度易脆伴渗出
医师总体评价	正常	轻度	中度	重度

二、入院时的检查评估

Truelove 和 Witts 标准被认为是快速识别 ASUC 患者的重要标准，临床可操作性强。所有符合该标准的患者建议立即住院治疗，避免延误决策，导致结肠切除率和死亡率的增加。

（一）ASUC 的诊断

诊断 ASUC 的“金标准”并不存在，主要结合临床表现、实验室检查、影像学检查、内镜检查和组织病理学表现综合分析，排除其他原因引起的结肠炎，如感染性结肠炎、缺血性肠病、药物损伤性肠病等。

1. **问诊和查体** 入院后需对患者进行仔细问诊和查体，了解既往病史、诊治经过及各项检查资料，尤其是既往肠镜及病理学检查结果。完整的病史询问应包括：从首发症状开始的各项细节，特别是腹泻和便血的病程。同时应记录近期旅游史、可能接触的肠道传染病、用药史（特别是抗生素和非甾体抗炎药）、吸烟习惯、炎症性肠病或结直肠癌家族史以及阑尾切除术史。体格检查应包括身高、体重、血压、脉搏、体温及腹部检查，适当时可进行肛周检查和直肠指诊。ASCU 患者可表现为发热、心动过速、体重减轻、腹部压痛、腹胀和肠鸣音减少。

2. **实验室检查** 入院时，ASCU 患者应完善血常规、肝肾功能、电解质、红细胞沉降率（ESR）、C 反应蛋白（CRP）等血液检查，同时进行大便常规、粪便细菌培养，对艰难梭菌进行特异性检测。在 ASUC 患者中，通常有 CRP 升高、ESR 升高、贫血和低白蛋白血症，这些指标被用作生物标志物，以评估 ASUC 患者的预后。

3. **直乙状结肠镜检查** ASUC 患者不推荐行全结肠镜检查，但为诊断和鉴别诊断，清洁灌肠后的直乙状结肠镜检查是必要的。所有 ASUC 患者建议在 72 小时内接受直乙状结肠镜检查，最好在入院后 24 小时内接受检查。检查过程中须少量注气，达到观察病变及活检的目的即可退镜结束检查，警惕诱发中毒性巨结肠，甚至肠穿孔。ASUC 患者的内镜评估主要有 3 个目标，即确定炎症的严重程度、确定诊断、获得活检以评估伴随的机会性感染。内镜下 ASUC 常表现为黏膜易碎、自发性出血和溃疡形成。

4. **腹部影像学检查** 腹部 X 线片用来了解结肠情况，提示 ASUC 的特征包括结肠壁增厚、皱襞消失和黏膜岛（溃疡包围的水肿黏膜）。其中，若存在 3 个或以上扩张的小肠肠管，提示外科手术的可能性很高。腹部 X 线片还有助于确定结肠扩张，当横结肠直径＞5.5cm，需警惕中毒性巨结肠。当无法进行直乙状结肠镜检查或难以与 CD 鉴别时，腹部 CT 可以帮助判断病变范围和程度，并协助诊断，常表现为肠壁增厚分层、黏膜强化、结肠袋消失、肠腔狭窄、肠系膜淋巴结肿大等。

（二）筛查机会性感染

机会性感染是指对健康人体致病能力有限或无致病能力的微生物，当疾病或治疗因素诱发机体免疫功能低下时，则可致病而引发感染。IBD 患者是机会性感染的高风险人群。首先，疾病本身可导致患者营养状况下降；其次，应用糖皮质激素、免疫抑制剂和生物制剂可抑制患者的免疫力，因此机会性感染发生率显著增加，需要予以关注和重视确诊。ASUC 须排除各种机会性感染，尤其是艰难梭菌及巨细胞病毒感染。

1. **艰难梭菌（*C. diff*）感染** UC 是 *C. diff* 感染的独立危险因素，该感染在 ASUC 患者中更为普遍。*C. diff* 感染的危险因素包括抗生素使用、免疫力低下、长期住院、高龄等。因此，所有入院的 ASUC 患者建议尽早筛查，以便尽早进行治疗。

C. diff 感染检查方法主要包括：①粪便 *C. diff* 毒素 A/B 检测或毒素中和实验（CCNA）；②检测细菌本身，如谷氨酸脱氢酶（GDH）抗原检测或培养；③检测毒素基因等。其中，

CCNA 对于 *C. diff* 毒素的检测为 *C. diff* 感染检测的“金标准”。一般建议通过核酸扩增试验（NAAT）与 ELISA 进行联合检测。内镜检查不作为必需的检测方法。

对于 ASUC 患者感染 *C. diff*，建议尽早使用万古霉素。对于急性感染，建议万古霉素每 6 小时口服 125mg 治疗。为预防感染复发，建议万古霉素逐渐减量或间断用药，具体用法为每 3 天口服 125 ～ 500mg，持续 2 ～ 3 周。是否继续使用免疫抑制类药物目前尚未达成共识，建议酌情考虑，权衡药物治疗效果和 *C. diff* 感染导致不良后果的利弊。

2. 巨细胞病毒（CMV）感染　据国外报道，在激素抵抗型 ASUC 患者中巨细胞病毒性结肠炎比例为 20% ～ 40%，行急诊结肠切除的 UC 患者中为 27%。我国资料显示，ASUC 接受外科手术患者中 CMV 活动性感染比例为 46.2%。若患者出现原先稳定的病情迅速恶化、高热、激素强化治疗无效、内镜下出现深凿样溃疡，须警惕 CMV 感染。

针对 CMV 活动性感染的检测手段很多，各检测手段均有其优点和不足，多种方法联合应用可增加其检出率。CMV IgM 抗体阳性、CMV pp65 抗原血症（每 150 000 个白细胞中 CMV 阳性细胞数≥1 个）、血浆 CMV-DNA 实时定量聚合酶链反应（qPCR）检测阳性，均提示 CMV 活动性感染。巨细胞病毒性结肠炎的诊断“金标准”是结肠黏膜组织 HE 染色阳性和 / 或免疫组织化学染色（IHC）阳性，和 / 或结肠黏膜组织 CMV-DNA qPCR 阳性。文献报道，广泛黏膜脱失、深凿样溃疡、纵行溃疡、鹅卵石样改变、不规则溃疡等可能是巨细胞病毒性结肠炎内镜特征表现，CMV 包涵体多在炎症反应和溃疡部位存在，其中增殖活跃的细胞如溃疡周边肉芽组织或溃疡深部，更易检出 CMV 感染。因此，行内镜活组织检查时，在上述部位取材有利于提高检出阳性率。

ECCO 推荐，激素抵抗型 ASUC 患者合并巨细胞病毒性结肠炎时，应给予抗病毒治疗，同时建议停用免疫抑制剂。然而有研究提示，停用免疫抑制剂会加重 UC 病情，故是否停药或酌情减停应个体化评估后决定。目前治疗的主要药物是更昔洛韦和膦甲酸钠。其中，更昔洛韦用法为 5mg/kg、2 次 /d 静脉滴注，疗程一般不少于 3 周。缬更昔洛韦是更昔洛韦的前体药物，口服生物利用度较好，吸收后经磷酸化变为三磷酸更昔洛韦，其疗效和更昔洛韦相当，常规剂量为 900mg、2 次 /d，可作为口服维持治疗。膦甲酸钠的疗效与更昔洛韦相当，用法为 180mg/（kg·d）静脉滴注，分 2 ～ 3 次给药，疗程一般不少于 3 周。

此外，建议常规筛查乙型肝炎病毒、丙型肝炎病毒、EB 病毒等各种病毒感染；进行结核菌素皮肤试验和 / 或 γ 干扰素释放试验筛查结核潜伏感染，并结合既往结核病史、结核接触史、有无结核中毒症状和胸部 X 线片所见判断是否存在活动性结核。

（三）筛查并发症

1. 中毒性巨结肠　所有 ASUC 患者在入院期间应定期评估是否存在中毒性巨结肠。中毒性巨结肠患者结肠病变广泛而严重，肠壁张力减退，结肠蠕动消失，肠内容物与气体大量积聚，致急性结肠扩张，一般以横结肠最为严重。危险因素包括低钾血症、低镁血症、钡灌肠、抗胆碱能药物或阿片类制剂。临床表现为病情迅速恶化，毒血症明显，有脱水与电解质平衡紊乱，出现肠型、腹部压痛、肠鸣音消失。血白细胞计数显著升高。腹部 X 线片可见结肠扩大，结肠袋形消失。若诊断为中毒性巨结肠，除静脉注射氢化可的松外，应考虑口服万古霉素的经验性治疗，直到证实粪便中艰难梭菌毒素呈阴性，如果药物治疗没有迅速改善，早期外科手术是必要的。

2. **静脉血栓** IBD与静脉血栓风险增加相关。这种风险在住院患者中尤为明显，并且与炎症的严重程度成正比。其发生血栓的原因包括血小板增加、细胞因子水平增加、循环的免疫复合物异常及狼疮抗凝物增加等。研究显示，中国IBD患者静脉血栓发生率为41.45/10万。因此，所有住院ASUC患者若无明显消化道大出血，建议予以皮下注射低分子量肝素，以降低血栓栓塞的风险。

（四）营养评估

营养不良包括过去6个月内体重下降>10%～15%，BMI<18.5kg/m^2，血清白蛋白<30g/L。若患者存在营养不良，推荐予以营养支持治疗，首选肠内营养。有研究比较了ASUC患者接受肠内营养辅助治疗组与肠外营养辅助治疗组，发现肠内营养组转氨酶增高等营养治疗相关不良反应明显减少。同时，不建议ASUC患者为了肠道休息而进行全肠外营养。一项随机对照试验表明，全肠外营养组与安慰剂组相比没有明显益处。因此，ASUC患者如能耐受，可考虑适当进食或要素食。

（五）外科手术评估

虽然激素抵抗型ASUC患者可考虑拯救治疗，但外科手术治疗仍是ASUC的重要手段。选择合适的手术时机对ASUC患者至关重要。结肠切除术的预测因素包括：诊断年龄<40岁、广泛病变、内镜下重度活动（存在深大溃疡）、肠外表现、早期需要激素和炎症标志物升高。因此需内外科医师进行密切的多学科协作，从ASUC患者入院即应每天进行外科咨询评估，并与患者及其家属充分讨论，平衡各种利弊，力求选择最佳的手术时机。

三、内科治疗

ASUC患者建议立即入院治疗，其治疗目标主要为诱导病情缓解，预防并发症，尽量避免结肠切除，减少病死率。

（一）一般支持治疗

ASUC患者需记录24小时出入量，检测电解质及酸碱平衡情况，及时补充电解质及补液支持治疗，特别是注意补钾，通常每天需要补充至少60mmol的钾，因低钾血症可诱发中毒性巨结肠。便血多、血红蛋白过低者应适当输注红细胞，维持血红蛋白>80～100g/L。停用抗胆碱能药物、止泻剂、非甾体抗炎药和阿片类药物，以避免诱发结肠扩张。研究显示，对ASUC患者采用甲硝唑、妥布霉素、环丙沙星、万古霉素等抗感染药物辅助治疗组和不用抗感染药物组比较，其疗效的差异无统计学意义，因此，ASUC不常规推荐使用抗感染药物。

（二）激素治疗

ASUC最关键的治疗方案是及时、足量的静脉激素。激素主要通过与糖皮质激素受体作用调节机体免疫反应，并可干扰黏附分子的表达，阻止炎症细胞向胃肠道的迁移，抑制白细胞介素（interleukin，IL）-1、IL-6和肿瘤坏死因子（tumor necrosis factor，TNF）等细胞因子的合成和释放。我国指南推荐，使用氢化可的松300～400mg/d或甲泼尼龙40～60mg/d以诱导缓解。激素剂量不足会降低疗效，增大剂量可能不会增加疗效，因此强调足量使用。对静脉激素治疗有应答的患者，可逐渐改为口服激素继续控制发作，并在 8 ～ 12 周内逐渐减量，过渡到5-氨基水杨酸或硫唑嘌呤长期维持。激素将ASUC的死亡率从30%降至1%以内，但仍约有 30% 的 ASUC 患者对激素治疗无效，需尽早考虑转换治疗。

关于判断激素疗效的时机，ECCO 推荐一般在激素治疗的第 3 天进行客观评估。评估需复查各项临床及实验室指标。若激素治疗无效，建议转换治疗方案，称为二线药物的挽救治疗。拯救治疗持续 4 ～ 7 天，若仍然无效，需要考虑手术治疗。手术方案的选择需与外科医师、患者及其家属进行充分讨论。

预测激素疗效的指标主要包括临床表现、实验室检查、影像学与内镜检查的变化等。其中，最基本和最重要的是患者症状和体征，包括腹泻频率、便血量、腹痛、腹胀、心率、体温等，实验室检查包括血常规、血生化、红细胞沉降率、C 反应蛋白、粪便钙卫蛋白、乳铁蛋白等炎性活动指标。若入院时 ESR＞75mm/h 或体温＞38℃，则结肠切除风险增加 5 ～ 9 倍。若腹部X线片或腹部CT显示结肠袢扩张＞5.5cm或出现黏膜岛，则预示75%可能需要手术治疗。

目前，临床上普遍接受的预测激素疗效的判断标准有牛津指数、瑞典指数和 Ho 指数，均综合了以上各项临床及实验室指标。牛津指数在临床上最常用，激素治疗第 3 天血便 3 ～ 8 次 /d 且 CRP＞45mg/L 或血便＞8 次 /d，预示着 85% 可能需外科手术治疗。因此，ASUC 的治疗需逐日密切观察病情变化及综合评估，24 ～ 48 小时复查上述各项生化指标，必要时复查腹部 X 线片或腹部 CT，及早判断激素失效患者，早期决定转换治疗决策，进行拯救治疗或外科手术。

（三）拯救治疗

对于 ASUC 患者，在 3 ～ 5 天时对静脉注射激素无效的情况下可考虑使用拯救治疗，目前推荐的药物主要为环孢素 A、英夫利西单抗或他克莫司。

1. 环孢素 A　作为第一个被用于治疗激素抵抗型 ASUC 的拯救治疗药物，环孢素 A 是一种神经钙调蛋白抑制剂，可竞争性结合并抑制钙调神经蛋白，具有强效免疫抑制作用，可减少各种促炎细胞因子的产生，起效快，平均应答时间为 5.8 天，半衰期短，为 10 ～ 30 小时。

1994 年 Lichtiger 等进行了一项随机对照试验，首次确定了环孢素 A 对激素抵抗型ASUC患者的疗效。20名对7天激素治疗无反应的ASUC患者，随机接受环孢素 A 4mg/(kg·d)或安慰剂治疗。11 名接受环孢素 A 治疗的患者中有 9 名在平均 7 天内出现临床反应，而接受安慰剂治疗的患者中没有一名出现临床反应。结合其他多项临床对照试验或回顾性研究，环孢素 A 治疗 ASUC 可有效减少急诊手术率。另一项随机对照试验表明，与 4mg/kg 环孢素A 相比，2mg/kg 环孢素 A 的临床反应和结肠切除率相当，但低剂量组不良反应较小，因此目前推荐环孢素 A 初始剂量从 2mg/（kg·d）开始，并根据血药浓度进行调整。

激素抵抗型 ASUC 患者静脉滴注环孢素 A 4 ～ 7 天无效者可考虑手术治疗。治疗有效或缓解的 ASUC 患者，待症状缓解改为口服 4mg/（kg·d），分 2 次服用，逐渐减量持续 3 ～ 6 个月，建议不应超过 6 个月，并过渡到硫唑嘌呤维持缓解。一项对激素抵抗型 ASUC 患者的回顾性研究结果显示，环孢素 A 联合硫唑嘌呤治疗与单用环孢素 A 和单用硫唑嘌呤相比，1 年结肠切除率明显降低。因此，推荐环孢素 A 和硫唑嘌呤联合治疗一段时间，再逐渐过渡到单用硫唑嘌呤维持治疗。

环孢素 A 虽然其短期效果良好，但在长期随访中，高达 80% 的患者最终需要结肠切除。此外，环孢素 A 的不良反应较多，主要有肝肾毒性、肌肉震颤、高血压、多毛症、恶心呕吐、齿龈增生、电解质紊乱和继发各种机会性感染等，因此使用时应定期监测血药浓度。环孢素 A 的血药浓度检测推荐于第 1 周检查 2 次，然后每周 1 次持续 4 周，继之每 2 周 1 次，直至停药，推荐其血药浓度在静脉注射期间为 150 ～ 250μg/L。

2. **英夫利西单抗** 英夫利西单抗是首个批准用于治疗 UC 的生物制剂，是一种以 TNF-α 为靶点的嵌合免疫球蛋白单克隆抗体。其通过与 TNF-α 结合，诱导抗体依赖性细胞毒作用，诱导炎症细胞凋亡，抑制促炎细胞因子释放，减少炎症细胞浸润，从而抑制炎症反应。

英夫利西单抗是对激素抵抗型 ASUC 患者的有效拯救治疗药物。使用英夫利西单抗治疗获得缓解的 ASUC 患者，建议使用相同的药物维持缓解。标准给药方案为 5mg/(kg·d)，静脉滴注，第 0 周、第 2 周、第 6 周各 1 次进行诱导缓解，以后每 8 周 1 次进行维持缓解。英夫利西单抗治疗 ASUC 患者的有效性已在临床试验中得到证实。2001 年，Sands 等率先进行了随机双盲安慰剂对照试验，该研究纳入了 11 例激素抵抗型 ASUC 患者，并接受单次英夫利西单抗治疗，2 周时评估发现，约有 50% 患者获得缓解。随后，在另一项随机对照试验中，45 名患者接受 4 天激素治疗后无反应，被随机分配到单次输注 5mg/kg 英夫利西单抗组或安慰剂组。在接受英夫利西单抗治疗的 24 名患者中，仅有 7 名患者需要在 3 个月内进行结肠切除术，而接受安慰剂治疗的 21 名患者中有 14 名需要进行结肠切除术（P=0.017），该试验的长期随访显示在 3 年内持续受益。前瞻性观察研究也证实了英夫利西单抗治疗 ASUC 的短期疗效，在一项对来自瑞典的 211 名患者进行的长期随访研究中，治疗开始后 1 年、3 年和 5 年时接受英夫利西单抗补救治疗后的结肠切除率分别为 36%、41% 和 47%，超过一半的患者在 1 年时达到无激素临床缓解。

接受英夫利西单抗治疗的激素抵抗型 ASUC 患者通常采用标准给药方案，但有部分患者存在应答不充分的问题。目前对于这部分患者是否采用强化给药方案（缩短英夫利西单抗给药间隔和 / 或予以更高剂量的英夫利西单抗）没有具体的推荐。有 5 项观察性研究比较了激素抵抗型 ASUC 患者接受不同英夫利西单抗治疗方案的结果。在这些观察性研究的荟萃分析中，强化给药方案与标准给药方案相比，结肠切除术的短期风险没有显著差异。但也有研究和学者认为激素抵抗型 ASUC 患者具有较高的炎症负荷，这可能导致英夫利西单抗的加速消耗，从而造成低血清浓度。同时英夫利西单抗在体内与白蛋白结合，而 ASUC 患者多伴有营养不良，这也可能造成全身药物浓度较低。因此，强化给药方案可能比标准给药方案更有效。但目前仍缺乏强有力的证据来指导治疗，需要进一步研究，以更好地指导对激素抵抗型 ASUC 住院患者使用英夫利西单抗的理想治疗方案。

使用英夫利西单抗的 ASUC 患者的结局预测指标主要有：入院时 CRP 水平高、血清白蛋白水平低、抗中性粒细胞胞质浆抗体核周型阳性、严重的内镜病变与结肠切除术或复发相关；第 10 周或第 14 周临床缓解、内镜黏膜愈合、第 14 周血清英夫利西单抗水平＞2.5μg/ml 提示结肠切除术和复发的风险较低。

3. **他克莫司** 他克莫司和环孢素 A 一样，是另一种神经钙调蛋白抑制剂，其通过抑制 T 淋巴细胞的活化和增殖发挥作用，但其免疫抑制作用明显强于环孢素 A，且不良反应较轻。

在一项包含 62 名患者的随机对照试验中，他克莫司在第 2 周的临床应答率为 50%，而安慰剂的临床应答率为 13%（P=0.003）。与安慰剂相比，他克莫司的黏膜愈合率也更高，且不良反应很少。一项荟萃分析显示，他克莫司治疗后 1 个月、3 个月、6 个月和 12 个月时避免结肠切除的百分率分别为 86%、84%、78% 和 69%。在另一项关于激素抵抗型 ASUC 患者的随机对照试验中，比较了口服他克莫司高血药浓度组（10 ～ 15μg/L）、低血药浓度组（5 ～ 10μg/L）和安慰剂组，2 周时评估临床应答率显示，高血药浓度组显著高于安慰剂组（$P<0.01$）。目前，他克莫司一般推荐剂量为 0.01 ～ 0.02mg/（kg·d）静脉滴注或 0.1 ～ 0.2mg/（kg·d）口服，适宜的血药浓度为 10 ～ 15μg/L。

他克莫司的不良反应主要有肾毒性、神经毒性、糖代谢紊乱、高血压、胃肠道紊乱、高钙血症等。其治疗窗窄，药物动力学个体差异大，需密切监测血药浓度。

4. 环孢素 A 或英夫利西单抗的选择　选择环孢素 A 或英夫利西单抗，目前尚无明确定论，主要依靠医师和医院对药物使用的临床经验、有无相关药物的用药禁忌证、患者的个体情况及选择长期维持治疗方案等综合因素决定。

在一项比较环孢素 A 和英夫利西单抗治疗对激素抵抗型 ASUC 患者的随机对照试验中，来自 27 个中心的 115 名患者随机接受环孢素 A（2mg/kg，静脉治疗持续 1 周，然后口服）或英夫利西单抗（5mg/kg，第 0 周、第 2 周和第 6 周），两组的应答者从第 7 天开始接受硫唑嘌呤治疗，并随访 98 天。在随访结束时，环孢素 A 和英夫利西单抗治疗激素抵抗型 ASUC 患者的总体治疗失败率、第 98 天结肠切除率、严重不良反应发生率均无统计学差异。在该试验的长期随访中，两组的结肠切除率也无明显差异。另一项比较英夫利西单抗和环孢素 A 治疗激素抵抗型溃疡性结肠炎临床试验（CONSTRUCT）发现，在生活质量、结肠切除率、死亡率或严重感染发生率等方面两组也没有显著差异。

虽然各项研究报道了环孢素 A 和英夫利西单抗对 ASUC 患者进行拯救治疗的效果及安全性均无统计学差异，但临床上常有以下倾向性推荐：①有低镁血症、低胆固醇血症和高血压者，不宜选用环孢素 A；②过去曾使用硫唑嘌呤且应答不佳者，宜选用英夫利西单抗；③血清白蛋白＜23g/L 者，可能英夫利西单抗的治疗效果更佳。

5. 三线拯救治疗（序贯治疗）　ASUC 患者接受手术前通常仅接受神经钙调蛋白抑制剂或英夫利西单抗一种药物来进行二线拯救治疗。但也有研究报道，激素抵抗型 ASUC 患者还可采用环孢素 A 和英夫利西单抗序贯治疗，即英夫利西单抗无效后使用环孢素 A 或反之，又称为三线拯救治疗。一项包括 10 项研究共 314 名患者的荟萃分析对序贯治疗进行了评估，发现近期有效率和缓解率分别为 62.4% 和 38.9%，3 个月时结肠切除率为 28.3%，12 个月时为 42.3%。尽管这些结果可能表明，激素抵抗型 ASUC 的序贯治疗是可以接受的，但根据现有数据，不能建议（或反对）使用序贯拯救疗法，除非部分特殊患者经与内外科医师充分讨论利弊后，在有条件的专业医疗中心考虑开展。

四、手术治疗

所有 ASUC 住院患者应由多学科团队密切随访。对于激素治疗失败并开始拯救治疗的患者，应进行外科会诊。ASUC 延迟手术与术后并发症风险增加有关，应予避免。全结直肠切除回肠永久造口术和回肠（储袋）- 肛门吻合术（IPAA）是目前 UC 的常用手术方式，因 IPAA 可以极大提高术后生活质量，被认为是 UC 的主要手术方式。

ASUC 患者因激素使用时间长，且部分患者经环孢素 A 或英夫利西单抗等拯救治疗，多合并低蛋白血症、贫血和电解质紊乱等,通常需急诊行结肠全切或次全切除术,然后分期行回肠(储袋)-肛门吻合术,这种分阶段的方法最大限度地减少了并发症。术后并发症主要包括排便习惯改变、储袋炎、生育能力降低、性功能降低、肠梗阻、术后出血及吻合口狭窄等。

综上所述,ASUC是一种可能危及生命的疾病,需要早期识别、住院治疗、纠正体液和电解质紊乱,并在必要时给予营养支持。需要排除细菌或病毒等机会性感染,并开始血栓预防治疗。静脉注射激素是ASUC患者的一线治疗,环孢素A、英夫利西单抗或他克莫司等的拯救治疗适用于对激素无应答患者。治疗期间需密切监测患者的症状、血清C反应蛋白和白蛋白水平。如药物治疗无效,应及时行结肠切除术,以防止严重并发症的发生(图14-1)。

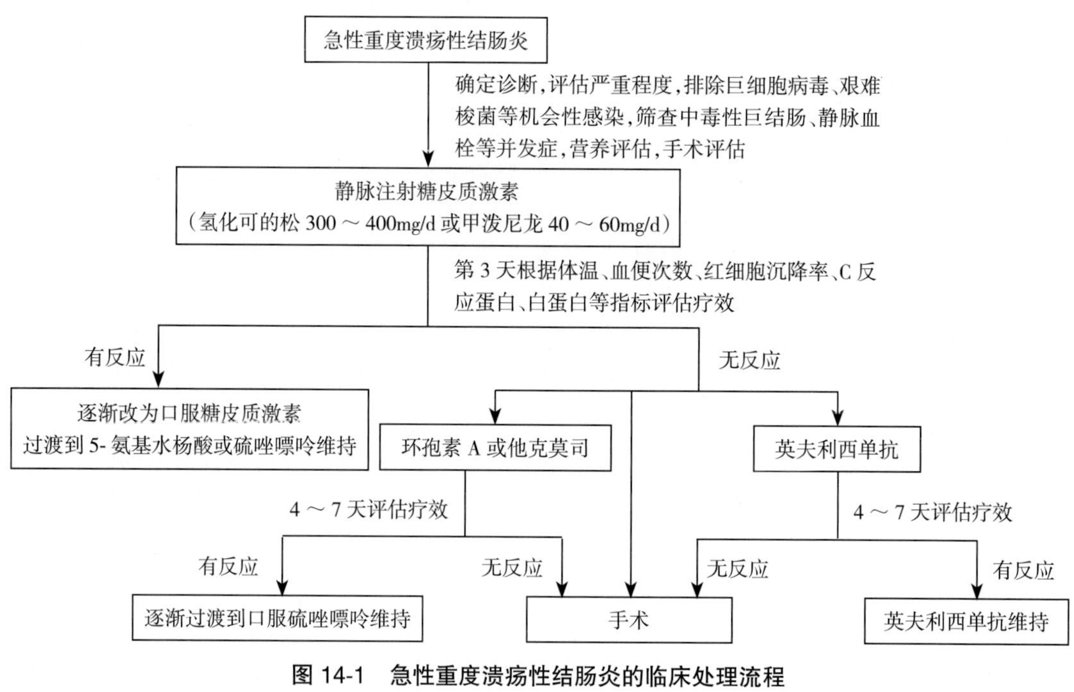

图14-1 急性重度溃疡性结肠炎的临床处理流程

（曹 倩）

参考文献

[1] 卓玛,王玉芳.重度溃疡性结肠炎的临床处理[J].中华炎性肠病杂志(中英文),2017,1(1):57-61.

[2] 王玉芳,欧阳钦.糖皮质激素抵抗的重度溃疡性结肠炎的诊治进展[J].中华消化杂志,2016,36(7):447-452.

[3] 吴开春,梁洁,冉志华,等.炎症性肠病诊断与治疗的共识意见(2018年,北京)[J].中华消化杂志,2018,38(5):292-311.

[4] 杨红,冉志华,刘玉兰,等.炎症性肠病合并机会性感染专家共识意见[J].中华消化杂志,2017,37(4):217-226.

[5] MAGRO F,GIONCHETTI P,ELIAKIM R,et al. Third European Evidence-based Consensus on Diagnosis and Management of Ulcerative Colitis. Part 1:Definitions,Diagnosis,Extra-intestinal Manifestations,

Pregnancy, Cancer Surveillance, Surgery, and Ileo-anal Pouch Disorders [J]. J Crohns Colitis, 2017, 11(6): 649-670.

[6] HARBORD M, ELIAKIM R, BETTENWORTH D, et al. Third European Evidence-based Consensus on Diagnosis and Management of Ulcerative Colitis. Part 2: Current Management [J]. J Crohns Colitis, 2017, 11(7): 769-784.

[7] FEUERSTEIN J D, ISAACS K L, SCHNEIDER Y, et al. AGA Clinical Practice Guidelines on the Management of Moderate to Severe Ulcerative Colitis [J]. Gastroenterology, 2020, 158(5): 1450-1461.

[8] RUBIN D T, ANANTHAKRISHNAN A N, SIEGEL C A, et al. ACG Clinical Guideline: Ulcerative Colitis in Adults [J]. Am J Gastroenterol, 2019, 114(3): 384-413.

第 15 章　克罗恩病的规范化治疗

一、治疗目标及达标治疗

克罗恩病（Crohn's disease，CD）是一种慢性透壁性炎症，呈节段性分布，可累及消化道任何部位，以回肠末端、结肠和肛门病变最为常见。临床表现呈多样化，包括消化道表现、全身性表现、肠外表现和并发症。

CD 的治疗目标：控制并改善症状，诱导并维持临床缓解状态，逐步达到无激素临床缓解状态。最终改善疾病进程，即促进黏膜愈合，防治并发症，改善患者生活质量。可将治疗目标分阶段进行，即短期治疗目标、中期治疗目标、长期治疗目标。短期治疗目标是缓解临床症状，如腹痛、腹泻等症状缓解。中期治疗目标是达到临床缓解，如炎症指标下降（CRP、ESR、粪便钙卫蛋白），病情得到控制。长期治疗目标是达到黏膜愈合、生活质量正常化、无该疾病导致的残疾。

实现 CD 的达标治疗，需要对 CD 患者进行疾病严重程度评估和进展风险预测（CD 的高危因素），对高危患者行早期干预和个体化治疗，并使用客观的临床和生物学指标来指导治疗方案的调整，以最终达到治疗目标。此种治疗方案逐步替代“升阶治疗”，尽早采取积极有效的处理措施能更好地改善疾病的进展。

二、疾病评估

（一）CD 疾病的评估

1. **病变部位**　回肠末端型、结肠型、回结肠型、上消化道型。

2. **疾病行为**　非狭窄非穿透型、狭窄型、穿透型。

3. **疾病严重度**　缓解期、轻度活动期、中度活动期、重度活动期。根据 CDAI 评分，<150 分为缓解期，≥150 分为活动期，其中 150 ～ 220 分为轻度，221 ～ 450 分为中度，>450 分为重度。

4. **并发症**　瘘管、腹腔脓肿、肠腔狭窄和肠梗阻、肠穿孔等。

5. **肠外表现**　外周关节炎、口腔复发性溃疡、结节性红斑、坏疽性脓皮病、巩膜外层炎、葡萄膜炎、硬化性胆管炎、肝脾无菌性脓肿等。

（二）预测 CD 病情难以控制的高危因素

“病情难以控制”，一般指患者在短时间内出现复发而需要重复激素治疗或发生激素依赖，或在较短时间内需行肠切除术等预后不良表现。

高危因素主要分为以下几点：

1. **合并肛周病变**　导致疾病进展快。
2. **广泛性病变（病变累及肠段＞1m）**　导致营养不良、手术导致短肠综合征。
3. **食管、胃、十二指肠病变**　住院率高，手术率高，病情复杂。
4. **发病年龄轻（＜40 岁）**　手术率高。
5. **首次发病即需激素治疗**　致残率高。

（三）与药物治疗相关的疗效评价

1. **激素无效**　经相当于泼尼松剂量达 0.75 ～ 1mg/（kg·d）治疗超过 4 周，疾病仍处于活动期。

2. **激素依赖**　①虽能维持缓解，但激素治疗 3 个月后，泼尼松仍不能减量至 10mg/d；②在停用激素 3 个月内复发。

3. **嘌呤类药物治疗效果不佳**　以剂量 0.75 ～ 1mg/（kg·d）的巯嘌呤（6-MP）或 1.5 ～ 2mg/（kg·d）的硫唑嘌呤（AZA）治疗 4 个月效果不佳，或药物维持治疗过程中临床或内镜下复发。

4. **黏膜愈合**　内镜下溃疡消失。

三、治疗 CD 的药物

主要分为以下 4 种：

1. **氨基水杨酸**　包括柳氮磺吡啶（SASP）、巴柳氮、奥沙拉秦、美沙拉秦。
2. **糖皮质激素**　全身用药（使用后症状可明显好转）、布地奈德（局部用药）。
3. **免疫抑制剂**　硫唑嘌呤（AZA）、巯嘌呤（6-MP）、甲氨蝶呤（MTX）、沙利度胺。
4. **生物制剂**　英夫利西单抗、阿达木单抗、维得利珠单抗、乌司奴单抗。

四、CD 的治疗

（一）CD 活动期的治疗

1. **治疗策略**　CD 是一种慢性炎症性疾病，通常在疾病的早期阶段会发生复发和缓解的交替过程（疾病发作后临床缓解）。复发的特征为临床症状伴随生物学、内镜和组织学炎症表现。随着疾病进展，黏膜炎症导致狭窄型、穿透型病变等并发症，需要住院和/或手术治疗，最终肠道结构损害和功能丧失。

CD 的疾病模式主要分为 4 种：①患者随访期间肠道症状严重程度较低；②患者随访期间肠道症状呈慢性复发性；③患者随访期间肠道症状呈慢性复发性；④患者随访期间肠道症

状严重程度增加。

治疗方案的选择建立在对病情进行全面评估的基础上。治疗前应认真检查有无全身或局部感染，特别是使用全身作用激素、免疫抑制剂或生物制剂者。治疗过程中，应根据对治疗的反应和对药物的耐受情况，随时调整治疗方案。CD 的诊治可大致分为两种模式：

（1）"升阶梯"策略：①疾病缓解和维持的标准顺序治疗；②符合成本效益；③不良反应极小。

（2）"降阶梯"策略：①早期，适当使用生物制剂作为初始治疗；②诱导快速的临床应答；③可以提高生活质量。

治疗方案的选择应基于药物疗效、安全性和患者偏好等综合考虑，选择个体化治疗方案，针对不同的个体选择适宜的方案，达到治疗效果最大化。

对于存在 2 个或以上高危因素的 CD 患者，应采取早期积极治疗。所谓早期积极治疗，即不必经过"升阶梯"阶段，活动期诱导缓解治疗初始就给予更强的药物。例如：①激素 + 免疫抑制剂（巯嘌呤类药物或甲氨蝶呤）；②直接给予生物制剂（单独用或与硫唑嘌呤联用）。早期干预可以预防肠道损伤，改善患者疾病结局。多国指南推荐，在伴高危因素 CD 患者中，选择生物制剂进行降阶梯治疗。

Regueiro 等根据临床实践经验提出"CD 药物的安全性金字塔"的理念（图 15-1）。

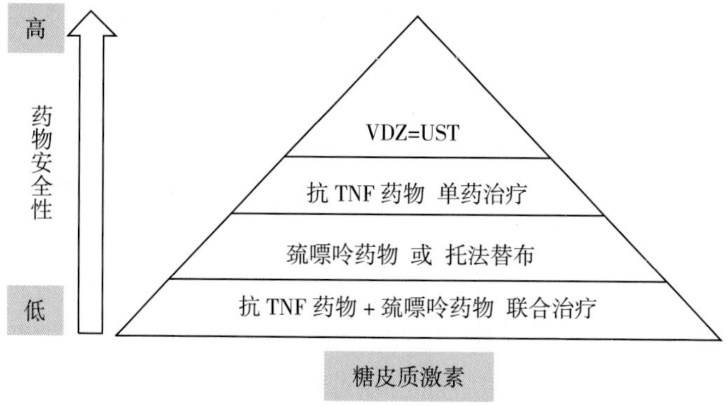

图 15-1 CD 药物的安全性金字塔

VDZ，维得利珠单抗；UST，乌司奴单抗；TNF，肿瘤坏死因子。

2. 一般治疗

（1）戒烟：继续吸烟会明显降低药物疗效，增加 CD 患者手术率和术后复发率，因此 CD 患者需戒烟。

（2）营养支持：CD 患者营养不良常见，需监测患者体内营养成分（特别是维生素 D、维生素 B_{12}），如有缺乏，需及时对症处理。对重症患者，首选肠内营养，不足时辅以肠外营养。营养支持治疗能诱导 CD 缓解，并有可能维持缓解。儿童和青少年 CD 可使用单一肠内营养（EEN）诱导治疗，EEN 诱导儿童和青少年活动期 CD 缓解疗效与糖皮质激素相当，诱导缓解率约 80%。EEN 诱导黏膜愈合，效果优于糖皮质激素，与生物制剂相仿或更高，不良反应少。

3. **轻度活动期 CD 的治疗**

（1）氨基水杨酸类制剂：轻度 CD 的治疗推荐剂量为 3 ～ 4g/d，pH 释控的美沙拉秦用于回结肠型、结肠型 CD，时间释控的美沙拉秦用于小肠型 CD。

（2）布地奈德：病变局限在回肠末端、回盲部或升结肠者。

主要治疗原则是控制或减轻症状，尽量减少治疗药物对患者造成的损伤。对上述治疗无效的轻度活动性 CD 患者，视为中度活动性。

4. **中度活动期 CD 的治疗**

（1）糖皮质激素：最常用的治疗药物。病变局限于回盲部可考虑布地奈德。

（2）巯嘌呤类或甲氨蝶呤：激素无效或激素依赖时加用。AZA 常为一线用药，对诱导活动期 CD 缓解与激素有协同作用，但起效慢，主要作用是在激素诱导症状缓解后，继续维持撤离激素的缓解。对 AZA 不能耐受者可使用 MTX 维持治疗。

（3）生物制剂：用于糖皮质激素及上述免疫抑制剂治疗无效、激素依赖、不能耐受上述药物治疗者，对于存在 2 个或以上高危因素的 CD 患者、伴肠外表现者亦可一开始就应用。值得注意的是，生物制剂对克罗恩病诱导及维持治疗均有效。

（4）沙利度胺：对儿童及成人难治性 CD 有效，可用于无条件使用生物制剂者，急性活动期应尽早应用该类药物。起始剂量建议为 50mg/d 或以上，该药的治疗效果及不良反应与剂量相关。

（5）其他：环丙沙星和甲硝唑仅用于有合并感染者。

5. **重度活动期 CD 的治疗**

在治疗前先确定是否存在并发症，包括局部并发症如脓肿或肠梗阻，或全身并发症如机会性感染。

（1）糖皮质激素：口服 / 静脉应用，剂量为相当于 0.75 ～ 1mg/（kg·d）泼尼松。

（2）生物制剂：可在激素无效时应用，亦可一开始就应用。

（3）手术治疗：激素或传统治疗无效时，可考虑手术治疗。手术指征和手术时机的掌握应从治疗开始就与外科医师密切配合共同商讨。

（4）综合治疗：抗感染（合并感染）、营养支持等。

6. **特殊部位 CD 的治疗**

（1）广泛性小肠病变（累及长度＞100cm）的活动性 CD：早期应予积极治疗，如生物制剂和 / 或免疫抑制剂；营养治疗作为重要辅助手段。

（2）食管、胃、十二指肠 CD 独立存在，亦可与其他部位 CD 同时存在。治疗原则与其他类型 CD 相仿，PPI 对改善症状有效，轻度胃十二指肠 CD 且病变较轻者可仅予 PPI 治疗，中重度患者宜早期应用免疫抑制剂或生物制剂治疗。

（二）缓解期治疗（维持治疗，图 15-2）

1. 应用糖皮质激素或生物制剂诱导缓解的 CD 患者往往需要继续长期使用药物，以维持无激素的临床缓解，但糖皮质激素不应用于维持缓解，缓解期 CD 患者使用常规全身皮质激素并没有降低复发的风险。

2. 氨基水杨酸制剂对激素诱导缓解后维持缓解的疗效未确定，不推荐使用。

3. 免疫抑制剂维持治疗，如巯嘌呤类药物或甲氨蝶呤，AZA 最常用。研究表明，AZA

[2～2.5mg/(kg·d)]维持治疗12个月38% CD获得黏膜愈合，此剂量对维持CD缓解有效。AZA治疗无效或不能耐受者，可考虑改用MTX，MTX单药治疗对CD诱导缓解无效，但维持治疗优于安慰剂。

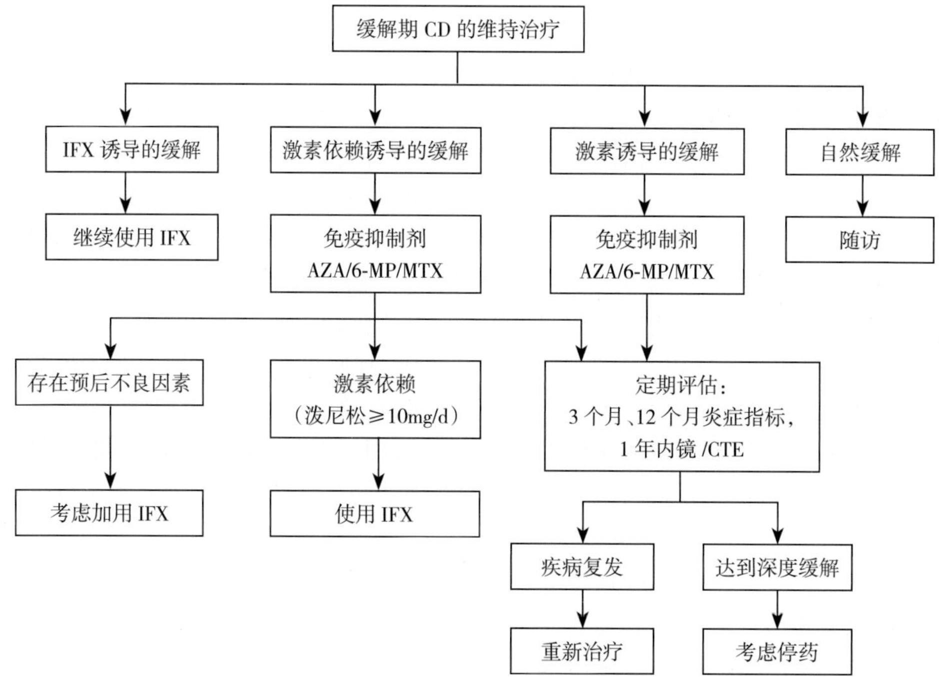

图15-2　缓解期CD的维持治疗

CD，克罗恩病；IFX，英夫利西单抗；AZA，硫唑嘌呤；6-MP，巯嘌呤；MTX，甲氨蝶呤；CTE，小肠CT造影。

4. 免疫抑制剂维持治疗期间复发者，改用生物制剂诱导缓解并继以生物制剂维持治疗。若使用抗生物制剂诱导缓解后，应以生物制剂维持治疗。早期使用生物制剂治疗更有利于促进黏膜愈合并维持长期临床缓解。

5. 生物制剂　抗TNF-α单抗（英夫利西单抗及阿达木单抗）能快速诱导CD临床缓解，促进黏膜愈合并能维持临床缓解，对瘘管型CD亦有一定疗效，近年来多种新型生物制剂被应用于临床，临床研究表明维得利珠单抗能有效维持CD患者52周临床缓解，尤其是之前未使用过抗TNF药物的患者；乌司奴单抗显著降低CD患者手术/住院风险。

6. 沙利度胺　常用于难治性CD，如激素依赖、免疫抑制剂或生物制剂治疗无效或不耐受的患者。此时加用沙利度胺有助于维持无激素临床缓解。

（三）治疗药物的使用方法

1. 糖皮质激素

（1）泼尼松：0.75～1mg/(kg·d)（或相当剂量的其他全身作用激素），再增加剂量不会提高疗效，反而会增加不良反应。达到症状完全缓解开始逐步减量，每周减5mg，减至20mg/d时每周减2.5mg，直至停用，快速减量会导致早期复发。

（2）布地奈德：局部作用激素，3mg/次、3次/d，8～12周临床缓解后改为3mg/次、2次/d。

超过 6 ～ 9 个月无维持作用。研究指出，61% CD 患者短期内激素治疗后可达完全缓解状态。

2. 免疫抑制剂

（1）巯嘌呤类药物（AZA/6-MP）：对于硫唑嘌呤，欧洲推荐 1.5 ～ 2.5mg/（kg·d），研究认为中国患者剂量为 1.0 ～ 1.5mg/（kg·d）亦有效；对于巯嘌呤，欧美推荐 0.75 ～ 1.5mg/（kg·d）。有条件的单位使用 AZA 前查 *TPMT* 及 *NUDT15* 基因型，行 6-TGN 药物浓度测定指导调整剂量。使用时需严密监测的不良反应，以服药 3 个月内常见，又尤以 1 个月内最常见。使用硫唑嘌呤维持无激素缓解有效的患者疗程一般不少于 4 年。如继续使用，其获益和风险应与患者商讨，大多数研究认为使用硫唑嘌呤的获益超过发生淋巴瘤的风险。

（2）甲氨蝶呤：推荐 MTX 25mg/ 周，肌内注射、皮下注射或静脉注射，剂量不小于 15mg/ 周。口服给药方便，患者更易接受，但与皮下给药相比，口服给药的药物水平较低，药物吸收差异较大。因此，初始治疗通常采取肌内注射或皮下给药，维持治疗再换成口服；MTX 治疗可以持续 1 年以上。使用 MTX 应及时补充叶酸并定期检测肝肾功能，妊娠为禁忌证，停药后数月内应避免妊娠。

3. 生物制剂　生物制剂已广泛应用于 CD 的治疗，2007 年我国引进首个生物制剂抗 TNF-α 单克隆抗体英夫利西单克隆抗体（infliximab，IFX）用于 CD 的治疗，随后阿达木单克隆抗体（adalimumab，ADA）、乌司奴单克隆抗体（ustekinumab，UST）和维得利珠单克隆抗体（vedolizumab，VDZ）也相继被批准用于 CD 的治疗。

（1）IFX 是抗 TNF-α 人鼠嵌合体免疫球蛋白（immunoglobulin，Ig）G1 单克隆抗体，使用方法为 5mg/kg，静脉滴注，在第 0 周、第 2 周、第 6 周给予作为诱导缓解；随后每周 8 周给予相同剂量行长程维持治疗。SONIC 研究显示，IFX 联合硫唑嘌呤等免疫抑制剂能提高 CD 患者临床缓解和黏膜愈合率。因此，多个指南均建议除非有制衡因素（如年轻男性或老年患者等），推荐 IFX 治疗早期联合使用免疫抑制剂。治疗药物监测（therapeutic drug monitoring，TDM）有助于优化药物使用。当出现 IFX 失应答时，可测定药物谷浓度和抗药物抗体效价，并根据检测结果优化 IFX 剂量或调整治疗间隔。IFX 有效谷浓度推荐为 3 ～ 7mg/L，不同的治疗目标所需的谷浓度可能不同，基于 TDM 结果调整 IFX 治疗策略。

（2）ADA 是全人源化抗 TNF-α 单克隆抗体，与 IFX 作用机制相似，通过阻断 TNF-α 炎症通路治疗 CD，多项临床研究显示 ADA 治疗成人 CD 可快速诱导缓解并长期维持缓解，达到黏膜愈合，促进瘘管愈合，改善患者生活质量，降低 IBD 相关手术率和住院率。ADA 首次治疗剂量为 160mg 皮下注射，2 周后改为 80mg 皮下注射，之后每 2 周 1 次、40mg 皮下注射，诱导缓解后每 2 周 1 次、40mg 皮下注射作为维持缓解。国内外多个指南推荐抗 TNF-α 单克隆抗体用于复杂型 CD 肛瘘患者及合并肠外表现患者的诱导和维持缓解，包括合并关节炎、结节性红斑、坏疽性脓皮病、巩膜炎、葡萄膜炎等。

（3）UST 是抗 IL-12/IL-23 全人源化 IgG1 单克隆抗体，可结合 IL-12 和 IL-23 的共同亚基 p40，阻断下游的 Th1 和 Th17 等效应通路，从而达到抑制炎症反应、治疗 CD 的作用。首次 UST 治疗需根据体重，计算 UST 静脉输注剂量。体重≤55kg 者，UST 剂量为 260mg；体重＞55 ～ 85kg 者，剂量为 390mg；体重＞85kg 者，剂量为 520mg。首次给药后第 8 周 UST 90mg 皮下注射作为诱导缓解方案，之后每 12 周或每 8 周 1 次、90mg 皮下注射作为维持治疗方案。如果患者每 12 周给药 1 次期间失去应答，可缩短至每 8 周注射 1 次。老年患者使用 UST 的疗效和安全性与年轻患者无总体性差异。鉴于老年人感染发生率较高，建议老年患者使用生物制剂时应慎重考虑，UST 较 TNF 抑制剂更适合作为老年患者的治疗选择。

(4) VDZ 是重组人源化 IgG1 单克隆抗体，特异性拮抗 α4β7 整合素，阻断 α4β7 整合素与肠道血管内皮细胞表达的黏膜地址素细胞黏附分子 1 (mucosal addressin cell adhesion molecule-1，MAdCAM-1) 的结合，从而阻止 T 淋巴细胞从血管中迁移至肠黏膜，减轻肠道局部炎症反应。VDZ 的建议剂量为 300mg，静脉输注给药，在第 0 周、第 2 周和第 6 周，以及随后每 8 周给药 1 次。基于Ⅲ期临床研究及真实世界研究结果，符合 CD 疾病早期患者特征，即病史较短 (<2 年)、未进展为复杂并发症、尚未接受过手术、未使用生物制剂治疗的患者，使用维得利珠单抗治疗应答率更高、缓解率更高、持续治疗率更高、内镜愈合率更高。

(四) 肛瘘的处理

需了解患者是否合并感染以及瘘管的解剖结构，在此基础上制订治疗方案。如有脓肿形成，必须先行外科充分引流，并予抗菌药物治疗。无症状的单纯性肛瘘无须处理。有症状的单纯性肛瘘以及复杂性肛瘘：①首选抗菌药物如环丙沙星和 / 或甲硝唑，并以 AZA/6-MP 维持治疗；存在活动性肠道 CD 者，必须积极治疗活动性 CD。②生物制剂：抗 TNF-α 单抗 (英夫利西单抗及阿达木单抗)。③复杂性肛瘘，生物制剂 + 外科 + 抗感染药物联合治疗。

(五) 手术治疗及术后复发的预防

尽管相当部分 CD 患者最终难以避免手术治疗，但因术后复发率高，CD 的治疗仍以内科治疗为主。因此，内科医师应在 CD 治疗全过程中慎重评估手术的价值和风险，并与外科医师密切配合，力求在最合适的时间施行最有效的手术。

1. **手术指征** 出现以下 CD 并发症或内科治疗无效：①肠梗阻，可视病变部位和范围行肠段切除术或狭窄成形术；短段狭窄可行内镜下球囊扩张或针刀切开术。②腹腔脓肿：先行脓肿引流和抗感染，必要时行手术。③瘘管形成：内外科医师密切配合进行个体化处理。④急性穿孔及大出血内科治疗止血无效，行急诊手术。⑤癌变。

2. **外科手术时机** 需接受手术的 CD 患者往往存在营养不良、合并感染，部分患者长期使用激素，存在一定的手术风险。因此，临床医师应及早识别手术时机，避免长期无效治疗延误手术时机。

3. **术后复发的预防** CD 肠切除术后复发率相当高。目前的资料提示，回结肠切除术后早期复发的高危因素包括吸烟、肛周病变、穿透型疾病行为、有肠切除术史等。对有术后早期复发高危因素的患者，宜尽早 (术后 2 周) 予积极干预。通常可采用药物预防，巯嘌呤类药物、生物制剂、咪唑类抗菌药物对预防内镜和临床复发有一定疗效。术后半年、1 年及之后定期行结肠镜复查，根据内镜复发与否及其程度给予或调整药物治疗。

五、小结

克罗恩病为一种慢性炎症性疾病，其治疗目标逐步发展为进行更好的疾病控制，最终改善疾病进程，改善患者的生活质量。治疗前应综合评估，采取个体化治疗方案，及早识别高危因素，对于有 2 个或以上高危因素的患者宜在开始治疗时就考虑予早期积极治疗，可选择生物制剂或激素 + 免疫抑制剂。应用激素或生物制剂诱导缓解的 CD 患者往往需要继续长期使用药物，以维持无激素的临床缓解。

（陈白莉）

参考文献

[1] MOSLI M, SABBAHI H, ALYOUSEF H, et al. Risk Stratification of Patients with Crohn's Disease: A Retrospective Analysis of Clinical Decision Making and Its Impact on Long-Term Outcome [J]. Dig Dis, 2018, 36(1): 49-55.

[2] SOLBERG I C, LYGREN I, JAHNSEN J, et al. Clinical course during the first 10 years of ulcerative colitis: results from a population-based inception cohort (IBSEN Study)[J]. Scand J Gastroenterol, 2009, 44(4): 431-440.

[3] CLICK B, REGUEIRO M. A Practical Guide to the Safety and Monitoring of New IBD Therapies [J]. Inflamm Bowel Dis, 2019, 25(5): 831-842.

[4] TURNER D, RICCIUTO A, LEWIS A, et al. STRIDE-Ⅱ: An Update on the Selecting Therapeutic Targets in Inflammatory Bowel Disease (STRIDE) Initiative of the International Organization for the Study of IBD (IOIBD): Determining Therapeutic Goals for Treat-to-Target strategies in IBD [J]. Gastroenterology, 2021, 160(5): 1570-1583.

[5] 吴开春，梁洁，冉志华，等．炎症性肠病诊断与治疗的共识意见（2018 年·北京）[J]. 中国实用内科杂志，2018，38(9)：796-813.

[6] 中国炎症性肠病诊疗质控评估中心，中华医学会消化病学分会炎症性肠病学组．生物制剂治疗炎症性肠病专家建议意见[J]. 中华炎性肠病杂志，2021，5(3)：193-206.

[7] 中华医学会消化病学分会炎症性肠病学组，中华医学会肠外与肠内营养学分会胃肠病与营养协作组．炎症性肠病营养支持治疗专家共识（第二版）[J]. 中华炎性肠病杂志（中英文），2018，2(3)：154-172.

第 16 章　克罗恩病的个体化治疗

克罗恩病(Crohn’s disease,CD)的临床特点决定了这种疾病具备独特的异质性,克罗恩病患者也存在较大的个体差异,因此个体化治疗是治疗成功的关键。克罗恩病表现为全层性炎症、狭窄导致梗阻、穿透型疾病导致内外瘘或肠穿孔。临床表型还包括消化道受累的不同部位,有或无肛周表现(瘘管、裂隙和脓肿)。肠道累及的部位可仅包括结肠、回肠或两者兼而有之,也可包括上消化道(口、食管、胃、十二指肠或空肠),有时也可包括直肠和肛门。

个体化治疗是在正确的时机为合适的患者选择适当的治疗方式,即通过整合患者个体化信息(如年龄、性别等)、疾病特征、遗传和常规实验室检测数据等资料以指导治疗决策。其中,个体化治疗选择包括个体化治疗方式的选择和个体化治疗时机的选择。个体化治疗方式的选择包括传统药物、生物制剂和新型生物制剂的个体化选择;个体化治疗时机的选择包括初始个体化用药时机和个体化用药调整时机的选择。个体化治疗可以为患者带来广泛的获益,为特定患者选择最合适的治疗方式能够降低治疗成本、优化临床疗效、防止长期并发症、降低药物不良事件的风险、改善生活质量(quality of life,QoL)。

克罗恩病是肠道的慢性炎症性疾病,由遗传易感个体对肠道微生物群的异常免疫反应引起。克罗恩病在受累肠段、炎症严重程度和其他表型上具有高度的异质性。目前的临床分型无法准确预测疾病的进程和对治疗的反应。全基因组关联研究虽然已经确定了多个导致克罗恩病风险的单核苷酸多态性,但这些发现的临床意义尚不清楚,遗传变异导致疾病的机制也尚未完全阐明。通过对肠组织和粪便样本中全基因组基因表达、表观基因组特征和肠道微生物群组成分析,可以发现具有独特分子特征的克罗恩病新亚型。在大样本人群中进行基因组规模的分子表型分析不仅有助于进一步了解克罗恩病的复杂分子机制,而且有助于改进临床试验设计,以探寻更个体化的疾病管理和治疗。

一、克罗恩病患者的个体化特征和表型

克罗恩病患者的个体化治疗信息包括基因信息、临床特征、血清抗体水平和肠道菌群种类等。首先,对克罗恩病易感基因变异作用的认识不断深入,预示着一个超越克罗恩病蒙特利尔分型的疾病分类时代到来。克罗恩病亚型谱的扩展依赖于更可靠的分子通路和分子分型,这些分子分型不仅决定疾病易感性,还决定了疾病特征,如受累肠段、自然史和治疗反应。不断发展的克罗恩病的诊断工具包括临床变量、遗传标记,以及基因功能和与环境因素(如微生物组)相互作用的其他指标。结合临床、血清学和遗传信息的多模式算法可能有助于预测疾病进程。克罗恩病易感性和药物相关通路基因的变异影响抗 TNF-α 治疗的反应。

此外，基因表达特征和各种复合模型对预测治疗反应都显示了广阔的前景。基于基因型和基因表达数据与临床、生化、血清学和微生物组数据组合的模型，可以发现相应具有临床意义的亚组患者，继而可以开发个体化风险分层和治疗选择的工具。由于克罗恩病病史和对于治疗应答的高度异质性，故将遗传信息纳入日常临床实践有助于提高药物的应答。对克罗恩病基因认识的不断加深，为将来克罗恩病的个体化治疗优化提供了极佳的机会。基因对于克罗恩病个体化治疗的作用可以体现在：①诊断鉴别：在鉴别非IBD患者与IBD患者时，结合遗传、血清学和炎症标志物的效果优于单独的血清学；②早期筛查：通过新的诊断方法和基于细胞代谢或者细胞因子分类，为患者选择性早期干预提供了理论依据，并为家庭成员进行筛查和基因治疗提供了选择；③药物基因学：如对于CD患者而言，凋亡基因的变异可以影响“凋亡药物遗传指数”，该指数与临床因素相结合，能够帮助构建预测CD患者对生物制剂应答的模型；④肠外表现：多项基因研究结果证实，在克罗恩病中存在肠外风湿免疫性疾病表现，这提示两者具有共同的基因遗传背景机制。目前已发现的CD易感性基因单核苷酸多态性位点包括*NOD2*基因、白细胞介素23受体基因、自噬相关*ATG16L1*基因等。这些基因在调节先天免疫和黏膜屏障功能中发挥着重要作用，其中*NOD2*基因突变是CD复杂疾病行为的预测因素，例如*NOD2* Leu1007fsinsC纯合子变异与回肠受累、狭窄和穿透型疾病行为、需要手术相关。*NOD2* Leu1007fsinsC纯合子变异的CD患者与疾病复杂性生物学行为的相关性*OR*为4.87，但不可否认的是这种纯合子变异的患者亚组占欧洲所有CD患者不到3%，因此临床用途受到一定限制。不仅是*NOD2* Leu1007fsinsC纯合子变异，*NOD2*的所有等位基因突变（R702W、G908R和Leu1007fsinsC）都与复杂（即狭窄或穿透型）疾病表型相关。G908R单核苷酸位点变异的手术风险*RR*为1.58。伴有单一*NOD2*等位基因突变风险的患者并发复杂性CD的风险增加8%，而携带2个*NOD2*等位基因者突变位点的患病率为41%。携带任何*NOD2*风险等位基因增加了58%的CD手术风险，但没有肛周疾病的风险。在儿童CD中，*NOD2*中的Leu1007fsinsC单核苷酸易感性位点与回肠受累相关，DLG5单核苷酸易感性位点与肛周病变显著相关。Janus激酶*JAK2*是多种基因信号转导途径包括IL-12和IL-23信号途径的关键成分，也是另一个与小肠受累的相关基因。有趣的是，最近研究显示托法替尼（一种口服的JAK抑制剂）只对溃疡性结肠炎有效，对克罗恩病无效。一项新的研究通过对基因评分和克罗恩病疾病表型之间关系来进行遗传评分和亚组分析，发现遗传分数越高，发生穿透型疾病表型（*IL23R*、LOC441108、*PRDM1*、*NOD2*）、手术（*IRGM*、*TNFSF15*、*NOD2*、C13ORF31）、狭窄表型（*JAK2*、*NOD2*、*ATG16L1*）的概率越高。在既往发现的163个IBD相关基因座中，只有3p21、*NOD2*、*HLA*与发病年龄、发病肠段显著相关。HLA-DRB1*01:03与克罗恩病累及小肠相关。*HLA*中SNP rs77005575与CD的疾病行为而非受累肠段显著相关。尽管回肠CD和*NOD2*之间的关系、结肠CD和*HLA*之间的关系之前已经描述过，但是最近的研究表明，*NOD2*与狭窄型CD生物学行为之间的关系不如与CD受累肠段之间的关系那么显著。通过另一种遗传风险评分方法，从IBD亚组中提取相关的单核苷酸多态性组群而不是单独的单核苷酸多态性，IBD可以重新定义并分为3组（回肠CD组 *vs.* 结肠CD组 *vs.* UC组），而不仅仅是目前的克罗恩病和溃疡性结肠炎。

其次，克罗恩病患者的临床特征也是个体化治疗中非常重要的评估因素。通常考虑的临床特征包括患者的发病年龄、病变部位、疾病行为和患者治疗偏好等。合并有肛周疾病、回结肠受累、上消化道受累、确诊时年龄小于40岁、疾病初期就需要使用激素均与预测临床不良预后有关。最近，其他因素也被认为是不良预后的预测因子，包括吸烟和严重的内镜下表现。相反，一些因素被认为是较好预后的预测因子，包括不吸烟、具有更高的教育水平、直肠豁免(即不累及直肠)以及老年患者。然而，这些预测因子都是来自观察性研究，通常是已经完成的回顾性研究，并不能可靠地引导患者进行治疗决策。理想的预后生物标志物应该是可以在诊断时进行检测，或者接近诊断时进行检测。预测治疗效果最大化机会窗是在早期诊断时，预测疾病造成的肠道损伤并加以预防。克罗恩病发生以后，预后生物标记物的价值将降低，因为一旦出现临床表现，克罗恩病的疾病进程可能已经很明显甚至出现不可逆的肠道损伤。

研究显示，在儿童期发生克罗恩病的患者中，80% 的患者在随访中表现为广泛性回结肠病变，其中大多数患者形成复杂型克罗恩病，手术风险也更高。而克罗恩病的病变部位也对疾病预后具有重要影响。一项研究显示，在未进行手术的克罗恩病患者中，累及近端小肠是患者生存的不良预后因素。除此之外，疾病行为与手术风险也存在显著关联。在既往的文献中发现，有阶段性狭窄和 X 线下狭窄前扩张的克罗恩病患者小肠手术的风险更高。另外，患者的治疗偏好也影响了治疗结局。患者治疗偏好的影响包括患者的依从性和满意度、医患日常沟通、治疗调整的疗效和风险阈值，以及为相关组织制定治疗指南提供信息。

再次，患者的血清学抗体水平可以预测克罗恩病患者的疾病预后，与炎症性肠病并发症风险相关的血清学标志物主要涉及三类，分别是抗微生物抗体、抗核抗体和抗碳水化合物抗体。既往研究显示，血液中存在针对细菌抗原的抗体与更复杂的克罗恩病 CD 疾病表型相关，尤其在狭窄或穿透型病变的患者中更常见。另外，荟萃分析也显示 ASCA 阳性与手术风险之间存在相关性。然而，目前的研究显示，抗微生物抗体的预测价值相对有限，尚不建议在常规临床实践中使用这些指标来指导克罗恩病患者的治疗决策。C 反应蛋白是公认的疾病标记物，通常用于评估克罗恩病的活动性。CD 诊断 1 年后 C 反应蛋白浓度仍超过 10mg/L，可预测病情需要手术，这是一项基于挪威人口的前瞻性研究。临床缓解的 CD 患者 C 反应蛋白持续增加，其住院次数和肠道切除次数与长期预后呈负相关。更重要的是，要认识到 C 反应蛋白是当前持续炎症的标志，而疾病的并发症并未考虑在内。CALM 研究表明，粪便钙卫蛋白是一个良好的治疗效果评估指标，与其他参数相结合可以预示克罗恩病黏膜愈合。粪便钙卫蛋白不仅是一种有效的疾病活动程度的标志物，也被报道为一种能够预测疾病复发的生物标志物。POCER 研究测定了回结肠切除后 104 例 CD 患者的粪便钙卫蛋白，发现粪便钙卫蛋白浓度大于 100μg/g 与内镜复发相关(Rutgerts 评分≥2 分)，提示临床缓解的术后患者可以用粪便钙卫蛋白浓度预测复发情况。粪便钙卫蛋白的局限性是难以作为疾病结局的预测因子，其主要原因在于粪便的不稳定性，导致粪便钙卫蛋白检测结果的可变性。取样方式、药物、肠道运动等对钙卫蛋白的检测结果均存在影响。但是无论如何，来自真实世界临床队列研究表明，低钙卫蛋白水平与低复发率、较低的小肠炎症水平有关。

最后，不同的肠道菌群会影响克罗恩病患者的治疗结局。测序技术的进步使我们能够更全面地了解 IBD 患者的肠道菌群。这些数据支持因肠道菌群失调而引起的相关炎性疾病，一般来说，双歧杆菌属、乳酸菌属、柔嫩梭菌属数量的减少以及致病性变形杆菌的增加都会减少肠道微生物群的多样性。不仅如此，既往研究显示，微生物干扰与克罗恩病的疾病活动有关，可以鉴别疾病缓解期和活动期。这些研究都提示，采用粪便微生物群作为疾病活动的标记物，可以为疾病病理生理学的发展和转归提供新的理解。一些研究试图找出临床症状和肠道菌群之间的联系，但是这些研究结果需要谨慎解释，因为微生物组的变化受到多因素干扰，包括炎症本身、饮食和吸烟。研究表明，普氏粪杆菌，一种产丁酸的梭状芽孢杆菌减少可以预测疾病在 6 个月内复发，当然这种菌群减少和疾病复发之间到底因果关系如何尚未可知。移植肠道 IBD 患者的微生物群可加重小鼠肠道炎症，提示生态失调可能不仅仅是炎症的结果，而是原因。微生物组可能成为临床预后工具，但是微生物多样性的变化可归因于环境因素，如吸烟和饮食影响。同时，环境因素、遗传因素和临床表型对肠道微生物组也有影响。

二、克罗恩病患者的个体化治疗

克罗恩病患者的个体化治疗包括药物的个体化治疗、手术方式的个体化选择和潜在的粪便菌群移植治疗。其中，药物的个体化治疗是非常重要的一环。克罗恩病是一种复杂的慢性病，具有多种相互作用的致病因素，一种治疗药物并不适合所有克罗恩病患者。

目前在国际上，克罗恩病的药物个体化选择有一套比较详细的流程。首先，临床医师需要通过内镜和生物标志物来评估 CD 的活动性以及评估复杂疾病危险因素的存在。对于轻度活动性疾病的患者，考虑予以布地奈德或全身皮质激素。对于中度疾病、无不良预后因素、无并发症患者，考虑予以类固醇加巯嘌呤类药物或甲氨蝶呤。对于中度疾病、有预后不良因素、肠道损伤严重、肛周瘘管、疾病严重的患者，考虑予以生物制剂（加或不加巯嘌呤类药物）。其后，在这些患者的临床治疗中，应该积极地、定期地对患者的内镜和生物标记物进行监测。对于再次出现炎症活动的客观表现（如内镜检查、MRI、CRP 或粪便钙卫蛋白）的患者，需要与患者讨论治疗方案和依从性。通过调整治疗方案，帮助患者再次控制疾病活动。具体的方案包括：剂量优化，添加免疫抑制剂，抗 TNF 继发性失效时换其他 TNF 抑制剂，对 TNF 抑制剂原发性失效换其他种类的药物（如维得利珠单抗、乌司奴单抗）。而没有出现活动性疾病的患者，予以定期的随访和疾病活动度监测。

在克罗恩病的治疗药物中，生物制剂对控制疾病起到了非常重要的作用。目前在国际上获批的用于成人中重度克罗恩病的生物制剂主要包括以下 3 种，分别是抗 TNF 通路的生物制剂、抗白介素通路的生物制剂和抗整合素通路的生物制剂。不同生物制剂的疗效和安全性特性是不同的。首先，从起效速度上来讲，英夫利西单抗仍然是起效最为迅速的生物制剂。其次，两种新型生物制剂——乌司奴单抗和维得利珠单抗的长期维持率更高。由于其特殊的全身作用机制，英夫利西单抗和乌司奴单抗对于伴有肠外表现、合并有肛周瘘管的克罗恩病患者同样有效。最后，在安全性上，乌司奴单抗和维得利珠单抗在感染、结核和肿瘤等方面的安全性更高。

对于不同类型的患者，在个体化治疗中，应该根据患者的个体化因素，选择更有效、更精准的治疗方案。一项综述对克罗恩病患者的个体化治疗方案选择提出了建议。作者认为，对于有安全性需求、有肿瘤病史的患者，更适合选择维得利珠单抗，而对合并有斑块型银屑病的患者，乌司奴单抗是一种非常好的选择。而作为目前上市时间最长的英夫利西单抗，对于瘘管型克罗恩病患者、妊娠期患者、儿童克罗恩病患者、围手术期患者等特殊类型的患者都有很好的疗效。除此之外，病变部位和疾病行为也是生物制剂选择的重要考量因素。基于 CD 患者确诊时的年龄和病变的部位，可将患者分为不同亚型，以选择不同作用机制的生物制剂。

生物制剂的使用时机是克罗恩病个体化治疗中非常重要的问题。随着国内外治疗指南不断更新，中重度克罗恩病的治疗方案逐渐从升阶梯治疗过渡到降阶梯治疗。《炎症性肠病诊断与治疗的共识意见（2018 年，北京）》建议，对于具有以下 2 个或以上高危因素的患者，宜在开始治疗时就考虑早期积极给予降阶梯治疗。这些高危因素包括：合并肛周病变，广泛性病变（病变累及肠段累计＞100cm），食管、胃、十二指肠病变，发病年龄小，首次发病即需要激素治疗等。而在抗 TNF 生物制剂治疗失败之后，也可选用新型生物制剂进行治疗。《炎症性肠病诊断与治疗的共识意见（2018 年，北京）》推荐，除了抗 TNF-α 单克隆抗体外，其他生物制剂用于治疗糖皮质激素无效或不耐受，或对 1 种或多种 TNF 抑制剂治疗失败或不耐受的中重度活动性 CD 患者。而英国 NICE 指南则指出，在取得上市获批后，对于传统疗法或抗 TNF-α 药物应答较差、无应答或不能耐受，或对这类疗法有医学禁忌的成年中重度活动性 CD 患者，推荐使用其他生物制剂如维得利珠单抗或者乌司奴单抗。

以 TNF-α 为靶点治疗克罗恩病，使克罗恩病的临床治疗得到了里程碑性的进展。然而据报道，抗 TNF-α 治疗的初始治疗反应不足的患者比例高达 40%。一些临床特征与抗肿瘤坏死因子治疗的原发性无应答相关，包括病程超过 2 年和持续吸烟。25 例活动性克罗恩病患者（CDAI 评分为 150 分或更高）在开始阿达木单抗治疗前接受内镜检查，荧光标记阿达木单抗，并使用喷雾导管给药肠道炎症最严重的区域。此外，使用共聚焦成像计数膜结合 TNF-α 的细胞，每个共聚焦图像 20 个 TNF-α 阳性细胞的阈值将患者分为两组。阳性细胞数较少的患者在 12 周时对阿达木单抗的临床应答率为 15%，而阳性细胞数较多的患者在 12 周时的应答率为 92%。尽管这一发现需要在外部队列中验证，但结合内镜检查、影像学和免疫学来预测抗 TNF-α 反应的理念对于消化专家来说是很有应用前景的。转录组学研究可以初步确定生物制剂治疗反应的预测因素，一项研究纳入了 37 名克罗恩病患者（19 名结肠克罗恩病患者，9 名回结肠克罗恩病患者，9 名仅有小肠受累的患者）的肠道活检，旨在预测 4 ～ 6 周时对英夫利西单抗的反应，该研究显示，克罗恩病患者和溃疡性结肠炎患者之间的疗效预测基因有大量重叠。前五个基因形成的组合能够预测结肠克罗恩病对英夫利西单抗诱导的反应，准确率接近 100%。尽管这一发现在同一队列中得到了内部验证，但目前仍不清楚这种效应是否具有普遍性。另一项包括 227 名克罗恩病和溃疡性结肠炎患者纳入了 5 个数据集的黏膜转录组数据发现，癌抑素 M 的高表达与更高的疾病活动性相关。癌抑素 M 是 IL-6 促炎细胞因子家族的一个成员，可预测抗 TNF 治疗无应答，但目前尚不清楚癌抑素 M 是否为一个可以用于治疗的靶点，或者仅仅是非 TNF-α 炎症的标志物，这与先前的研究结果一致，强调原发性无应答可能是由于高炎症负荷。癌抑素 M 的研究强调了学术合作的优势和必要性，因为最初的转录组数据是从多个公开可用的数据集以及来自 ACT（NCT00207688）和 Pursuit 研究的转录组数据中验证的。随着快速发展的单细胞技术变得越来越普遍，来自多种细胞类型数据分析有助于对疾病生物学的理解。事实上，在一项包含四个独立的克罗恩病患者队列的研究中，对回肠克罗恩病病变的单细胞分析提供了抗 TNF-α 药物应答的生物标志物，该研究的下游工作可能会为未来生物标志物的发现和量身定制铺平道路。

克罗恩病新型生物制剂的随机对照研究发现，与抗 TNF 暴露患者相比，未使用抗 TNF 的患者应答更好，这一发现在维得利珠单抗中尤其显著。随后，GEMINI 研究开发了一个评分系统，以确定在 26 周时最可能对维得利珠单抗有反应的克罗恩病患者，并在 VICTORY 研究的 366 名患者队列中进行了验证。该临床预测评分由既往接受抗 TNF 治疗、肠手术、瘘管疾病以及基线白蛋白和 C 反应蛋白浓度组成。这些特征被认为是疾病更严重的表现，因此，与应答之间的相关性也许并不令人惊讶，但是仍然需要对潜在的预后因素进行前瞻性研究，然后在独立的患者队列中对这些特征进行适当的、中立的验证。与抗 TNF 治疗类似，荧光标记抗体已被用于研究对维得利珠单抗治疗反应的预测。通过靶向结合 α4β7 整合素，维得利珠单抗阻止整合素与 MAdCAM-1 的结合，从而抑制表达 α4β7 的细胞（主要是淋巴细胞和单核细胞）向肠道淋巴组织的迁移，从而减少炎症。在一项涉及 5 名克罗恩病患者的小型研究中，肠道活检后获得的表达 α4β7 的黏膜细胞在体外用异硫氰酸荧光素进行标记。2 例表达 α4β7 的黏膜细胞的患者有临床和内镜反应，而不表达这些细胞的患者无反应。如果这一方法可以在体内开发并应用于临床，那么可以设想这种内镜技术将作为辅助预测维得利珠治疗效果的方法。虽然测量特定药物所针对的分子数量以指导潜在疗法及其可能的疗效还值得进一步讨论，但是在未来这种内镜技术具有广阔的前景，不仅用于疾病诊断和活动性评估，还通过评估靶细胞的相对丰度来帮助指导治疗。

IL-23 是一种异二聚体促炎细胞因子：其中一个亚单位 p40 与 IL-12 共享，而 p19 亚单位是 IL-23 特有的。使用乌司奴单抗抑制 p40 亚单位已显示出治疗克罗恩病的疗效，虽然这种生物制剂在克罗恩病中的实际临床应用仍处于早期阶段。与以前治疗克罗恩病的药物类似，早期用药和简单表型如以前没有腹部手术和不复杂的疾病表型可以获得良好的疗效。结合部分或全部预测因子的多组学（模型）应用，而不是孤立地考虑每一个预测因子，可以为疾病治疗的效果预测提供工具。事实上，这种多组学方法已被用于检测用乌司奴单抗治疗克罗恩病患者的生物学和内镜应答。在开始乌司奴单抗治疗之前，收集 $CD14^+$ 细胞、$CD4^+$ T 细胞、炎症结肠和回肠活检并进行 RNA 测序，其后转录组学数据通过多组学因素分析、蛋白质组学和遗传学数据相结合，找到与乌司奴单抗应答相关的途径，并确定了预测同一队列中对乌司奴单抗应答的十个特征组。鉴于 p40 亚单位抑制性抗体的成功，后续研究重点转向 p19 单克隆抗体治疗。在 119 例克罗恩病患者的安慰剂对照试验中，brazikumab 显示第 8 周临床缓解率为 49.2%，这是值得期待的前景药物。

克罗恩病患者的手术方式个体化治疗和粪便菌群移植个体化治疗选择同样非常重要。不同类型的克罗恩病患者，选择不同的手术方式，往往会导致不同的住院时间和并发症发生率。一项研究显示，对于合并回肠乙状结肠瘘的 CD 患者，腹腔镜手术是安全的，且不会增加住院时间和术后并发症。而粪便菌群移植是一种新的 CD 治疗方法，约有 30% 的患者在治疗后 1 个月获得应答，应答者基线时往往具有较低的菌群 α 多样性，表明这类患者可能更适合粪便菌群移植。

三、总结

随着对个体化医学越来越多的学术支持和实质性的技术进步，预后和预测性生物标志物将从学术和技术上的努力中发展出来。因此，将严格的标准应用于生物标志物的发现、验证和临床转化非常重要。从回顾性研究出发，医学和分子生物学需要加强合作，为生物标记物的开发和临床应用提供一个蓬勃发展的环境。作为一种疾病负荷较高、病情复杂、疾病个体差异化大的疾病，克罗恩病需要更加精确的个体化治疗。希望未来有更多、更好的个体化治疗方案，来帮助克罗恩病患者更好地长期控制疾病。

（沈　骏　冉志华）

参考文献

[1] MAO R，HU P J. The future of IBD therapy：where are we and where should we go next？[J]. Dig Dis，2016，34(1-2)：175-179.

[2] FUREY T S，SETHUPATHY P，SHEIKH S Z. Redefining the IBDs using genome-scale molecular phenotyping [J]. Nat Rev Gastroenterol Hepatol，2019，16(5)：296-311.

[3] FLAMANT M，ROBLIN X. Inflammatory bowel disease：towards a personalized medicine [J]. Therap Adv Gastroenterol，2018，11：1756283X17745029.

[4] MAO R，CHEN M. Precision medicine in IBD：genes，drugs，bugs and omics [J]. Nat Rev Gastroenterol Hepatol，2022，19(2)：81-82.

[5] SCHÄFFLER H，GEISS D，GITTEL N，et al. Mutations in the NOD2 gene are associated with a specific phenotype and lower anti-tumor necrosis factor trough levels in Crohn's disease [J]. J Dig Dis，2018，19(11)：678-684.

[6] FUMERY M，PARIENTE B，SARTER H，et al. Long-term outcome of pediatric-onset Crohn's disease：A population-based cohort study [J]. Dig Liver Dis，2019，51(4)：496-502.

[7] KIM O Z，HAN D S，PARK C H，et al. The Clinical Characteristics and Prognosis of Crohn's Disease in Korean Patients Showing Proximal Small Bowel Involvement：Results from the CONNECT Study [J]. Gut Liver，2018，12(1)：67-72.

[8] MAEHATA Y，NAGATA Y，MORIYAMA T，et al. Risk of surgery in patients with stricturing type of Crohn's disease at the initial diagnosis：a single center experience [J]. Intest Res，2019，17(3)：357-364.

[9] NOOR N M，VERSTOCKT B，PARKES M，et al. Personalised medicine in Crohn's disease [J]. Lancet Gastroenterol Hepatol，2020，5(1)：80-92.

[10] DEFILIPPIS E M，LONGMAN R，HARBUS M，et al. Crohn's Disease：Evolution，Epigenetics，and the Emerging Role of Microbiome-Targeted Therapies [J]. Curr Gastroenterol Rep，2016，18(3)：13.

[11] TEDJO D I，SMOLINSKA A，SAVELKOUL P H，et al. The fecal microbiota as a biomarker for disease activity in Crohn's disease [J]. Sci Rep，2016，6：35216.

[12] TORRES J，MEHANDRU S，COLOMBEL J F，et al. Crohn's disease [J]. Lancet，2017，389(10080)：1741-1755.

[13] NA S Y，MOON W. Perspectives on current and novel treatments for inflammatory bowel disease [J]. Gut Liver，2019，13(6)：604-616.

[14] NEURATH M F. Current and emerging therapeutic targets for IBD [J]. Nat Rev Gastroenterol Hepatol，2017，14(5)：269-278.

[15] BORG-BARTOLO S P，BOYAPATI R K，SATSANGI J，et al. Precision medicine in inflammatory bowel disease：concept，progress and challenges [J]. F1000Res，2020，9：F1000 Faculty Rev-54.

[16] 冉志华，童锦禄．炎症性肠病诊断与治疗的共识意见（2018 年，北京）克罗恩病部分解读[J]. 中华消化杂志，2018，38（5）：315-317.

[17] CASSON S G，RUIZ F J，MINERS A. How long has NICE taken to produce Technology Appraisal guidance? A retrospective study to estimate predictors of time to guidance [J]. BMJ Open，2013，3（1）：e001870.

[18] FENNERN E，WILLIAMSON J，PLIETZ M，et al. Surgical techniques and differences in postoperative outcomes for patients with Crohn's disease with ileosigmoid fistulas：a single-institution experience，2010-2016 [J]. Dis Colon Rectum，2019，62（10）：1222-1230.

[19] GUTIN L，PICENO Y，FADROSH D，et al. Fecal microbiota transplant for Crohn disease：A study evaluating safety，efficacy，and microbiome profile [J]. United European Gastroenterol J，2019，7（6）：807-814.

第 17 章　炎症性肠病手术时机和方案选择

一、克罗恩病的手术时机及方案

由于 CD 导致透壁性炎症，容易出现狭窄或穿透型并发症。根据国外的统计结果，CD 患者一生中至少一半的患者需要一次或多次手术。随着新药物的不断出现，CD 的外科处理变得更复杂，需要专业的外科医师参与 CD 的处理。同时，CD 的病变范围及性质多样，需要根据患者的情况选择时机进行外科干预，并实施相应的手术方案。CD 手术一般分为急诊手术和择期手术。

（一）急诊手术

CD 的急诊手术指征主要包括消化道游离穿孔和大出血。

1. 游离穿孔　CD 导致的肠壁穿透型病变多数会形成局部蜂窝织炎或脓肿，游离穿孔比较少见（1% ～ 3%）。穿孔大部分为自发，也可为肠镜检查操作所致，多位于系膜缘，这是 CD 穿孔特征。CD 伴穿孔是较严重的并发症，需要急诊手术治疗。如果穿孔导致的腹腔污染较局限，并且患者一般状况良好，可以考虑行穿孔肠段切除吻合术。如腹腔污染严重、患者营养状态差，建议行穿孔肠段切除和肠造口术，避免肠吻合，以免术后发生吻合口漏。结肠穿孔一般见于重症结肠炎，多数需要行次全结肠切除及回肠造口术，少数无全结肠炎的患者可行结肠节段切除加临时转流造口。胃十二指肠穿孔者一般合并有胃流出道狭窄，可在修补的同时实施狭窄成形术。

2. 消化道大出血　CD 消化道大出血来自小肠者占 65%，多数由深溃疡底部的血管破溃所导致。如患者非手术治疗不能止血，生命体征不稳定，有急诊手术指征。术前需行胃镜检查排除胃十二指肠出血，行血管造影或 CT 检查明确出血部位后行肠段切除术。

（二）择期手术

多数 CD 的手术为择期手术，包括狭窄导致的反复肠梗阻、穿透型病变导致的肠瘘、腹腔脓肿、药物治疗无效以及癌变等。

1. 腹腔脓肿　CD 合并腹腔脓肿或炎性包块的发生率为 10% ～ 30%。直接外科手术引流增加手术并发症风险和手术难度以及肠造口可能；中央液化明显的脓肿首选经皮穿刺引流（PD），PD 成功率高、并发症少。穿刺引流成功后，超过 30% 的患者能避免后续的手术。但多数患者经过脓肿引流控制感染后，应及时采取手术措施，切除穿透型病灶。目前对腹腔脓肿引流后的最佳手术时机的选择仍缺乏高质量证据文献支持，判断哪些患者可以避免手术更多的是依赖临床经验而非证据。PD 后的内科治疗需要密切监测原脓肿部位肠管的变化，平衡脓肿再发风险，并和患者沟通。药物治疗无效、肠狭窄或肠皮瘘（原先存在或 PD 后形成）的患者一般需要手术。

2. **小肠梗阻**　成人 CD 小肠梗阻除出现肠缺血或腹膜炎需急诊手术外，建议先进行术前优化治疗，包括采用营养治疗诱导活动期 CD 缓解，纠正低蛋白血症、抗感染治疗等。完成优化治疗后，如肠梗阻仍不能完全缓解，应进行择期手术。优化治疗过程中，如临床或影像提示肠穿孔，应立即急诊手术，切除病变肠管。某些小肠梗阻会反复发作和缓解，需要 MDT 讨论来决策是否需要外科手术。如影像学提示为纤维为主的狭窄、伴有明显的狭窄近端肠管扩张、反复发作影响生活质量者，应建议行外科手术。

3. **肠瘘**　肠瘘在 CD 患者较常见，发生率为 30% 左右。旷置肠段较短的肠 - 肠内瘘无症状。当肠 - 肠内瘘合并有狭窄、脓肿或旷置大量消化道导致腹泻、消化吸收异常时，需要外科处理。常见的肠 - 肠内瘘包括回肠间瘘、回肠十二指肠瘘、回肠乙状结肠瘘，多数病变肠管为回肠，而十二指肠或结肠为正常肠管受累，手术一般需切除病变回肠，修补或楔形切除受累肠管。肠皮瘘可以发生在手术后，也可由病变肠管自发穿透皮肤而形成。生物制剂对部分炎症活动导致的肠皮瘘短期有效，但长期复发较高，最终需要外科手术处理。复杂肠皮瘘需要手术切除病变肠管，窦道引流或清创，腹部缺损者需要腹壁重建。肠膀胱瘘患者需切除病变肠管，膀胱多数仅需单纯修补，术后导尿管引流数天。

4. **回盲部局限性非狭窄型非穿透型 CD**　回盲部局限性非狭窄型非穿透型 CD，如病变肠管长度＜40cm，对传统药物治疗无效，可以直接行腹腔镜回盲部切除，或选择生物制剂治疗。既往腹腔镜回盲部切除一般用于回盲部局限狭窄或穿透的患者，而不是活动性炎症者。但最近随机对照试验（RCT）研究非狭窄型非穿透型局限性回肠炎患者，将其随机分为英夫利西治疗组和腹腔镜回盲部切除组，平均随访 4 年，37% 英夫利西组患者需要手术，而在腹腔镜回盲部切除组 26% 患者需采用英夫利西治疗，结果显示手术组生活质量较高，且成本效益更优。

（三）CD 择期手术前的优化措施

CD 的择期手术多数情况下需要对患者进行术前优化，术前优化措施是成功处理复杂 CD 外科并发症的重要元素，需要多学科合作处理。

1. **营养优化治疗**　营养不良在需要手术的 CD 患者相当常见，这类患者术前必须常规进行营养评估，采用肠内或肠外营养进行营养优化。术前的营养治疗可以明显改善患者的预后，减少术后并发症，其中肠内营养作用尤为明显。

2. **腹腔感染优化治疗**　腹腔感染时手术增加术后并发症发生率，包括吻合口漏和持续腹腔感染等；术前利用 PD 及抗生素控制感染可减少手术造口，减少并发症住院时间。PD 可以作为外科择期手术前的桥梁，可以争取时间给予营养治疗和药物优化，从而达到改善手术预后的目的。

3. **围手术期 CD 治疗药物的优化**　目前研究认为术前激素治疗与术后并发症增加相关，激素撤停可以减少术后并发症，但需要密切监测，避免疾病活动加重。每天 20mg 泼尼松龙或相当剂量的激素使用大于 6 周是外科并发症危险因素，荟萃分析认为激素使术后手术部位相关感染(SSI)发生率增加1倍。如果条件允许,应在术前撤减激素。撤停激素的同时可以采用肠内营养诱导活动期CD缓解,同时达到提升营养状态的目的。如果高剂量激素无法撤减,比如急诊手术或者同时存在其他手术并发症的危险因素(腹腔感染、营养不良、抽烟等),建议分期手术。围手术期无须增加激素的应激剂量,维持术前的剂量,改口服为相应剂量静脉使用即可。

术前应用生物制剂对CD手术患者的影响一直存在争议,关注点主要是生物制剂调节免疫反应,可能增加手术部位相关感染和其他并发症的发生。有些指南提醒围手术期谨慎使用生物制剂,但目前不知道最佳的停药间期。但最新的荟萃分析认为,抗TNF制剂对于感染/非感染并发症、再住院率、再手术率和死亡率均无影响。另外,虽然早期研究发现维得利珠明显增加手术部位相关感染,但是越来越多的数据表明它不影响术后感染性/非感染性并发症,目前的数据认为,与抗TNF相比,乌司奴也不增加术后并发症发生。所以,目前不需要因为生物制剂使用而推迟手术。

(四)CD手术的总体策略

1.CD肠切除后吻合方式 外科技术可能受到多种因素的影响,包括既往的培训、个人的经验、资源的限制、临床实际情况等。CD肠切除后最佳的吻合方式一直有争议,过去的10年,证据逐渐倾向于采用吻合器行侧侧吻合,术后并发症(吻合口漏、复发、再手术等)较少。侧侧吻合宽大的吻合口可能会降低临床及外科复发。最近提出的对系膜侧Kono-S吻合优于吻合器侧侧吻合,降低术后复发,还需要更长时间的随访证实。

2. 短段小肠或回结肠吻合口狭窄的处理 短段小肠(<5cm)或回结肠吻合口狭窄,可以选择内镜下球囊扩张或外科手术。目前没有相关的RCT研究比较两者的优劣。研究认为,内镜下球囊扩张成功率达89.1%,临床有效率为80.8%,并发症发生率(穿孔或出血)为2.8%,但73.5%的患者在24个月内需要再次扩张,42.9%需要外科手术。另一项研究也得出类似结论,内镜下球囊扩张后5年随访中,75%需要手术。所以内镜下球囊扩张对短段狭窄短期效果满意,但是长期来看,需要手术的患者比例仍较高。

3. CD狭窄成形术的应用 狭窄成形术对于CD小肠狭窄是安全的手术方式,优于长段肠管切除,节省肠管,并可能减少外科复发率。所以当出现多段纤维性狭窄可能需要切除很长肠管时,推荐采用狭窄成形术。Heineke-Mikulicz狭窄成形术适用于6～8cm狭窄,而Finney和Michelassi狭窄成形术适用于处理更长或更多的狭窄。狭窄成形术外科并发症为8%～15%,与狭窄长度无关。研究认为,狭窄成形术长期效果优于切除术(狭窄成形部位相关的再手术率10年为7%,而切除吻合术后再手术率为18%),但也有研究认为,肠切除术后远期复发率低于狭窄成形术。

4. 结肠型CD的手术策略 对于单节段结肠CD,适合采用结肠节段切除术。如果是多段结肠受累,建议采取次全结肠切除术。研究发现,结肠节段切除术比次全结肠切除术后并发症更多见,但结肠节段切除术比次全结肠切除术后永久造口比例更少。在术后复发方面,次全结肠切除术后复发比全结直肠术切除更多,但与结肠节段切除术无显著差异。在特殊情况下,比如大量小肠切除的情况下,如果仅有两段相隔的结肠受累,为了尽量保留大肠,可以分别行结肠节段切除术。

非急诊情况下难治性结肠型CD可以采取转流性造口,从而推迟或避免结肠切除。难治性结肠型 CD 有两种手术选择：一种为次全结肠切除术，适用于暴发性结肠炎抢救生命的手术；另一种为转流性造口，期望诱导肠道炎症缓解或后续强化内科药物治疗挽救结肠。转流性回肠造口可以推迟确定性手术，有利于围手术期优化，也可为后期可能采取节段结肠切除术提供机会。文献报道，回肠造口后 50% ～ 80% 的患者可以达到临床缓解，约 2/3 的患者有机会恢复肠道连续性，但需要指出的是，合并有肛周病变的患者造口回纳机会较少。

如果不存在既往肛周病变和小肠病变，部分难治性全结肠 CD 患者可选择行全结直肠切除 +IPAA，但需要告知患者储袋失败的可能。研究发现，经过 MDT 讨论和高度选择的 CD 结肠炎患者，IPAA 术后预后和 UC 术后无明显差异。5 年回肠造口率在 CD 患者为 10%，而 UC 患者为 2%。术后 10 年随访，CD 相关并发症发生率为 35%，10% 需切除储袋。总体上认为，CD 和 UC 的 IPAA 术后近期并发症差别不大，但是远期 CD 患者有较高的储袋失败率。

二、溃疡性结肠炎的手术时机及方案

溃疡性结肠炎（UC）的手术指征主要包括：①急性重症溃疡性结肠炎药物治疗无效，或出现消化道大出血及中毒性巨结肠；②慢性难治性溃疡性结肠炎症状反复发作，严重影响患者的生活质量；③炎症基础上出现异型增生或癌变。目前的手术方式主要是切除全结肠或全结直肠，缓解了临床症状，减少了持续的内科治疗（包括住院和输血等）以及免疫抑制治疗，并避免了癌变风险；此外，理想的重建手术（比如 IPAA）保留了消化道的连续性及肛门括约肌的功能，可以提高患者的生活质量。

（一）溃疡性结肠炎的手术时机

1. 急性重症溃疡性结肠炎（ASUC）的手术时机 30% ～ 40% 的 ASUC 患者需要结肠切除，其中 10% ～ 20% 的 ASUC 患者在首次住院期间需要结肠切除。ASUC 患者需要立即住院，首选治疗是静脉使用激素，但大约 30% 患者激素治疗失败。激素治疗失败后还可以采用 IFX 或环孢素 A（CsA）进行挽救治疗，RCT 研究和荟萃分析显示，两者在临床有效率、严重不良反应、12 个月结肠切除率、生活质量改善及死亡率上无差别。三线序贯挽救治疗（包括 IFX、CsA 或他克莫司等）可能延缓结肠切除，而不能避免手术，但显著增加不良结局的发生和患者的死亡率，建议只在有经验的单位谨慎实施，并需要外科团队做好准备，一旦治疗失败，应及时手术。总体上来说，1 周内科治疗后，如 ASUC 患者症状仍无明显改善，强烈建议外科手术，从而避免延迟手术导致的并发症增加。

2. 难治性 UC 的手术时机 慢性难治性 UC 的外科治疗时机目前仍缺少共识，需要患者参与共同决策。手术大多是择期进行，目的是缓解症状、提高生活质量。超过 25% 的 UC 患者在一生中需要外科干预。难治性 UC 或激素依赖的 UC 患者可以采用 IPAA 重建手术或永久性回肠造口术，提高生活质量。多数患者对术后生活质量满意，一半以上的患者愿意接受更早的手术，而延迟手术增加并发症、住院时间和住院费用。

（二）溃疡性结肠炎手术的术前优化

除急诊手术外，建议 UC 患者术前改善机体组成和纠正营养不良。虽然无证据表明常规肠内或肠外营养可以改善 UC 患者的外科结局，但存在营养不良的 UC 患者建议推迟手术

7～14 天，同时给予营养治疗。目前认为，术前使用泼尼松龙>20mg 超过 6 周是术后早期并发症和储袋相关并发症的危险因素。所以在储袋构建前必须撤减激素，如果术前无法撤减，必须推迟 IPAA 重建，仅行结肠次全切除术。术前硫唑嘌呤或环孢素 A 的使用不增加术后并发症风险。使用生物制剂的患者可能增加术后早期和晚期储袋相关并发症，不应该在一期完成储袋构建，可采用三期或改良二期手术，从而延迟储袋构建。

（三）溃疡性结肠炎的手术策略

1. UC 手术首选腹腔镜手术 腹腔镜手术术中和术后并发症更少，患者恢复更快，同时可以减少腹腔粘连和切口疝的发生，缩短住院时间，且可以更好地保护生殖能力，育龄期女性妊娠率更高，更具有美容效果，近期和远期疗效、生活质量都更满意。既往曾行开放手术也非腹腔镜手术的绝对禁忌，比如曾因暴发性结肠炎行开放结肠切除及回肠造口，仍可以尝试腹腔镜直肠切除和 IPAA 重建手术。

2. IPAA、回肠永久造口、回肠直肠吻合等重建方案的选择 UC 全结肠切除术后，最常采用 IPAA 术式，这是 UC 手术的“金标准”术式。永久性造口也可以作为全结直肠切除术后的选择方案。IPAA 存在禁忌证比如肛门括约肌功能受损时，应采用永久性回肠造口。两种手术的短期和长期并发症、生活质量和费用均类似。IPAA 短期并发症主要表现为吻合口漏或者狭窄、肠梗阻，而全结直肠切除、回肠永久造口短期并发症主要是会阴部伤口并发症。从长期并发症来看，IPAA 主要是大便失禁、储袋炎、储袋瘘、储袋失败等；而回肠造口并发症主要表现为造口旁疝及造口脱垂等。两种手术总体生活质量和术后花费类似。

对于 UC 患者直肠累及较少且无法耐受直肠切除时，也可行回肠直肠吻合术。虽然该术后有直肠癌变风险和直肠炎复发等危险，但是回肠直肠吻合术的术后排便功能（大便次数和夜间大便次数）明显优于 IPAA，远期失败率和 IPAA 相当。也有文献报道，回肠直肠吻合术 10 年和 20 年的失败率大约为 27.0% 和 40.0%，2/3 的患者二期直肠切除是因为药物治疗无效的直肠炎，20% 的患者是由于直肠发生癌变。

3. IPAA 的分期方案选择 IPAA 可以分为一期、二期、改良二期或三期手术。一期常在无脓毒症和严重营养不良、未使用激素、无炎症急性发作的缓解期 UC、结肠异型增生或癌变者。如今因为内科药物的广泛应用，考虑药物对手术安全的影响，已很少使用一期手术。二期手术方案包括一期行全结肠直肠切除 +IPAA+ 回肠转流性造口，二期行造口还纳。三期手术方案包括一期行结肠次全切除 + 回肠末端造口，二期行残余直肠切除 +IPAA+ 回肠转流性造口，三期行造口还纳。三期手术多用于急性重症溃疡性结肠炎或术前接受过激素或生物制剂治疗的患者。改良二期先行一期全结肠切除及回肠造口，然后二期行直肠切除和回肠储袋肛管吻合，无保护性造口。改良二期同样适用于危重患者，经过一期手术数周或数月后，患者逐渐恢复健康并撤停药物，此后二期 IPAA 可以安全实施，避免了回肠造口和相关的并发症。目前改良二期有逐渐取代三期手术的趋势。临床研究发现，改良二期手术与传统二期 / 三期相比，吻合口漏和感染性并发症更少，小肠梗阻更少，还节省了医疗资源并缩短了住院时间。改良二期 IPAA 术后储袋相关瘘的发生率约 10%。IPAA 术后储袋功能与储袋相关瘘明确相关，尤其是改良二期 IPAA 不存在造口保护的情况下，术后更要严密随访，早期处理瘘并发症，多数储袋可以挽救而长期保留良好的功能。

4. IPAA 的储袋肛管吻合方案选择 IPAA 储袋肛管重建可以采用吻合器或手工缝合。

总体来说，两种术式的术后并发症、储袋功能评分以及生活质量类似。荟萃分析认为，两种吻合方式术后储袋功能、括约肌静息压、收缩压均无差异。某些研究倾向认为吻合器吻合比手工吻合能更好地保留括约肌功能，但总体生活质量类似。为了更彻底地剥除直肠黏膜，手工吻合 IPAA 更常用于发生异型增生或癌变的 UC 患者，但此吻合方式并不减少术后肿瘤复发。吻合器吻合由于残留部分肛管移行区，术后封套炎发生的比例稍高于手工吻合。采用何种方式取决于医师对术式的熟悉程度。

（周　伟）

参考文献

[1] HE X, LIN X, LIAN L, et al. Preoperative Percutaneous Drainage of Spontaneous Intra-Abdominal Abscess in Patients With Crohn's Disease: A Meta-Analysis [J]. J Clin Gastroenterol, 2015, 49(9): e82-e90.

[2] CLANCY C, BOLAND T, DEASY J, et al. A Meta-analysis of Percutaneous Drainage Versus Surgery as the Initial Treatment of Crohn's Disease-related Intra-abdominal Abscess [J]. J Crohns Colitis, 2016, 10(2): 202-208.

[3] DE GROOF E J, CARBONNEL F, BUSKENS C J, et al. Abdominal abscess in Crohn's disease: multidisciplinary management [J]. Dig Dis, 2014, 32 Suppl 1: 103-109.

[4] STEVENS T W, HAASNOOT M L, D'HAENS G R, et al. Laparoscopic ileocaecal resection versus infliximab for terminal ileitis in Crohn's disease: retrospective long-term follow-up of the LIR!C trial [J]. Lancet Gastroenterol Hepatol, 2020, 5(10): 900-907.

[5] BRENNAN G T, HA I, HOGAN C, et al. Does preoperative enteral or parenteral nutrition reduce postoperative complications in Crohn's disease patients: a meta-analysis [J]. Eur J Gastroenterol Hepatol, 2018, 30(9): 997-1002.

[6] HUANG W, TANG Y, NONG L, et al. Risk factors for postoperative intra-abdominal septic complications after surgery in Crohn's disease: A meta-analysis of observational studies [J]. J Crohns Colitis, 2015, 9(3): 293-301.

[7] ZANGENBERG M S, HORESH N, KOPYLOV U, et al. Preoperative optimization of patients with inflammatory bowel disease undergoing gastrointestinal surgery: a systematic review [J]. Int J Colorectal Dis, 2017, 32(12): 1663-1676.

[8] GROLEAU C, MORIN S N, VAUTOUR L, et al. Perioperative corticosteroid administration: a systematic review and descriptive analysis [J]. Perioper Med (Lond), 2018, 7: 10.

[9] GIONCHETTI P, DIGNASS A, DANESE S, et al. 3rd European Evidence-based Consensus on the Diagnosis and Management of Crohn's Disease 2016: Part 2: Surgical Management and Special Situations [J]. J Crohns Colitis, 2017, 11(2): 135-149.

[10] LAW C C Y, NARULA A, LIGHTNER A L, et al. Systematic Review and Meta-Analysis: Preoperative Vedolizumab Treatment and Postoperative Complications in Patients with Inflammatory Bowel Disease [J]. J Crohns Colitis, 2018, 12(5): 538-545.

[11] LIGHTNER A L, MCKENNA N P, TSE C S, et al. Postoperative Outcomes in Ustekinumab-Treated

Patients Undergoing Abdominal Operations for Crohn's Disease [J]. J Crohns Colitis, 2018, 12(4): 402-407.

[12] SIMILLIS C, PURKAYASTHA S, YAMAMOTO T, et al. A meta-analysis comparing conventional end-to-end anastomosis vs. other anastomotic configurations after resection in Crohn's disease [J]. Dis Colon Rectum, 2007, 50(10): 1674-1687.

[13] KONO T, FICHERA A, MAEDA K, et al. Kono-S Anastomosis for Surgical Prophylaxis of Anastomotic Recurrence in Crohn's Disease: an International Multicenter Study [J]. J Gastrointest Surg, 2016, 20(4): 783-790.

[14] BETTENWORTH D, GUSTAVSSON A, ATREJA A, et al. A Pooled Analysis of Efficacy, Safety, and Long-term Outcome of Endoscopic Balloon Dilation Therapy for Patients with Stricturing Crohn's Disease [J]. Inflamm Bowel Dis, 2017, 23(1): 133-142.

[15] MORAR P S, FAIZ O, WARUSAVITARNE J, et al. Systematic review with meta-analysis: endoscopic balloon dilatation for Crohn's disease strictures [J]. Aliment Pharmacol Ther, 2015, 42(10): 1137-1148.

[16] SCHLUSSEL A T, STEELE S R, ALAVI K. Current challenges in the surgical management of Crohn's disease: a systematic review [J]. Am J Surg, 2016, 212(2): 345-351.

[17] UCHINO M, IKEUCHI H, MATSUOKA H, et al. Long-term efficacy of strictureplasty for Crohn's disease [J]. Surg Today, 2010, 40(10): 949-953.

[18] BAMFORD R, HAY A, KUMAR D. Resection leads to less recurrence than strictureplasty in a paediatric population with obstructive Crohn's disease [J]. Surg Res Pract, 2014, 2014: 709045.

[19] ANGRIMAN I, PIROZZOLO G, BARDINI R, et al. A systematic review of segmental vs subtotal colectomy and subtotal colectomy vs total proctocolectomy for colonic Crohn's disease [J]. Colorectal Dis, 2017, 19(8): e279-e287.

[20] UZZAN M, STEFANESCU C, MAGGIORI L, et al. Case series: does a combination of anti-TNF antibodies and transient ileal fecal stream diversion in severe Crohn's colitis with perianal fistula prevent definitive stoma? [J]. Am J Gastroenterol, 2013, 108(10): 1666-1668.

[21] MENNIGEN R, HEPTNER B, SENNINGER N, et al. Temporary fecal diversion in the management of colorectal and perianal Crohn's disease [J]. Gastroenterol Res Pract, 2015, 2015: 286315.

[22] BAFFORD A C, LATUSHKO A, HANSRAJ N, et al. The Use of Temporary Fecal Diversion in Colonic and Perianal Crohn's Disease Does Not Improve Outcomes [J]. Dig Dis Sci, 2017, 62(8): 2079-2086.

[23] PANIS Y, POUPARD B, NEMETH J, et al. Ileal pouch/anal anastomosis for Crohn's disease [J]. Lancet, 1996, 347(9005): 854-857.

[24] REGIMBEAU J M, PANIS Y, POCARD M, et al. Long-term results of ileal pouch-anal anastomosis for colorectal Crohn's disease [J]. Dis Colon Rectum, 2001, 44(6): 769-778.

[25] KAISER A M, BEART R W Jr. Surgical management of ulcerative colitis [J]. Swiss Med Wkly, 2001, 131(23-24): 323-337.

[26] DINESEN L C, WALSH A J, PROTIC M N, et al. The pattern and outcome of acute severe colitis [J]. J Crohns Colitis, 2010, 4(4): 431-437.

[27] LYNCH R W, LOWE D, PROTHEROE A, et al. Outcomes of rescue therapy in acute severe ulcerative

colitis:data from the United Kingdom inflammatory bowel disease audit [J]. Aliment Pharmacol Ther, 2013,38(8):935-945.

[28] TURNER D,WALSH C M,STEINHART A H,et al. Response to corticosteroids in severe ulcerative colitis:a systematic review of the literature and a meta-regression [J]. Clin Gastroenterol Hepatol, 2007,5(1):103-110.

[29] NARULA N,MARSHALL J K,COLOMBEL J F,et al. Systematic Review and Meta-Analysis: Infliximab or Cyclosporine as Rescue Therapy in Patients With Severe Ulcerative Colitis Refractory to Steroids [J]. Am J Gastroenterol,2016,111(4):477-491.

[30] MASER E A,DECONDA D,LICHTIGER S,et al. Cyclosporine and infliximab as rescue therapy for each other in patients with steroid-refractory ulcerative colitis [J]. Clin Gastroenterol Hepatol,2008,6(10):1112-1116.

[31] RANDALL J,SINGH B,WARREN B F,et al. Delayed surgery for acute severe colitis is associated with increased risk of postoperative complications [J]. Br J Surg,2010,97(3):404-409.

[32] BERNSTEIN C N,NG S C,LAKATOS P L,et al. A review of mortality and surgery in ulcerative colitis: milestones of the seriousness of the disease [J]. Inflamm Bowel Dis,2013,19(9):2001-2010.

[33] KUEHN F,HODIN R A. Impact of Modern Drug Therapy on Surgery:Ulcerative Colitis [J]. Visc Med, 2018,34(6):426-431.

[34] CARVELLO M,WATFAH J,WLODARCZYK M,et al. The Management of the Hospitalized Ulcerative Colitis Patient:the Medical-Surgical Conundrum [J]. Curr Gastroenterol Rep,2020,22(3):11.

[35] FORBES A,ESCHER J,HEBUTERNE X,et al. ESPEN guideline:Clinical nutrition in inflammatory bowel disease [J]. Clin Nutr,2017,36(2):321-347.

[36] MAGRO F,GIONCHETTI P,ELIAKIM R,et al. Third European Evidence-based Consensus on Diagnosis and Management of Ulcerative Colitis. Part 1:Definitions,Diagnosis,Extra-intestinal Manifestations,Pregnancy,Cancer Surveillance,Surgery,and Ileo-anal Pouch Disorders [J]. J Crohns Colitis,2017,11(6):649-670.

[37] SELVAGGI F,PELLINO G,CANONICO S,et al. Effect of preoperative biologic drugs on complications and function after restorative proctocolectomy with primary ileal pouch formation:systematic review and meta-analysis [J]. Inflamm Bowel Dis,2015,21(1):79-92.

[38] AHMED ALI U,KEUS F,HEIKENS J T,et al. Open versus laparoscopic(assisted)ileo pouch anal anastomosis for ulcerative colitis and familial adenomatous polyposis [J]. Cochrane Database Syst Rev, 2009(1):CD006267.

[39] FLEMING F J,FRANCONE T D,KIM M J,et al. A laparoscopic approach does reduce short-term complications in patients undergoing ileal pouch-anal anastomosis[J]. Dis Colon Rectum,2011,54(2): 176-182.

[40] BEYER-BERJOT L,MAGGIORI L,BIRNBAUM D,et al. A total laparoscopic approach reduces the infertility rate after ileal pouch-anal anastomosis:a 2-center study [J]. Ann Surg,2013,258(2):275-282.

[41] BARTELS S A,D'HOORE A,CUESTA M A,et al. Significantly increased pregnancy rates after laparoscopic restorative proctocolectomy:a cross-sectional study [J]. Ann Surg,2012,256(6):1045-

1048.

[42] VAN DER VALK M E, MANGEN M J, SEVERS M, et al. Comparison of Costs and Quality of Life in Ulcerative Colitis Patients with an Ileal Pouch-Anal Anastomosis, Ileostomy and Anti-TNFalpha Therapy [J]. J Crohns Colitis, 2015, 9(11): 1016-1023.

[43] MYRELID P, ORESLAND T. A reappraisal of the ileo-rectal anastomosis in ulcerative colitis [J]. J Crohns Colitis, 2015, 9(6): 433-438.

[44] ANDERSSON P, NORBLAD R, SODERHOLM J D, et al. Ileorectal anastomosis in comparison with ileal pouch anal anastomosis in reconstructive surgery for ulcerative colitis--a single institution experience [J]. J Crohns Colitis, 2014, 8(7): 582-589.

[45] UZZAN M, COSNES J, AMIOT A, et al. Long-term Follow-up After Ileorectal Anastomosis for Ulcerative Colitis: A GETAID/GETAID Chirurgie Multicenter Retrospective Cohort of 343 Patients [J]. Ann Surg, 2017, 266(6): 1029-1034.

[46] SAMPLES J, EVANS K, CHAUMONT N, et al. Variant Two-Stage Ileal Pouch-Anal Anastomosis: An Innovative and Effective Alternative to Standard Resection in Ulcerative Colitis [J]. J Am Coll Surg, 2017, 224(4): 557-563.

[47] ZITTAN E, WONG-CHONG N, MA G W, et al. Modified Two-stage Ileal Pouch-Anal Anastomosis Results in Lower Rate of Anastomotic Leak Compared with Traditional Two-stage Surgery for Ulcerative Colitis [J]. J Crohns Colitis, 2016, 10(7): 766-772.

[48] LUO W Y, SINGH S, CUOMO R, et al. Modified two-stage restorative proctocolectomy with ileal pouch-anal anastomosis for ulcerative colitis: a systematic review and meta-analysis of observational research [J]. Int J Colorectal Dis, 2020, 35(10): 1817-1830.

[49] MEGE D, COLOMBO F, STELLINGWERF M E, et al. Risk Factors for Small Bowel Obstruction After Laparoscopic Ileal Pouch-Anal Anastomosis for Inflammatory Bowel Disease: A Multivariate Analysis in Four Expert Centres in Europe [J]. J Crohns Colitis, 2019, 13(3): 294-301.

[50] WASMANN K A, REIJNTJES M A, STELLINGWERF M E, et al. Endo-sponge Assisted Early Surgical Closure of Ileal Pouch-anal Anastomotic Leakage Preserves Long-term Function: A Cohort Study [J]. J Crohns Colitis, 2019, 13(12): 1537-1545.

[51] SCHLUENDER S J, MEI L, YANG H, et al. Can a meta-analysis answer the question: is mucosectomy and handsewn or double-stapled anastomosis better in ileal pouch-anal anastomosis? [J]. Am Surg, 2006, 72(10): 912-916.

[52] LOVEGROVE R E, CONSTANTINIDES V A, HERIOT A G, et al. A comparison of hand-sewn versus stapled ileal pouch anal anastomosis (IPAA) following proctocolectomy: a meta-analysis of 4183 patients [J]. Ann Surg, 2006, 244(1): 18-26.

[53] AKIYAMA S, OLLECH J E, RAI V, et al. Endoscopic Phenotype of the J Pouch in Patients With Inflammatory Bowel Disease: A New Classification for Pouch Outcomes [J]. Clin Gastroenterol Hepatol, 2022, 20(2): 293-302.e9.

第 18 章　炎症性肠病的内镜治疗

炎症性肠病(inflammatory bowel disease, IBD)是一组病因尚未完全明确、无法完全治愈、以反复发作肠道炎症为特点的免疫相关性疾病,主要包括溃疡性结肠炎(ulcerative colitis, UC)和克罗恩病(Crohn's disease, CD)。随着生物制剂、小分子靶向药物的应用,IBD 临床预后显著改善,在发生不可逆转的肠道损伤之前使用时尤其如此,故内科药物治疗成为 IBD 治疗的基石。尽管如此,并发症仍然是 IBD 患者手术、残疾和生活质量下降的重要原因。内镜技术的发展使得消化内镜不仅在 IBD 诊断、疗效评估、病情监测和随访中发挥重要作用,也成为 IBD 并发症治疗的重要手段。现就消化内镜技术在 IBD 并发症治疗中的应用作一介绍。

一、消化道狭窄

消化道狭窄是 IBD 常见且较为严重的并发症,其发生、发展与炎症程度及活动持续时间相关。IBD 患者消化道狭窄的发生率较高,UC 和 CD 均可继发。而 CD 因其更具侵袭性、穿透性和肉芽组织增生,狭窄更为常见。据统计,约 11% 的 CD 患者在诊断之初即已出现消化道狭窄,确诊后 5 年不同程度消化道狭窄率更可高达 30% ～ 50%,10 年的狭窄发生率为 40% ～ 70%。在组织病理学中,IBD 消化道狭窄主要由消化道管壁组织纤维化和细胞外基质过度沉积造成,病理类型可分为炎性狭窄、纤维性狭窄和混合型狭窄。炎性狭窄是由肠壁炎症细胞浸润和组织水肿导致的,并可以通过积极的内科药物及营养支持予以缓解。纤维性狭窄是由于慢性炎症积累,消化道管壁纤维组织过度增生、沉积及挛缩造成,往往需要内镜或外科手术治疗。内镜治疗以其治疗效果明确、并发症较少的优势,成为纤维性狭窄及吻合口狭窄的重要干预方式。

UC 病情迁延反复,继发结肠狭窄是其主要并发症之一。2020 年中华医学会消化病学分会炎症性肠病学组《中国消化内镜技术诊断与治疗炎症性肠病的专家指导意见》(以下简称 2020 专家指导意见)指出 UC 伴结肠狭窄的内镜治疗指征:运用局部活检、肠道超声、增强 CT 或增强 MRI 等方法初步排除局部恶变,并评估狭窄部位、数量和特征,对于单发或 3 处以下非成角狭窄、狭窄周围无溃疡者,可行内镜下扩张;无症状性狭窄时不建议积极处理。推荐内镜治疗方法包括探条扩张法和水囊扩张法。其中,探条扩张法适用于肛管、直肠或直肠乙状结肠交界部位的狭窄,并需在 X 线透视下进行。采用探条扩张术时,内镜到达狭窄部位后,调整镜头观察狭窄情况,记录狭窄距肛门的距离,引入导丝通过狭窄部位,X 线透视下保持导丝位置不变,撤出肠镜。根据患者情况选择直径合适的探条,沿着导丝插入头段涂润滑油的扩张探条,遇到阻力时缓慢推进,使探条通过狭窄部位并保持扩张状态 1 ～ 2

分钟。更换直径更大的探条重复上述操作，直至达到目标直径。再次进镜，观察狭窄部位的扩张情况以及肠道有无出血、撕裂性穿孔等并发症。水囊扩张法适用范围更广，可用于不同部位的狭窄，可不在X线透视下进行，扩张应采用逐级扩张的方式，单次最大扩张直径不超过20mm。水囊扩张法操作流程与探条扩张法类似。水囊扩张术主要作用力来自囊内液体，液体的可塑性使其比探条扩张术更为柔软，其扩张力呈放射状均匀作用于狭窄病灶，安全性好，穿孔率低。一次扩张成功率高，可操作性强，器械的要求较低。内镜扩张后，若出现并发症，可首先尝试内镜处理，必要时考虑外科手术。

CD累及部位更广泛，炎症更具穿透性，故相关消化道狭窄发生率高，多次手术带来的创伤、术后短肠综合征等问题更为突出，内镜治疗具有更为重要的意义。在对狭窄进行内镜治疗之前，必须明确狭窄部位、数量、狭窄程度、狭窄的类型（炎性狭窄/纤维化狭窄）、狭窄的长度，以及其他相关情况（如瘘管或脓肿）或近端有无其他病变。CTE、MRE在狭窄特征、腹腔内病变性质评估方面的作用不可替代，建议内镜操作前常规进行多学科讨论制订治疗方案。

CD消化道狭窄的内镜治疗除了内镜下探条和球囊扩张术（endoscopic balloon dilation，EBD）外，尚有内镜下狭窄切开术（endoscopic stricterotomy，EST）和内镜下支架置入术、狭窄局部药物注射（如糖皮质激素、英夫利西单抗等），但疗效均待研究验证。2020专家指导意见指出，EBD或EST适用于纤维性狭窄、狭窄长度<4cm、狭窄数量1～3处、狭窄附近（5cm以内）无瘘管开口、排除恶变等，对原发性狭窄或外科术后吻合口狭窄均适用。EBD通常为一线选择方案，成功率可达45%～97%，中远期有效率达43%～62%，且可以反复治疗，能有效降低外科手术率并延长再次手术时间间隔（图18-1）。

EST常作为EBD治疗术后复发等难治性狭窄或短纤维化狭窄的二线治疗方案，具有疗效确切、穿孔风险低等优势，但因出血风险相对升高而要求操作者有更高的内镜技术。关于切开刀的选择：可根据狭窄的情况选用器械，如狭窄后方肠腔可见，则可选择Hook刀；如若不可见，则选用对肠壁保护作用更好的IT刀。对于肠腔重度狭窄而无法窥见狭窄后方肠腔者，切开前先将斑马导丝越过狭窄处，在导丝的引导下进行切开更为安全。使用Hook刀时，通过伸缩手柄调整刀头，将钩子一面调至腔内一侧，避免刀头钩子意外损伤肠壁。当肠道蠕动频繁时，及时收回刀头，避免伤及黏膜和切开过深。EST相对于EBD的优势之一是术者可以完全控制切开的位置和深度。这对于直肠远端、回肠远端以及肛管的狭窄尤为适合，可降低或避免EBD治疗对括约肌及阴道造成医源性损伤（图18-2）。

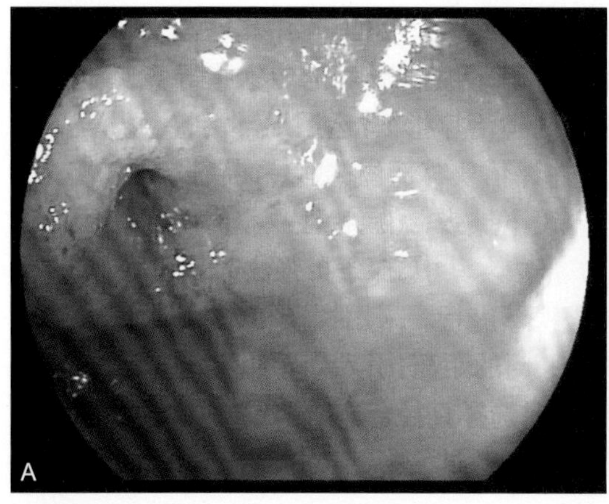

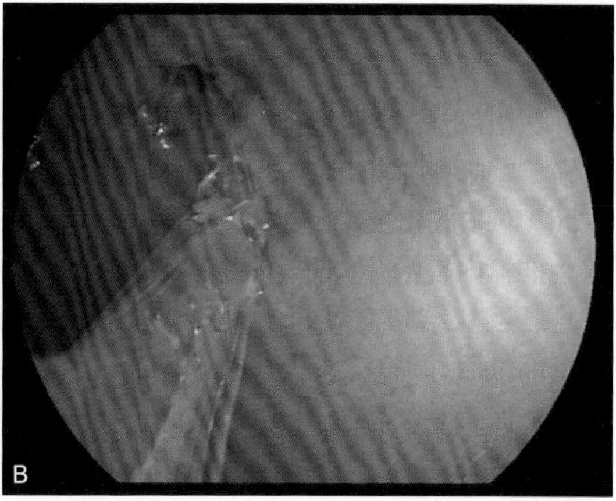

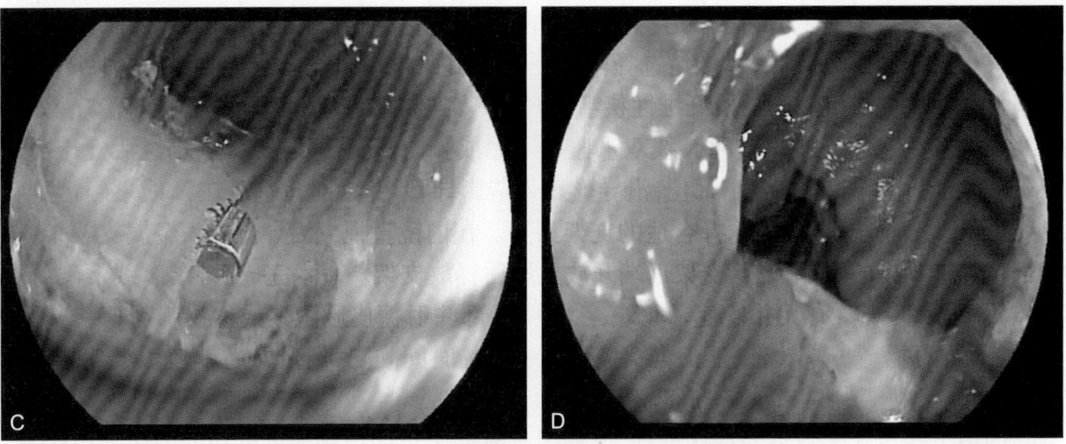

图 18-1　回肠 CD 患者伴狭窄，行 EBD 治疗
A. 扩张前；B. 插入球囊扩张器；C. 球囊扩张；D. 扩张后。

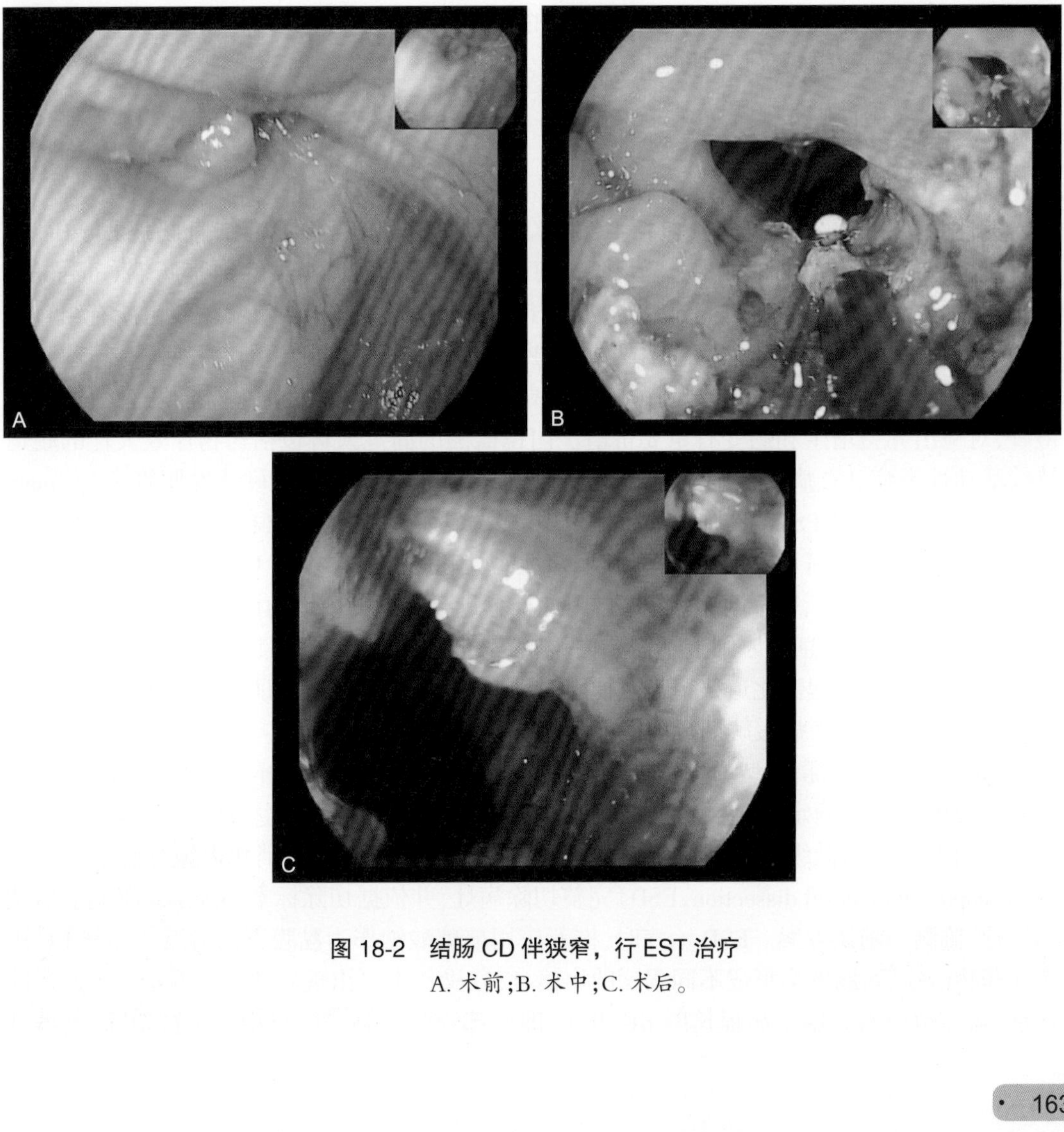

图 18-2　结肠 CD 伴狭窄，行 EST 治疗
A. 术前；B. 术中；C. 术后。

值得注意的是，当 IBD 处于活动期尤其是消化道炎症明显甚至严重时，不宜行内镜下扩张或切开来解除肠梗阻，可酌情选择内镜下置入可回收覆膜支架或导管缓解肠梗阻。内镜下覆膜金属支架可用于长段纤维性狭窄，但由于支架易移位、脱落，仅作为临时治疗手段。金属支架置入术建议在内镜和 X 线双重监视下完成。内镜到达狭窄部位后，经活检孔插入导丝，在 X 线透视下通过狭窄部位，沿导丝置入造影导管，注入对比剂后在 X 线下确定病变的位置、长度、狭窄程度等，选择合适的支架型号。在内镜直视下沿导丝送入金属支架，将狭窄部位置于支架的中部，确认支架近端开放良好后释放支架。手术完成后，在 X 线下确认支架位置无误，并观察有无并发症。此外，治疗中局部注射糖皮质激素或生物制剂（英夫利西单抗等）或可提高扩张效果、延长再次扩张或手术的时间间隔，但目前尚无确切疗效的客观依据。

内镜下狭窄大多数需要数次处理，下列因素有助于早期识别需要密切的内镜随访：①扩张气囊直径偏小或症状改善不明显，扩张的目标没有达到；②吸烟患者；③存在多处狭窄或狭窄范围很长；④十二指肠、空肠或回肠近端存在狭窄；⑤狭窄口侧部肠腔扩张；⑥内镜干预后缓解时间较短；⑦病程长，梗阻症状经常反复者。建议对所有接受内镜治疗的患者在 1 年内进行内镜随访，以监测治疗效果，并对需要的患者再次行内镜下治疗。对治疗效果不佳或狭窄复发的患者，应缩短随访时间间隔。

二、息肉与瘤变

炎性息肉和 UC 相关瘤变（包括 UC 相关异型增生和 UC 相关性结直肠癌）与 UC 炎症程度、炎症活动持续时间相关。其中，对于长病程患者，UC 相关性结直肠癌（ulcerative colitis-associated colorectal cancer，UC-CRC）是最严重的并发症。UC-CRC 虽仅占所有结直肠癌的 1% ～ 2%，但占 UC 死亡率的 10% ～ 15%。此外，一项长期随访研究显示，有高达 40% 左右的 UC 狭窄患者最终检出结肠癌。识别高危人群，早期规律性内镜监测联合活体组织检查，对检出异型增生和癌变有重要价值。内镜监测的高危人群包括药物疗效欠佳的肠道持续活动性炎症、UC 病变范围广泛、病程迁延（≥8 年）、合并原发性硬化性胆管炎（primary sclerosing cholangitis，PSC）、具有多种肠外表现、多次复发或依从性不良者等。内镜监测的内容包括息肉样病灶、扁平或锯齿状病灶、增殖性病灶和肠腔狭窄。与 UC 类似，CD 患者发展为肠道恶性病变的概率远高于正常人群，因此推荐进行定期的内镜随访和评估。

IBD 并发的炎性息肉原则上不需要内镜治疗，但如果息肉较大且继发明显出血甚至消化道大出血，或者引起消化道狭窄甚至梗阻时，则宜在严格掌握适应证和禁忌证并进行充分术前准备后，尽量在疾病缓解期行内镜下治疗。

IBD 并发肠道黏膜异型增生依据病变形态分为息肉样、非息肉样、内镜不可见病变，依据异型程度分为不确定型、低级别、高级别。对于不确定型异型增生，宜进一步检查确认。对于任何形态的高低级别异型增生，有内镜治疗指征时，原则上行消化内镜黏膜下剥离术（endoscopic submucosal dissection，ESD）完整切除病灶，并依据切除标本病理学结果确立后续的治疗、监测和随访方案。ESD 治疗时，推荐应用玻璃酸钠作为黏膜下注射液。部分 UC 患者在药物治疗后，肠壁会形成不同程度的瘢痕，ESD 操作中可出现病灶抬举困难和出血风险增加，需谨慎应对。鉴于病程长的 UC 患者，即使部分肠道黏膜的异型增生被切除，其他部位再出现类似病灶的风险依旧存在，建议 ESD 术后仍应定期内镜监测（图 18-3）。对于多部位同时或先后出现中度或以上异型增生，需考虑手术干预的必要性。在异型增生监测和处理过程中，应同时兼顾内镜治疗与后续 IBD 药物的连贯性和患者的依从性，原则上内镜治疗适应证宜从严掌握，外科手术治疗适应证宜从宽掌握。

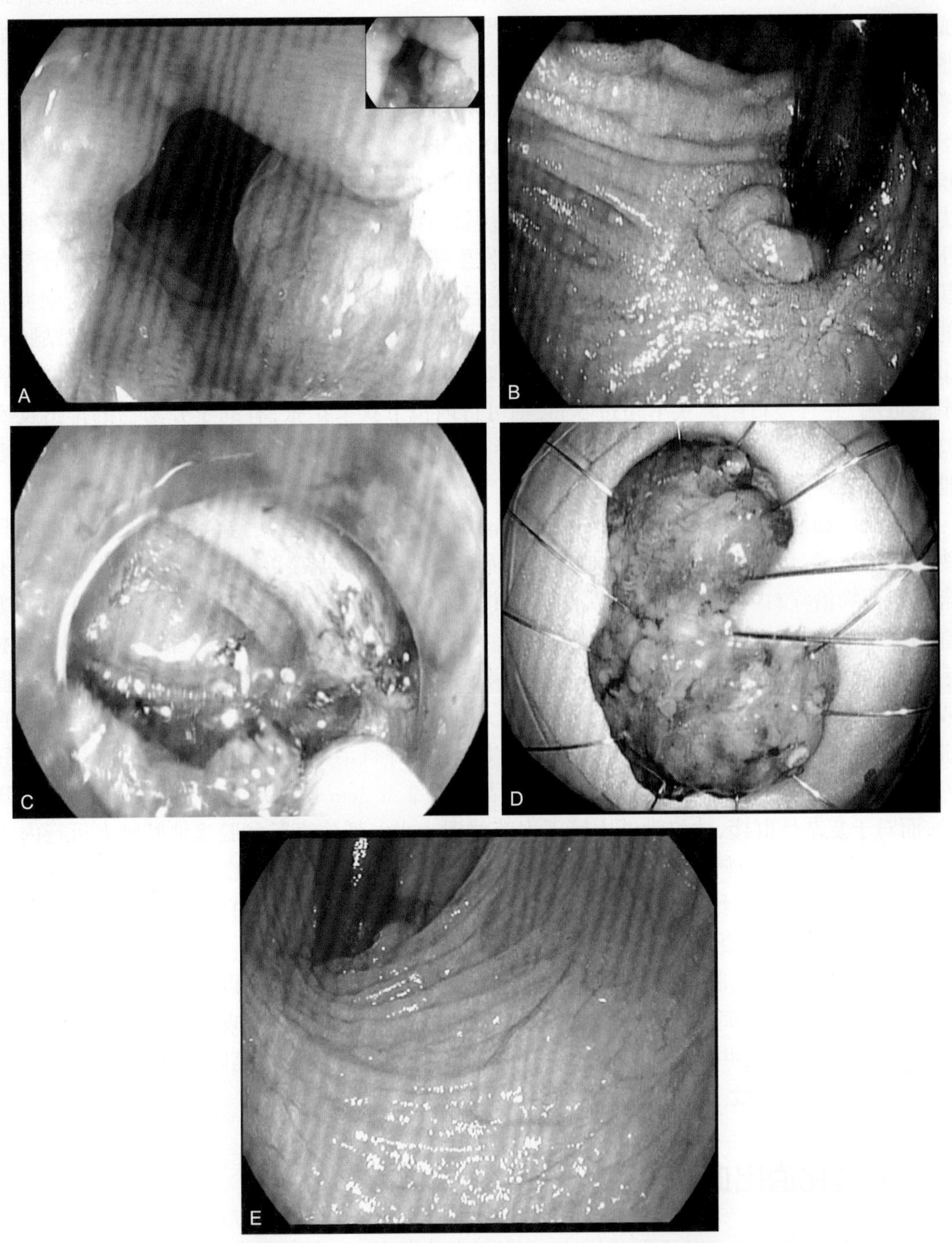

图 18-3 UC 术后直肠残端高级别上皮内瘤变 ESD

A. 直肠近肛门见黏膜粗糙隆起；B. 翻转镜身；C.ESD 术中；D. 术后标本；E. 术后复查。

三、瘘管/脓肿/窦道

瘘管形成是IBD尤其是CD的主要并发症之一，根据瘘管的发生位置可分为外瘘（肠道-皮肤或肛周）和内瘘（肠道-肠道、肠道-膀胱、肠道-腹腔等），瘘管形成易继发感染、脓肿形成，造成重要脏器或系统功能受损。CD患者出现瘘管的机制尚不完全明确，目前认为远端肠道狭窄可能是造成其近端形成瘘管的重要原因。多项研究表明，瘘管多出现在合并消化道狭窄的患者中。有研究结果显示，消化道狭窄且伴有*NOD2/CARD15*基因纯合子突变是形成瘘管的危险因素之一。一项对27名CD合并瘘管患者的研究表明，瘘管发生在消化道狭窄处的比例为41%，发生在狭窄肠段以近的比例为56%。消化道狭窄形成后，因肠腔内压力增加，在狭窄肠段的近端容易形成瘘管。瘘管可沿血管走行侵入固有肌层，因为在肠腔内压力增加时，此部位的机械阻力最小。部分发生瘘管的患者中有黏膜突出，提示该瘘管是在肠腔内压力增加的情况下形成的。瘘口形成后，瘘口周围肠内容物持续污染，伴随跨壁炎症的发展，可导致脓肿形成甚至肠穿孔。CD时回肠末端多见的狭窄可以造成回肠乙状结肠瘘（ileosigmoid fistula，ISF），ISF狭窄能否扩张取决于狭窄与瘘管之间的距离，如果ISF位于狭窄的近端，并且瘘口距离狭窄超过5cm，则可行内镜下狭窄扩张，有助于分泌物的排出及瘘口的闭合；如果狭窄距离瘘口小于5cm或伴有脓肿，则不推荐内镜扩张，因为这可能会使瘘管破裂而导致肠穿孔。

内科药物能使部分肠皮瘘（enterocutaneous fistula，ECF）和肛瘘愈合或部分愈合，治疗药物包括抗生素、免疫调节剂和生物制剂。有研究表明，药物治疗可使近1/3肛瘘达到长久闭合。但药物治疗对内瘘的治疗效果不佳，建议选择外科手术治疗或内镜下治疗。CD相关瘘管的手术治疗方法包括置管引流、瘘管切开术、瘘管填充术、括约肌间瘘管结扎术等。手术治疗单纯性瘘管效果颇好，但术后并发症及瘘管复发的风险依然存在，尤其对于复杂性瘘管或肛瘘伴直肠的累及患者，术后复发率更高。内镜治疗作为有效的替代方法，在部分类型的CD狭窄伴发瘘管的治疗中有一定作用，可以作为内外科治疗之间的过渡式治疗，甚至部分可避免手术治疗。2020专家指导意见中推荐对于2～3cm单道瘘管可行内镜下瘘管切开术，而对于复杂性肛瘘，建议尝试内镜下引流线置入术。低位直肠盆腔瘘伴脓肿者可行内镜下瘘口切开引流及塑料支架置入术。此外，肛周瘘管尚可尝试注射疗法，包括纤维蛋白胶、TNF-α单克隆抗体、干细胞等胶液体。纤维蛋白胶由人源性纤维蛋白原和凝血酶单独组成，当两者混合时会立即凝结，起到组织粘合作用，是临床上广泛应用的一种封堵材料。纤维蛋白胶作为载体，增强脂肪来源基质细胞的细胞因子分泌及其存活，可以加快瘘口闭合和微血管形成。此方法操作简单安全、效果尚好，其缺点是需要多次治疗。现有研究尝试在纤维蛋白胶的基础上加入某些生物医学材料，可缩短瘘口闭合的时间并提高闭合率，但需要临床更多试验，以证明其疗效。

四、消化道出血

UC是下消化道出血的重要病因之一，黏液脓血便是UC特征性的临床表现，重症UC或溃疡累及血管时可出现大出血。对于溃疡性结肠炎所致消化道出血的治疗应以内科药物治疗为先，借助抑制肠道炎症活动以控制消化道出血，内镜治疗可作为药物难以控制出血的尝试性治疗手段，根据情况可选择氩等离子体凝固术（argon plasma coagulation，APC）、金属夹止血术、黏膜表面药物喷洒术、黏膜内药物注射术等。APC 是一种非接触型的电凝技术，对部分小血管性出血和多点渗血会有一定的凝固作用，有短期止血效果。由于 UC 时炎症具有广泛弥漫的特点，金属夹虽操作简单、止血效果快，但仅对某根特定血管破裂出血有效；鉴于肠道的炎症背景和脆弱黏膜，操作会有一定难度。黏膜表面药物喷洒术所用的药物包括含有去甲肾上腺素、凝血酶、皮质激素等的溶液。临床实际操作上通常会选择喷洒、黏膜内注射、APC 以及金属钛夹等联用方式。

CD 所致的消化道出血多为间歇性黑便或反复粪便潜血阳性，由于病变具有多节段的特点，判断具体出血部位会非常困难；另外，出血部位多在透壁深溃疡附近，因此，黏膜下注射或金属钛夹等内镜干预手段（包括明确出血部位和止血）的成功率不高。临床上报道和实际经验均提示，大剂量肿瘤坏死因子拮抗剂（主要是英夫利西单抗）有一定止血疗效（70% 左右）。急诊 DSA 明确出血部位概率同样很低（＜20% ～ 30%），超选择性栓塞有一定即刻止血作用，但同样有引起肠管缺血性坏死的风险，通常被作为手术前的过渡性止血手段。

五、粪菌移植与经内镜结肠置管术

除了治疗 IBD 并发症外，内镜还有助于粪菌移植术的实施。粪菌移植是肠道微生物环境重建的方法之一，通过把健康者粪便中的功能菌群，移植到患者的胃肠道内，以帮助患者重建肠道菌群，实现肠道疾病及肠道外疾病的治疗。粪菌移植可用于治疗艰难梭菌感染、炎症性肠病、顽固性便秘、肠易激综合征、部分自身免疫病、代谢性疾病等。粪菌移植时需将分离出的高度纯化菌群经内镜或引流管输注到患者体内，其输送途径包括经各种消化道内镜（胃镜、全结肠镜、小肠镜）直接输注，或者通过内镜下置入的导管注入。经内镜结肠置管术（transcolonoscopic enteral tubing，TET）是在内镜辅助下，将装有导丝的 TET 管置入并用金属钛夹将其固定于回盲部，TET 管是有侧口的弹性可弯曲软管，可从植入的 TET 管直接给药到回盲部，经侧孔药物可流至远端结肠。此方法原理简单、操作方便、安全有效，所用软管可长时间保留，适用于全结肠给药。禁忌证包括：①一般状况差，不能行肠镜检查；②合并严重狭窄、梗阻、深大溃疡，内镜操作穿孔风险大；③钛夹固定区域有深大溃疡或大量假息肉，不适合固定；④术中与术后无法配合者。

六、其他内镜治疗

2020 专家指导意见推荐 CD 患者应完善全消化道评估，其中内镜检查包括上消化道内镜、全结肠镜、胶囊内镜或小肠镜。胶囊内镜滞留是指胶囊停留在狭窄处近端 2 周以上。据报道，不明原因消化道出血、可疑 CD 患者的胶囊滞留率均为 1.4%，而确诊 CD 者的检查或复查时的胶囊潴留率高达 7%。内镜（主要是小肠镜）可作为胶囊取出的手段，操作成功率为 45% ～ 70%，经口操作的成功率高于经肛，操作前应常规准备水囊扩张管，以备狭窄扩张之需。

消化内镜还可帮助建立 IBD 患者的肠内营养或减压通道，通过内镜辅助可将小肠营养管或减压管放置至空肠上中段甚至深部小肠。

（左秀丽　刘　超）

参考文献

[1] 中国医药教育协会炎症性肠病专业委员会．中国炎症性肠病消化内镜诊疗共识[J]. 中华消化病与影像杂志(电子版),2021,11(1):1-7.

[2] 中华医学会消化病学分会炎症性肠病学组．中国消化内镜技术诊断与治疗炎症性肠病的专家指导意见[J]. 中华炎性肠病杂志,2020,4(4):283-291.

[3] 吴开春,梁洁,冉志华,等．炎症性肠病诊断与治疗的共识意见(2018年·北京)[J]. 中国实用内科杂志,2018,38(9):796-813.

[4] FRIEDMAN S. Cancer in Crohn's disease [J]. Gastroenterol Clin North Am,2006,35(3):621-639.

[5] SPICELAND C M,LODHIA N. Endoscopy in inflammatory bowel disease:Role in diagnosis, management,and treatment [J]. World J Gastroenterol,2018,24(35):4014-4020.

[6] 宫雪娟,柴艳,张成华,等．对比内镜下探条扩张术与内镜下水囊扩张术治疗食管术后吻合口狭窄的疗效差异[J]. 临床医药文献电子杂志,2019,6(23):11-12.

[7] SHEN B,KOCHHAR G,NAVANEETHAN U,et al. Practical guidelines on endoscopic treatment for Crohn's disease strictures:a consensus statement from the Global Interventional Inflammatory Bowel Disease Group [J]. Lancet Gastroenterol Hepatol,2020,5(4):393-405.

[8] LIAN L,STOCCHI L,REMZI F H,et al. Comparison of Endoscopic Dilation vs Surgery for Anastomotic Stricture in Patients With Crohn's Disease Following Ileocolonic Resection [J]. Clin Gastroenterol Hepatol,2017,15(8):1226-1231.

[9] RIEDER F,LATELLA G,MAGRO F,et al. European Crohn's and Colitis Organisation Topical Review on Prediction,Diagnosis and Management of Fibrostenosing Crohn's Disease [J]. J Crohns Colitis,2016, 10(8):873-885.

[10] 吴云林,冯莉．氩离子凝固术在内镜治疗中的应用[J]. 世界华人消化杂志,2000,8(6):607-609.

[11] CHEN M,SHEN B. Endoscopic Therapy in Crohn's Disease:Principle,Preparation,and Technique[J]. Inflamm Bowel Dis,2015,21(9):2222-2240.

[12] SHEN B. Exploring endoscopic therapy for the treatment of Crohn's disease-related fistula and abscess [J]. Gastrointest Endosc,2017,85(6):1133-1143.

[13] RIEDER F,FIOCCHI C,ROGLER G. Mechanisms,Management,and Treatment of Fibrosis in Patients With Inflammatory Bowel Diseases [J]. Gastroenterology,2017,152(2):340-350.e6.

[14] BETTENWORTH D,GUSTAVSSON A,ATREJA A,et al. A pooled analysis of efficacy,safety,and long-term outcome of endoscopic balloon dilation therapy for patients with stricturing Crohn's disease[J]. Inflamm Bowel Dis,2017,23(1):133-142.

[15] MORAR P S,FAIZ O,WARUSAVITARNE J,et al. Systematic review with meta-analysis:endoscopic balloon dilatation for Crohn's disease strictures [J]. Aliment Pharmacol Ther,2015,42(10):1137-1148.

第 19 章　炎症性肠病治疗新进展

炎症性肠病(inflammatory bowel disease,IBD)有克罗恩病(Crohn's disease,CD)、溃疡性结肠炎(ulcerative colitis,UC)和炎症性肠病未定型(inflammatory bowel disease undefined,IBDU)三种亚型。炎症性肠病是一类慢性、进行性疾病,会导致生活质量受损,往往需要终身医疗,对健康和医疗资源产生重大影响。随着现代医学的不断进步,在传统药物(如氨基水杨酸类、糖皮质激素、硫唑嘌呤等免疫调节剂)的基础上,越来越多的新型药物和治疗方法被开发出来并服务于患者。

最早用于治疗炎症性肠病的生物制剂是抗肿瘤坏死因子单克隆抗体(简称单抗),包括英夫利西单抗、阿达木单抗、赛妥珠单抗和戈利木单抗。肿瘤坏死因子是主要的促炎因子,阻断这种炎症途径能够有效控制炎症活动,因此,它们已成为当前炎症性肠病治疗的重要药物。虽然这类药物对炎症性肠病有较好的疗效,但是仍然有约 1/3 的患者无效(原发性失应答)。此外,对其有应答反应的患者,随着时间的推移也可能会失去效果(继发性失应答),每年发生率高达 20% ～ 30%。因此,仍需研发作用于不同靶点和 / 或不同途径的新药。

一、新型药物的研发和效果

英夫利西单抗(infliximab,IFX)为抗肿瘤坏死因子 α(TNF-α)单克隆抗体,是用于炎症性肠病中的第一种生物制剂,在炎症性肠病领域的适应证包括成人克罗恩病、瘘管性克罗恩病、儿童及青少年克罗恩病、溃疡性结肠炎。英夫利西单抗可作为复杂性肛瘘患者的一线治疗选择。它联合挂线的疗效优于单独使用,通常肛瘘的有效治疗需要更高的英夫利西单抗药物浓度。

新型药物主要包括抗白介素抗体、JAK 抑制剂和抗整合素抗体等。

1. 抗白介素抗体　目前已经上市的有乌司奴单抗,它与 IL-12 和 IL-23 的 p40 亚基结合,阻止它们与细胞表面 IL-12Rβ1 受体相互作用,抑制 IL-12 和 IL-23 介导的细胞信号转导。综合现有的临床研究发现,乌司奴单抗有助于炎症性肠病长期控制病情。

在 UNITI-1 研究中,研究团队首先比较了乌司奴单抗和安慰剂对经 1 种或多种抗 TNF 治疗失败的 CD 患者的疗效和安全性,患者按 1∶1∶1 的比例随机分组,分别接受乌司奴单抗 130mg、乌司奴单抗基于体重给药(约 6mg/kg)或安慰剂治疗。主要研究终点是第 6 周临床应答率(定义为 CDAI 评分自基线减分≥100 分或 CDAI 评分<150 分),次要终点是第 8 周临床应答率、第 8 周临床缓解率(CDAI 评分<150 分)、第 3 周和第 6 周应答率(定义为 CDAI 评分自基线减分≥70 分)。纳入患者为中重度活动性成年克罗恩病患者(CDAI 评分 220 ～ 450 分)、症状持续≥3 个月、经 1 种或多种抗 TNF 治疗失败(原发无应答、继发失应答、

药物不耐受),允许使用稳定剂量的免疫抑制剂、氨基水杨酸、抗生素、口服糖皮质激素或联合使用。UNITI-1 结果表明,对于经 1 种或多种抗 TNF 治疗失败的克罗恩病患者,乌司奴单抗单药治疗的诱导期疗效优于安慰剂组;乌司奴单抗 6mg/kg 组诱导期疗效数值上高于乌司奴单抗 130mg 组;乌司奴单抗安全性良好,未发现与药物有显著相关的严重不良事件。因此,乌司奴单抗可作为抗 TNF-α 单克隆抗体治疗失败的中重度克罗恩病患者的二线治疗用药。

在此基础上,UNITI-2 研究团队评估了乌司奴单抗对常规治疗失败或不耐受的克罗恩病患者的疗效和安全性。和 UNITI-1 研究不同,这些患者既往没有使用过其他生物制剂。该研究主要终点是第 6 周临床应答率(定义为 CDAI 评分自基线减分≥100 分或 CDAI 评分<150 分),次要终点是第 8 周临床应答率、第 8 周临床缓解率(CDAI 评分<150 分)、第 3 周和第 6 周应答率(定义为 CDAI 评分自基线减分≥70 分)。该研究纳入经免疫抑制剂、糖皮质激素治疗失败或出现不可耐受的且症状持续>3 个月的中重度活动性成年克罗恩病患者(CDAI 评分 220 ~ 450 分),或者既往接受过 1 种或多种 TNF 单克隆抗体治疗,失应答或出现不可接受的不良反应患者。UNITI-2 结果表明,乌司奴单抗对传统药物治疗失败或不耐受克罗恩病患者的疗效优于安慰剂,两种剂量(130mg 和 6mg/kg)乌司奴单抗静脉给药的诱导方案治疗效果均优于安慰剂组;乌司奴单抗 6mg/kg 组诱导期疗效数值上高于乌司奴单抗 130mg 组;与已经使用抗 TNF 治疗失败人群相比,乌司奴单抗对传统药物治疗失败组的临床应答和缓解率更高;乌司奴单抗的安全性良好,未发现与药物有显著相关的严重不良事件。

UNITI-2 研究中 397 例对乌司奴单抗治疗有应答的克罗恩病患者继续参加 IM-UNITI 试验,他们被随机分配接受 90mg 乌司奴单抗皮下注射(每 8 周或每 12 周)或安慰剂治疗。主要治疗终点是第 44 周缓解率(CDAI 评分<150 分),次要研究终点是第 44 周临床应答率(CDAI 评分自基线减分≥100 分,即临床应答或临床缓解)、第 0 周临床缓解的患者在第 44 周维持临床缓解率、第 44 周无激素缓解率、抗 TNF 治疗失败或不耐受的受试者(UNITI-1 人群)第 44 周临床缓解率。结果表明,乌司奴单抗(90mg、每 8 周或每 12 周 1 次)能够诱导和维持克罗恩病患者的缓解,第 44 周乌司奴单抗(90mg、每 8 周和每 12 周 1 次)组的临床缓解率和临床应答率显著增加。乌司奴单抗 6mg/kg 静脉给药组的疗效优于乌司奴单抗 130mg 静脉给药组,按体重精确静脉给药的患者炎症标志物下降更快、生活质量改善更明显。大约一半的乌司奴单抗无应答者在第 8 周增加了 1 次皮下给药后出现临床应答。IM-UNITI LTE 研究显示,乌司奴单抗(90mg、每 8 周或每 12 周 1 次)能有效维持克罗恩病患者的临床缓解,第 152 周乌司奴单抗(90mg、每 8 周和每 12 周 1 次)组的临床缓解率达 69.5% 和 61.9%,长期治疗安全性良好。在进入 IM-UNITI LTE 研究的随机患者中,4.6% 使用乌司奴单抗的患者产生了抗抗体,但抗抗体的产生不影响应答率和缓解率。ENEIDA 注册研究发现,乌司奴单抗治疗中重度克罗恩病的 52 周临床缓解率为 64%。

乌司奴单抗也可以用于溃疡性结肠炎的长期维持。乌司奴单抗治疗溃疡性结肠炎的Ⅲ期临床研究发现,使用乌司奴单抗治疗的患者在第 92 周的临床缓解率仍超过 60%。另一种新型抗白介素抗体 risankizumab 也颇受关注,它治疗成人中重度克罗恩病的 104 周临床缓解率为 65%。综上所述,抗白介素抗体可以帮助炎症性肠病患者获得长期维持缓解。目前乌司奴单抗在治疗克罗恩病和溃疡性结肠炎的 5 年数据均显示良好的安全性。

2. 抗整合素抗体 淋巴细胞从血管的血流中迁移到肠道黏膜组织中,依赖于其细胞表面的整合素 α4β7 与血管内皮细胞上的配体相结合,因此,选择性抑制整合素 α4β7,就能够抑制淋巴细胞向肠道组织的迁移。

维得利珠单抗是肠道选择性抗整合素 α4β7 的单克隆抗体，治疗炎症性肠病患者 2 年，具有较好的疗效和可耐受依从性。维得利珠单抗Ⅲ期临床试验 GEMINI 2 和 GEMINI 3 研究的事后分析数据显示，维得利珠单抗从第 2 周开始就可以显著改善克罗恩病的核心症状腹痛和腹泻，与安慰剂存在显著差异。GEMINI 3 研究发现，维得利珠单抗治疗克罗恩病的第 6 周临床缓解率为 31%，第 10 周为 35%，均优于安慰剂组；GEMINI 2 研究显示，维得利珠单抗治疗克罗恩病的第 52 周临床缓解率接近 50%，无激素应答率为 41.9%，临床应答率达到 56.9%，均优于安慰剂。上市后真实世界观察性研究数据也表明，未使用过抗 TNF 药物的克罗恩病患者在维得利珠单抗治疗的第 14 周（诱导治疗期）临床应答率高达 82%，诱导缓解率和无激素缓解率分别为 64% 和 52%。GEMINI LTS 研究发现，溃疡性结肠炎或克罗恩病患者接受维得利珠单抗持续 8 年（部分患者长达 9 年）的长期治疗是有效的，具有良好的安全性和耐受性。胃肠道感染在维得利珠单抗长期治疗期间并不常见，艰难梭菌感染发生率也不常见。VERSIFY 研究前瞻性研究了维得利珠单抗对克罗恩病内镜表现的影响，入组克罗恩病患者的 SES-CD 评分达到 16.0 分，平均克罗恩病病史为 11.5 年。结果显示，对于之前未使用过抗 TNF 药物的克罗恩病患者，维得利珠单抗治疗 26 周的肠道溃疡完全消失率为 24%，内镜缓解率（SES-CD）为 20%，内镜下改善率为 28%。

etrolizumab 是一种人源化 IgG1 型整合素 b7 亚基单克隆抗体，靶向结合两个整合素 αEβ7 和 α4β7 的 b7 亚基，阻断它们与 MAdCAM-1 和 E- 钙黏蛋白的结合，减少肠黏膜白细胞归巢和上皮内淋巴细胞滞留。白细胞向肠黏膜组织迁移与整合素 α4β7 有关，αEβ7/E- 钙黏蛋白 1 结合则促进 T 细胞在黏膜组织中滞留。活动期溃疡性结肠炎和克罗恩病患者的肠黏膜中 αEβ7 表达增加。etrolizumab 已被证明能减轻动物的结肠炎。etrolizumab 对中重度溃疡性结肠炎患者有良好的疗效，约 5% 的 etrolizumab 使用者存在免疫源性（产生抗抗体），总体耐受性良好，没有输液或注射部位反应。3 期随机对照研究（Hickory 研究）评估了 etrolizumab 对中 - 重度溃疡性结肠炎患者诱导缓解和维持治疗的安全性和有效性，研究对象是至少 1 种抗肿瘤坏死因子抑制剂无效或无法耐受者，分为两个队列：一个队列有 130 例溃疡性结肠炎患者，etrolizumab 105mg 皮下注射，每 4 周 1 次；另一个队列有 670 例溃疡性结肠炎患者，随机接受 etrolizumab 或安慰剂治疗。当前的初步研究数据来自开放标签队列，其结果显示，患者临床改善主要核心为在第 14 周诱导后直肠出血缓解率、排便频率、C 反应蛋白和粪便钙卫蛋白水平均有明显改善。该药耐受性良好，不良事件较少。但一项随机、双盲、安慰剂对照研究结果显示，etrolizumab 对中 - 重度活动性溃疡性结肠炎患者的诱导缓解效果并不优于安慰剂。

3. **JAK 抑制剂**　临床上对于中重度活动性溃疡性结肠炎一般采用常规方法或者抗肿瘤坏死因子（TNF）拮抗剂进行治疗，但是有部分患者会对 TNF 有原发或者继发性失应答。小分子酪氨酸激酶（JAK）抑制剂可有效抑制 JAK1 和 JAK3 的活性，而这两种是炎症细胞因子的信号转导关键位点。既往研究表明，托法替布对类风湿关节炎、银屑病等多种炎症相关的疾病都有良好的治疗效应。2019 年托法替布在国外获批溃疡性结肠炎的适应证，用于治疗中度至重度活动性溃疡性结肠炎。对于中重度活动性溃疡性结肠炎患者，采用口服托法替布治疗，在诱导试验中，分别由 18.5% 和 16.6% 的患者在第 8 周达到缓解，而安慰剂组仅为 8.2% 和 3.6%。普遍认为托法替布 2 次 /d、10mg/ 次的服用方法将有效诱导中重度活动性溃疡性结肠炎患者的缓解。口服托法替布在 1 年的时间里，使得 41% 的中重度活动性溃疡性结肠炎患者获得持续临床缓解，比安慰剂组的缓解率高出近30个百分点。在OCTAVE诱导1和诱导2试验中，总体感染及严重感染率托法替布组比安慰剂高；在维持治疗试验中，严重感染率托法替布组和安慰剂组相似，托法替布组整体感染和带状疱疹感染率比安慰剂高。非黑色素瘤皮肤癌托法替布组发生5例，安慰剂组发生1例；托法替布组发生5例心血管事件；与安慰剂相比，托法替布与血脂水平升高有关。2020年欧洲消化疾病学术周报道的一项研究显示，托法替布治疗溃疡性结肠炎36个月的缓解率超过75%。JAK抑制剂还有filgotinib和upadacitinib，目前还处于临床研究阶段。

4. 鞘氨醇-1-磷酸受体（sphingosine-1-phosphate receptor，S1PR）抑制剂 ozanimod在2021年5月被美国食品药品监督管理局（FDA）批准用于治疗成人中重度活动性溃疡性结肠炎。临床Ⅱ期研究发现，etrasimod 2mg组的溃疡性结肠炎内镜应答率达到41.8%，临床缓解率达到33%，均非常显著，并且etrasimod安全性好、口服方便、无免疫原性。etrasimod是与ozanimod结构类似的S1PR调节剂，其通过有选择性地以S1P受体亚型1、亚型4和亚型5为靶标，同时避开亚型2和亚型3，提供全身和局部细胞调节，具有起效快及T淋巴细胞可迅速恢复的优势。不同剂量（1mg和2mg）的etrasimod治疗中度至重度溃疡性结肠炎患者的安全性及有效性的临床Ⅱ期试验结果发现，与安慰剂组相比，在第12周时etrasimod 2mg试验组3个变量（大便频率、直肠出血和内镜）Mayo评分在统计学上显著性提高0.99分（P=0.009）。etrasimod 2mg试验组33.0%的患者达到临床缓解，显著高于安慰剂组的8.1%（$P<0.001$），同时溃疡性结肠炎患者对etrasimod的耐受性良好，较少的患者出现严重不良事件，在etrasimod 2mg、1mg和安慰剂组的比例分别为0、5.8%和11.1%。

新一代选择性S1PR抑制剂通过阻断淋巴细胞从次级淋巴器官向血液和淋巴液中迁移，发挥抗炎作用，避免了作用于S1PR其他亚型而引起的不良反应。临床3期研究发现，ozanimod治疗溃疡性结肠炎第10周的临床缓解期率和第52周的维持缓解率均具有统计学意义。True North是一项安慰剂对照的Ⅲ期试验，旨在评估ozanimod治疗中度至重度溃疡性结肠炎成年患者的有效性和安全性。True North研究达到了两个主要终点：ozanimod治疗组和安慰剂组的治疗维持率在第10周时分别为18.4%和6.0%（$P<0.0001$），第52周时分别为37.0%和18.5%（$P<0.0001$）。在为期10周的诱导治疗中，与安慰剂组（n=216）相比，ozanimod组（n=429）临床缓解率显著提高（18.4% *vs.* 6.0%，$P<0.0001$）；同时，ozanimod达到多项关键性次要终点，包括临床应答（48% *vs.* 26%，$P<0.0001$）、内镜改善（27% *vs.* 12%，$P<0.0001$）、内镜-组织学黏膜改善（13% *vs.* 4%，$P<0.001$）等。在为期52周的维持治疗中，与安慰剂组（n=227）相比，ozanimod组（n=230）临床缓解显著提高（37% *vs.* 19%，$P<0.0001$），达到主要终点。同时，ozanimod达到多项关键性次要终点，包括临床应答（60% *vs.* 41%，$P<0.0001$）、内镜改善（46% *vs.* 26%，$P<0.0001$）、无皮质类固醇临床缓解（32% *vs.* 17%，$P<0.0001$）、内镜-组织学黏膜改善（30% *vs.* 14%，$P<0.001$）等（表19-1）。

表19-1 炎症性肠病新型治疗药物

药物分类	名称	靶点
阻断促炎因子	vidofludimus	IL-17A/IL-17F
	HMPL-004	多靶点
	PF-04236921	IL-6

续表

药物分类	名称	靶点
阻断促炎因子	C326	IL-6
	QAX576	IL-13
	spesolimab	IL-36
抑制白细胞迁移	eldelumab	CXCL-10
	PF-00547659	MAdCAM-1
	AJM300	α4 整合素
	etrolizumab	β7 整合素
JAK 抑制剂	GSK2586184	JAK1、JAK3
	JNJ-54781532	JAK1、JAK3
	TD-1473	所有 JAK 信号
	BMS-986165	TYK-2
S1PR 调节剂	etrazimod	S1P1
	LC51-0255	S1P
	OPL-002	S1P
	laquinimod	S1P
Toll 样受体抑制剂	cobitolimod	TLR-9
IL-10 融合蛋白	AMT-101	IL-10
ATP 酶调节剂	LYC-30937-EC	ATPase
游离脂肪酸受体	GLPG0974	FFAR2
磷酸二酯酶抑制剂	apremilast	磷酸二酯酶 4
PPAR-γ 抑制剂	GED-0507-34 Levo	PPAR-γ
	rosiglitazone	PPAR-γ

二、追求更早期的干预

炎症性肠病的病程、严重程度和病变范围等常会影响治疗的效果和远期预后。早期炎症性肠病病情更轻、合并症更少，是控制病情的最好时机。早期克罗恩病患者更容易达到黏膜愈合。早期、有效的治疗干预可以获得更好的临床缓解和内镜缓解，降低并发症和疾病进展风险，预防不可逆的肠道组织损伤，有助于维持长期缓解，改善患者生活质量。当克罗恩病进展到后期时，常存在不可逆的肠道损伤和 / 或复杂的并发症，大部分患者很难达到完全缓解和黏膜愈。因此，早期干预的观点被广泛接受。有深大溃疡的克罗恩病患者更难实现内镜缓解，无并发症患者 24 个月的累积临床应答率显著高于有并发症的患者。早期克罗恩病（疾病诊断 2 年内）患者接受抗 TNF-α 单克隆抗体治疗能更好地改善临床结局。SONIC 研究事后分析，根据疾病持续时间对克罗恩病患者进行分层，结果发现：与非早期克罗恩病患者相比，早期克罗恩病（定义为≤18 个月）患者有更高的临床缓解率和其他综合结果（如临床缓解 + 黏膜愈合率），降低后续的住院率和急诊率。1 年的深度缓解可防止早期克罗恩病的进展。因此，预防克罗恩病进展的最佳时机是在克罗恩病确诊时，在克罗恩病确诊后 3

年内启动有效的生物制剂治疗可使手术率和疾病进展率降低约 50%,在确诊后 2 年内启动有效的生物制剂治疗可使 6 ～ 12 个月的临床缓解率增加 1 倍,确诊后 1 年内启动有效的生物制剂治疗可使 50% 的患者达到临床缓解并降低肠道损伤的风险。

维得利珠单抗Ⅲ期临床试验的事后分析显示,在长达 7 年的随访中,疾病早期接受维得利珠单抗治疗的克罗恩病患者手术率更低。克罗恩病的 5 个临床特征与维得利珠单抗的临床缓解存在独立相关性,包括肠道手术史、抗 TNF 药物治疗史、瘘管、治疗前白蛋白和 C 反应蛋白。基于上述 5 个特征开发出来的预测维得利珠单抗治疗克罗恩病的临床决策辅助工具(clinical decision support tool,CDST)可以在用药前预测维得利珠单抗的可能疗效,依据这种可能性,将克罗恩病患者分为高、中、低概率 3 个组。研究显示,中 / 低概率组克罗恩病患者在诊断后早期(≤2 年或 5 年)使用维得利珠单抗治疗的临床缓解率没有更高,但长期手术风险降低;而高概率组克罗恩病者在诊断后早期(≤2 年或 5 年)使用维得利珠单抗治疗的临床缓解率更高,长期手术风险与病程较长的患者相当。这提示:病程越短的复杂型克罗恩病患者(有手术史、瘘管、白蛋白低、CRP 高、抗 TNF 治疗失败)接受维得利珠单抗治疗后未来手术风险越低;对于非复杂型克罗恩病,维得利珠单抗治疗的临床应答率较高,但病程长短并未对未来手术率产生实质性影响。

克罗恩病是可发生在整个消化道的透壁性病变,被认为是致残性、进展性和破坏性疾病,会导致高昂的社会成本和巨大的生活负担。尽管与克罗恩病相比,溃疡性结肠炎的病变相对局限,主要发生在结肠的黏膜层和黏膜下层,但是其进展性和致残性常被低估。溃疡性结肠炎对患者的影响也表现在临床症状、患者报告结果(PRO)、生活质量(QoL)致残性等方面。其炎症负担和克罗恩病相似,包括肠道受累程度、病变部位和严重程度等,不仅是一种结肠黏膜疾病,还具有明显的纤维化和黏膜肌层增厚的疾病特点,所以疾病的进展也会导致明显的肠道结构性损伤,据报道 1.5% ～ 11.2% 溃疡性结肠炎存在结肠狭窄,尽管大多数结肠狭窄无明显症状,但存在发生结肠异型增生或癌变的风险。研究显示,溃疡性结肠炎炎症病灶向近端扩展的预测因素有:诊断延迟时间>6 个月、炎症性肠病家族史、确诊年龄小、疾病严重程度、在确诊时需要使用甾体类激素、对治疗反应性较差、并发原发性硬化性胆管炎等。因此,不仅克罗恩病需要早期干预,溃疡性结肠炎也需要尽早干预,以防止并发症和不可逆的肠道损伤、癌变风险。

GEMINI 1 Ⅲ期研究结果显示,维得利珠单抗治疗溃疡性结肠炎第 6 周的临床应答率、临床缓解率和黏膜愈合率均显著高于安慰剂组;与病程>3 年者相比,更短病程(1 ～ 3 年)的患者所获得的疗效更为显著。乌司奴单抗治疗溃疡性结肠炎的Ⅲ期临床研究 UNIFI 提示,乌司奴单抗对于基线 Mayo 评分低、病程短、生物制剂治疗失效少的溃疡性结肠炎患者获益更多。

值得重视的是,随着炎症性肠病患者使用生物制剂数量和种类的增加,严重感染和恶性肿瘤的风险也可能增加。因此,长期安全、有效的生物制剂越来越成为炎症性肠病患者的迫切需求之一。

三、追求更高的治疗目标

达标治疗和精细化管理是炎症性肠病治疗的核心理念。达标治疗旨在早期控制炎症,防止累积的肠道损伤。治疗目标(如内镜缓解)与更好的长期临床结局相关。当治疗目标未达到时，应及时评估和调整治疗方案。

以患者主观症状为标准的临床应答和临床缓解是最初的治疗目标。单纯依靠临床症状并不能准确地评估克罗恩病患者的远期结局。约 50% 处于临床缓解期的克罗恩病患者依然存在疾病活动（内镜下活动和 / 或 CRP 升高），而内镜和 CRP 正常的克罗恩病患者也可能具有持续的临床症状。治疗目标从追求临床症状缓解到追求内镜缓解，从主观感受的腹痛、腹泻等症状表现到内镜下溃疡愈合甚至组织学愈合，治疗目标越来越高了，预示着治疗手段和方法的更新。

生物制剂的出现改变了炎症性肠病的治疗理念，也使得更高的治疗目标成为可能。2021 年 STRIDE-Ⅱ倡议强调，炎症性肠病的长期治疗目标是内镜缓解、生活质量正常化及无残疾。透壁愈合和组织学愈合成为克罗恩病和溃疡性结肠炎的深层次愈合目标，是改善远期预后的重要策略。经影像学评估达到透壁愈合的克罗恩病患者可以获得更好的长期结局。2021 年 STRIDE-Ⅱ倡议指出克罗恩病的内镜缓解联合影像学透壁愈合，反映了更深层次的愈合。抗 TNF-α 单克隆抗体有助于克罗恩病患者达到更好的透壁愈合；根据磁共振小肠成像（MRE）结果，维得利珠单抗治疗克罗恩病的第 26 周和第 52 周就可以观察到回肠和结肠透壁性炎症（水肿、肠壁厚度＞3mm）明显改善，病变肠段数量明显降低。STARDUST 研究发现，乌司奴单抗治疗中 - 重度克罗恩病患者第 16 周有 33.8% 的患者达到了肠道超声应答。溃疡性结肠炎患者的组织学缓解同样与临床复发风险降低相关。新型抗白介素抗体 mirikizumab 能够使溃疡性结肠炎患者达到组织学缓解，如 mirikizumab 200mg、每 4 周 1 次皮下注射维持治疗可以使 81% 溃疡性结肠炎患者在第 52 周时维持组织学缓解。

因此，与克罗恩病的“透壁愈合”概念一样，组织学愈合已经被认为是溃疡性结肠炎的终极治疗目标，组织学缓解或愈合的溃疡性结肠炎患者更可能达到长期持续症状缓解，复发率、住院率和结直肠癌的风险更低，内镜下累积炎症负担与溃疡性结肠炎结直肠癌的风险密切相关，早期积极治疗实现黏膜愈合可能会降结直肠癌的发生率。在临床实践中，当达到症状缓解和内镜缓解的治疗目标后，进一步达到组织学愈合有可能使患者获得更好的长期结局。由于溃疡性结肠炎带来的疾病负担常被低估，结肠切除术通常被认为是溃疡性结肠炎治疗的终极手段，而生物制剂的使用率低于克罗恩病。迄今为止，除了生物制剂外，其他传统药物通常不足以控制溃疡性结肠炎的疾病进展。因此，溃疡性结肠炎的治疗和疾病管理方面仍有很大的改善空间。

对于复杂性和难治性炎症性肠病患者而言，2 种或 2 种以上生物制剂联合应用是否能带来更多的益处以及足够的安全性？早在 2007 年就有关于双重生物制剂治疗炎症性肠病的安全性探索。此后，这方面的研究多为病例分析和病例组研究。最近发表了 2 篇系统评价和荟萃分析评估了双重生物制剂对炎症性肠病患者的安全性和有效性。第一项发表于 2019 年的荟萃分析纳入了 7 项研究共 18 例接受双重生物制剂治疗的炎症性肠病患者，其中 15 例患者接受抗 TNF-α 单克隆抗体联合维得利珠单抗治疗，结果发现所有患者的临床症状都获得改善，93% 达到了内镜改善，没有报道严重的不良事件。第二项荟萃分析评估了双重生物制剂疗法和生物制剂联合小分子药物治疗难治性炎症性肠病患者，其中 48% 的患者接受抗 TNF-α 单克隆抗体联合维得利珠单抗，19% 的患者接受维得利珠单抗联合乌司奴单抗，尽管没有详细描述不同联合疗法的疗效，但该研究指出与单纯难治性肠道病变患者相比，因为肠外表现而接受双重生物制剂治疗的患者的临床应答、临床缓解和内镜缓解更好。因此，对于难治性肠道病变的炎症性肠病患者或存在难以控制肠外病变患者，双重生物制剂治疗可能是一种有效的选择,但还需要更多高质量的研究。

抗肿瘤坏死因子单克隆抗体极大改善了炎症性肠病患者的预后和生活质量。然而,相当一部分患者存在原发无应答、继发性失应答或不能耐受等,而且炎症性肠病慢性终身性疾病需要长期治疗,因此,药物的长期安全性和良好的疾病管理是临床的重大关切。那他珠单抗的应用增加了发生进行性白质脑病的风险,其临床应用受到限制;托法替布可能增加带状疱疹和血栓事件的风险。因此,需要更好的经验来评估各类药物的临床适用性和安全性。

综上所述,越来越多的新型药物和治疗方案被用于炎症性肠病的治疗。更早期的治疗干预、更高的治疗目标,更有助于控制病情、减少肠道残疾、降低不良结局,更好地回归正常的生活。除了药物的有效性之外,长期安全性也是医师和患者共同关注的。

(沈　骏　冉志华)

参考文献

[1] MAN S M,KAAKOUSH N O,MITCHELL H M. The role of bacteria and pattern-recognition receptors in Crohn's disease [J]. Nat Rev Gastroenterol Hepatol,2011,8(3):152-168.

[2] ARGOLLO M,FIORINO G,HINDRYCKX P,et al. Novel therapeutic targets for inflammatory bowel disease [J]. J Autoimmun,2017,85:103-116.

[3] KIM D H,CHEON J H. Pathogenesis of Inflammatory Bowel Disease and Recent Advances in Biologic Therapies [J]. Immune Netw,2017,17(1):25-40.

[4] DEEPAK P,LOFTUS E V Jr. Ustekinumab in treatment of Crohn's disease:design,development,and potential place in therapy [J]. Drug Des Devel Ther,2016,10:3685-3698.

[5] FEAGAN B G,SANDBORN W J,GASINK C,et al. Ustekinumab as Induction and Maintenance Therapy for Crohn's Disease [J]. N Engl J Med,2016,375(20):1946-1960.

[6] HANAUER S B,SANDBORN W J,FEAGAN B G,et al. IM-UNITI:Three-year Efficacy,Safety,and Immunogenicity of Ustekinumab Treatment of Crohn's Disease [J]. J Crohns Colitis,2020,14(1):23-32.

[7] SANDBORN W J,REBUCK R,WANG Y,et al. Five-Year Efficacy and Safety of Ustekinumab Treatment in Crohn's Disease:The IM-UNITI Trial [J]. Clin Gastroenterol Hepatol,2022,20(3):578-590.e4.

[8] SANDS B E,FEAGAN B G,RUTGEERTS P,et al. Effects of vedolizumab induction therapy for patients with Crohn's disease in whom tumor necrosis factor antagonist treatment failed [J]. Gastroenterology,2014,147(3):618-627.

[9] FEAGAN B G,LASCH K,LISSOOS T,et al. Rapid Response to Vedolizumab Therapy in Biologic-Naive Patients With Inflammatory Bowel Diseases [J]. Clin Gastroenterol Hepatol,2019,17(1):130-138.

[10] KOPYLOV U,VERSTOCKT B,BIEDERMANN L,et al. Effectiveness and Safety of Vedolizumab in Anti-TNF-Naive Patients With Inflammatory Bowel Disease-A Multicenter Retrospective European Study [J]. Inflamm Bowel Dis,2018,24(11):2442-2451.

[11] MESSADEG L,HORDONNEAU C,BOUGUEN G,et al. Early Transmural Response Assessed Using Magnetic Resonance Imaging Could Predict Sustained Clinical Remission and Prevent Bowel Damage in Patients with Crohn's Disease Treated with Anti-Tumour Necrosis Factor Therapy [J]. J Crohns Colitis,2020,14(11):1524-1534.

护理篇

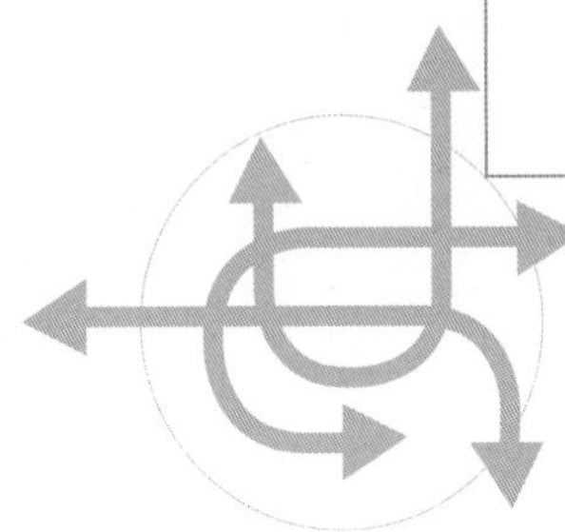

第 20 章　炎症性肠病患者的随访管理

一、目的

通过建立规范化的随访管理模式，提高相关专业人员对炎症性肠病患者长期随访的工作能力，使患者正确认识炎症性肠病，提高患者依从性，以最大限度延长疾病缓解期，减少各类并发症的发生和发展。

二、内容与方法

（一）门诊患者的随访管理

1. 初诊患者随访管理流程（图 20-1）

表 20-1　炎症性肠病患者随访登记表

日期	体重/kg	CDAI或Mayo评分/分	症状	内镜影像结果	治疗方案	CRP/(mg·L^{-1})	WBC/(10^9·L^{-1})	RBC/(10^9·L^{-1})	HCT	ALT/(U·L^{-1})	ALB/(g·L^{-1})	其他检查
						ESR/(mm·h^{-1})	NEU/%	PLT/(10^9·L^{-1})	HGB/(g·L^{-1})	AST/(U·L^{-1})	TBIL/(g·L^{-1})	

注：CRP，C 反应蛋白；ESR，红细胞沉降率；WBC，白细胞；NEU，中性粒细胞；RBC，红细胞；PLT，血小板；HCT，红细胞比容；HGB，血红蛋白；ALT，谷丙转氨酶；AST，谷草转氨酶；ALB，白蛋白；TBIL，总胆红素。

表 20-2　炎症性肠病患者基本信息登记表

姓名		性别		年龄	
出生日期	年　月　日		门诊号		
目前诊疗地点	□门诊 □住院部		目前诊断		
联系方式	患者本人电话：				
	患者家属电话：　　　　（与患者关系：　　　）				
	患者家属电话：　　　　（与患者关系：　　　）				

注：该表格通过扫描二维码填写，后台可直接检索查阅，方便后续对患者的随访管理。

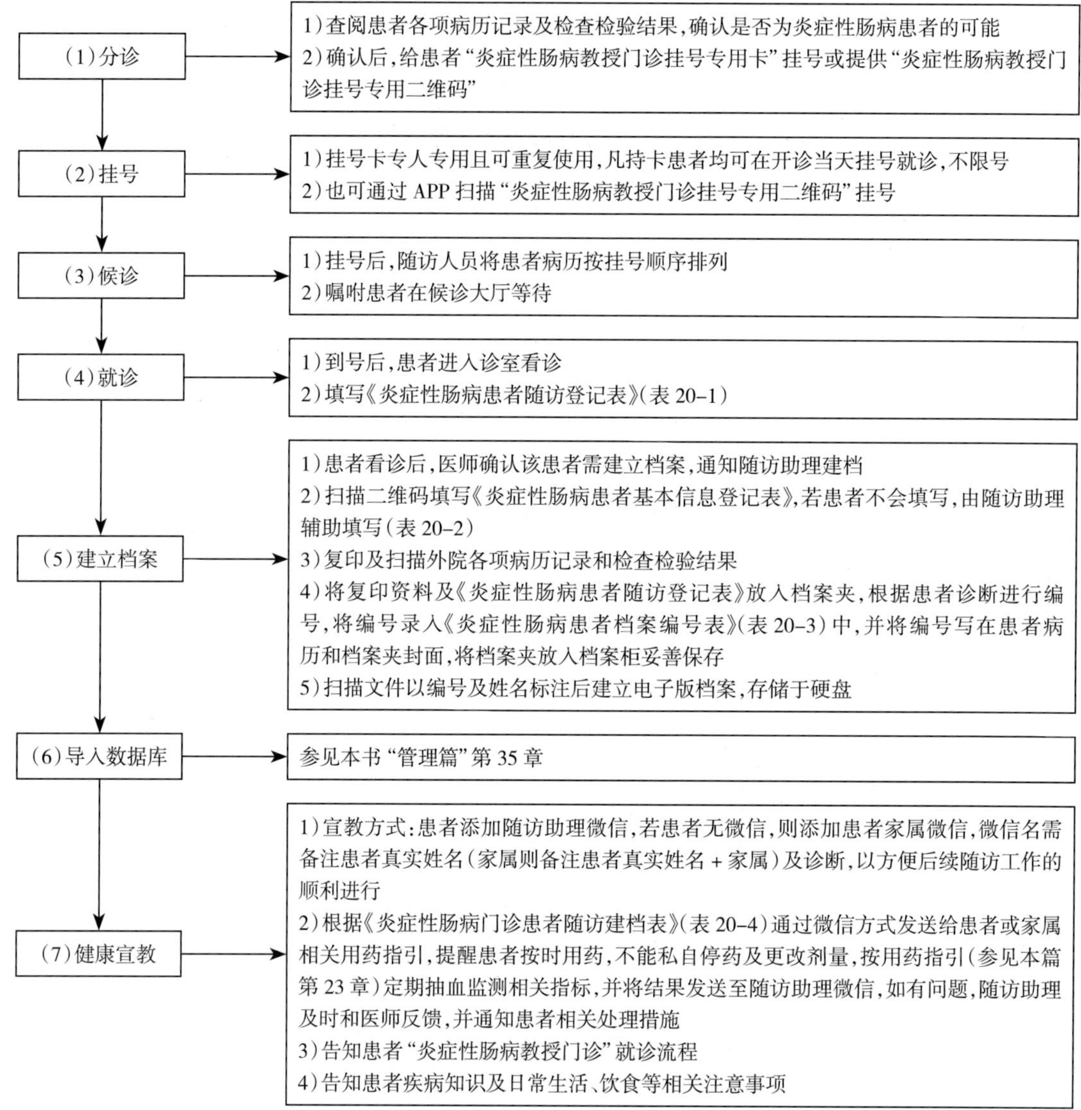

图 20-1　初诊患者随访管理流程

表 20-3　炎症性肠病患者档案编号表

编号	姓名	编号	姓名	编号	姓名
CD-1		UC-1		CI-1	
CD-2		UC-2		CI-2	
CD-3		UC-3		CI-3	

注:CD,克罗恩病;UC,溃疡性结肠炎;CI,其他肠道溃疡患者。

表 20-4　炎症性肠病门诊患者随访建档表

序号	姓名	建档日期	目前诊断	用药	患者电话	是否添加微信	备注

2. 复诊患者随访管理流程(图 20-2)

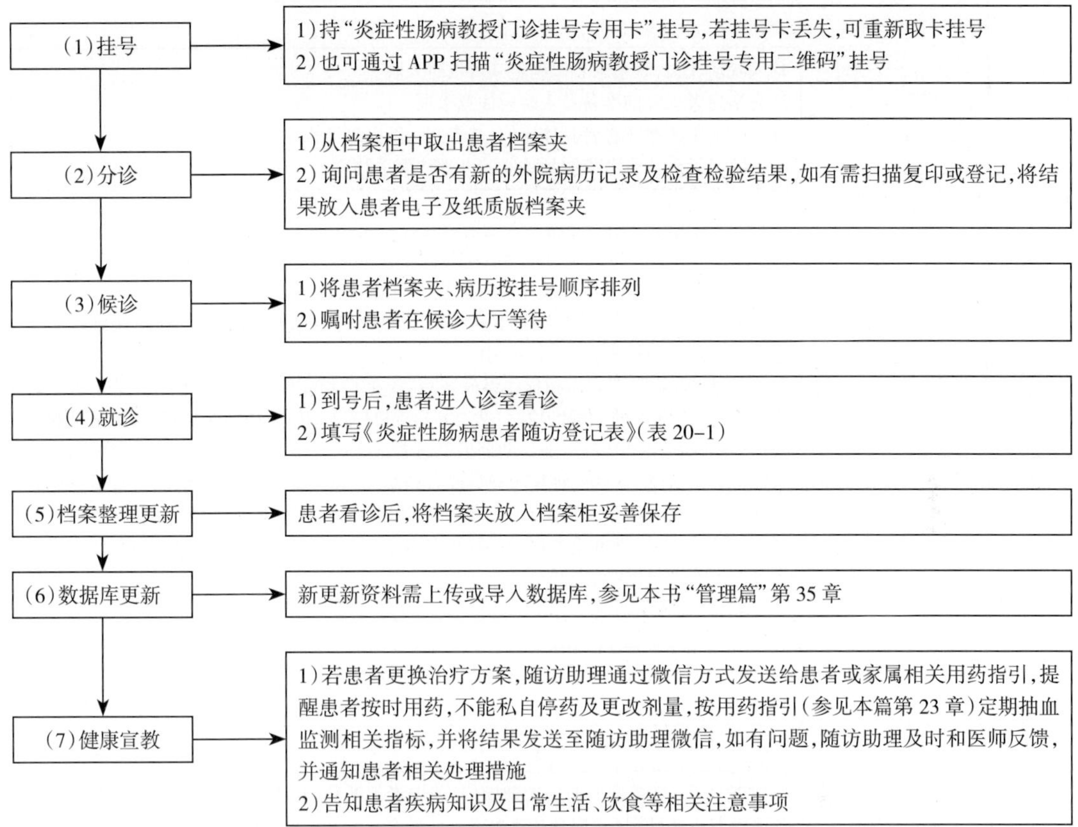

图 20-2　复诊患者随访管理流程

(二)住院患者的随访管理(图 20-3)

表 20-5　炎症性肠病患者预约住院登记表

序号	拟住院日期	姓名	性别	年龄	患者电话	家属电话	住院原因	主诊教授	备注

表 20-6　炎症性肠病住院患者随访建档表

序号	入院日期	病区床位号	姓名	管床教授	是否新诊患者	是否添加微信	出院日期	出院诊断	出院用药	备注

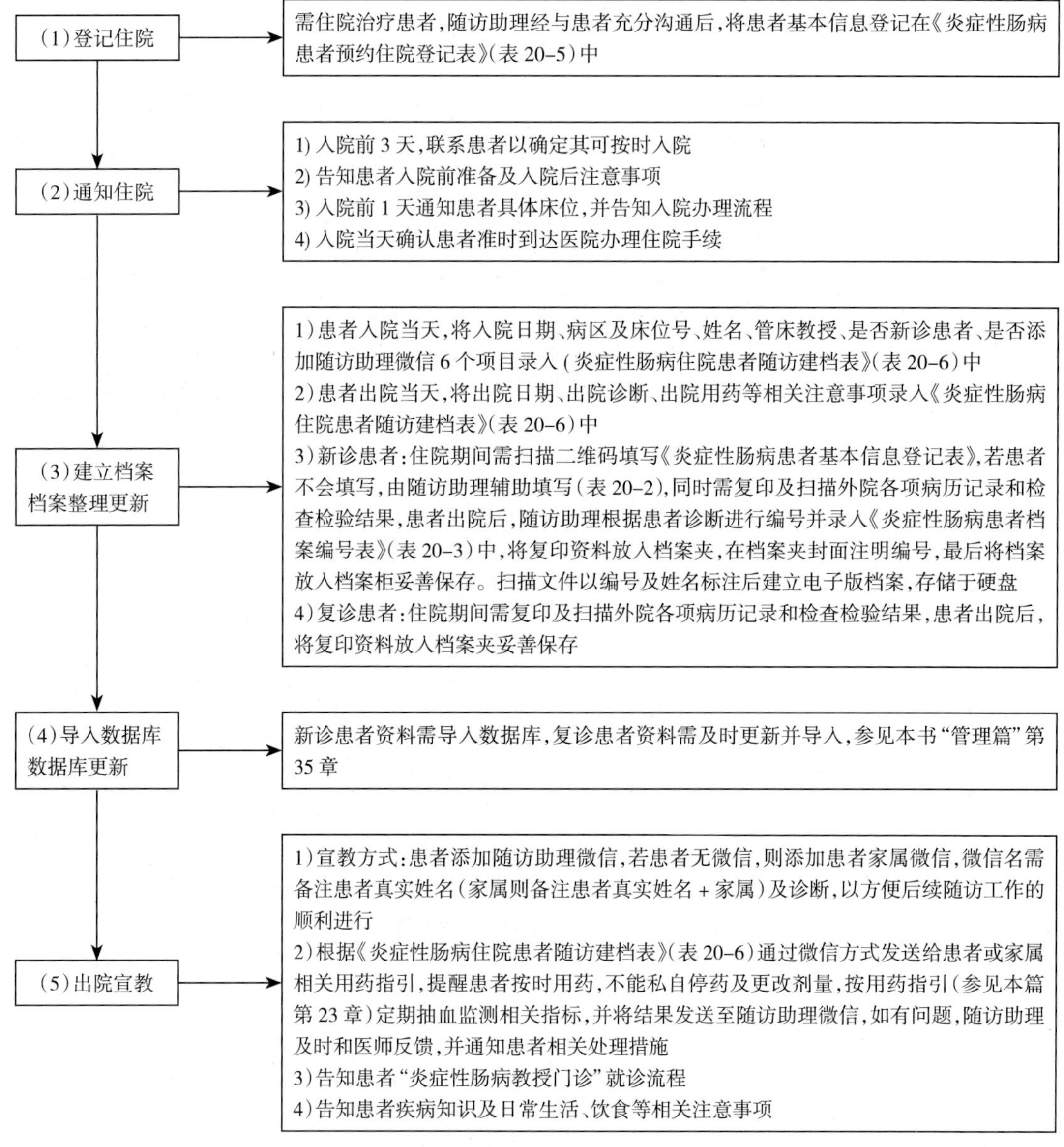

图 20-3　住院患者随访管理流程

(三)延续性随访管理

1. 药物随访管理

(1)非生物制剂用药随访(表 20-7)：

1)根据患者用药种类发送用药指引，指导患者根据指引定期监测血常规、肝肾功能、C 反应蛋白(CRP)、红细胞沉降率(ESR)，结果通过微信发送至随访助理，若有异常，随访助理应及时询问医师后通知患者相关处理措施，也可将结果发送至“医患沟通群”询问医师。

2）提醒患者在用药期间若出现不适，及时联系医师或随访助理，若出现药物不良反应，随访助理应及时汇报医师，告知患者紧急处理措施，并通知患者尽快到“炎症性肠病教授门诊”就诊，必要时帮助患者预约床位住院治疗。

3）病情稳定的患者应根据用药情况，提醒患者定期到“炎症性肠病教授门诊”复诊，病情不稳定的患者应尽快到“炎症性肠病教授门诊”就诊或帮助患者预约床位住院。

表 20-7　炎症性肠病患者常用非生物制剂用药随访管理表

药名	随访内容			复诊周期
	检验	检查	临床常见药物不良反应	
美沙拉秦 柳氮磺吡啶	①病情稳定：每 3 个月抽血复查血常规、肝肾功能、ESR、CRP、尿常规 ②病情不稳定：随时复查	①病情稳定：每 6 ～ 12 个月复查 ②病情不稳定：随时复查 （具体检查项目由医师评估）	肾功能异常	①病情稳定：每 3 ～ 6 个月到炎症性肠病门诊复诊 ②病情不稳定或出现药物不良反应：随时到炎症性肠病门诊复诊
硫唑嘌呤 巯嘌呤	①病情稳定：定期抽血复查血常规、肝肾功能、ESR、CRP、药物浓度，抽血间隔时间参见本篇第 23 章 ②病情不稳定：随时复查	①病情稳定：每 6 ～ 12 个月复查 ②病情不稳定：随时复查 （具体检查项目由医师评估）	①骨髓抑制：白细胞降低 ②过敏反应：头晕、恶心、呕吐、发热、皮疹、肌痛、关节痛等 ③肝功能异常 ④胰腺炎 ⑤脱发	①病情稳定：每 1 ～ 3 个月到炎症性肠病门诊复诊 ②病情不稳定或出现药物不良反应：随时到炎症性肠病门诊复诊
甲氨蝶呤	①病情稳定：定期抽血复查血常规、肝肾功能、ESR、CRP，抽血间隔时间参见本篇第 23 章 ②病情不稳定：随时复查	①病情稳定：每 6 ～ 12 个月复查 ②病情不稳定：随时复查 （具体检查项目由医师评估）	①骨髓抑制：白细胞降低 ②口腔黏膜溃疡 ③过敏反应：头晕、恶心、呕吐、发热、皮疹	①病情稳定：每 1 ～ 3 个月到炎症性肠病门诊复诊 ②病情不稳定或出现药物不良反应：随时到炎症性肠病门诊复诊
沙利度胺	①病情稳定：每 3 个月抽血复查血常规、肝肾功能、ESR、CRP ②病情不稳定：随时复查	①病情稳定：每 6 ～ 12 个月复查 ②病情不稳定：随时复查 （具体检查项目由医师评估）	①头晕、嗜睡、倦怠 ②外周神经病变：手足麻刺感或烧灼样痛感、手足震颤 ③便秘 ④面部水肿 ⑤血栓栓塞	①病情稳定：每 1 ～ 3 个月到炎症性肠病门诊复诊 ②病情不稳定或出现药物不良反应：随时到炎症性肠病门诊复诊

续表

药名	随访内容			复诊周期
	检验	检查	临床常见药物不良反应	
激素	①病情稳定：每3个月抽血复查血常规、肝肾功能、ESR、CRP ②病情不稳定：随时复查	①病情稳定：每6～12个月复查 ②病情不稳定：随时复查 （具体检查项目由医师评估）	短期用药临床常见不良反应： ①白细胞增多 ②满月脸 ③痤疮 ④骨质疏松 ⑤消化性溃疡	①病情稳定：每1～3个月到炎症性肠病门诊复诊 ②病情不稳定或出现药物不良反应：随时到炎症性肠病门诊复诊

注:ESR,红细胞沉降率;CRP,C反应蛋白。

4)病情稳定的患者应提醒患者定期到医院全面复查,可通过数据库,根据患者就诊时间,设置不同队列,定时提醒患者就诊,参见本书“管理篇”第35章。病情不稳定的患者应提醒患者尽快到“炎症性肠病教授门诊”就诊或帮助患者预约床位住院。

5)详细用药指引参见本篇第23章。

(2)生物制剂用药随访:

1)发送《生物制剂用药温馨提示》,提醒患者仔细阅读,如有问题,及时联系随访助理,各项生物制剂温馨提示如下:

①英夫利西单抗:英夫利西单抗(infliximab,IFX)是一种人-鼠嵌合抗肿瘤坏死因子α(TNF-α)单克隆抗体,与TNF-α结合具有高亲和力和高稳定性,不易解离,从而导致TNF-α失去生物活性(TNF-α的生物活性:诱发炎症因子生成),使炎症得到缓解,促进消化道黏膜修复。

【用法】静脉滴注(第一次5小时,之后2.5小时)。

【用量】5～10mg/kg,规格为100mg/支。

【医保报销政策】克罗恩病患者的二线治疗;中重度溃疡性结肠炎患者的二线治疗。

【英夫利西单抗治疗】英夫利西单抗治疗时间为从第一次算起,第0周、第2周、第6周(第2次与第3次隔4周),以后每隔8周。如无腹痛、腹泻等不适症状出现,第2、3次注射时间可提前或推迟3天,以后前后7天,建议尽量不要推迟注射,以免复发。

英夫利西单抗治疗期间,若病情稳定稳定,需每隔3个月到IBD门诊复诊1次,若病情不稳定,需随时就诊。

【辅助检查】每次注射英夫利西单抗前需抽血化验C反应蛋白、红细胞沉降率、血常规、肝肾功能等指标,评估药效及监测不良反应。

对于已服用硫唑嘌呤的患者,每次打针当天上午请不要服用硫唑嘌呤,抽血后再服用,因为可能需要监测药物浓度。

为评估疗效,结肠病变患者需在第6次打针时复查肠镜和MRE/CTE(溃疡性结肠炎患者只需复查肠镜)及药物浓度、抗抗体;若为小肠克罗恩病患者,需复查小肠镜和MRE/CTE,请提前联系随访助理预约床位。

【注意】治疗过程因免疫力下降，请注意预防感染，避免去人多的地方。

【不良反应】若有发热、感染、肛周肿痛、有肛周脓肿形成等问题时，请提前告知医师，充分评估病情后方可注射。

【预约流程】

a. 预约：请在打针前 1 ～ 2 周通过微信联系“英夫利西预约助手”，帮您预留位置。

b. 预约确认：打针前一天上午联系“英夫利西预约助手”确定位置→当您收到确定信息后（打针前一天 18:00 前通知），第二天方可来院注射。

②阿达木单抗：阿达木单抗（adalimumab，ADA）是一种全人源抗肿瘤坏死因子 α（TNF-α）单克隆抗体，与 TNF-α 结合具有高亲和力和高稳定性，不易解离，从而导致 TNF-α 失去生物活性（TNF-α 的生物活性：诱发炎症因子生成），使炎症得到缓解，促进消化道黏膜修复，其免疫原性低，强效、持久、便捷，耐受性佳。

【用法】每 2 周注射 1 次。

【用量】常规用量为第一次 4 支 160mg，第二次 2 支 80mg，以后 1 支 40mg，每次注射日期及用药剂量请登记在《阿达木单抗自我管理手册》中，若无手册，请联系随访助理。

【医保报销政策】激素、免疫抑制剂应答不充分、不耐受或禁忌的 6 岁以上中重度 CD 患者。

【复查流程】

a. 第一次注射 2 周后、6 周后分别在我院或当地医院抽血复查 C 反应蛋白、红细胞沉降率、肝肾功能、血常规，结果请登记在《阿达木单抗自我管理手册》中，并将“抽血结果”和“登记表”拍照发至随访助理，以帮助您评估药物效果。

b. 注射后 3 个月请到 IBD 门诊复诊并抽血复查 C 反应蛋白、红细胞沉降率、肝肾功能、血常规。

c. 注射后 6 个月请提前 1 周微信联系随访助理预约床位，需住院复查，以评估药物疗效。

d. 第一次住院复查后，若病情稳定稳定，需每隔 3 ～ 6 个月到 IBD 门诊复诊 1 次，若病情不稳定，需随时就诊，每隔 3 个月需抽血复查 C 反应蛋白、红细胞沉降率、肝肾功能、血常规，结果请登记在《阿达木单抗自我管理手册》中，并将“抽血结果”和“登记表”拍照发至随访助理微信，以帮助您评估药物效果。

e. 第一次住院复查后，若病情稳定，请每年住院全面复查 1 次，请提前 1 周微信联系随访助理预约床位。

【不良反应】若有发热、感染、肛周肿痛及有肛周脓肿形成等问题时，请及时联系我们，暂缓注射阿达木单抗。

【注意】阿达木单抗可以冷链送货上门，如需要，请微信联系随访助理。

【阿达木单抗贮藏】

a. 运输过程中：冷藏储存（2 ～ 8℃），注射器应保存在包装盒内，不能进行冷冻。

b. 使用时：通常情况下冷藏储存（2 ～ 8℃），如有特殊需要（如您在旅行时），在常温（≤25℃）条件下储存 14 天，须避光保存。

c. 若常温下（≤25℃）保存超过 14 天或储存温度超过 25℃，应丢弃。

d. 一旦在常温下（≤25℃）储存，不可再放入冷藏储存（2 ～ 8℃）。

【后续治疗】可居住地附近医疗机构注射或自学注射，注射方法可扫码自学。

③维得利珠单抗：注射用维得利珠单抗（vedolizumab，VDZ）可与表达在记忆T淋巴细胞表面的α4β7整合素特异性结合，阻断α4β7整合素与黏膜地址素细胞黏附分子1（MAdCAM-1）相互作用，抑制记忆T淋巴细胞迁移至肠道的炎症组织，从而减少肠道黏膜炎症。

【用量】300mg/次，规格为300mg/瓶。

【用法】静脉滴注（第一次1～2h/次）

【医保报销政策】中重度活动性溃疡性结肠炎；中重度活动性克罗恩病。

【维得利珠单抗治疗】维得利珠单抗疗时间为从第一次算起，第0周、第2周、第6周、第10周、第14周注射（第1～2次间隔2周，第2～5次每次间隔4周），以后病情稳定则间隔8周。

维得利珠单抗治疗期间，若病情稳定，需每隔3个月到IBD门诊复诊1次，若病情不稳定，需随时就诊。

【辅助检查】每次注射维得利珠单抗前需抽血化验C反应蛋白、红细胞沉降率、血常规、肝肾功能等指标，需评估药物效果，监测不良反应。

对于已服用硫唑嘌呤的患者，每次打针当天上午请不要服用硫唑嘌呤，抽血后再服用，因为可能需要监测药物浓度。

为评估疗效，结肠病变患者需在第6次维得利珠单抗之前复查肠镜和MRE/CTE（溃疡性结肠炎患者只需复查肠镜）；若您为小肠克罗恩病患者，需复查小肠镜和MRE/MRE，请在打针前1周发微信联系随访助理，预约床位。

【注意】治疗过程因免疫力下降，请注意预防感染，避免去人多的地方。

【不良反应】若有发热、感染、肛周肿痛、有肛周脓肿形成等问题时，请提前告知医师，充分评估病情后方可注射。

【预约流程】

a. 预约：请在打针前1～2周通过微信联系微信“维得利珠预约助手”，帮您预留位置。

b. 预约确认：打针前一天上午联系“维得利珠预约助手”确定位置→当您收到确定信息后（打针前一天18:00前通知），第二天方可来院注射。

④乌司奴单抗：乌司奴单抗（ustekinumab，UST）是一种全人源IgG1k单克隆抗体，可结合IL-12/IL-23的p40亚单位，是目前全球唯一获批治疗CD的抗IL-12/IL-23的生物制剂，免疫原性和抗抗体发生率低，安全性高。

【剂型及规格】静脉输注，每瓶130mg/26ml；皮下注射，每支90mg/1.0ml（预充式注射器）。

【剂量及注射周期】

a. 诱导期：首次根据体重确定静脉输注剂量（260～520mg，约为6mg/kg），8周后皮下注射1支90mg；对于应答不充分的患者，第8周改为静脉注射（剂量根据体重确定），间隔8周后进行疗效观察。

b. 维持期：每8周皮下注射1支90mg，治疗过程中可根据临床状况决定治疗周期。

【医保报销政策】传统治疗或TNF-α拮抗剂应答不足、失应答或无法耐受的成年中重度CD患者。

【辅助检查】为评估疗效，第4次乌司奴治疗前1周请联系微信随访助理预约床位，住院复查肠镜/小肠镜、MRE/CTE、药物浓度及抗抗体等。

【注意】治疗过程因免疫力下降，请注意预防感染，避免去人多的地方。

【不良反应】若有发热、感染、肛周肿痛、有肛周脓肿形成等问题时，请提前告知医师，充分评估病情后方可注射。

【预约流程】

a. 预约：请在打针前 1 ～ 2 周通过微信联系微信“乌司奴预约助手”，帮您预留位置。

b. 预约确认：打针前一天上午联系“乌司奴预约助手”确定位置→当您收到确定信息后（打针前一天 18:00 前通知），第二天方可来院注射。

【后续治疗】若病情稳定稳定，需每隔 3 个月到 IBD 门诊复诊 1 次，若病情不稳定，需随时就诊。

2）发送“生物制剂预约助手”联系方式，告知患者用药间隔周期，提醒患者提前 1 周预约用药，预约当天按时到院注射药物，以防复发。

3）“生物制剂预约助手”将患者基本信息、第一次注射日期和第二次注射日期及相关注意事项录入《炎症性肠病患者生物制剂__________注射时间安排表》（表 20-8）中，提前 1 周联系下周需注射患者确定注射时间，并将患者预约信息录入《炎症性肠病患者生物制剂__________预约注射登记表》（表 20-9）中。此外，也可通过数据库，根据患者注射间隔时间，设置不同队列，提前 1 周提醒患者预约打针，参见本书“管理篇”第 35 章。

表 20-8　炎症性肠病患者生物制剂__________注射时间安排表

序号	姓名	剂量	第 1 次注射		第 2 次注射		第 3、4……次注射	
			日期	备注	日期	备注	日期	备注

注：表格标题“__________”处填写具体生物制剂名称。

表 20-9　炎症性肠病患者生物制剂__________预约注射登记表

日期	上午 / 下午	姓名	性别	次数	体重	剂量	医保 / 自费	备注

注：表格标题“__________”处填写具体生物制剂名称。

4）“生物制剂预约助手”提前一天联系患者，提醒患者第二天按时到院注射生物制剂，并告知患者注射流程及各项手续办理指引。

5）“生物制剂预约助手”提前一天将第二天注射安排发至随访助理及相关医务人员。

6）注射后随访助理将本次患者注射相关指标录入《炎症性肠病患者注射生物制剂__________随访登记表》（表 20-10）中，若结果异常，及时通知患者到炎症性肠病门诊就诊，并告知医师。

7）若随访助理人力不足，可在患者第一次注射时将《炎症性肠病患者注射生物制剂__________随访登记表》（表 20-10）交给患者自行填写，交代患者每次复诊时交给医师评估病情。

表 20-10 炎症性肠病患者注射生物制剂________随访登记表

<table>
<tr><td rowspan="2">基本信息</td><td colspan="2">姓名</td><td colspan="2"></td><td colspan="2">性别</td><td colspan="3"></td><td colspan="2">出生日期</td><td colspan="2"></td><td colspan="2">病案号</td><td colspan="2"></td></tr>
<tr><td colspan="2">诊断</td><td colspan="2"></td><td colspan="2">联系电话</td><td colspan="5"></td><td colspan="2">常住地址</td><td colspan="4"></td></tr>
<tr><td rowspan="4">注射信息</td><td rowspan="2">次数</td><td rowspan="2">日期</td><td rowspan="2">剂量 / mg</td><td rowspan="2">体重 / kg</td><td rowspan="2">C 反应蛋白（CRP）/（mg·L^{-1}）</td><td rowspan="2">红细胞沉降率（ESR）/（mm·h^{-1}）</td><td colspan="4">血常规</td><td colspan="6">肝肾功能</td><td rowspan="2">其他</td></tr>
<tr><td>白细胞（WBC）/（10^9·L^{-1}）</td><td>红细胞（RBC）/（10^{12}·L^{-1}）</td><td>血红蛋白（HGB）/（g·L^{-1}）</td><td>血小板（PLT）/（10^9·L^{-1}）</td><td>谷丙转氨酶（ALT）/（U·L^{-1}）</td><td>谷草转氨酶（AST）/（U·L^{-1}）</td><td>白蛋白（ALB）/（g·L^{-1}）</td><td>总胆红素（TBIL）/（μmol·L^{-1}）</td><td>结合胆红素（DBIL）/（μmol·L^{-1}）</td><td>肌酐（CREA）/（μmol·L^{-1}）</td></tr>
<tr><td></td><td></td><td></td><td></td><td></td><td></td><td></td><td></td><td></td><td></td><td></td><td></td><td></td><td></td><td></td><td></td><td></td></tr>
<tr><td></td><td></td><td></td><td></td><td></td><td></td><td></td><td></td><td></td><td></td><td></td><td></td><td></td><td></td><td></td><td></td><td></td></tr>
</table>

注：表格标题“________”处填写具体生物制剂名称。

8）各类生物制剂随访管理表（表 20-11 ～表 20-14）：

表 20-11　英夫利西单抗随访管理表

注射次数	注射间隔时间	复查项目
第一次	0	①检验：感染指标、血常规、肝肾功能、ESR、CRP、粪便钙卫蛋白 ②检查：肠镜 / 小肠镜、MRE/CTE（必要时做胶囊内镜、肠道超声等）
第二次	2 周	检验：血常规、肝肾功能、ESR、CRP
第三次	4 周	检验：血常规、肝肾功能、ESR、CRP
第四次	8 周	①检验：血常规、肝肾功能、ESR、CRP ②检查：病情不稳定需复查肠镜 / 小肠镜、MRE/CTE 后注射
第五次	8 周	检验：血常规、肝肾功能、ESR、CRP
第六次	8 周	①检验：感染指标、血常规、肝肾功能、ESR、CRP、粪便钙卫蛋白、药物浓度及抗抗体 ②检查：肠镜 / 小肠镜、MRE/CTE
第六次后	稳定：8 周 不稳定：遵医嘱	①每次注射复查：血常规、肝肾功能、ESR、CRP ②病情稳定：每年复查 1 次肠镜 / 小肠镜、MRE/CTE、感染指标、粪便钙卫蛋白 ③病情不稳定：随时到炎症性肠病门诊就诊

表 20-12　阿达木单抗随访管理表

随访次数	复查时间	复查项目
1	0	①检验：感染指标、血常规、肝肾功能、ESR、CRP、粪便钙卫蛋白 ②检查：肠镜 / 小肠镜、MRE/CTE（必要时做胶囊内镜、肠道超声等）
2	第 2 周	检验：血常规、肝肾功能、ESR、CRP
3	第 4 周	检验：血常规、肝肾功能、ESR、CRP
4	第 3 个月	①检验：血常规、肝肾功能、ESR、CRP ②检查：病情不稳定需复查肠镜 / 小肠镜、MRE/CTE 后注射
5	第 6 个月	①检验：感染指标、血常规、肝肾功能、ESR、CRP、粪便钙卫蛋白、药物浓度及抗抗体 ②检查：肠镜 / 小肠镜、MRE/CTE
6	稳定：每 3 个月 不稳定：遵医嘱	①每 3 个月复查：血常规、肝肾功能、ESR、CRP ②病情稳定：每年复查 1 次肠镜 / 小肠镜、MRE/CTE、感染指标、粪便钙卫蛋白 ③病情不稳定：随时到炎症性肠病门诊就诊

表 20-13　维得利珠单抗随访管理表

注射次数	注射间隔时间	复查项目
第一次	0	①检验：感染指标、血常规、肝肾功能、ESR、CRP、粪便钙卫蛋白 ②检查：肠镜 / 小肠镜、MRE/CTE（必要时做胶囊内镜、肠道超声等）
第二次	2 周	检验：血常规、肝肾功能、ESR、CRP
第三次	4 周	检验：血常规、肝肾功能、ESR、CRP
第四次	4 周	①检验：血常规、肝肾功能、ESR、CRP ②检查：病情不稳定需复查肠镜 / 小肠镜、MRE/CTE 后注射
第五次	4 周	检验：血常规、肝肾功能、ESR、CRP
第六次	8 周	①检验：感染指标、血常规、肝肾功能、ESR、CRP、粪便钙卫蛋白、药物浓度及抗抗体 ②检查：肠镜 / 小肠镜、MRE/CTE
第六次后	稳定：8 周 不稳定：遵医嘱	①每次注射复查：血常规、肝肾功能、ESR、CRP ②病情稳定：每年复查 1 次肠镜 / 小肠镜、MRE/CTE、感染指标、粪便钙卫蛋白 ③病情不稳定：随时到炎症性肠病门诊就诊

表 20-14　乌司奴单抗随访管理表

注射次数	注射间隔时间	复查项目
第一次	0	①检验：感染指标、血常规、肝肾功能、ESR、CRP、粪便钙卫蛋白 ②检查：肠镜 / 小肠镜、MRE/CTE（必要时做胶囊内镜、肠道超声等）
第二次	8 周	检验：血常规、肝肾功能、ESR、CRP
第三次	8 周	检验：血常规、肝肾功能、ESR、CRP
第四次	8 周	①检验：感染指标、血常规、肝肾功能、ESR、CRP、粪便钙卫蛋白、药物浓度及抗抗体 ②检查：肠镜 / 小肠镜、MRE/CTE
第四次后	稳定：8 周 不稳定：遵医嘱	①每次注射复查：血常规、肝肾功能、ESR、CRP ②病情稳定：每年复查 1 次肠镜 / 小肠镜、MRE/CTE、感染指标、粪便钙卫蛋白 ③病情不稳定：随时到炎症性肠病门诊就诊

2. 需手术患者随访管理　对于部分营养状况差或感染较严重患者，为避免术后并发症，需经过 4 ～ 8 周营养支持及抗感染治疗后方可入院手术，因此需要随访助理与患者和内外科医师及时沟通，具体如下：

（1）随访助理需和患者互留联系方式，随访助理根据患者情况帮患者预约住院，并将患者信息登记在《炎症性肠病患者手术预约登记表》（表 20-15）中，发送至外科医师。

（2）患者预约入院前 3 天，随访助理需和外科医师沟通具体收治时间及床位。

（3）确定床位和时间后，随访助理至少提前 1 天通知患者入院，告知患者入院办理流程及需准备物资。

（4）患者入院当天，随访助理随时跟进保证患者正常办理入院手续。

（5）随访助理需提醒患者在营养支持及抗感染治疗期间，若出现发热、剧烈腹痛、频繁呕吐及肛门停止排气和排便等症状时，需及时到医院急诊就诊，避免肠穿孔发生。

（6）患者术后将患者信息记录在《炎症性肠病手术患者记录表》（表 20-16）中。

（7）手术患者按照本章所述"住院患者的随访管理"及"延续性随访管理"进行随访。

表 20-15　炎症性肠病患者手术预约登记表

序号	拟手术日期	姓名	性别	年龄	诊断	BMI	联系方式

表 20-16　炎症性肠病手术患者记录表

序号	姓名	性别	年龄	手术日期	手术方式	术后诊断	多学科讨论结果
							病理： 影像： 外科： 内科： 结论：

3. 患者微信群管理

（1）微信群设置"群聊邀请确认"，每一位入群者均需随访人员严格审核后方可入群，以保证群成员为医护人员、患者、患者家属或志愿者。

（2）微信群设置群管理员，并设置群规：①群内成员可交流病情、日常生活、饮食营养等炎症性肠病相关话题；②不发各类小广告、小程序等无关内容；③病友之间团结互助，切勿言行过激。

（张颖播）

第 21 章　炎症性肠病患者的营养与运动

营养不良是IBD患者最常见的全身症状之一。国外文献报道，IBD营养不良发生率为16%～85%，营养不良不仅削弱患者的抗感染能力，影响手术切口和肠吻合口愈合，增加手术并发症的发生率和病死率，降低生活质量，也是造成儿童和青少年IBD生长发育迟缓和停滞的主要原因。合理的饮食指导和营养支持不仅可以改变IBD患者的营养状况，也可以诱导疾病临床缓解，提高患者免疫力，减少疾病复发，改善预后，提高生活质量。除此之外，适量合理的运动不但能够改善IBD患者炎症反应、促进营养吸收，还可以改善IBD患者疲乏状态、促进身心健康，预防并延缓IBD的发生与发展。

第 1 节　IBD 患者的饮食

近年来，中国炎症性肠病的发病率显著上升。越来越多的研究表明，饮食在IBD的发生、发展中起到重要作用。饮食作为一个可控的环境风险因素，越来越受到重视。研究认为，IBD多见于西欧和北美地区，与西方的高脂肪、高蛋白和高糖饮食等生活方式密切相关。IBD既往在中国罕见，但近20年来，由于国人的饮食习惯、生活节奏及环境等发生了明显改变，中国IBD的发病率快速上升，目前针对IBD的治疗主要以药物治疗为主，而饮食可通过改变疾病的活动度或影响肠道黏膜免疫系统从而诱导临床缓解。食物种类繁多，研究表明IBD食物不耐受现象常见，而且存在个体差异，“吃什么？怎么吃？”一直是患者咨询较多的问题，也是医务工作者关心的问题。

1. 米食与面食　米、面及其相关制品是中华民族数千年赖以生存的关键主食。大米、小米的理化及生物学特性与人体相容性好，容易消化与吸收，纤维含量低，低渣饮食可减少肠道刺激及减轻肠道负担。缓解期IBD患者可食用软饭，活动期可做成米粥、米糊食用。

小麦及其制作成的面食也是中国人喜爱的传统主食之一，容易消化与吸收，小麦的蛋白质含量高于大米，但部分人对麸蛋白过敏，IBD存在免疫过激，更容易产生过敏反应，对麸蛋白过敏者应避免食用。

2. 畜、禽类　畜肉（如猪、牛、羊等）、禽肉（如鸡、鸭、鹅等）等为动物性食物，肉质鲜美，营养价值高。其氨基酸组成跟人体的氨基酸组成接近，蛋白质含量为10%～20%，为优质蛋白。富含维生素、矿物质，其肝、血含铁较多，消化与吸收率较高。畜禽肉类有相似之处，也有各自特点。猪肉脂肪含量最高，羊肉次之，牛肉脂肪含量较低。猪肉蛋白质含量低，但猪瘦肉蛋白质含量与牛肉、羊肉接近。鸡肉蛋白质含量较鸭肉、鹅肉高，脂肪含量较鸭肉、鹅肉低。虽然畜、禽肉质鲜美，是餐桌上的美味佳肴，但其存在一定的免疫原性，其中猪肉、鸡肉免疫原性比其他肉类低，缓解期 IBD 患者可足量食用，活动期可以做成肉汤或肉浆适量食用。其他肉类活动期建议避免食用，缓解期可适量食用。鸭肉有轻度缓泻作用，大便次数多应避免食用。

3. 水产品类　水产品分为河鲜及海鲜两大类，鱼肉蛋白质含量为 15% ～ 20%，为优质蛋白。鱼肉的肌纤维短而纤细，含水分较多，比畜肉更容易消化，蛋白质吸收率可高达 83% ～ 90%。但海鲜存在一定的免疫原性，深海海鲜的免疫原性较河鲜强，尤其海蟹、海虾，其食物不耐受血清特异性 IgG 抗体浓度较高。因此，活动期或缓解期 IBD 患者建议食用适量河鲜，比如鱼汤或清蒸河鲜，活动期 IBD 患者不宜食用海鲜，缓解期慎重食用。鱼生可能含有致病微生物，IBD 患者肠道屏障存在不同程度的受损，容易继发感染，故应避免食用鱼生。

4. 蛋及蛋制品　蛋类蛋白质含量占 10% 以上，蛋黄与蛋清的氨基酸组成适合人体需要，蛋类的蛋白质消化与吸收率高，是食物中最理想的优质蛋白，也被称为参考蛋白质。鸡蛋与鸭蛋的氨基酸种类没有区别，但鸡蛋蛋白质含量高于鸭蛋。活动期 IBD 患者可以做成蛋汤、炖蛋食用，缓解期可以多样化食用。成人推荐每天食用 1 个鸡蛋，低蛋白血症患者可以另外增加 2 个或以上。但有研究提示，鸡蛋的食物不耐受血清特异性 IgG 抗体浓度较高，容易触发变态反应，因此，进食鸡蛋后应注意观察胃肠道反应，如果症状加重，需暂停食用。

蛋制品主要有咸蛋、松花蛋（皮蛋）、蛋粉等，咸蛋盐分高，松花蛋含铅高，IBD 患者应选择新鲜蛋类食用。

5. 乳及乳制品　乳类主要包括牛乳、羊乳等，牛乳蛋白质含量为 3.5%，其中 80% 为酪蛋白，其次为乳清蛋白及乳球蛋白，还含有血清蛋白、免疫球蛋白及酶等。酪蛋白在胃酸作用下可形成不容易消化和吸收的凝块。羊乳蛋白质含量为 1.5%，较牛乳低，磷、铁含量高于牛乳，钙含量低于牛乳。羊乳的脂肪球小而均匀，溶解快，进食后在胃肠道呈液态，容易消化与吸收，也很少会引起过敏。生鲜牛奶具有较强的免疫原性，容易激活肠道免疫系统，从而诱发或加重 IBD 患者肠道炎症；牛奶含有半乳糖，容易产生乳糖不耐受现象，因此，活动期 IBD 应避免进食生鲜牛奶，缓解期可以适当食用。其他生鲜奶也有一定的免疫原性，IBD 患者也应慎食。IBD 患者应避免进食未经巴氏消毒的乳制品。

酸奶是牛奶经发酵而成，蛋白质被水解，更容易消化与吸收；酸奶发酵后免疫原性及乳糖不耐受性降低，而且酸奶含有益生菌，利于肠道微生态。酸奶的维生素含量与鲜奶相似，但叶酸却增加 1 倍；酸奶中的钙与乳酸作用生成乳酸钙，利于身体吸收。选择酸奶时注意阅读食品标签，应选择蛋白含量在 3.0% 或以上的纯酸奶，乳酸杆菌饮料或乳酸饮料的蛋白质含量较低，注意识别。缓解期和轻度活动期 IBD 患者可在进食后饮用常温酸奶，重度活动期 IBD 患者不宜喝酸奶。

6. 蔬菜及水果　蔬菜和水果富含维生素、矿物质、膳食纤维及一定能量的碳水化合物。虽然蔬菜、水果的蛋白含量很低，但是蔬菜、水果是膳食的重要组成部分。多项研究显示，补充膳食纤维可使丁酸增加，C 反应蛋白、粪便钙卫蛋白及炎症细胞因子降低并可改善患者的胃肠道症状，预防疾病复发。

膳食纤维分为可溶性和不可溶性膳食纤维，能够促进肠道运动及益生菌生长，加速有害细菌、废物和毒物排泄，维持肠道微生态平衡和免疫功能。

可溶性膳食纤维可降低轻中度 IBD 疾病活动度及粪便炎症反应指标，膳食纤维摄入不足会增加 CD 风险。若大便次数<4 次 /d,无明显肠道狭窄、穿透病变、梗阻时可以进食蔬菜和水果,水果应去皮去籽吃。若进食水果后腹泻加重,宜餐后进食,亦可尝试榨汁或煮熟吃。采用以上方法后,腹泻次数仍然增多,应暂停进食蔬菜和水果,待肠道功能改善、腹泻次数减少再尝试进食。

不溶性膳食纤维有加重肠道梗阻症状的风险,对于合并肠道狭窄的 CD 患者,应评估肠道狭窄的程度,轻度狭窄者应减少摄入,重度狭窄者须限制不可溶性纤维的摄入。

7. 豆类及其制品 豆类包括大豆(黄豆、黑豆、青豆等)和其他豆类(豌豆、蚕豆、绿豆、芸豆等)。大豆含有 30% ~ 50% 的蛋白质,含量超过肉类、蛋类食品,富含赖氨酸,但含硫氨基酸较低,为优质植物蛋白。大豆富含矿物质及微量元素、维生素,其他豆类除脂肪含量低外,其他营养物质与大豆相似。

大豆中的碳水化合物 50% 为人体不能消化的膳食纤维、大豆低聚糖,能促进益生菌的生长,细菌在肠道生长、繁殖过程中产生气体,而且具有通便作用。大豆虽然营养价值高,但 IBD 患者进食后较正常人更容易发生腹胀、腹泻,急性期尽量避免食用,缓解期可适量食用。

8. 坚果 坚果分油脂类坚果及淀粉类坚果,油脂类坚果碳水化合物含量少,淀粉类坚果碳水化合物含量高。大多数坚果蛋白质、油脂、矿物质、维生素含量高,但坚果质硬、难消化,代谢产物多,加重肠道负担,缓解期 IBD 患者少量嚼碎食用,活动期应避免食用。

9. 饮料 碳酸饮料是纯化的饮用水中充入二氧化碳,并加入甜味剂、咖啡因、磷酸、香精、色素等制成的饮品。它可损伤胃肠黏膜,诱发或加重腹痛、腹胀。因此,IBD 患者不适宜饮用碳酸饮料。

茶饮料、咖啡中维生素、矿物质含量丰富,但红茶、绿茶、普洱、咖啡等含咖啡因,可刺激胃肠道,导致腹痛、腹胀、腹泻。活动期 IBD 患者应避免饮用,缓解期可适量饮用。

10. 酒精 酒分为白酒、葡萄酒、啤酒、黄酒,除白酒外,其他酒含有一定的营养素,但酒精可以直接损伤胃肠黏膜甚至诱发出血,因此 IBD 患者应忌酒。

11. 零食 零食多为高蛋白、高脂肪、高糖食物,含添加剂、防腐剂,容易损伤肠道黏膜,损害肠道微生态,食用过多可诱发或加重病情。活动期 IBD 患者应避免零食,缓解期可少量进食清淡、易消化的零食。

12. 生冷食品 IBD 患者除肠道炎症外,常存在肠道活动过激,研究表明,分别有 42.0% CD 患者、48.4% UC 患者对生冷食物不耐受现象。IBD 活动期患者不宜进食,缓解期可少量进食,建议餐后吃。

13. 辛辣、刺激性食物 辛辣刺激性食物如辣椒、芥末、醋酸等,这些食物有强烈的刺激性,可直接损伤胃肠道黏膜或造成胃肠道充血,同时会刺激黏液分泌,促进肠蠕动,诱发或加重腹痛、腹泻。IBD 患者应避免食用辛辣、刺激食物。

14. 食物的烹调方式 IBD 患者应以清淡饮食为主,选择新鲜食材,避免加工食品的摄入,食品添加剂是诱发 IBD 的危险因素之一。选择蒸、煮、焖、炖的烹调方式,尽可能保留食物的营养成分,避免坚硬、油炸、烟熏、过咸、辛辣食物。IBD 患者肠道屏障存在不同程度受损,对微生物抵御能力薄弱,应避免鱼生、沙拉等生食。

15. 微量营养素的补充 IBD 患者因肠道炎症、手术原因或药物影响,营养物质吸收受到不同程度的影响。多数 CD 患者存在维生素 D 缺乏或不足,应定时监测维生素 D 水平,必要时进行补充。当回肠远端切除超过 20cm 时，维生素 B_{12} 的吸收水平减少，应给予补充维生素 B_{12}。使用磺胺嘧啶和甲氨蝶呤治疗的患者，应补充叶酸。对于妊娠的 IBD 患者，应定期进行监测铁和叶酸水平，出现缺乏时，应给予补充。

第 2 节 IBD 患者的肠内营养护理

一、概述

肠内营养（enteral nutrition，EN）是指经消化道提供全面营养素的营养支持方式，不仅能够提供身体所需的营养物质，而且消化与吸收途径符合生理状态，能增加静脉血流量、维护消化道生理功能和肠黏膜屏障，促进患者的康复。

EN 是 IBD 患者营养支持治疗的首选方法，可分为完全肠内营养（exclusive enteral nutrition，EEN）和部分肠内营养（partial enteral nutrition，PEN）。EEN 指患者所需的营养素完全由 EN 提供，没有其他营养来源，主要用于活动期 CD 患者诱导缓解。PEN 指在进食的同时补充 EN，以达到增加能量和营养素摄入的目的，多用于 CD 患者维持缓解，以提高患者营养支持治疗的依从性。

二、营养风险筛查与评估

研究表明，大多数 IBD 患者存在营养风险，因此需对所有 IBD 患者进行营养风险筛查。营养风险筛查的工具有多种，对于 IBD 患者来说，目前应用最广泛的营养风险筛查工具为 NRS2002。当 NRS2002 评分≥3 分，提示有营养风险，应对存在营养不良风险的患者进行全面的营养评定，确定营养不良的程度。目前推荐使用患者整体营养状况评估表（Scored Patient-Generated Subjective Global Assessment，PG-SGA）作为 IBD 患者主观评定工具。PG-SGA 可根据患者的体重情况、营养摄入、营养相关症状、活动与功能、疾病和年龄、代谢应激状态、体格检查、营养及生化检查指标进行综合营养评定，将营养状况分为重度营养不良（≥9 分）、中度营养不良（4 ～ 8 分）和营养正常（0 ～ 3 分），根据营养不良的程度，制订营养支持计划并实施，并监测营养支持治疗的疗效。

三、营养物质的需要量

缓解期和轻中度活动期患者每日总能量需求与普通人群相似，可按照 25 ～ 30kcal/（kg·d）给予营养支持。对于极度营养不良、重症 IBD 患者，采用间接能量测定仪测定患者的静息能量消耗（resting energy expenditure，REE），体温每升高 1℃，REE 增加 10% ～ 15%，合并脓毒症时 REE 约增加 20%。活动期 CD 的能量消耗高出缓解期 8% ～ 10%。儿童和青少年患者每日提供的能量推荐为正常儿童推荐量的 110% ～ 120%。IBD 患者蛋白质供给量应达到 1.0 ～ 1.5g/（kg·d）。

四、IBD 患者肠内营养制剂的类型及选择

根据蛋白水解程度不同，肠内营养制剂可分为整蛋白型配方、低聚（短肽）配方或氨基酸单体（要素膳）配方 3 类。这 3 类配方疗效无明显差异，但不同个体、不同情况对不同配方的耐受性可能存在差异，应根据患者的情况进行选择。一般情况下，肠道功能不全患者建议使用要素膳或低聚配方，IBD 活动期患者建议选择膳食纤维低的营养制剂。

1. **整蛋白型配方** 整蛋白型配方剂型包括乳剂、混悬剂、粉剂，配方中蛋白质以整蛋白为主，主要是模仿非水解蛋白质的普通饮食，口感较好，包括不含膳食纤维的瑞素、安素、能全素、瑞高，以及含有膳食纤维的能全力、佳维体、瑞先等。该剂型进入胃肠道后可刺激消化腺体分泌消化液，在体内的消化与吸收过程同正常食物，适用于 IBD 肠道功能恢复或接近正常的患者。

2. **低聚（短肽）配方** 低聚配方剂型主要包括乳剂、混悬剂和粉剂，所含蛋白质为蛋白水解物，以二肽或三肽的形式存在于半要素配方中，包括百普力、百普素等。该剂型进入胃肠道不需要消化即可直接或接近直接吸收，适用于胃肠道消化、吸收功能部分受损者。但口感较差，渗透压高，容易产生渗透性腹泻。

3. **氨基酸单体（要素膳）配方** 氨基酸单体配方剂型主要为粉剂，以蛋白水解产物（或氨基酸）为主，不含乳糖和膳食纤维，如爱伦多，该剂型不需要消化即可直接或接近直接吸收，适用于胃肠道消化、吸收功能部分受损者。缺点同低聚（短肽）配方。

五、IBD 患者肠内营养的途径

肠内营养的喂养途径主要是口服和管饲，首选口服途径，经口摄入受限或不足的患者可采用管饲。根据插管的位置不同，管饲可分为鼻胃管、鼻肠管、胃造瘘、空肠造瘘等。需根据患者的疾病情况、喂养时间和胃肠道功能等，选择合适的喂养途径。

1. **口服** 口服营养补充（oral nutritional supplement，ONS）是最常用营养支持的方式，也是 IBD 患者营养支持治疗首选的方式。ONS 具有符合人体生理特点、方便、安全、经济、易于吸收且依从性较好等特点，适用于日常饮食摄入量不足的补充，或中重度 IBD 患者通过 EEN 治疗以达到诱导或维持疾病缓解的目的。但其对胃肠道功能要求较高，可能会出现耐受量有限和依从性较差的情况。口服补充依从性差的患者，需采取管饲以保证足够的摄入量。对于合并不完全性肠梗阻的患者，口服 EN 可能加重肠道不耐受症状，应采用模拟管饲的方法口服。完全性肠梗阻应禁止口服。合并肠瘘的患者，不适宜口服进食，应评估瘘管的位置，选择瘘管下管饲。

2. **鼻胃管** 鼻胃管是 IBD 患者最常用的管饲途径。有研究认为，鼻胃管注射 EEN 是肠内营养诱导治疗 CD 中最有效的途径。适用于管饲时间在 2 ～ 3 周短期管饲的患者，鼻饲管持续放置时间一般不宜超过 4 周，时间过长容易压迫鼻黏膜出现溃疡、压迫鼻窦开口造成堵塞及鼻窦炎等并发症，但研究表明 EEN 诱导 CD 达到黏膜愈合至少需要 8 周，由于 CD 患者创伤后不容易愈合的特点，一般不推荐留置空肠造瘘管，故有必要科学地延长鼻胃管的使用时间，具体措施如下：

（1）指导患者自行插胃管：鼻胃管操作简单，住院期间可指导患者自行留置，为实施家庭内营养（home enteral nutrition，HEN）作准备，指导到期更换胃管的患者自行更换胃管，从对侧鼻腔置管，减少局部并发症。

（2）指导其间断置管：HEN 的患者，为满足其工作、生活的需要，应指导其间断置管，并熟悉管道的护理，提高肠内营养的依从性及营养治疗的效果。

（3）宜选用 8 ～ 10Fr 胃管以减少鼻部并发症，提高患者舒适度及管饲依从性。

（4）对于难以接受插管的患者，插管前可使用利多卡因局部麻醉鼻腔，以减少置管带来不适，提高置管依从性。

（5）固定管道前调整至舒适位置，以减少鼻部不适及并发症。

3. 鼻肠管　当患者存在胃排空障碍、幽门或十二指肠狭窄、高位克罗恩病（十二指肠或高位空肠）等情况，推荐采用鼻空肠管进行幽门后喂养。鼻肠管可以避免营养液的反流或误吸，置管操作可在患者床边采用盲插法留置鼻空肠管，也可在内镜或者 B 超等辅助下进行。适用于管饲时间在 3 ～ 4 周的患者。由于鼻空肠管的管腔细、管道长，堵管是其最主要的管道并发症，特别是输注黏稠的整蛋白制剂时更容易堵管。因此，使用鼻空肠管时，应输注成品制剂，应每 4 ～ 6 小时进行脉冲式冲管，避免堵管的发生。需妥善固定管道，预防脱管发生。

4. 胃及空肠造瘘管　胃及空肠造瘘术可作为一种手术单独施行，但更多情况下是作为腹部手术的附加手术进行的。经胃或空肠造瘘进行肠内营养适用于腹部手术并管饲时间＞4 周或不耐受的 IBD 患者，但一般情况下不推荐 CD 患者留置空肠造瘘管。经胃造瘘喂养的容量大，对营养液的渗透压不敏感，适合于各种完全型制剂配方。若患者存在胃功能不良、排空障碍或各种原因导致误吸风险较大，宜选择经肠途径的喂养。

六、IBD 患者肠内营养的输注方式

肠内营养的输注方式主要包括 3 种，即按时分次给予、间隙重力滴注、持续连续输注。

1. 按时分次给予　适用于喂养管尖端在胃内和胃肠功能良好者。将配好的肠内营养液用注射器分次缓慢注入，每次 100 ～ 300ml，在 10 ～ 20 分钟内完成，每次间隔 2 ～ 3 小时，每天 6 ～ 8 次。此方式患者有较多时间自由活动，对于个人形象要求比较高的 IBD 患者，可使用间断置管、分次给予的方式进行肠内营养，可以避免留置鼻饲管造成患者个人形象紊乱。但分次给予易引起胃肠道反应如腹胀、腹泻、恶心等，适用于轻症患者。

2. 间隙重力滴注　将营养液置于吊瓶内，经输注管与喂养管相连，借助重力缓慢滴注。每次 250 ～ 500ml，2 ～ 3 小时内完成，两次间隔 2 ～ 3 小时，每天 4 ～ 6 次。多数患者可耐受，但此方式在 IBD 患者中应用较少。

3. 持续连续输注　装置与间隙重力滴注相同，在 12 ～ 24 小时内持续滴注。临床上推荐采用肠内营养输注泵连续输注，不但减少管饲护理工作量，而且能够准确控制输注速度，按时完成输注量，改善肠道吸收情况，提高胃肠道耐受性，减少 EN 并发症。尤其适用于病情危重、胃肠道功能和耐受性较差、经十二指肠或空肠造瘘管管饲的患者。目前患者居家使用较多的是便携式营养输注泵，在满足持续营养输注的需求同时，又能满足患者工作、生活需要。

七、IBD 患者肠内营养耐受性评估

重症患者肠内营养不耐受（feeding intolerance，FI）发生率高达 30.5% ～ 75%，其中约 38% 的患者表现为持续不耐受现象。FI 临床表现分为三大类：①胃残余量（GRV）增加；②胃肠道不适症状，如上腹不适、呕吐、反流、腹胀、腹泻；③未能达到目标喂养量。

1. **GRV 监测** 适用于呕吐、腹胀患者的评估。虽然 2016 年美国重症营养指南建议，GRV 监测不作为 ICU 患者肠内营养的常规测量内容，但目前没有更可靠的肠内营养耐受性评分工具，因此 GRV 监测仍作为肠内营养喂养不耐受处理的参考依据。GRV 监测与 B 超观察是否有肠蠕动相结合可作为重症患者 EN 依据，提高客观评估的准确性与延续性。

2. **肠内营养耐受性评分** 对于肠内营养支持患者应常规进行肠内营养耐受性评估，可使用《肠内营养耐受性评分表》进行评分，根据评分结果指导肠内营养。评分结果：0 ～ 6 分继续肠内营养；7 ～ 12 分继续肠内营养，但需减慢速度；≥13 分需停止肠内营养；任意两项得分≥8 分，需一票否决肠内营养。

3. **目标喂养量监测** 目前关于各种研究“达标”的界定亦不同，有研究以未达目标量 70% ～ 90% 为 FI，也有研究以实际能量供给少于 500 ～ 750kcal/d 为 FI。

八、IBD 患者肠内营养的护理措施

1. 营养治疗前应制订并实施肠内营养喂养方案，建议每天监测肠内营养的耐受性，应避免不恰当地终止 EN，建议考虑采用容量目标为指导的喂养方案或多重措施并举的喂养方案。

2. 喂养相关恶心、呕吐和腹胀的护理

（1）每天观察恶心、呕吐和腹胀的情况，口服肠内营养的患者，排除完全性肠梗阻的情况下推荐使用促胃肠动力药物。重症 IBD 患者予 GRV 监测，GRV＜250ml 时宜继续实施 EN；GRV＞250ml 时暂停 EN 2 ～ 8 小时，以后继续按原方案进行喂养；下一次监测 GRV＞250ml 时则应停止喂养，按 EN 不耐受处理，减慢输注速度、采取幽门后喂养（尤其是病情较严重者），应用胃肠道促动力药物、床头抬高 30° ～ 45° 等措施。

（2）腹胀明显的患者建议采用间接膀胱测压法测量腹内压（IAP），每 4 小时监测 1 次，根据 IAP 的动态变化及时调整 EN 方案，IAP 在 12 ～ 15mmHg 时可以继续进行常规 EN；IAP 在 16 ～ 20mmHg 时应采用滋养型喂养；IAP＞20mmHg 时则应暂停肠内营养，采用促进排便排气方法减轻腹压，20° ～ 30° 低半卧位。

3. 喂养相关性腹泻护理

（1）不要因患者发生腹泻而直接停止肠内营养，应继续喂养并查找腹泻的病因以确定适当的治疗。腹泻的相关性评估应包括腹部检查、粪便量性评估、粪便细菌培养、电解质、用药等，根据评估内容进行针对性护理。

（2）提高患者对口服肠内营养制剂的耐受性和依从性，服用营养粉剂的患者，首次进行肠内营养应从低浓度开始，循序渐进地增加至目标浓度。可从 1/3 浓度开始，适应后再逐渐过渡到 2/3 浓度、标准浓度。也可指导患者采用模拟管饲的方法进行肠内营养治疗，按标准

冲调方法冲好 200 ～ 300ml，装进保温杯中每 3 ～ 5 分钟喝 2 ～ 3 口。营养粉可调配到流质或半流饮食中，如加入白粥、米糊中，从而提高耐受性，增加食物营养密度。

（3）使用配方溶液制剂，应从低速度开始，首次管饲以 30 ～ 50ml/h 速度输注，从 500ml/d 开始，适应后再逐渐增加，用 5 ～ 7 天时间过渡到 100 ～ 150ml/h 的目标速度，每天 1500 ～ 2000ml，管饲患者应使用营养泵连续输注。对于胃肠道耐受极差的 IBD 患者，应采用滋养型喂养，从极低速度（10 ～ 15ml/h）开始泵注，再根据患者耐受程度逐渐加快输注速度，维持输注速度≤100ml/h。

（4）对肠道功能受损不严重的患者，首选整蛋白型制剂，整蛋白型制剂不耐受可参考上述（2）（3）方法，如耐受情况不改善，再选用短肽型配方或氨基酸型制剂，重症 IBD 患者可直接选用短肽型配方或氨基酸型制剂。

（5）膳食纤维的添加原则，添加前应评估肠道病变及大便情况，无明显肠道狭窄，无便血，大便次数<4 次 /d，可选择低纤维、避免产气的可溶性膳食纤维，应从单种到多种，从少量逐渐添加，添加过程中需评估摄入后耐受性，能耐受再逐渐增加到目标量。肠道狭窄的患者应减少甚至限制膳食纤维的摄入，轻度肠狭窄的患者可以选择 ONS 或管饲 EN，选择含膳食纤维配方的肠内制剂或制作成蔬菜汁、果汁进食。中、重度肠狭窄推荐采用肠内营养输注泵持续管饲，以免加重梗阻症状。

（6）使用恒温加热器加热肠内营养，可减轻患者腹胀腹泻情况。冬天或室温较低时，可在肠内营养输注管近端夹上输液恒温加热器，维持营养液温度于 38 ～ 40℃可以明显减少患者腹胀、腹泻的症状。

4. 注意勿过长时间应用质子泵抑制剂，必要时可加服消化酶，以改善消化功能。

5. 应考虑血糖升高对食欲的影响。静脉营养支持通常导致血糖波动，研究表明在 EN 过程中血糖>10mmol/L 的患者更容易出现不耐受，因此应定时评估肠内营养摄入量，达到目标量 60% 以上时应及时停止肠外营养。

6. 营养液需现配现用，配制时遵守无菌操作原则；暂不用时置于 4℃冰箱保存，24 小时内用完；每天更换输注管或专用泵管。

7. 保持喂养管通畅，患者翻身、床上活动时，防止压迫、折叠、扭曲、拉扯喂养管。每次输注前后、连续输注过程中每间隔 4 小时、特殊注药前后，均以温开水 20 ～ 30ml 正压脉冲式冲洗管道，防止营养液残留堵塞管腔。喂养管通常只用于营养液的输注，如需注入药物，务必参考药物说明书，药物经研碎、溶解、过滤后再注入，避免与营养液混合而凝结成块附着在管壁或堵塞管腔。一旦发生堵管，立即用温开水反复脉冲式冲管并回抽，或用 5% 碳酸氢钠溶液通过三通接头负压通管，通管失败时按需更换喂养管。研究表明，使用恒温加热器加热肠内营养有助于降低堵管率。

8. 代谢及效果监测

（1）注意监测血糖及代谢功能：对于合并糖尿病的患者，应选用糖尿病专用制剂并监测血糖波动。疾病缓解期可逐步增加膳食纤维的摄入，以帮助肠道恢复功能和控制血糖。定期监测营养指标、肾功能等，有条件的进行人体测量和氮平衡实验。重症患者记录液体出入量，监测电解质变化，防止水、电解质及糖代谢紊乱。动态评价肠内营养支持的安全性，必要时调整营养支持方案。

（2）监测营养支持的效果：指导患者或家属建立肠内营养日志，记录肠内营养的内容、量，轻症患者每周测量体重，活动期每天测量体重，计算 BMI，记录进食后的胃肠道反应，观察营养指标的变化。指导患者根据营养指标、BMI 变化调整肠内营养方案。

第 3 节　IBD 患者的肠外营养护理

一、概述

肠外营养（parenteral nutrition，PN）是经静脉途径提供营养素的营养支持方式，分为部分肠外营养（partial parenteral nutrition，PPN）和全肠外营养（total parenteral nutrition，TPN）。

PN 是 IBD 患者营养支持的重要途径，能够通过调节补液配方，纠正体液丢失、电解质紊乱；不需要经过胃肠道的吸收，能够避免腹泻等并发症发生；起效快，能在较短时间内纠正营养不良的状况；可以控制营养要素的比例，较好地满足机体能量及蛋白质需求。

二、肠外营养使用指征

营养不良患者 EN 始终优于 PN，对需要进行营养支持治疗的 CD 患者，首选 EN。虽然 EN 是 IBD 患者营养治疗首选的营养支持形式，但当患者不能使用 EN 或 EN 无法满足能量与蛋白质目标需要量时，则应启动 PN。

PN 用于：

1. 口服或者管饲不充分时（如 CD 患者出现胃肠道功能障碍或合并短肠综合征）。当营养支持通过肠内途径无法满足>60% 的能源需求时，需考虑 EN 与 PN 联合应用，即补充性肠外营养（supplementary parenteral nutrition，SPN）。

2. 存在肠梗阻，不能将饲管放过梗阻位置或放置失败时。

3. 存在吻合口漏或高输出肠瘘。

4. 合并肠缺血、严重肠出血、中毒性巨结肠、严重休克时，PN 应作为唯一的营养干预措施。

5. IBD 围手术期的患者，PN 可作为 EN 的补充。

三、肠外营养治疗的实施

计划进行肠外营养的患者，应先进行三级营养诊断，即营养筛查、营养评估、综合评价，并根据患者临床营养状况和适应证，规范启动肠外营养，保障患者应用肠外营养安全。

IBD 患者应采用“全合一”方式进行 PN。“全合一”输注方式，是指将各种营养物质按一定比例和规定程序混合于一个输液袋后输注给患者。“全合一”肠外营养处方应包括葡萄糖、氨基酸、脂肪乳、矿物质和维生素等成分，总能量构成中，碳水化合物供能应占 50% ～ 70%，其余能量由脂肪乳剂供给，为 30% ～ 50%，营养配方应根据患者病情适时调整。

PN 时应避免将碳水化合物、脂肪乳剂、氨基酸等通过单瓶、多瓶平行或序贯串输等形式输注，“全合一”输注的优势在于更符合机体生理代谢需求，能够提高机体对各营养素的利用率，减少代谢并发症，降低单用营养素的浓度和渗透压，降低营养液和输注管路污染的发生率。配制肠外营养液时，应考虑混合液的稳定性与相容性，应避免将非营养素药物加入肠外营养液。

术后早期 EN 是加速康复外科（ERAS）的重要内容，不仅能够促进肠道运动功能恢复，改善营养状况，而且有助于维护肠黏膜屏障功能，降低感染发生率，缩短术后住院时间。对于因手术需要 TPN 的患者，根据肠功能恢复情况，术后应尽快恢复饮水及经口进食，ONS 是重要的营养补充方法。

四、肠外营养液的输注途径

肠外营养液输注可经周围静脉或中心静脉两种途径给予。临床上选择肠外营养途径时，须考虑营养液渗透压、预计输注时间的长短、既往静脉置管史、穿刺部位的血管条件、患者疾病及凝血功能等因素。

1. 经周围静脉肠外营养支持（peripheral parenteral nutrition，PPN）技术操作较简单、并发症较少，适用于肠外营养时间＜2 周、部分补充营养素的患者，经外周静脉输注时速度宜慢，将滴速控制在 50 ～ 60 滴 /min 可减少静脉炎的发生。临床上可根据患者的治疗情况，留置中长导管，能够减少静脉穿刺的次数及并发症的发生。

2. 经中心静脉肠外营养支持（central parenteral nutrition，CPN）包括经锁骨下静脉或颈内静脉穿刺置管入上腔静脉途径，以及经外周置入中心静脉导管（peripherally inserted central catheter，PICC）途径，需有严格的技术与物质条件。与周围静脉通路相比，中心静脉管径粗，血流量大，不易产生静脉炎，适用于肠外营养时间＞10 天、营养素需要量较多及营养液的渗透压较高（≥900mOsm/L）的患者。

锁骨下静脉穿刺导管皮肤出口位置固定，容易护理，感染并发症较少，导管尖端应接近上腔静脉，是中心静脉置管的首选部位；与锁骨下静脉穿刺置管术相比，PICC 并发症更少，成功率更高，是输注 TPN 首选途径。颈内静脉或股静脉穿刺置管术的穿刺口容易污染，股静脉置管易形成血栓，均不建议用于输注 TPN。建议采用单腔静脉导管输注营养液，其优点是内径粗、阻力小、接口少和污染机会少。SPN 液体量一般较小，浓度低，使用时间较短（＜10 ～ 14 天），可考虑经周围静脉输注，但也应警惕发生血栓性静脉炎。

五、肠外营养的护理

1. **合理安排输液顺序和控制输注速度**　对已有缺水者，先补充部分平衡盐溶液；已有电解质紊乱者，先予纠正；输注速度≤200ml/h，常连续匀速输注，不可突然大幅度改变输液速度；根据患者 24 小时出入水量，合理补液，维持水电解质、酸碱平衡。

2. **定期监测和评价**　最初 3 天每天监测血清电解质、血糖水平，3 天后视情况每周测 1 ～ 2 次。血清白蛋白、转铁蛋白、前白蛋白、淋巴细胞计数等营养指标及肝肾功能每 1 ～ 2 周测定 1 次，每周称体重，有条件时进行氮平衡实验，以动态评价营养支持的效果和安全性。

3. **并发症的预防及护理**　PN 常见的并发症包括导管相关并发症、代谢性并发症、肝胆系统并发症及血栓性静脉炎等。

（1）置管相关并发症：主要与静脉插管或留置导管有关。可表现为气胸、血管损伤，胸导管损伤、空气栓塞、导管移位或堵塞等。

置管并发症重在预防，护理人员需掌握静脉导管留置技术，遵循静脉治疗临床实践指南规范；妥善固定静脉导管，防止导管扭曲、移位，每班查看体外导管长度，确保输注装置、接头紧密连接；在静脉穿刺置管、输液、更换输液瓶（袋）、冲管以及导管拔除过程中，严格遵守操作流程，防止空气进入血液，引发空气栓塞；在应用不相溶的药物或液体前、后采用脉冲式冲管，确保导管畅通；如果导管堵塞不能再通，不可强行推注通管，应拔除或更换导管；停止输注时采用脉冲式正压封管技术，防止回血凝固致导管堵塞。

（2）感染：包括导管性脓毒症、肠源性感染。

导管性脓毒血症与输入液污染、插管处皮肤感染或其他部位感染的病原菌经血行种植于导管有关。患者可表现为发热、寒战，局部穿刺部位红肿、渗出等。为避免感染并发症的发生，穿刺 24 小时后应进行穿刺口周围皮肤消毒，更换透明敷贴并标明换药时间，之后应每周至少更换 1 次，局部有渗血、渗液时需及时换药。应每天更换输液管道，遵守无菌操作原则。规范配制和使用全肠外营养混合液，配制过程由专人负责，在层流环境、按无菌操作技术要求进行；配制过程应符合规定的程序，按医嘱将各种营养素均匀混合，添加电解质、微量元素等时注意配伍禁忌，保证混合液中营养素的理化性质保持在正常状态；营养液现配现用，不得加入抗生素、激素、升压药等；全肠外营养混合液在 24 小时内输完，暂时不用者保存于 4℃冰箱内，输注前 0.5 ～ 1 小时取出置室温下复温后再输。

肠源性感染与长期全肠外营养时肠道缺少食物刺激而影响胃肠激素分泌、体内谷氨酰胺缺乏等引起肠黏膜萎缩、肠屏障功能减退、肠内细菌和内毒素移位有关。因此，当患者胃肠功能恢复，应尽早开始肠内营养。

（3）糖代谢紊乱：IBD 外科手术患者处于应激状态，对葡萄糖的耐受力及利用率降低，输入葡萄糖浓度过高、速度过快，可能会出现高血糖和高渗性非酮性昏迷，主要表现为血糖异常升高、渗透性利尿、脱水、电解质紊乱和神志改变等。

因此，在输注的过程中，应注意控制葡萄糖的输注速度＜5mg/（kg·min）。一旦血糖异常升高，立即报告医师，停止输注葡萄糖液或含大量糖的营养液；静脉输注低渗或等渗盐水以纠正高渗环境，内加适量胰岛素以降低血糖，但应避免血浆渗透压下降过快引发急性脑水肿。当输注肠外营养液的过程中，若突然停止输注，而血胰岛素仍处于较高水平，极易发生低血糖，因此在输注的过程中，应避免计划外中断，研究显示 24 小时连续输注营养液控制血糖的效果要明显优于间断输注。对糖代谢异常者，可用等渗葡萄糖液作为过渡，然后再完全停用 PN。输注三升袋的过程中，应定时摇晃三升袋，避免胰岛素挂壁效应，导致患者出现低血糖。

（4）长期 PN 患者会出现肝功能异常：主要与葡萄糖超负荷引起肝脂肪变性有关，其他相关因素包括必需脂肪酸缺乏、长期全肠外营养时肠道缺少食物刺激、体内谷氨酰胺大量消耗，以及肠黏膜屏障功能降低、内毒素移位等。主要表现为转氨酶升高、碱性磷酸酶升高、高胆红素血症等。长期肠外营养患者应注意监测肝肾功能变化，预防肠外营养相关性肝病、胆汁淤积、代谢性骨病等的发生。尽早恢复经口或肠内营养。

（5）血栓性静脉炎：多发生于经周围静脉肠外营养支持。与静脉管径细小、血流缓慢、输入的高渗营养液不能得到有效稀释、静脉穿刺针或留置的导管对血管壁的摩擦刺激导致血管内皮受损有关。主要表现为局部红肿、疼痛、可触及痛性索状硬条或串珠样结节等。一般经局部湿热敷、更换输液部位或外涂经皮吸收的抗凝消炎软膏后，可逐渐消退。为减少血栓性静脉炎的发生，应在满足治疗需求前提下，选择外径最小、管腔数量最少、创伤最小的输液装置；并在置管环节推荐使用超声引导，避免反复穿刺，提高置管成功率。

第4节 IBD患者的运动

运动与身体及心理健康密切相关，能够调节免疫系统，提高抵抗力，且与IBD发生、发展呈负相关。运动作为IBD的有效辅助治疗，已被欧洲炎症性肠病营养指南强烈推荐。

一、IBD患者的运动现状

1. 国内外目前针对IBD患者运动干预方式主要包括有氧运动和力量训练，其中有氧运动中，以步行最为常见。

2. 因运动对胃肠道功能的作用效果与运动时间、负荷等因素有关，强度过高、时间过长的运动会加快肠道运转，进而加重炎症反应和疾病症状。因此，国外为IBD患者制定了力量训练运动指南。

3. 现有的一些随机对照试验和临床试验也从多方面证明，运动干预对IBD患者存在一定有效性。国外有研究对CD进行低强度渐进式力量训练，证实运动可以增加CD患者的骨密度。还有研究对IBD患者进行12周步行干预，证明了低强度运动的安全性，且能够有效提高患者生活质量，减轻患者压力。通过瑜伽干预可减轻IBD患者的焦虑、抑郁情绪也已有报道。

4. 国内研究还发现，低强度有氧运动能够提高缓解期UC患者的极量和亚极量运动能力以及诱导抗炎。低强度指的是50%最大摄氧量（maximal oxygen consumption，VO_2max）的运动。

综合国内外文献，由于患者缺乏专业指导以及医务人员对IBD患者运动康复的认识不足等因素，目前IBD患者运动普及率较低，且临床上缺乏针对IBD患者运动指南，缺少专业的运动处方，因此本章节参考了相关的国内外研究文献，考虑到运动安全性与运动方便性的问题，给炎症性肠病的患者作出了相关居家运动指引，以供参考。

二、IBD患者运动的好处

1. **运动能降低IBD患者的炎症反应** 研究表明，运动诱导血浆白细胞介素6（interleukin-6，IL-6）水平升高进而提高抗炎细胞因子如整合素连接激酶1蛋白抗原（ILK-1ra）和血浆白细胞介素10（interleukin-10，IL-10）的水平，IL-6对肿瘤坏死因子α（tumor necrosis factorα，TNF-α）有抑制作用。中等强度及高强度间歇运动被认为是安全的，不会增加克罗恩病患者的炎症反应，反而有利于降低炎症反应。

2. **运动能提高IBD患者的骨密度** 有文献报道，56.41%的克罗恩病患者存在骨量丢失，且 15.8% 的克罗恩病患者存在骨质疏松，低骨密度是患者骨折的高风险因素。而骨密度与完成的运动次数具有直接相关性，具有剂量反应。

3. 运动可以降低 IBD 患者肌少症的发生率 IBD 患者由于长期处于慢性炎症状态及运动不足等，易出现肌肉量及力量下降。目前研究表明，抗阻运动可以提高 IBD 患者肌肉质量、力量，且不会出现不良反应，因此建议 IBD 患者采用抗阻运动来防治肌少症。

4. 运动可以改善 IBD 患者的运动能力 VO_2max 是有氧运动能力的重要指标，提高 VO_2max 可以提高患者有氧运动的能力，中等强度持续运动与高强度间歇运动干预 3 个月以后，均可提高 IBD 患者的 VO_2max。

5. 运动可以改善 IBD 患者的疲乏状态 疲乏是 IBD 患者最常见的症状之一，具有发生率高、持续时间长且不能通过休息缓解等特点，规律运动可以改善疲乏状态。

6. 运动可以改善 IBD 患者的心理健康 适当运动可降低患者压力水平，改善焦虑、抑郁状态，促进患者心理健康，从而帮助患者控制病情。

7. 运动可以改善 IBD 患者的生活质量 体力活动与克罗恩病患者生活质量有直接关系，适当运动可以改善 IBD 患者的生活质量。

三、IBD 患者不同疾病活动期患者的运动指引

1. 重度活动期患者的运动指引 对于重症或急性发作期的患者而言，以卧床休息为主，病情许可的情况下，可在床上或床边进行轻度活动，如定时床上翻身、抬举平移四肢、活动腕踝关节、缩肛运动、呼吸运动、床边走动等，暂不推荐运动。适当的床上或床边自主活动，能有效预防压疮、双下肢静脉血栓、坠积性肺炎、肠粘连等并发症的发生。

2. 轻中度活动期、缓解期患者的运动指引

（1）运动类型：主要是有氧运动 + 抗阻运动。

适用的有氧运动有步行、快走、慢跑、骑自行车、太极拳、瑜伽、游泳等。抗阻运动有平板支撑、直抬腿、靠墙静蹲等。具体选择应结合患者平时的爱好和身体承受能力。一般认为，快走最为简便、安全，且易于坚持，应作为首选的运动方式。

（2）运动强度：运动时，患者的脉率不应超过个体 60% VO_2max，个体 60% VO_2max 的计算公式是脉率 = 基础心率 +（个体最大心率 – 基础心率）× 60%，其中个体最大心率可用个体最大心率 =220– 年龄（岁）的公式进行粗略估计，基础心率可以早晨起床前测得的脉率估计。运动量适宜的标准是，运动结束后，休息 5 ～ 10 分钟即可恢复到运动前的心率，并且运动后轻松、愉快，食欲和睡眠良好，虽有疲乏、肌肉酸痛，但短时休息后即可消失。此外，运动强度还要遵循个体化和循序渐进的原则。

快走的速度以 90 ～ 120 步 /min 为宜，抗阻运动的阻力为其重量或负荷阻力应该至少为一个人能一次举起或完成重量最大值的 60%。

（3)运动时间：运动时间一般为 20 ～ 30min/ 次，可根据自身情况逐渐延长时间，但时间≤ 1 小时为宜。

（4)运动频率：运动可安排每天三餐的餐后各运动 20 ～ 30 分钟，也可于餐后 1 小时开始，连续活动 3 次，每次活动 20 ～ 30 分钟，间隔时间 10 ～ 15 分钟，3 ～ 4 次 / 周。运动负荷量应由小逐渐加大。

（5）运动过程中的注意事项：

1）对于轻中度活动期、缓解期患者来说，没有肌肉损伤、异常疲劳、晕厥、心悸、心绞痛、呼吸困难及胃肠道反应（包括胃痛、恶心、呕吐、腹胀、腹痛、腹泻等），均可采取以上介绍的运动类型。

2）如有相关疾病临床症状出现，可暂停运动，稍作频次、强度的调整。

3）空腹运动易发生低血糖，因此要重视饮食与运动的关系。

4）餐后立即运动影响消化与吸收，所以原则上主张餐后 60 ～ 120 分钟运动较为合适。

5）对从事正常劳动的人，在餐后 60 ～ 120 分钟进行锻炼不现实，因此可结合患者所从事的工作性质，调整运动时间。

（黄美娟）

第 22 章　炎症性肠病患者的检查及检验护理

第 1 节　IBD 患者的内镜检查护理

消化内镜在 IBD 的诊断和鉴别诊断、疗效评估、病情随访和监测中发挥着重要作用，对 IBD 的并发症如穿透型病变、狭窄型病变、脓肿、消化道出血等有治疗作用，是 IBD 诊断和治疗不可或缺的诊疗方法和技术。目前，IBD 诊治中应用的消化内镜主要包括电子胃镜、电子结肠镜、小肠镜和胶囊内镜。

由于 IBD 常并发消化道狭窄和穿透型病变，IBD 患者的内镜检查、治疗及肠道准备均存在较高的风险，因此内镜检查的护理尤为重要。

一、IBD 患者内镜检查目的及禁忌证

1. **目的**　①确定诊断和鉴别诊断；②评估疾病的活动性、炎症的程度和累及范围；③使用药物或手术治疗前后的评估，并指导治疗方案的制订；④随访和追踪癌前期病变。

2. **禁忌证**　①疑有肠穿孔及腹膜炎者；②腹痛伴急性肠梗阻、中毒性巨结肠炎者；③急性憩室炎者；④心肺功能重度不良或衰竭者；⑤妊娠期妇女；⑥肠道准备不良和不能配合检查者。

二、电子胃镜检查的护理

电子胃镜检查可以直接观察食管、胃及十二指肠的情况。一般来说，所有诊断不明的食管、胃、十二指肠的疾病，均可进行此项检查。建议初诊 CD 患者，尤其是存在上消化道症状的患者行上消化道内镜检查；建议确诊 CD 上消化道受累者，进行上消化道内镜评估。

（一）检查前护理

1. 向患者仔细介绍检查的目的、方法、配合方法以及检查中可能出现的不适，消除患者的紧张情绪，使之主动配合。无痛胃镜检查者需通知家属陪同。

2. 仔细询问病史和进行体格检查，以排除检查的禁忌证。检测患者乙型、丙型肝炎病毒标志，对阳性者用专门胃镜检查。

3. 检查前禁食 8 小时，禁水 4 小时。胃排空延缓者，需禁食更长时间。曾做过钡餐造影检查者最好在 3 天后才进行胃镜检查。

4. 评估患者是否有活动性义齿，如有，应取出妥善保管。

5. 高血压患者，检查当天 5:00 以少许水送服降压药，服药后禁食禁饮。

（二）检查后护理

1. 检查后嘱患者勿下咽唾液，以免麻醉作用未消失而发生呛咳。麻醉作用消失后，先饮少量水，如无呛咳者可进食。当天饮食以流质、半流质为宜（具体视患者病情而定），行活检的患者当天宜进食温凉半流质食物，禁止饮酒、喝浓茶、喝咖啡，减少对胃黏膜创面的刺激。

2. 检查后少数患者可出现咽痛、咽喉部异物感，嘱患者勿用力咳嗽，以免损伤咽部黏膜。若患者出现腹痛、腹胀，可进行腹部顺时针按摩，以促进排气。

3. 检查后数天内应注意观察有无消化道出血、穿孔、感染等并发症。一旦发生并发症，应积极协助医师进行相应处理。

三、电子结肠镜检查的护理

电子结肠镜对 IBD 的诊断具有重要作用，应用结肠镜做全结肠及回肠末端的检查，并取活体组织检查，可确定病变的范围并评估其严重性。

（一）检查前护理

1. 向患者详细解释检查的目的、方法、必要性及注意事项，解除其顾虑以取得患者的配合。女性月经期间禁止检查。

2. 老年 IBD 患者行结肠镜检查时应该高度关注高血压、糖尿病以及心、肺、脑、肾等重要脏器疾病所带来的不良影响，应充分评估相关病情后酌情选择消化内镜检查。

3. 检查前 3 天，停服铁剂药物，检查前 1 天嘱患者采用低渣、低纤维饮食或者清流质饮食，检查晨禁食。

4. 肠道准备方法和注意事项

（1）原则上 IBD 患者行结肠镜检查前应行肠道准备，如果患者一般情况较差、肠道病变严重，可予生理盐水 1000ml 清洁灌肠后进行结肠镜检查。必要时，可不经过任何肠道准备直接进行急诊结肠镜检查。

（2）口服肠道清洁剂选择：聚乙二醇制剂、甘露醇、镁盐等肠道清洁剂在临床上应用广泛。欧美指南建议 IBD 肠道准备首选聚乙二醇（PEG）电解质散剂，PEG 不影响肠黏膜的组织学表现，因此 IBD 患者内镜及组织学的特征不受影响，增加组织异常的检出率，有利于 IBD 患者病情的评估与判断。

（3）PEG 用法推荐：

1）2L PEG 方案：在结肠镜检查前 4 ～ 6 小时，每 10 ～ 15 分钟服用 250ml，2 小时内服完。

2）3L PEG 方案：采用分次服用，至少检查前 4 ～ 6 小时开始服用。

3）建议在 PEG 肠道准备基础上，辅助使用消泡剂，以消除肠道中的气泡。

4）如行麻醉肠镜检查，肠道准备时间需提前，检查前 4 小时内绝对禁饮。

5）服药期间嘱患者多饮温开水，适当走动，并顺时针轻揉腹部加快排泄。开始服药 1 小时后，肠道运动加快，一般排便 5 ～ 8 次，以排出清水样便为宜。

6）如果粪便中仍有残渣，可饮温开水 500 ～ 1000ml，若不能耐受饮水或饮水后仍不能达到肠道准备要求，可追加生理盐水 500 ～ 1000ml 清洁灌肠或可加服 PEG 溶液，但总量一般不超过 4L。

（4）目前国际上没有指南或专家共识针对 IBD 合并肠梗阻患者肠道准备给出详细方案，临床较为常用的做法是低压灌肠，予温生理盐水少量多次灌肠，每次灌肠液的量不宜>500ml，每次可间隔 1 小时以上，灌肠次数并无强制要求，但是需待前次灌入的液体基本排净后再行第 2 次灌肠，如前次灌肠液大部分未排出，则不宜行再次灌肠，以免加重腹胀。

（5）有结肠造口者，可使用 2L PEG 或 3L PEG 方案行肠道准备；如需观察远端直肠情况，远端直肠可使用生理盐水 500ml 或者 1000ml 灌肠，行肠道准备。

（6）IBD 合并肠瘘腹腔感染者检查前 3 ～ 5 天开始禁食，予完全静脉内营养支持，在肠道准备时仅需口服抗菌药，无须口服泻剂。IBD 合并肠瘘无腹腔感染者，可按常规行肠道准备。

（7）肉眼观察排便清洁度评价标准（图 22-1）：①好：粪水呈淡黄色或透明无色；②较好：粪水呈黄色，无粪渣；③较差：粪水呈深黄色，含有少量粪渣；④差：粪水呈棕色，含大量粪渣。

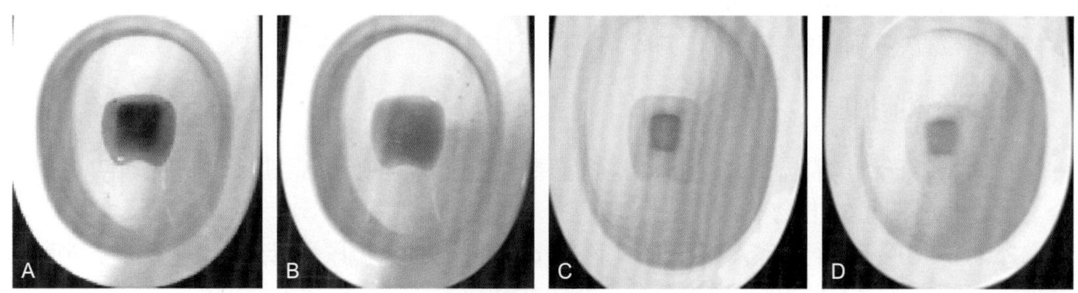

图 22-1　肉眼观察排便清洁度评价标准

从抽水马桶中观察排便情况：A. 差；B. 较差；C. 较好；D. 好。

（8）口服肠道清洁剂的注意事项：

1）如出现腹胀、恶心、呕吐等胃肠道反应，可指导患者减缓服用速度或暂停服用，待症状缓解后再继续服用。

2）若肠道准备时出现明显腹痛，而且呈逐渐加重趋势，宜暂停肠道准备，并立即行腹部立、卧位 X 线片或腹部 CT 等影像学检查，了解有无肠梗阻或肠穿孔等急腹症。若无肠梗阻或肠穿孔，可减慢肠道准备的速度，并密切观察病情变化。

3）如出现浑身出冷汗、乏力，可给予患者口服冰糖、白糖水或葡萄糖水。

4）排泄时嘱患者不要在厕所久坐，以免晕厥。

5）如果患者有便秘，可分次口服泻药，或遵医嘱肠道准备前 2 ～ 3 天给患者服用缓泻剂。

6）高血压患者应在服用完泻药后，常规服用降压药。

（二）检查后护理

1. 检查结束后患者适当休息，观察 15 ～ 30 分钟无不适再离开检查室。

2. 检查结束 1 小时后，一般情况下可正常进食，以易消化食物为宜。检查后 3 天指导患者少渣饮食。若进行息肉摘除或止血治疗者，应适当休息，遵医嘱饮食和使用抗生素等药物治疗。

3. 密切观察患者腹胀、腹痛及排便情况。腹胀轻者，指导活动；腹胀明显者，可行内镜下排气；注意观察粪便颜色，必要时行粪便隐血实验；腹痛明显或排血便者，应留院继续观察。如发现患者剧烈腹胀、腹痛、面色苍白、心率增快、血压下降、粪便次数增多且呈黑色，提示并发肠出血、肠穿孔，应及时通知医师，协助相应处理。

4. 告知患者麻醉肠镜检查后 24 小时内不宜开车及高危作业。

四、胶囊内镜检查的护理

胶囊内镜扩展了传统内镜的视野范围，可以直接观察到整个小肠表面的黏膜病变、部位及范围，能发现传统内镜及放射学检查可能遗漏的小肠病变。对于疑诊 CD 且胃肠镜和影像学评估无明确阳性发现者，可考虑胶囊内镜检查。

（一）检查前护理

1. **肠道准备方法及注意事项**　可参考本章节“电子结肠镜检查的护理”中肠道准备部分。患者检查前 2 天勿做钡餐或钡灌肠造影检查，以免钡剂残留影响检查结果。

2. **心理护理**　向患者讲解胶囊内镜的结构和应用原理、检查步骤、安全可靠性及检查目的和配合方法，消除患者紧张、焦虑、恐惧的心理。

3. **患者准备**　排除禁忌证（胃肠道梗阻、狭窄、瘘管形成、起搏器或其他植入性电子设备以及吞咽困难者），检查前 24 小时禁烟，以免呛咳影响检查。体毛较多的男性患者检查前 1 天剔去腹部脐上下 15cm 范围毛发，以免影响传感效果及检查结果后阵列传感器粘贴体毛引起不适。患者应着装宽松，以利于穿戴记录仪腰带。

4. **谈话与签名**　与患者谈话，告知其可能会有肠道梗阻、腹痛等风险，与患者签署知情同意书。

（二）检查中护理

1. **饮食**　吞服胶囊 4 小时内禁食禁饮，确认胶囊内镜进入小肠后 2 小时（大多数人群约为吞服胶囊 4 小时后，胃动力差者需实施监测确认）指导进食干的固状食物，如肉、馒头，少饮水，避免嚼碎、饮水下咽，禁牛奶、豆奶等糊状物，因糊状食物易粘贴胶囊内镜摄像头部，8 小时后可正常饮食。

2. **活动**　吞服胶囊后指导患者可自由活动，可通过散步、慢速爬楼梯等促进胃肠蠕动，但应避免剧烈运动。

3. **防电磁干扰**　患者在检查期间远离高频辐射场所，如高压电、微波炉、电磁炉、MRI、CT 等，但可正常使用手机、电脑。

4. **观察**　指导患者关注记录仪的开关及连接指示灯，若出现变黄或者熄灭，及时告知医师。如果出现传感器贴片脱落，应重新固定或告知护士更换贴片，并记录脱落的时间。

（三）检查后护理

1. 胶囊内镜设备一般工作 8 ～ 10 小时，检查结束后可由医师拆除设备。若患者自行解下设备归还，应详细指导其设备拆除的方法。

2. 指导患者在持放、运送、自行拆除设备时要避免冲击震动和阳光照射，否则会造成数据丢失。

3. 嘱患者观察胶囊内镜排出情况，强调胶囊排出前切勿接近强电磁区域，避免行 MR 检查。一般胶囊内镜在肠道停留 8 ～ 72 小时后会随粪便排出体外，超出 2 周未排出称为胶囊滞留，应及时联系医师，必要时行腹部 X 线或腹部 CT 检查。

4. 如患者出现难以解释的腹痛、呕吐等肠道梗阻症状，应及时告知医师，必要时行 X 线检查。

五、小肠镜检查的监测与护理

目前主要有双气囊小肠镜及单气囊小肠镜。小肠镜可用于疑诊小肠型 CD 的诊断与病情评估。

（一）检查前护理

1. 术前常规检查肝肾功能、心电图、肺功能、血常规、出凝血，排除严重心肺疾病等禁忌证，与患者签署麻醉知情同意书和检查同意书。

2. 检查前 1 天嘱患者采用低渣、低纤维饮食或者清流质饮食。

3. 肠道准备　参考本章节“电子结肠镜检查的护理”中肠道准备部分。

4. 心理护理　术前耐心细致地向患者及家属讲解行小肠镜检查的大致步骤、注意事项、操作预计时间、镇静麻醉的舒适性及检查成功的病例，增强患者的信心，解除其不良情绪的干扰。

5. 术前测量患者生命体征，填写手术转运交接单，准备好病历本，建立静脉通道，以备术中用药。

6. 检查前须取下患者金属饰物、腰带、活动性义齿、眼镜等。

7. 通知患者检查时须有家属陪同，并带纸巾备用。

（二）检查后护理

1. 检查结束后，密切观察患者的生命体征变化，平卧位头偏向一边，口腔有分泌物要及时吸引清除，对烦躁的患者，应拉好床栏，避免坠床。待患者麻醉完全清醒，由麻醉师评估患者后，方可离开。

2. 注意观察患者有无出血、腹胀、腹痛、恶心、呕吐等不适情况。

3. 检查患者皮肤是否完整。

4. 检查结束，嘱患者 2 小时后可温凉半流饮食，4 小时后可普通饮食，避免粗糙、胀气、刺激性的食物，保持大便通畅。

5. 检查后数小时内可能会有轻微的腹胀，交代患者多翻身、顺时针按摩腹部以促进排气。

6. 经口途径进镜者因为反复摩擦可能会有咽痛，一般 2 ～ 3 天自行消失，严重者可自服消炎含片。

第 2 节　IBD 患者的影像学检查护理

影像学检查对 IBD 的诊断、病情评估、疗效判断等有重要作用。IBD 常见的影像学检查有 CT 肠道成像（CT enterography，CTE）、MR 肠道成像（MR enterography，MRE）、肛周 MR、经腹部肠道 B 超。每项检查均有其特殊意义，CTE 和 MRE 是迄今评估小肠 IBD 的标准影像学检查，肛周 MR 是肛瘘 CD 患者最准确的检查方式。经腹肠道超声检查是 IBD 患者常用的影像学检查手段。围检查期的护理与患者安全、图像的清晰密切相关。围检查期需注意排除禁忌证、病情观察，预防及处理不良反应、不良事件的发生，保证患者的安全。

一、CTE/MRE 检查的护理

CTE、MRE 检查，相比普通 CT 和 MR，能更好地扩张小肠，尤其是近端小肠，两种评估小肠炎性病变的精确性相似，能很好地反映病变部位和范围、狭窄或瘘管的存在，对高位 CD 病变的诊断可能更有利。CTE 与 MRE 相比，前者有急腹症状、体内有金属植入物、对比剂过敏或有幽闭恐惧症等患者可进行检查，后者虽较费时、价格昂贵、对设备和技术要求较高，但具有无放射性射线暴露、软组织对比度良好、多参数多序列成像等优势。做好 CTE/MRE 围检查期的护理，对提高图像的质量、检查的成功率、诊断的准确率及常见不良反应的识别和干预有十分重要的作用。

（一）检查前护理

1. 饮食　检查前 1 天无渣饮食，少吃水果、蔬菜肉类，禁食奶制品。

2. 评估患者的病史、过敏史（对比剂）、病情。

3. 掌握排除禁忌证，筛选高危人群。金属异物移动可损害重要脏器和大血管。金属位于受检部位时，可产生伪影。体内有任何金属植入者禁止行 MRE 检查。

4. 向患者及家属做好注意事项、检查目的、不良反应等方面的健康教育，及时排解患者的紧张、焦虑情绪。

5. 介绍 MRE 检查舱狭小、封闭，有机器运转噪声等，使之解除紧张、焦虑等情绪，预防幽闭综合征。

6. 肠道准备　检查前 1 周不能做钡餐造影检查；于检查前 8 小时禁食，开始口服泻药清洁肠道，如复方聚乙二醇电解质 2 包（68.56g/ 包）+ 温开水 2000ml，指导患者边喝边快步走，2 小时内喝完，彻底清洁肠道，检查前 4 小时可适量饮水。有肠梗阻、肠道狭窄的患者，减慢喝泻药的速度，为了肠道准备充分，可提前开始肠道准备。

7. 练习屏气　为了减少伪影产生，检查过程中需屏气配合，CTE 需屏气 15 秒左右，MRE 屏气 25 ～ 30 秒，检查前应进行屏气练习。

8. 妊娠期禁止检查 CTE，妊娠不到 3 个月的妊娠妇女慎做 MRE。小儿及不合作者需镇静后方能检查。

9. 检查前带 X 线片、CT 或 B 超结果及相关资料，危重患者需家属及医护人员陪同。

（二）检查中护理

1. 评估患者体内有无金属植入物。含金属的物品提前取下，检查前女性要把带金属内衣钩的胸衣取下，不可携带金属物品（如手表、耳环、戒指、项链、钥匙、金属义齿、眼镜等）以及磁性物体（如磁卡、磁盘、BP 机、手机等），以防干扰检查结果和损坏所携带的物品。

2. 询问过敏史，签署知情同意书。

3. 充盈肠道　CTE 和 MRE 检查前为了适度扩张肠管，需口服对比剂，常用 2.5% 甘露醇溶液（甘露醇粉 25g 加温开水 1000ml）。

（1）CTE 检查前 1 小时，分 4 次口服 2.5% 等渗甘露醇液 1600 ～ 2000ml，每隔 15 分钟 1 次，每次口服 400 ～ 500ml，最后 1 次口服甘露醇 10 ～ 15 分钟后再上机扫描。推荐直肠灌肠，一般采用 2.5% 等渗甘露醇液 300 ～ 500ml 灌肠。

（2）MRE 检查前 1 小时口服 2.5% 等渗甘露醇溶液 2000ml，分 5 次服完，每 15 分钟服用 400ml，第 1、2 次可上厕所排便，第 3、4 次尽量不上厕所排便，进扫描室前再喝 1 次。

4. 检查时间长，一般需 30 分钟以上，需向患者做好解释，嘱患者受检过程全身放松，平静呼吸，不移动身体，以免影响影像科医师诊断结果。

5. MRE 检查需上机 2 次，第 1 次上机检查，扫描全腹 + 盆腔，患者需保留尿液，充盈膀胱，扫描时间约 15 分钟，下机后建议患者上厕所。MRE 第 2 次上机前 5 ～ 10 分钟肌内注射盐酸消旋山莨菪碱注射液 20mg（前列腺增生、青光眼、肠梗阻等患者禁用，儿童需减少用药量），以抑制肠道蠕动，降低管壁张力，减少因肠蠕动而造成的伪影。

6. 患者取仰卧位，先行全腹部及盆腔平扫，后动态增强扫描，使用高压注射器静脉注射对比剂（使用 20G 以上留置针），目的是增加正常与病变肠道的对比度。CTE 常用碘海醇等碘对比剂（常用 350mgI/ml 或 370mgI/ml），剂量为 1.5 ～ 2ml/kg，流速 3 ～ 4ml/s。MRE 使用钆特酸葡胺、钆布醇等钆对比剂，剂量为 0.1mmol/kg，流速 1.5 ～ 2ml/s。

（三）检查后护理

参照肛周 MR 检查的护理。

二、肛周 MR 检查的护理

肛周 MR 检查有助于确定 IBD 肛周病变的位置和范围，了解肛管类型及其与周围组织的解剖关系。

（一）检查前护理

1. 无需肠道准备及解痉剂。

2. 其他护理同 MRE 检查。

3. 克罗恩病合并肛周瘘管者（perianal fistulising Crohn’s disease，PFCD）术后 1 年定期行肛周 MR 检查。

（二）检查后护理

CTE、MRE、肛周 MR 检查后的护理重点在于预防和处理不良反应，以下是检查常见的不良反应和处理对策。

1. 恶心、呕吐 体质虚弱者，因短时间内摄入大量液体而引起胃部不适所致，应给予患者安慰，以减轻患者心理压力，呕吐明显者嘱患者头偏向一侧，以防误吸。

2. 头痛、发热、口干、排尿不畅等 可能是盐酸消旋山莨菪碱的不良反应所致，也许检查后数天内仍会出现这些反应，因此，检查前做好解释，嘱检查后多喝水，加快药物排泄。

3. 对比剂外渗

（1）外渗表现：因高压快速注射对比剂，导致血管压力升高，对比剂进入到周围组织，引起损伤。一般 6 小时内出现局部红、肿、热、痛，24 ～ 48 小时达高峰，严重时出现水疱、溃疡、坏死、出血等。

（2）对策：避免钢针穿刺，使用 20G 以上留置针；选择粗直、弹性好的血管以避免反复穿刺，妥善固定针头以避免针头移位；控制注射速度和注射量；密切注意观察注射部位是否出现肿胀。

（3）局部处理：轻度外渗，以观察为主，疼痛明显者可 48 小时内冷敷，48 小时后热敷；中重度外渗，在不拔针的情况下尽量回抽；予生理盐水 5 ～ 15ml、利多卡因 2ml、地塞米松 5mg 进行局部扇形封闭；抬高患肢，予地塞米松或 50% 硫酸镁外敷、喜辽妥外涂，如果皮肤溃烂，予皮维碘外用，必要时请烧伤科处理。

（4）地塞米松外敷配方：予生理盐水 100ml+ 地塞米松 50 ～ 100mg 湿敷，2 次 /d，一般 2 ～ 3 天恢复。

4. 过敏反应

（1）表现：轻度过敏反应的发生率为 3% ～ 4%，主要表现为皮肤发红、荨麻疹、恶心、头晕、喉咙发热发痒、打喷嚏。中度过敏反应的发生率为 1% ～ 1.5%，主要表现为全身大量荨麻疹、轻微喉头水肿、血压一过性下降等。重度过敏反应的发生率仅为 0.01% ～ 0.05%，主要表现为血压明显下降、休克、严重的气管及支气管水肿痉挛、严重的喉头水肿。

（2）预防：检查结束后，监测患者的生命体征，保留注射对比剂的留置针，让患者在候诊室观察 0.5 小时，无不良反应后再拔除留置针，允许其离开。检查后嘱患者多喝水以加快对比剂排出，尤其前 4 小时是对比剂排出高峰，一般 24 小时排泄完。

（3）处理：轻、中度过敏反应会在较短的时间内自行消失，症状明显时，可遵医嘱予低流量吸氧、注射抗过敏药，如地塞米松、氯丙嗪等。重度过敏者，快速皮下注射 0.1% 肾上腺素，其他抢救措施同青霉素过敏。

5. 幽闭综合征

（1）表现：发生率为 1.1%，是指人被幽闭在限制空间内的一种病态恐惧，表现为惊慌、呼吸急促、心搏加快、濒死感等，属于心理疾病。

（2）预防：介绍检查的重要性及配合的方法，减轻患者的恐惧；保持检查室的光线柔和空气流通，检查床干净、整洁，使患者感到舒适；提前让患者及家属进入检查室，熟悉布局，必要时让患者观看其他患者检查的过程或让其他病友与其交流，增强患者检查成功的信心；家属陪同患者上下检查床，增强患者对检查的安全感；告知患者放松全身的方法，让患者闭上眼睛，进行深呼吸。告知患者在检查时若感到不适，及时按下报警球囊呼叫医护人员。此外，也可让患者反复多次缓慢进出检查床，体验幽闭环境以消除患者的恐惧。

（3）处理：患者在检查过程中，带上耳塞降低噪声或嚼口香糖；播放舒缓轻松的音乐。在进行上述护理干预后，仍无法配合时，可应用阿普唑仑或地西泮等苯二氮䓬类药物进行镇静，提高患者的检查成功率。

6. **尿潴留**　尿潴留可能与患者心理紧张、盐酸消旋山莨菪碱降低了膀胱括约肌的张力有关。先予听流动水声以促进排尿，保守处理失败后可使用药物处理，甲硫酸新斯的明注射液为拮抗药，有对抗肌松作用，可减缓尿潴留。

7. **腹胀**　腹胀的发生率为0.2%，可能与甘露醇扩张小肠、尿液聚积有关。嘱患者深呼吸，腹部按摩，症状可慢慢缓解。

8. **肠梗阻**　肠梗阻的发生率为0.07%，肠道充盈的甘露醇，形成了高渗环境，导致大量液体积聚；盐酸消旋山莨菪碱能延缓肠道蠕动，可能会导致麻痹性肠梗阻。发生肠梗阻时，采取禁食、胃肠减压、维持水电解质平衡、营养支持、口服促消化动力药等治疗措施可逐渐缓解症状。

9. **对比剂肾病、肾衰竭**　CTE、MR 检查过程中使用的对比剂对肾功能受损的患者有明显副作用，可加重肾功能不全，甚至导致肾衰竭、肾脏纤维化。检查后应观察尿量，尿少者及时通知医师处理。

三、肠道超声检查的护理

肠道超声检查可显示 IBD 患者肠壁病变的部位和范围、肠腔狭窄、肠瘘及脓肿等。肠道B超诊断特异度高，与CT、MR等影像技术相比，诊断CD的敏感度无明显差异，是肠瘘、脓肿、狭窄等并发症监测和随访的首选检查方法。超声检查方便、无创，患者接纳度好，对 CD 的诊断和疗效评估有重要价值。

检查的护理：①无须进行肠道准备；②清晨空腹或禁食 4 小时以上，以减少肠蠕动和肠内气体，可适量饮水；③携带前次影像学检查结果。

第 3 节　IBD 患者的检验护理

IBD 检验包括血液及粪便，这些检验项目对 IBD 诊断、治疗提供有利依据，为预后和治疗效果起到评判作用。了解 IBD 特殊检验项目的意义和作用，掌握标本的正确采集方法及注意事项，保证标本采集的质量及准确性，对患者的诊治也有重要意义。

一、监测指标

1. **炎症指标**　炎症指标高低与疾病活动程度有关，指标越高，炎症越重。具体包括：

（1）血液：红细胞沉降率（ESR）、C 反应蛋白（CRP）、血小板（PLT）、白细胞（WBC），由于身体其他器官感染也可引起以上指标增高，故特异性不高。

（2）粪便：粪便钙卫蛋白可作为评估肠道炎症程度的特异性指标。

2. 感染指标

（1）血液：①结核：由于肠结核患者也可引起肠道溃疡，故需要进行结核筛查，主要包括结核特异性 γ 干扰素释放试验（IGRA）或结核感染 T 细胞检测（T-SOPT.TB）；②巨细胞病毒（CMV）DNA 及抗体；③ EB 病毒（EBV）DNA 及抗体；④其他：乙肝、丙肝、艾滋病、梅毒等。

（2）粪便：①粪便艰难梭菌检测：因单纯艰难梭菌感染的患者可引起类似 IBD 的症状，故需进行筛查，另外 IBD 患者感染艰难梭菌易引起症状加重；②大便细菌、真菌等培养；③粪便寄生虫：用于排除寄生虫感染引起的肠道炎症。

3. 营养监测指标　25- 羟基维生素 D、白蛋白（ALB）、前白蛋白（PA）、视黄醇结合蛋白（PBP）、游离脂肪酸（FFA）、贫血指标（HGB、转铁蛋白、血清铁蛋白、维生素 B_{12}、叶酸等）。

4. 风湿免疫指标　用于排除其他风湿免疫疾病引起的肠道病变。

5. 其他指标

（1）血液：肝肾功能，用药前需评估肝肾功能，用药后用于评估药物不良反应。

（2）*TPMT* 及 *NUDT15* 基因（详见本篇第 23 章）。

（3）生物制剂浓度及抗抗体：注射生物制剂的患者需定期检测，以监测用药剂量及疗效。

二、检测注意事项

1. 血液　根据要求空腹或非空腹抽取血液标本，采血后穿刺部位应按压 5 分钟，如为血小板减少者，延长按压时间。

2. 粪便

（1）大便常规、粪便钙卫蛋白：指导患者取一小块粪便（蚕豆大小）放于标本盒内，留取后通知医护人员协助送检。

（2）大便培养、大便艰难梭菌：①指导患者先将粪便排入清洁的容器内，尽量避免粪便接触尿液等液体；②成形大便需用工具（可用压舌板或便杯盖自带挖匙）挖取至少 30g 大便置入大便杯中；③不成形大便直接倒入大便杯中，需留 30ml 以上；④大便艰难酸菌，根据布里斯托大便分类法（表 22-1），常规留取第 5 ～ 7 型大便。

表 22-1　布里斯托大便分类法

分型	大便形态
第 1 型	一颗颗硬球（很难通过）
第 2 型	香肠状，但表面凹凸
第 3 型	香肠状，但表面有裂痕
第 4 型	像香肠或蛇一样，且表面很光滑
第 5 型	断边光滑的柔软块状（容易通过）
第 6 型	粗边蓬松块，糊状大便
第 7 型	水状，无固体块（完全呈液体状）

（张　勤　黄美娟）

第 23 章　炎症性肠病患者的药物治疗护理

IBD 的常用治疗药物包括美沙拉秦、糖皮质激素、免疫抑制剂等。近年来，随着 IBD 研究不断深入，生物制剂在 IBD 治疗中应用越来越广泛。为 IBD 患者提供规范化用药护理，是 IBD 治疗过程中至关重要的环节。护士应掌握 IBD 患者常用药物的种类、使用方法、注意事项及不良反应的观察，为患者的用药安全保驾护航。

用药前需提醒患者坚持遵医嘱用药，不能自行停药或更改剂量，用药期间按用药指引监测血指标，病情稳定者需定期到医院复诊，病情不稳定者需及时就诊。以下就目前临床常用的药物作简要介绍。

一、美沙拉秦

美沙拉秦（mesalazine）又名 5- 氨基水杨酸，临床上常用剂型有口服制剂、灌肠液及栓剂，具体用药指引如下：

（一）不同剂型用药注意事项

1. 口服制剂

（1）美沙拉秦肠溶片：餐前 1 小时服用，不可咀嚼或压碎。服用剂量及次数遵医嘱，适用于结直肠病变患者。

（2）美沙拉秦颗粒：可就餐时服用，用 1 杯水漱服，不可咀嚼。服用剂量及次数遵医嘱，适用于结直肠病变患者。

（3）美沙拉秦缓释片：不可嚼碎服用，可掰开服用或置入水中成悬浮液后饮用，餐前或餐后服用均可。服用剂量及次数遵医嘱，适用于小肠、结肠、直肠等部位病变的患者。

2. 栓剂　排便后将药物塞入直肠部位，用药剂量及次数遵医嘱，适用于直肠病变患者。建议在 25℃以下、遮光、密封保存，因室内外温度升高引起药物溶解，可将药物放于冰箱冷藏，凝固后可继续使用。

3. 灌肠液　建议睡前用药或选择患者排便次数少的时间使用，尽可能保留较长时间。

步骤如下：①使用前震荡药液 30 秒摇匀；②指导患者取左侧卧位，左腿伸直，右膝盖弯曲姿势给药；③用药后躺卧至少 30 分钟，左侧卧位与膝胸卧位交替。

若患者每次仅需用半支（30ml），可按照以下方法给药：①取灌肠液 30ml 放入干净容器中，加入温开水或生理盐水 30ml，充分搅拌混匀；②使用一次性阴道冲洗器吸入药物后将药物经肛灌入肠道；③剩下半支药物可在 25℃以下、遮光、密封保存。

（二）用药监测

用药后若病情稳定，建议每间隔 3 个月抽血复查血常规、肝肾功能、红细胞沉降率（ESR）、C 反应蛋白（CRP），因药物可能引起肾功能损害，必要时需查尿常规，若结果异常，应及时就诊。

二、糖皮质激素

（一）不同剂型用药注意事项

1. 口服制剂　临床上常用的口服制剂包括甲泼尼龙片和醋酸泼尼松片，前者不需经过肝脏代谢，而后者需要经过肝脏代谢，因此对于肝功能异常患者，需在医师指导下选择用药。

（1）服药时间：建议早上 7:00—8:00 餐后顿服，因每天早上 8:00 是人体肾上腺皮质激素的分泌高峰，此时服药可减少对肾上腺皮质功能的干扰，减少不良反应。

（2）可根据病情，服用护胃、补钙药物，预防激素不良反应。

（3）注意事项：糖皮质激素长期用药后减量过快或突然停药可引肾上腺皮质功能不全甚至危象，主要表现为恶心、呕吐、畏食、嗜睡、头痛、发热、关节痛、低血压等，严重时可导致休克，需及时抢救。因此，用药期间需要注意以下几点：①不能长期服用，不能随意增减剂量，不能突然停药。②病情稳定后，遵医嘱开始减量，常规减量方法：从最大剂量开始，每周减 1 片，减到剩下 4 片时，每 2 周减 1 片，直到停药。个别患者因病情及治疗需要（如需紧急手术或联合使用生物制剂），减量方法需遵医嘱。③减量过程中若出现症状复发，需及时就诊。

2. 静脉制剂

（1）规格与配制：目前临床常用的激素制剂（注射用甲泼尼松龙琥珀酸钠）有 3 种规格，分别为 40mg、125mg、500mg，其中 40mg 及 125mg 为双室瓶（上室为 1 ～ 2ml 稀释液，下室为药粉），500mg 为小瓶包装制剂。配制时，双室瓶需先按下推动器，使稀释液流入下层瓶室，轻轻摇晃溶解药物，配制好后可在 15 ～ 25℃下保存 12 小时；小瓶包装配制好后，应立即使用。

（2）用法用量：遵医嘱用药，初始剂量从 10 ～ 500mg 不等，为短期用药，用药数天后，必须逐渐递减至停药或转为口服用药。

（3）禁忌证：全身性霉菌感染、对药物任何成分过敏者为绝对禁忌。儿童、糖尿病患者、高血压患者、有精神病患者、有明显症状的感染性疾病或病毒性疾病为相对禁忌。

（二）不良反应

糖皮质激素不良反应较多，包括增加机会性感染、过敏反应、库欣综合征、水钠潴留、低钾性碱中毒、葡萄糖耐量下降、白细胞增多、情绪障碍、青光眼、视物模糊、心力衰竭、心律失常、高血压、消化道溃疡、胃出血、肠穿孔、转氨酶升高、水肿、条纹性皮肤等。因此，不建议长期用药。

（三）饮食护理

用药期间，饮食上注意限制钠盐摄入、增加含钾丰富食物摄入，禁止使用活疫苗或减毒活疫苗。

（四）用药监测

长期治疗者，用药后若病情稳定，应每间隔3个月抽血复查血常规、肝肾功能、ESR、CRP，定期监测血糖、血压、体重等。

三、免疫抑制剂

（一）硫唑嘌呤、巯嘌呤

1. 用药前评估 硫唑嘌呤、巯嘌呤最常见的不良反应之一是骨髓抑制，因此，用药前需进行巯嘌呤类药物安全用药基因检测，包含 *TPMT* 及 *NUDT15* 基因，若检测结果为野生型，可正常服用；若为杂合型，需遵医嘱谨慎用药；若为纯合型，禁用。

2. 用药后监测

（1）血常规：开始服药第1个月，每周查1次；第2个月每2周查1次；之后每月复查1次，1年后每3个月复查1次，若白细胞低于$3.5 \times 10^9/L$，需及时就诊。若增加剂量，则从每周1次开始监测。

（2）肝肾功能：服药后第1个月查1次，之后每3个月复查1次，若结果异常，需及时就诊。

（3）ESR、CRP每3个月复查1次。

（4）药物浓度监测：一般用药后6～8周进行药物浓度检测，用药过程中需根据药物浓度调整用药剂量，为保证监测结果准确，需每天按时按量服药，抽血前至少4小时禁止服药。

3. 不良反应观察 ①骨髓抑制，如白细胞降低；②过敏反应，如头晕、恶心、呕吐、发热、皮疹、肌痛、关节痛等；③胰腺炎；④脱发；⑤感染风险增加等。若白细胞低于$3.5 \times 10^9/L$或出现不良反应，应指导患者暂停药物，及时就诊。

4. 注意事项 硫唑嘌呤不可掰开服用，巯嘌呤可掰开分次服用。

（二）甲氨蝶呤

目前临床常用剂型有注射剂和片剂，其中注射剂效果优于片剂，在条件允许的情况下，建议首选注射剂皮下注射或肌内注射。

1. 不同剂型用药注意事项

（1）注射剂：遵医嘱用药，水剂可直接抽取行皮下注射或肌内注射，粉剂需先用灭菌注射用水2ml溶解后注射，每周注射1次。

（2）片剂：遵医嘱每周口服1次。

2. 用药监测

（1）血常规：用药后1年内每月复查1次血常规，1年后每3个月复查1次血常规，若白细胞低于$3.5 \times 10^9/L$，需及时就诊。

（2）每 3 个月复查 1 次肝肾功能、CRP、ESR，若结果异常，应及时就诊。

3. 不良反应观察　①口腔黏膜溃疡；②食欲减退；③骨髓抑制，如白细胞降低；④脱发；⑤过敏反应，如头晕、恶心、呕吐、发热、皮疹等。若白细胞低于 3.5×10^9/L 或出现不良反应，应指导患者暂停药物，及时就诊。

4. 其他注意事项　①使用甲氨蝶呤当天开始，连续 3 天口服叶酸片 1 次 /d、5mg/ 次以提高药物疗效，一般在用药 24 小时后开始服用，如需要同时服用，至少间隔 2 小时；②妊娠期前至少停药 3 ～ 6 个月（包括男性），将致畸风险降至最低；③哺乳期禁用；④用药期间注意防晒，避免发生光敏反应；⑤可能会引起头晕、疲乏等，尽量避免驾驶或高危操作。

四、沙利度胺

1. 用药时间　因用药后可能出现嗜睡、倦怠、头晕等现象，建议患者睡前遵医嘱用药。

2. 用药监测　用药后若病情稳定，建议每间隔 3 个月抽血复查血常规、肝肾功能、ESR、CRP，若结果异常，应及时就诊。

3. 不良反应观察　①头晕、嗜睡、倦怠；②外周神经病变，如手足麻刺感或烧灼样痛感、手足震颤等；③便秘；④面部水肿；⑤血栓栓塞；⑥皮疹等。需指导患者用药后短时间内不可驾车、高空作业，若出现不良反应，应暂停药物，及时就诊。

4. 注意事项　该药有强烈致畸作用，男性及女性患者必须停药至少 6 个月方可生育。

五、生物制剂

（一）英夫利西单抗

英夫利西单抗（infliximab，IFX）为抗肿瘤坏死因子 α（TNF-α）单克隆抗体，是一种人 - 鼠嵌合抗 TNF-α 单克隆抗体，与 TNF-α 结合具有高亲和力、高稳定性，不易解离，从而导致 TNF-α 失去生物活性（TNF-α 的生物活性为诱发炎症因子生成），使炎症得到缓解，促进消化道黏膜修复。

1. 用药周期及随访管理　参见本篇第 20 章。

2. 用药前评估

（1）患者如有发热、感染、肛周脓肿等情况，需及时告知医师，待医师评估后用药。

（2）γ 干扰素释放试验或 T-SPOT. TB 阳性患者，需排除相关禁忌证后用药，用药期间按需使用抗结核药物至少 3 ～ 6 个月。

（3）乙肝病毒感染者在使用 IFX 期间必须持续服用抗乙肝病毒药物至停用 IFX 半年后遵医嘱停药。

3. 配制方法及相关注意事项

（1）使用前药物需在 2 ～ 8℃避光保存。

（2）使用 21 号（0.8mm）或更小针头的注射器配制。

（3）每瓶药需用 10ml 灭菌注射用水溶解，轻轻旋转药瓶，使药粉充分溶解，严禁振荡，溶解过程中可能出现泡沫，可静置 5 分钟后再抽取药物。

（4）从 250ml 0.9% 氯化钠注射液瓶或袋中抽弃与配制本品的所需的注射用水相同的液体量（每添加 1 支药，抽弃 10ml 0.9% 氯化钠）。

（5）用注射器吸取药物并注入 250ml 0.9% 氯化钠注射液瓶或袋中，配制成总量为 250ml 溶液，注入过程应尽量避免产生气泡。

（6）药物配制好后应在 3 小时内输注。

（7）输液器应配有孔径≤1.2μm 的滤膜。

（8）检查溶液颜色、性质等，如发现不透明的颗粒、变色或者异物颗粒，请勿使用。

4. 输注注意事项

（1）输注前确认患者已签署《英夫利西单抗用药知情同意书》，未成年人需监护人签署《授权委托书》。

（2）询问患者既往是否有过敏史；若有，需遵医嘱给予预防性抗过敏治疗。

（3）输注前、中、后，应密切观察与监测患者生命体征及有无过敏等不良反应发生，若有异常，应暂停药物，立即告知医师。

（4）输注总时长不少于 2 小时，严格按照输注要求限制速度输注。

（5）输注结束后，应至少观察 1 ～ 2 小时。

5. 临床常见不良反应观察　①过敏反应，如皮疹、发热、头晕、恶心、胸闷、低血压等；②感染，如上呼吸道感染、疱疹病毒感染等；③关节痛、肌痛、背痛等。若有不良反应发生，应告知医师或指导患者及时就诊。

（二）阿达木单抗

阿达木单抗（adalimumab，ADA）是一种全人源抗肿瘤坏死因子 α（TNF-α）单克隆抗体，与 TNF-α 结合具有高亲和力、高稳定性，不易解离，从而导致 TNF-α 失去生物活性，使炎症得到缓解，促进消化道黏膜修复。

1. 用药周期及随访管理　参见本篇第 20 章。

2. 用药前评估　同英夫利西单抗用药前评估。

3. 输注方法及相关注意事项

（1）使用前药物需在 2 ～ 8℃避光保存，勿冷冻，禁止振摇。

（2）输注前确认患者已签署《阿达木单抗用药知情同意书》，未成年人需监护人签署《授权委托书》。

（3）询问患者既往是否有过敏史；若有，需遵医嘱给予预防性抗过敏治疗。

（4）预充式注射器注射方法：①准备：第 1 次皮下注射时，评估患者是否可以自我注射。若自我注射，可指导患者注射，拿取预充式注射器时握住注射器筒体，针头保持朝上，禁止向后拉活塞，选择大腿上部、距离肚脐至少 5cm 的腹部或上臂为适宜注射部位。②注射：消毒后，捏取皮肤，斜 45° 快速进针，使针头完全插入皮肤，禁止拉动注射器活塞回抽，用拇指推动柱塞将所有药物注入体内，保持 10 秒以上，按原来的角度将针头快速拔出。③注射后处理：注射器丢入锐器盒，注射部位上按压 10 秒或以上，勿搓揉。

（5）注射笔方法：①选择大腿上部、腹部、上臂部位注射；②消毒皮肤后，捏起皮肤垂直 90° 进针，注射笔开始注射前不可按压红色启动钮，出现“嗒”响表示开始注射，观察注射器显示窗，出现“黄色”表示注射完毕；③保持注射动作至少 10 秒再拔针。

4. 临床常见不良反应观察　①感染，如上呼吸道感染、疱疹病毒感染等；②关节痛、肌痛、背痛等；③注射部位红斑、注射部位痛、瘙痒等，应告知医师或指导患者及时就诊。

5. 阿达木单抗的贮藏

（1）运输过程中：2 ～ 8℃避光保存，注射器应保存在包装盒内，不能进行冷冻。

（2）使用时：通常情况下 2 ～ 8℃避光保存，如有特殊需要，在常温（≤25℃）条件下可储存 14 天，须避光保存。

（3）若常温下（≤25℃）保存超过 14 天或储存温度超过 25℃，应丢弃。

（4）一旦在常温下（≤25℃）储存，不可再放入冷藏储存（2 ～ 8℃）。

（三）维得利珠单抗

维得利珠单抗（vedolizumab，VDZ）可与表达在记忆 T 淋巴细胞表面的 α4β7 整合素特异性结合，阻断 α4β7 整合素与黏膜地址素细胞黏附分子 1（MAdCAM-1）相互作用，抑制记忆 T 淋巴细胞迁移至肠道的炎症组织，从而减少肠道黏膜炎症。

1. 用药周期及随访管理　参见本篇第 20 章。

2. 用药前评估　患者如有发热、感染、肛周脓肿等情况，需及时告知医师，待医师评估后用药。

3. 配制方法及相关注意事项

（1）使用前药物需在 2 ～ 8℃避光保存。

（2）使用 21 ～ 25 号针头的注射器，抽吸 4.8ml 无菌注射用水，沿瓶壁缓慢注入，尽量避免产生泡沫。

（3）轻轻旋转药瓶 15 秒，不得剧烈摇晃或倒置。

（4）室温下静置并观察 20 分钟，若未完全溶解，再静置 10 分钟，使药粉完全溶解，泡沫消散。

（5）若 30 分钟内未溶解或溶解后出现异常颜色或颗粒物，请勿使用。

（6）药物完全溶解后，用注射器抽取药物，加入 250ml 0.9% 氯化钠溶液或乳酸盐林格液中。

（7）药物配制好后，检查溶液颜色、性质等，如发现不透明的颗粒、变色或者异物颗粒，请勿使用。

（8）检查药液无异常，应尽快输注。

（9）因特殊原因无法立即输注时，灭菌注射用水初溶的配制液，可在 2 ～ 8℃冰箱冷藏保存 8 小时；加入 250ml 0.9% 氯化钠溶液复溶的药液，在 20 ～ 25℃下最长可保存 12 小时，若 2 ～ 8℃下最长可保存 24 小时（初溶配制液在 2 ～ 8℃冰箱冷藏保存 8 小时时间计算在内），使用前需在室温内复温 30 分钟。

4. 输注注意事项

（1）输注前确认患者已签署《维得利珠单抗用药知情同意书》，未成年人需监护人签署《授权委托书》。

（2）询问患者既往是否有过敏史；若有，需遵医嘱给予预防性抗过敏治疗。

（3）输注前、中、后，应密切观察及监测患者生命体征及有无过敏等不良反应发生，若有异常，应暂停药物，立即告知医师。

（4）输注时间控制在30分钟以上，必要时，可延长输注时间至60分钟。

（5）输注结束后，应至少观察1～2小时。

5. **临床常见不良反应观察** ①过敏反应，如皮疹、头晕、头痛、恶心、胸闷、低血压等；②感染，如上呼吸道感染等；③关节痛、肌痛、背痛等。若有不良反应发生，应告知医师或指导患者及时就诊。

（四）乌司奴单抗

乌司奴单抗（ustekinumab，UST）是一种全人源化IgG1k单克隆抗体，可结合炎症因子IL-12/IL-23的p40亚单位，使炎症得到缓解，促进消化道黏膜修复。

1. **用药方法** 目前临床在用制剂为静脉注射液和皮下注射液，常规用药方案为第一次静脉注射（用量因体重而异），后续皮下注射90mg/次。

2. **用药周期及随访管理** 参见本篇第20章。

3. **用药前评估** 患者如有发热、感染、肛周脓肿等情况，需及时告知医师，待医师评估后用药。

4. **不同剂型药物使用方法及相关注意事项**

（1）静脉注射剂配制方法及相关注意事项：

1）使用前药物需在2～8℃避光保存。

2）从250ml 0.9%氯化钠输液瓶或袋中抽弃与所需药液相同的液体量（每添加1支药，抽弃26ml 0.9%氯化钠）。

3）用注射器吸取药物并注入250ml 0.9%氯化钠注射液瓶或袋中，配制成总量为250ml溶液，注入过程应尽量避免气泡产生。

4）轻柔混合后，检查溶液颜色、性质等，如发现不透明的颗粒、变色或者异物颗粒，请勿使用。

5）溶液配制后可在25℃下存放4小时，禁止摇晃，使用前需室温下复温30分钟。

6）输液器应配有孔径0.2μm的滤膜。

（2）静脉注射剂输注意事项：

1）输注前确认患者已签署《乌司奴单抗用药知情同意书》，未成年人需监护人签署《授权委托书》。

2）询问患者既往是否有过敏史；若有，需遵医嘱给予预防性抗过敏治疗。

3）输注前、中、后，应密切观察及监测患者生命体征及有无过敏等不良反应发生，若有异常，应暂停药物，立即告知医师。

4）输注时间控制在30分钟以上，必要时，可延长输注时间至60分钟。

5）输注结束后，应至少观察1～2小时。

（3）皮下注射剂的输注方法及相关注意事项：

1）使用前药物需在2～8℃避光保存，勿冷冻，禁止振摇。

2）输注前确认患者已签署《乌司奴单抗用药知情同意书》，未成年人需监护人签署《授权委托书》。

3）询问患者既往是否有过敏史；若有，需遵医嘱给予预防性抗过敏治疗。

4）本品为预充式注射器，输注前、中、后禁止向后拉活塞。

5）注射流程：①准备：第 1 次皮下注射时，评估患者是否可以自我注射。若自我注射，可指导患者注射，拿取预充式注射器时握住注射器筒体，针头保持朝上，禁止向后拉活塞，选择大腿上部、距离肚脐至少 5cm 的腹部和上臂为适宜注射部位。②注射：消毒后，捏取皮肤，斜 45° 快速进针，使针头完全插入皮肤，禁止拉动注射器活塞回抽，用拇指推动柱塞将所有药物注入体内，直到柱塞头完全推进两个针套翼之间。推注完药液后，保持 10 秒，按原来的角度将针头快速拔出。③注射后处理：慢慢抬起拇指，放开柱塞头，使空注射器向上移动，直至针头被针头套完全覆盖。注射部位上按压 10 秒或以上，勿搓揉。

5. 临床常见不良反应观察　最常见的不良反应（发生率＞5%）为鼻咽炎和头痛，其他为口咽疼痛、疲乏、注射部位红斑、注射部位痛、瘙痒等，若有不良反应发生，应告知医师或指导患者及时就诊。

（五）生物制剂使用的健康教育

1. 预防感染　保持空气流通，不要到拥挤的地方；在人多拥挤、空气混浊的地方或需接触感染者时，必须佩戴口罩；注意个人卫生，预防肛周、会阴感染；及时治疗感染（如上呼吸道感染、肛周、会阴结节、脓肿）。

2. 适量运动　每天有氧运动 30 ～ 45 分钟（如慢跑、游泳、爬山、骑自行车等）。

3. 充足睡眠　每天连续睡眠 6 ～ 8 小时，不熬夜。

4. 生活规律　戒烟、酒，科学饮食，营养均衡，放松心情。

5. 用药观察　按时用药，定期抽血查 CRP、ESR、肝肾功能、血常规、药物浓度及抗抗体等，定期复查肠镜或小肠镜、MRE 或 CTE，以评估药物疗效及病情。

6. 计划妊娠及疫苗注射应咨询医师。

7. 用药过程有任何异常，应及时就诊。

（张颖璠　张　勤）

第 24 章　炎症性肠病患者肠外表现护理

除腹痛、腹泻、黏液脓血便等肠道表现外，由 IBD 导致的其他系统原发性病变称 IBD 肠外表现（extraintestinal manifestation，EIM），它是 IBD 患者位于肠道外的炎症性病变，其发病机制尚不清楚。30% ～ 50% 的 IBD 患者可出现一种或多种肠外表现。随着 IBD 及已有肠外表现的病程进展，发生其他肠外表现的概率有增加的趋势。与 UC 患者相比，肠外表现尤其在结肠型 CD 患者中更常见。

IBD 肠外表现常见的有肠瘘以及皮肤、口腔、骨骼、肾脏、肝胆胰、肺、眼睛等病变。IBD 肠外表现呈多样性，应早发现，及时处理，以控制病情发展。护士应重视 IBD 患者肠外表现，及时的观察与有效的护理干预，可以减轻患者痛苦，提高患者生活质量。

第 1 节　IBD 患者肛瘘护理

肠瘘是克罗恩病常见的肠外表现之一，可表现为肛瘘、肠外瘘及肠内瘘。克罗恩病肠瘘表现的发生率为 17% ～ 50%。其中，肛瘘是最常见的肛周病变，发生率高达 43%。肛瘘是肛门直肠瘘的简称，是存在于肛管或者肛门周围皮肤相连的肉芽肿性的病理管道。它是发生在肛门直肠周围的脓肿溃破或切口引流的后遗病变，由内口、瘘管、外口三部分组成。IBD 肛瘘是难治性病变，护士应重视肛瘘预防与护理。

一、肛瘘的概述

肛瘘是 IBD 患者最常见的肠外表现之一，根据瘘口及瘘管的多少可分为单纯性肛瘘及复杂性肛瘘；以外括约肌深部为界，根据瘘管位置高低可分为高位性肛瘘及低位性肛瘘。临床上表现以周期性流脓、肛周局部肿痛、肛周肿块、肛门瘙痒为多见，一般无全身症状，因复杂或迁延日久，常有排便困难、狭窄、贫血、身体消瘦、精神萎靡、神经衰弱等症状。继发感染时，有不同程度的体温升高等全身症状。间歇期没有症状的肛瘘患者，局部治疗即可。对于发作期出现流脓、红肿、疼痛等症状，如果不能马上手术，也可以采取局部外用药物治疗暂时缓解症状。临床上肛瘘患者还可以进行手术治疗，根据内口位置的高低、与括约肌的关系选择相应的手术方式。低位性肛瘘、单纯性肛瘘，一般选择瘘管切开术；低位或高位单纯性肛瘘、复杂性肛瘘的联合治疗可选择挂线疗法。

二、肛瘘的危害及预防

1. 肛瘘的预后取决于直肠的情况，直肠没有炎症或 CD 活动减轻，治愈率高。

2. 抽烟和发病部位是克罗恩病肛周病变的独立危险因素，应积极干预，以提高患者的生活质量。

3. 目前全世界的焦点在于成熟肛瘘的治疗，极少关注肛瘘发展早期治疗及如何使结节逆转。

4. 积极预防肛瘘的关键在于识别早期肛周结节，及时治疗。

三、一般护理

1. 嘱患者穿宽松棉质短裤，勤更换、勤清洗，时刻保持肛周清洁、干燥。

2. 急性期渗液较多时，除定时换药外，可建议患者使用一次性棉质内裤；可用人工肛袋接瘘口，收集分泌物，减少对皮肤的刺激。

3. 非急性期可局部给予热敷，以改善肛门皮肤血液循环，减轻疼痛、水肿。

4. 协助患者取舒适的卧位，避免挤压伤口，减少对创面的刺激，减轻疼痛的发生。建议使用符合其臀部大小的 U 型沙枕，可避免患者长期侧卧或俯卧带来的不适。

5. 对于疼痛的护理，予疼痛评分，轻度疼痛可采用分散患者注意力的方法，疼痛剧烈的患者可根据医嘱给予相应的止痛剂，以达到缓解疼痛的目的。

四、肛瘘挂线术围手术期护理

（一）术前注意事项

1. 术前 2 周停止吸烟；注意保暖，预防呼吸道感染。

2. 术前 3 天进少渣半流质饮食，不进食蔬菜，术前 1 天无渣流质饮食。术前晚 23:00 开始禁食。

3. 术前晚清洗皮肤。拭去指甲油、口红等化妆品，取下活动性义齿、眼镜、发夹、手表、首饰和其他贵重物品。手术当天配合护士完成会阴部及肛周的皮肤准备。不穿内衣、内裤，贴身只穿病号服。

4. 术前排尽尿液。

（二）术后注意事项

1. 术后坐硬板凳 2 小时压迫止血，术后嘱患者避免过度活动。

2. 保持创面清洁，加强巡视，密切观察敷料有无渗血、渗液。

3. 术后要保持大便通畅，解大便时叮嘱患者切勿久蹲或用力过猛。

4. 便后用柔软手纸擦拭，并用温水充分清洗创面。

5. 术后第 2 天开始，每天早、晚及便后采用温水坐浴、1∶5000 高锰酸钾或中药坐浴，既可缓解局部疼痛，又有利于局部炎症的消散、吸收。

（三）高锰酸钾坐浴的方法

1. 高锰酸钾坐浴的作用 高锰酸钾坐浴可保持肛门清洁，促进局部的血液循环，缓解括约肌痉挛，促进炎症反应吸收，减轻疼痛。

2. 高锰酸钾坐浴流程

（1）物品准备：准备适合臀部大小的坐浴盆及高锰酸钾片。

（2）配制溶液：调节水温约 40℃或手感舒适；高锰酸钾 4 片加入 2L 温开水中，配制成 1∶5000（0.02%）的淡紫色溶液。

（3）清洁肛周：取少量上述溶液擦洗肛周。

（4）坐浴：浸泡臀部、肛周，15 ～ 20 分钟。

（5）撤除用物：浸泡液倒下水道排出，清洗坐浴盆。

（6）高锰酸钾溶液坐浴后皮肤会出现染色，可用温开水擦洗即可。

（四）温水坐浴的方法

若无条件使用高锰酸钾溶液坐浴，亦可使用温水坐浴。每次排便后可用温水冲洗肛周，再用约 40℃温开水 2L 坐浴 15 ～ 20 分钟。

五、饮食护理

营养不良是克罗恩病患者常见症状，在进行治疗的同时，良好饮食习惯对病情恢复有较大帮助。指导患者进清淡易消化、高蛋白、高热能、高维生素、高水分食品，避免牛奶、豆浆等容易产气的食物，禁食辛辣刺激食品，避免生冷、油腻和粗纤维等食物。可指导患者服用肠内营养口服剂以补充营养。

（一）健康宣教

1. 告知患者肛瘘的可治愈性以及克罗恩病的可控制性，向患者介绍克罗恩病及肛瘘的病因和预后、术后并发症的预防。

2. 生活环境尽量通风，防止伤口感染，尽量保持每天充足的睡眠，注意保暖，下床适当走动可帮助肛门局部引流，保持乐观心态。

3. 嘱患者规律排便，保持肛门周围皮肤及创面的清洁。

（二）心理护理

克罗恩病肛瘘是公认的难治性病变，瘘管长期不愈或反复发生对患者的生理、心理等方面均产生影响，使患者的生活质量下降。与患者建立良好的护患关系，多与患者沟通交流，消除患者的紧张、焦虑情绪。

第 2 节　IBD 患者皮肤与口腔病变护理

IBD 患者肠外表现，皮肤也是常受累的器官之一，皮肤病变的发生率 CD 患者为 22% ～ 75%，UC 患者为 5% ～ 11%。IBD 相关皮肤病变机制不明确，目前认为肠道细菌和滑液等可能通过共同抗原表位触发免疫反应，而被触发的获得性免疫应答引起细菌移位，机体不能区分细菌抗原表位和皮肤抗原表位，导致皮肤发生病变。皮肤病变带来的疼痛、形象改变等，严重影响着患者的生活质量，护理人员应注重皮肤损害的观察与护理。

IBD 患者常伴随口腔黏膜病变，以阿弗他溃疡最常见，还可出现唇炎、牙龈炎、增殖性脓性口腔炎、口面部肉芽肿病、肉芽肿性腮腺炎等。与疾病活动性相关，随肠道症状的缓解而缓解。口腔病变严重时会影响患者的进食，口腔病变的预防与护理也是不容忽视的。

一、IBD 皮肤与口腔病变的概述

IBD 肠道炎症活动相关的皮肤表现是结节性红斑（erythema nodosum，EN）、坏疽性脓皮病（pyoderma gangrenosum，PG），多数皮肤病变与疾病的活动相关，在 IBD 活动期出现。EN 发生率为 3% ～ 10%，易于辨认，表现为突发性、隆起性、疼痛性、红斑性、皮下结节，常出现在四肢伸肌的表面，特别是胫骨前区，病变通常是双侧对称的，直径为 1 ～ 5cm，也可累及躯干、手臂、颈部和面部。PG 发生率为 2% ～ 5%，诱发因素通常是创伤，如静脉穿刺或活检等，常见于下肢远端，也发生在包括外生殖器在内的其他部位，如造口附近、口腔周围、面部。一般在 IBD 活动期出现。最初的表现可能包括丘疹、小泡、脓疱，随后发展成皮损基底部为坏死组织的溃疡，与周围病变相融合，形成火山口样洞穴（底部含脓液的瘘管），其特征是紫罗兰色皮损边界。护理人员注意观察和评估，在患者随访或住院时多询问、多观察，加强宣教，嘱患者若出现皮肤病变，及时告知医护人员。

IBD 口腔病变的临床特点为红、黄、凹、痛，红是指溃疡周围黏膜发红，呈“红晕”，而黄是指溃疡渗出物形成黄色假膜覆盖溃疡的底，一般持续 10 ～ 14 天愈合，不留瘢痕。

二、局部护理

1. 注意要保持皮肤清洁、口腔清洁。

2. 结节性红斑的护理

（1）可使用聚维酮碘外敷于病变部位，予方纱或棉垫覆盖保护。

（2）换药 1 ～ 2 次 /d，每次换药前予生理盐水清洁后再重新涂抹聚维酮碘。

3. 坏疽性脓皮病的护理

（1）患者病变部位有坏死组织及痂皮时，应先进行机械性或化学性清创，清创后使用生理盐水清洗伤口，涂抹聚维酮碘于患处，注意聚维酮碘需完全覆盖住病变部位，再予无菌方纱或棉垫覆盖保护，换药 1 ～ 2 次 /d，渗液较多时可增加换药次数。

（2）发生在造口周围的坏疽性脓皮病，清创后予藻酸盐、银离子敷料填塞，再使用造口袋。

(3)坏疽性脓皮病发生在头顶时,剪短头发,暴露病变部位,清洗头发后再外涂聚维酮碘,1 周基本痊愈。

4. 口腔病变的护理

(1)局部用药:利多卡因等局部麻醉药物外涂于患处,以减轻疼痛;局部使用激素可促进黏膜愈合,但应注意长期应用增加口腔真菌感染的风险;应用他克莫司有效。

(2)加强口腔清洁:盐水或漱口水漱口,若合并口腔真菌感染,予 10 片制霉菌素研成粉末与生理盐水 500ml 混合,配制成漱口液,至少漱口 3 次 /d。

三、用药护理

遵医嘱积极治疗,一般类固醇激素、理疗或免疫抑制剂对皮肤损害有效。英夫利西单抗对于伴发顽固性、难治性的结节性红斑和坏疽性脓皮病患者有良好的疗效。

四、饮食护理

少油、低盐、避免油炸、腌制、刺激食品。口腔病变严重时,可进食清淡温凉流质饮食,少量多餐。

五、一般护理

严重皮肤损伤患者须至烧伤外科治疗。绝大多数患者结肠切除后,皮肤损害会自行愈合。IBD 患者自然皮肤保护效果不佳,建议预防日晒、穿防晒服装、使用防晒产品和避免日光浴。保持口腔清洁,睡前、餐后养成漱口的好习惯。日常生活中注意避免劳累,注意休息,保证充足睡眠 6 ~ 8 小时。

六、心理护理

1. 教会患者正确认识炎症性肠病的皮肤及口腔病变的表现及其危害,鼓励患者积极治疗。

2. 多与患者沟通交流,注意倾听,耐心解答患者的担忧,并给予相应的心理疏导。告知患者保持心情舒畅,有利于疾病恢复。

3. IBD 缓解期时间比发病时间长,缓解期可以正常生活,工作、旅游、结婚、生育不受影响。

4. 坚持适量运动,如慢跑、游泳、爬山、骑自行车等。

第 3 节　IBD 患者其他肠外表现观察与护理

肠外表现除了上述肠瘘、皮肤外,还可发生在骨骼、肾脏、肝胆胰、肺、眼睛等部位。护理工作中应密切关注患者这些部位的病变情况，早识别、早发现、早干预。

一、骨骼

（一）IBD 骨骼肠外表现概述

1. 关节病变　IBD 患者的肠外并发症复杂多样，其中脊柱关节炎最为常见，在 IBD 患者中发生率为 2% ～ 46%。IBD 引起的脊柱关节炎可分为中轴型和外周型。中轴型主要表现为强直性脊柱炎和骶髂关节炎。外周型主要包括关节炎、肌腱炎、指 / 趾炎。关节炎可发生于每一个关节，但以大关节为主；肌腱炎最常发生于脚跟及跖筋膜处；指 / 趾炎较为少见，主要表现为所有手指或脚趾均发炎、肿胀，即所谓的香肠状手指或脚趾。

2. 代谢性骨病　代谢性骨病包括低骨量和骨质疏松症，是一种常见的 IBD 肠外表现，见于 20% ～ 50% 的 IBD 患者。骨质疏松症是骨折的危险因素，临床中应加以重视。IBD 患者发生低骨量和骨质疏松症的危险因素主要包括慢性炎症、皮质类固醇治疗、广泛的小肠疾病或切除术、年龄、吸烟、低体力活动和营养不良等。

（二）主要护理措施

1. 积极治疗原发病　针对 IBD 疾病活动情况，遵医嘱用药，控制肠道炎症。

2. 病情观察　观察患者的精神状态、营养状况、体态、步态等。

3. 休息与活动　适当休息，减少负重运动，戒烟，预防骨质流失及骨质疏松。

4. 用药护理　对于持续处于活动期、反复使用激素或病程较长的 IBD 患者，均应进行骨密度测定，使用钙和维生素 D 预防骨质的流失。如果已知维生素 D 缺乏，则需要更高的剂量；抗肿瘤坏死因子治疗常能提高骨密度，对于长期处于活动期的 IBD 患者，应根据免疫抑制治疗指南进行治疗（硫唑嘌呤、抗整合素、抗肿瘤坏死因子等），以避免长期的类固醇治疗和炎症活动，防止骨质流失。

5. 饮食护理　嘱患者多摄入含钙和维生素 D 丰富的食物，如牛奶、乳制品、大豆、豆制品、芝麻酱等，多进食富含维生素 D 的食品有蛋、鱼肝油等。戒烟、酒，少饮咖啡。

6. 疼痛的护理　对于 IBD 合并关节疼痛的患者实施疼痛自我管理。注意关节保暖，合理使用关节，减少负重运动。急性期不可采用按摩、冰敷等方式，必要时采用理疗的方法缓解症状。

二、肾脏

（一）IBD 肾脏肠外表现概述

肾脏也属于 IBD 累及的肠外器官，近年来研究发现 IBD 合并肾脏病变并非少见，其中以肾结石、肾小球肾炎和肾淀粉样变较为常见。IBD 患者的肾功能不全患病率可达 15.9%，其年发病率约为 1.63/10 万，并可增加患者的死亡风险。加强对 IBD 发生肾结石的了解和诊治意识，对 IBD 患者定期进行肾脏超声或尿路影像学筛查，对检出肾结石患者进行早期干预具有重要意义；当IBD患者出现持续蛋白尿和血尿时，应考虑行肾脏活组织检查以协助诊断；肾淀粉样变性患者常见的临床表现是肾性蛋白尿和肾病综合征，但有15.3%的患者在确诊肾淀粉样变性时无肌酐水平升高或蛋白尿等肾损伤表现。

（二）主要护理措施

1. **病情观察** 观察患者水肿、尿量及蛋白尿的情况。

2. **休息与活动** 急性期肾炎患者应绝对卧床休息，症状比较明显者需卧床4～6周，待肉眼血尿消失、高血压患者血压恢复正常后，方可逐步增加活动量。病情稳定后，可从事一些轻体力活动。

3. **用药护理** 口服碳酸氢钠碱化尿液；应用激素和生物制剂治疗者还应遵循相应药物治疗的疗程和药物使用注意事项。

4. **加强饮食宣教** 当患者持续出现蛋白尿时，应指导患者进食优质低蛋白饮食，无蛋白尿时，给予正常量的优质蛋白，同时应适当增加碳水化合物的摄入，以满足机体生理代谢所需要的热量，避免因热量供给不足而加重负氮平衡；少食富含饱和脂肪酸的动物脂肪，选择富含多聚不饱和脂肪酸的植物油，并增加富含可溶性纤维的食物如豆类等，以控制高脂血症；控制磷的摄入；注意补充多种维生素及铁、钙和锌元素，因为锌有刺激食欲的作用。

5. **营养监测** 记录进食情况，评估饮食结构是否合理、热量是否充足。定期监测血清白蛋白、血红蛋白等指标，评估机体的营养状态。必要时，静脉补充营养素。

三、肝胆胰

（一）IBD肝胆胰肠外表现概述

IBD相关的肝胆疾病包括原发性硬化性胆管炎、脂肪肝、药物性肝损伤、门静脉血栓形成、肝淀粉样变性、肉芽肿性肝炎、肝脓肿、胆石症等，其中以原发性硬化性胆管炎（primary sclerosing cholangitis，PSC）最特异，非酒精性脂肪性肝病（non-alcoholic fatty liver disease，NAFLD）最常见。

PSC在UC患者中更常见，常隐匿起病，早期多无症状，出现症状时可表现为皮肤瘙痒、黄疸和右上腹痛等。NAFLD在UC患者中的发病率略高于CD患者，其发病可能与胰岛素抵抗、代谢综合征、IBD相关的腹腔脓肿或瘘管形成、营养不良、大量激素的使用等因素有关。

胰腺病变也是IBD患者的肠外表现之一，其中以急性胰腺炎最具代表性。急性胰腺炎在CD患者中更常见，临床表现为上腹痛、血清脂肪酶或淀粉酶水平升高、腹部影像学改变。

（二）主要护理措施

1. **病情观察** 观察饮食习惯、睡眠、大便、腹部体征、皮肤颜色等情况；水与电解质平衡状况，注意利尿药可引起低钠、低钾；准确测量腹围，记录出入量，为治疗提供依据。

2. **休息与活动**　多卧床休息，避免劳累。

3. **用药护理**　根据疾病的特点遵医嘱用药，观察用药的反应及效果，定期监测肝肾功能和胰腺指标；使用激素的患者，需告知患者激素服用的时间、作用及注意事项，不可擅自减量或停药。

4. **饮食护理**　可补充多种维生素，如维生素 B、维生素 C、维生素 K 等。供给足够的热量、蛋白质及镁和锌的营养膳食。脂肪肝、肝硬化者应低脂饮食。戒烟、酒。

四、肺

（一）IBD 肺肠外表现概述

支气管肺疾病是一种罕见的 IBD 肠外表现，从声门到小支气管均可出现，其中以大气道最常见，可表现为哮喘、支气管炎、慢性阻塞性肺疾病、间质性肺病等。药物性肺损伤以水杨酸制剂引起的间质性肺病、甲氨蝶呤引起的变态反应性肺炎或肺纤维化多见。

激素对多数 IBD 相关的呼吸系统疾病治疗有效，首选吸入性皮质类固醇，全身性皮质类固醇用于实质受累和对吸入性皮质类固醇耐药的大气道疾病。激素抵抗或高剂量激素依赖性难治性肺病患者可选择免疫抑制剂或生物制剂治疗。

（二）主要护理措施

1. **病情观察**　观察患者哮喘发作的前驱症状，以及患者的咳嗽、咳痰、呼吸困难的程度，监测呼吸音、哮喘音变化，动脉血气分析和水与电解质、酸碱平衡和肺功能情况，了解病情和治疗效果。

2. **休息与活动**　患者采取舒适的体位，慢性阻塞性肺疾病晚期患者宜采取身体前倾位。视病情安排适当的活动量，活动以不感到疲劳、不加重症状为宜。室内保持合适的温湿度，注意保暖，避免直接吸入冷空气。

3. **饮食护理**　支气管肺疾病的 IBD 患者餐后应避免平卧，腹胀患者应进软食，细嚼慢咽；避免进产气食物，如汽水、啤酒等；避免进食生冷或容易引起便秘的食物，如油煎食物、干果、坚果等。哮喘患者应提供清淡、易消化、足够热量的饮食，避免食用可能引起哮喘发作的食物，如虾、蟹、蛋类、牛奶等，以及某些食物添加剂如酒石黄、亚硝酸盐（制作糖果、糕点中用于漂白或防腐）等，戒烟、酒。慢性阻塞性肺疾病患者呼吸功的增加可使热量和蛋白质消耗增多，导致患者营养不良，应制订出高热量、高蛋白质、高维生素的饮食计划。

4. **用药护理**　遵医嘱使用抗生素、支气管舒张药和祛痰药物，注意观察疗效及不良反应。

5. **心理护理**　引导患者适应慢性病并以积极的心态对待疾病，培养生活兴趣和爱好，以分散注意力，减少孤独感，缓解焦虑、紧张的精神状态。

五、眼睛

（一）IBD 眼睛肠外表现概述

眼部病变是 IBD 常见的肠外表现之一，其发病率为 4% ～ 29%，主要以巩膜外层炎和葡萄膜炎最常见。巩膜外层炎表现为巩膜和结膜充血、瘙痒和灼热，通常不影响视力。巩膜外层炎在 CD 患者中更常见，常与 IBD 肠道炎症活动性有关。葡萄膜炎（多为前葡萄膜炎，即虹膜睫状体炎）起病隐匿，常为双眼病变，病程较长，症状较多，如眼痛、视力模糊、畏光和头痛，严重者可失明。

巩膜外层炎可在控制肠道炎症、局部应用 NSAID 后得到缓解。前葡萄膜炎多需局部使用皮质类固醇和睫状肌麻痹剂治疗，耐药的葡萄膜炎患者可使用硫唑嘌呤、甲氨蝶呤、英夫利西单抗、阿达木单抗等药物治疗。

（二）主要护理措施

1. **病情观察** 观察患者的视力、角膜刺激征、结膜充血症状、角膜症状和分泌物的变化；观察有无角膜穿孔症状，如眼压降低、前房变浅或消失、疼痛减轻等；严密观察角膜炎症的进展；葡萄膜炎患者观察是否有眼部疼痛、畏光、流泪者，应避免强光刺激，可戴有色眼镜。

2. **休息与活动** 提供安静、清洁、舒适的环境，保持室内空气清新、流通，指导患者注意休息。劳逸结合，生活有规律，适当活动，避免感染，减少葡萄膜炎复发的概率。

3. **用药护理** 巩膜外层炎症患者遵医嘱使用抗病毒药物，定期监测肝肾功能；使用散瞳眼药水滴眼后，要压迫泪囊区 2 ～ 3 分钟；大剂量全身应用糖皮质激素时可引起多种不良反应，如十二指肠溃疡、胃肠穿孔、糖尿病、低钾血症、失眠等，应注意观察患者的心率、血压、体重、血糖、精神意识的变化等；使用免疫制环磷酰胺时，常见不良反应有畏食、恶心、呕吐、脱发等，指导患者用药后可大量饮水。眼部表现与用于治疗 IBD 的药物有关，因此，使用生物制剂或免疫抑制剂时需要定期行眼部检查。IBD 患者行肠切除术后，短肠综合征和吸收不良综合征可导致维生素 A 缺乏，从而导致夜盲症和干燥性角膜结膜炎，因此手术治疗的患者需要常规补充维生素 A。用药期间密切观察用药后的反应和指导患者自我观察。

4. **饮食护理** 按医嘱指导患者进食营养丰富、易消化、低脂、低胆固醇的食物，适当进食水果与蔬菜，戒烟、酒。

5. **心理护理** 患者视力骤然下降，病情反复发作，有思想顾虑和恐惧感，甚至悲观，应耐心做好解释工作，多鼓励患者，消除患者的忧虑，使其积极配合治疗。

（黄美娟　黄贤丽）

第 25 章　炎症性肠病患者并发症护理

第 1 节　IBD 患者肠梗阻护理

IBD 患者发生肠梗阻的原因包括长期慢性炎症引起肠壁纤维化、肠腔狭窄，或肠道粘连、腹腔包块压迫肠管等。CD 患者肠梗阻发生率为 15%，以回肠型或回肠结肠型 CD 患者多见；UC 患者肠梗阻的发生率为 1.4%，远低于 CD。专家指出，对 CD 肠狭窄导致反复或慢性肠梗阻者推荐手术治疗，炎性狭窄和无症状的肠狭窄可保守治疗。内镜下球囊扩张术是 CD 肠狭窄患者手术治疗有效且安全的替代方法，是治疗十二指肠狭窄的首选方式。

一、临床表现与评估

1. **临床表现**　主要为腹痛、呕吐、腹胀、肛门停止排气与排便。高位性肠梗阻呕吐物可有腐臭味，低位性肠梗阻呕吐物可有粪臭味。十二指肠 CD 狭窄型多见，表现为幽门或十二指肠梗阻。腹部查体可见肠型，出现腹部压痛、肠鸣音亢进或消失。

2. **诊断**　腹部 X 线或 CT 可见肠腔明显扩张与多个气液平面，结肠镜检查可以明确梗阻的性质，超声成像、MRI 检查也可协助诊断。不能确诊时，可行腹腔探查。

二、护理措施

1. 体位　取半卧位，有利于患者的呼吸和循环，并减轻腹痛。

2. 胃肠减压　保持胃管通畅和保证有效负压，注意观察引流液的颜色、性质、量，并准确记录。

3. 饮食与营养护理

（1）饮食：完全性肠梗阻需绝对禁食，遵医嘱给予肠外营养治疗（PN）；不完全性肠梗阻可予少量多次进食无渣饮食。

（2）营养护理：结合患者病情制订营养治疗方案。

1）营养支持途径：不完全性肠梗阻患者优先考虑口服营养补充（ONS），摄入不足者可予留置鼻胃管、鼻肠管进行肠内营养治疗（EN）；复杂瘘管或高位肠梗阻患者可行胃（肠）造瘘，或留置三腔喂养管在梗阻部位上端减压的同时进行下端的喂养。

2）肠内营养制剂的选择：肠内营养制剂种类多样，针对目前的肠内营养制剂中，整蛋白型肠内营养制剂适用于严重肠道狭窄和肠瘘患者，且营养性价比较高，在临床应用较为广泛。

3）管饲喂养于管内持续泵注肠内营养制剂，更有利于患者的肠道通过和营养吸收。

4）肠外营养治疗（PN）宜选择大静脉或深静脉，首选 PICC 或中长导管，有手术计划者选择中心静脉导管（CVC）；遵医嘱输入所需热量和营养素，并维持水与电解质、酸碱平衡；按规范做好静脉管道的维护。

4. 病情观察

（1）腹痛、腹胀的程度、范围、性质，呕吐和 / 或胃肠减压量、颜色、性状，以及排气、排便情况。

（2）准确记录出入量。

（3）注意神志及生命体征情况，及时判断与处理病情恶化情况。

（4）监测血液生化、血气等各项检验指标的变化，及时纠正水与电解质、酸碱平衡失调。

5. 遵医嘱给予止痛、抗感染等治疗。禁用吗啡、哌替啶等镇痛药。

6. 内镜下治疗的护理　行内镜下扩张或切开术后，需注意观察有无出血、穿孔及瘘管、脓肿形成等并发症。

7. 手术护理　做好术前准备，IBD 患者术前需短期内行 PN 改善营养状况，使患者的 BMI 达到 15kg/m^2 以上，术后转外科病房。

三、预防

1. 养成良好的饮食习惯，进食过饱或进食过多粗糙且富含纤维素食物等，可诱发肠梗阻。

2. 积极治疗肠腔狭窄，并定期监测病情、血药浓度和疗效，及时调整治疗方案。

3. 合理安排适当的运动，如散步、打太极、八段锦等，注意劳逸结合。

第 2 节　IBD 患者肠穿孔护理

肠穿孔是 UC 最严重的局部并发症之一，国外报道见于 2% ～ 3% 的患者，国内见于 0.8% 的患者。常见的穿孔部位为乙状结肠、降结肠、盲肠、回肠末端。本并发症的死亡率极高，休克、腹膜炎、败血症为其主要死因，应高度警惕。而 CD 因受累肠管的浆膜面与邻近的结构粘连，肠穿孔并发症较少见。

一、临床表现与评估

（一）临床表现

1. CD 患者穿孔小者症状不明显；急性穿孔可有急性腹痛、频繁呕吐及弥散性腹膜炎表现。

2. UC 患者早期为恶心、呕吐、腹胀、便秘等；肠内容物流入腹腔引起感染时，可出现剧烈腹痛，呈刀割样或烧灼痛，亦可引起弥散性腹膜炎，甚至休克和多器官功能衰竭（multiple organ dysfunction score，MODS）。

3. 腹部体征　可见肠型，腹部压痛及反跳痛，腹肌紧张板样强直，肠鸣音亢进或消失。

（二）辅助检查

1. **实验室检查**　血红蛋白、红细胞比容下降，白细胞计数及中性粒细胞百分比升高；低钾、低钠等电解质紊乱。

2. **影像学检查**　腹部 X 线片可见膈下游离气体。CT 作为一种无创性检查，密度分辨力高且较便捷，薄层扫描可增加慢性穿孔者的准确性及特异性。

二、护理措施

肠穿孔面积小、腹腔污染轻时，予以试行保守治疗，须密切监测病情变化，做好相应护理。

1. 体位　患者取半卧位，若出现休克，应去枕平卧，头偏向一侧。

2. 饮食　禁食，尤其是患者出现中毒性巨结肠（toxic megacolon，TM）、结肠穿孔或大量结肠出血时，要绝对禁食。

3. 胃肠减压护理　保持引流通畅，观察引流液的颜色、性质、量，并准确记录。

4. 营养护理　患者主要施行 PN，及时补液维持水与电解质、酸碱平衡。因随时有手术的可能，给予留置 CVC 更合适。

5. 病情观察　①生命体征和神志的变化；②腹痛情况与腹部体征，排气与排便情况；③准确记录出入量；④抽血查验生化、血气等各项指标的变化；⑤有无腹膜炎表现，如持续剧烈腹痛、恶心、呕吐、发热、明显腹胀、腹肌紧张、腹部压痛和反跳痛等；⑥有无出现全身中毒症状，如口干、呼吸浅促、高热、脉速、肢冷、皮肤干燥、口唇发绀等。

6. 遵医嘱应用抗菌药物以预防腹腔继发感染，给予止痛，禁用吗啡、哌替啶等镇痛药。

7. 手术护理　CD 患者开放性穿孔合并腹膜炎需急诊手术治疗，UC 并发 TM 一旦穿孔，病死率高达 57%，须尽早手术。护士应及时做好术前准备及患者的解释工作，以缓解其紧张、恐惧心理；术后转手术科室。

三、预防

1. 指导患者少食多餐、细嚼慢咽，不进食过硬或过于粗糙的食物，避免不当的饮食诱发肠梗阻或肠穿孔。

2. 积极控制病情，遵医嘱及时、正确、坚持用药，并配合做好定期监测，尤其是糖皮质激素大量使用时。

3. 重视患者病情的自我观察，当腹痛、排便等明显异常变化时，须及时就诊排查并发症。

4. 及时治疗 TM 和肠梗阻。

5. 肠腔狭窄行内镜检查时须谨慎，严格做好评估，不能通过时不可强行入镜。

第3节 IBD患者DVT预防与护理

一、概述

IBD的发生、发展往往合并多种并发症，其中深静脉血栓（deep venous thrombosis，DVT）是导致患者死亡最严重的并发症之一。研究显示，IBD合并DVT风险明显高于普通人群。中国IBD患者静脉血栓发生率为41.45/10万，严重影响患者生活质量、延长住院时间及增加医疗费用。预防DVT的关键是对于高危因素的识别，并及早采取预防性抗血栓治疗措施。

二、IBD患者并发DVT的高危因素

1. 处于中重度活动期的IBD患者。
2. 接受腹腔、盆腔手术者。
3. 妊娠。
4. 其他因素，如DVT既往史、高龄、心肺功能衰竭、感染、中心静脉置管、活动受限等。

三、IBD患者DVT评估

护理人员可以使用Wells评分（表25-1）对IBD患者血栓风险进行评估。推荐将Wells评分联合D-二聚体检测作为IBD患者合并静脉血栓栓塞症（VTE）的常规筛查手段。D-二聚体为交联纤维蛋白的降解产物，是纤溶功能的指标。当D-二聚体高于500μg/L（纤维蛋白原当量单位）和250μg/L（D-二聚体单位），则提示血栓前状态。D-二聚体的灵敏度较高，但特异性较差，因此对VTE的排除价值高，但确诊价值有限。借助Wells评分和D-二聚体结果，对人群进行风险分类，针对DVT高风险人群，建议行血管超声或CTV检查。

表25-1 下肢深静脉血栓Wells评分

病史及临床表现	评分
肿瘤（治疗6个月内或姑息治疗）	1分
瘫痪或近期下肢需要石膏固定	1分
近期卧床≥3天或近4周内大手术	1分
沿深静脉走行的局部压痛	1分
全下肢水肿	1分
患侧较健侧下肢肿胀周径长≥3cm	1分
既往有下肢深静脉血栓形成病史	1分
凹陷性水肿（患侧下肢）	1分
患侧有浅静脉的侧支循环（非静脉曲张）	1分
类似或与下肢深静脉血栓形成相近的诊断（如蜂窝织炎、Baker囊肿等）	2分

四、IBD 患者 DVT 预防与护理

1. 基础预防与护理　评估风险为低、中危患者应及早活动，活动方式分为被动活动和主动活动。被动活动包括踝关节跖屈和背屈运动；从远心端开始按摩患者股四头肌、股二头肌与腓肠肌，每侧 5 ～ 10 分钟；屈曲膝关节。主动活动即指导患者主动活动双下肢，脚趾关节保持跖屈或背屈状态，呈扇形展开脚趾运动；臀大肌、股四头肌、股二头肌、腓肠肌进行等长收缩运动，3 次 /d，每组动作重复 10 次。在活动过程中要确保动作缓慢轻柔，循序渐进，密切观察患者是否有异常反应出现。

护士应告知 IBD 并发 DVT 患者抗凝治疗期间抬高患肢 20° ～ 30° ，并告知其抬高患肢及制动的重要性，注意观察患者下肢皮温、颜色、有无疼痛及肿胀情况，每天测量患肢腿围。如患肢肿胀明显增加、皮肤苍白或暗紫色、皮温降低、足背动脉搏动消失，立即报告医师。当全身症状与局部疼痛缓解后，指导患者适当活动，下床活动时可穿弹力袜。

2. 饮食与戒烟　指导患者进食营养丰富、易消化的食物，多食新鲜蔬菜、水果，保持大便通畅，多喝水，保证足够液体量，预防血液高凝状态。香烟中的尼古丁有刺激血管痉挛收缩的作用，影响静脉血液回流，增加 DVT 发生风险，故劝患者戒烟，讲解戒烟的重要性和必要性。

3. 机械抗凝预防与护理　机械抗凝预防与护理是 DVT 预防治疗中不可或缺的方法之一，是药物抗凝预防治疗的关键补充和特殊情况下的替代手段。具体措施包括抗血栓弹力袜治疗、间歇充气加压装置、足底加压泵、持续被动运动装置、周期性充气加压系统等，其原理是对患者患部施加一定梯度的压力，从而促进血液流动。医用弹力袜的原理也是压力梯度，促进静脉回流，减少下肢静脉淤血。对于伴有严重性出血的 IBD 患者，排除下肢深静脉血栓及禁忌证，建议采取间歇充气加压等机械性预防血栓的措施，待出血停止后再改用药物抗凝。临床上应用时注意排除禁忌证，随时观察疗效，避免出现过度使用的情况。该方法操作简便、安全，适用范围广。

4. 药物治疗与护理　预防性使用肝素虽不能有效改善 IBD 患者疾病的严重程度，但未增加患者的出血风险，在临床上应用广泛。此外，阿司匹林、氯吡格雷、低分子量肝素等都已经形成临床应用规范和指南，用于一线抗栓治疗。

下肢 DVT 急性期肿胀较重的患者可用 50% 硫酸镁溶液局部湿敷。50% 硫酸镁溶液为高渗溶液，局部湿敷可迅速吸收组织间液，减轻肢体张力，达到肢体消肿目的。湿敷期间注意观察下肢肿胀消退情况，湿敷完毕后保持皮肤清洁，避免局部刺激。

遵医嘱用低分子肝素钠等溶栓药物，注意观察药物的疗效及不良反应。患者溶栓期间注意药物的迟发过敏反应，观察患者全身皮肤黏膜有无新发出血点，特别是口腔、鼻腔、肛周等。密切观察患者生命体征，有无胸闷、呼吸困难、咯血等症状。同时严密监测患者凝血酶原时间、出凝血时间，定期监测血常规。护士应遵医嘱合理使用药物，告知患者用药目的和注意事项，正确服用药物，不可擅自加药或停药，提高患者的用药依从性。

5. 心理干预　IBD 患者由于长期患病且病情反复，经济与心理的双重压力下常出现抑郁等不良情绪，增加 DVT 的发生率。疼痛、活动受限等进一步都会使患者产生焦虑、急躁心理。临床上护士应重视并及时了解患者的心理状态，耐心讲解疾病有关知识，可教会患者采

用音乐疗法、冥想疗法、阅读、散步等自我放松方式，转移注意力，减轻疼痛，消除不良情绪，预防和减少 DVT 的发生。

对于已经并发 DVT 的患者，护理人员需针对患者的心理需求，全面评估患者的心理状态，详细讲解下肢 DVT 病因、治疗、护理、预后及注意事项，耐心细致地解答患者提出的各种问题，使其保持心情舒畅。

6. **健康教育** 临床上护士应加强对 IBD 患者进行健康宣教，让患者充分了解合并 DVT 的严重性，形成健康的生活习惯。可建立病友微信群、举办讲座、培训家属等，告知患者调情志、控饮食、戒烟限酒的重要性，平时避免穿紧身衣物，勤洗澡，尽量避免或降低 DVT 相关高危因素，建立健康的生活方式。患者抗凝溶栓期间应卧床休息，下肢严禁冷热敷和用力按摩，警惕栓子脱落导致肺栓塞的危险。提高患者的自我防护意识，避免出血，教会患者及其家属对肢体肿胀程度及常见出血点的观察。告知患者出院后规律服药重要性，并定期复查。

第 4 节 IBD 患者造口护理

一、概述

肠造口源于希腊词汇“stoato”，原意为“出口”或“孔”。现代肠造口术（ostomy）定义是因为治疗需要，人为在患者腹壁上开口的方法将肠腔与体表直接相通，排泄粪便。部分 IBD 患者因为并发症、药物治疗失败、恶变等因素，需要接受外科手术。全结直肠切除回肠储袋肛管吻合术（ileal pouch-anal anastomosis，IPAA）是 UC 的首选手术方式。它是治疗 UC 的“金标准”术式，术后患者腹部会留有肠造口。CD 肠穿孔伴弥漫性腹膜炎急诊手术中，考虑到腹腔感染对吻合口的影响，通常也会实施肠造口术。研究显示，CD 造口手术占全部 CD 手术的 16% ～ 20%，一项纳入 1171 例手术的研究显示 CD 患者在患病后的 20 年内，接受造口手术的概率为 40%。

二、肠造口目的

1. 避免术后严重的并发症，减少吻合口漏、腹腔脓肿或腹膜炎等。
2. 处理严重的术后并发症。
3. 临时通道，缓解肠道梗阻，恢复肠道功能。
4. 永久性“器官”。

三、常规护理

1. **观察评估** 正常造口为牛肉红或粉红色，平滑湿润。如有贫血，表现为苍白色；发生缺血时，表现为暗红色、紫黑色。造口正常形态为圆形、椭圆形或不规则形，大小为 2.5 ～ 6cm。理想情况下造口高出皮肤 1 ～ 2cm，异常情况下表现为平坦、回缩、突出或脱垂。术后造口水肿属于正常现象，一般 6 ～ 8 周消退。

2. 更换造口袋　若造口袋无异常，3 ～ 5 天更换 1 次；有渗漏时，应立即更换。更换造口袋最终转介给患者或家属。

（1）备物：造口袋（根据造口情况选择造口袋）、造口护肤粉、造口保护膜、防漏膏或防漏环、弯剪、湿纸巾（湿棉球）、干纸巾。

（2）清洁：用生理盐水清洁造口及周围皮肤，并保持皮肤清洁、干燥。

（3）剪裁：使用造口尺测量造口大小，选择合适的底盘。剪裁造口底盘，预留多 0.2 ～ 0.3cm，用手捋顺开口内侧，防止划伤造口。

（4）喷撒造口粉：造口周围皮肤喷撒少许造口护肤粉，均匀涂抹，将多余粉清除。

（5）涂皮肤保护膜：将皮肤保护膜均匀涂抹在造口周围皮肤上，或距造口 10cm 均匀喷洒，待干。

（6）涂防漏膏或使用防漏环：将防漏膏涂在造口周围，并用湿棉签抹平（或将防漏环塑形套在造口周围），使皮肤与防漏膏或防漏环形成平整表面。

（7）粘贴底盘：除去底盘粘贴保护纸，把底盘沿造口紧密贴在皮肤上，用手从上到下按紧粘胶，可反复多次轻柔按压，以确保黏合紧密。

（8）注意事项：两件式造口袋需要佩戴腰带。患者出院之前教会其更换造口袋，有异常时须随诊。

四、造口及造口周围皮肤并发症的护理

1. 造口水肿　评估造口水肿发生时间、肿胀程度、造口血运及排泄情况。黏膜褶皱部分消失的轻度水肿，可放射裁剪造口袋，裁剪孔比造口大 3 ～ 6mm；黏膜褶皱完全消失的重度水肿，可用 3% 高渗盐水或 50% 硫酸镁湿敷，2 ～ 3 次 /d，20 ～ 30min/ 次。

2. 造口出血　评估出血部位、量。浅表渗血可压迫止血，压迫无效时可撒造口粉或藻酸盐敷料按压。非造口肠腔出血可用浸有 1% 的肾上腺素纱布、云南白药粉等外敷，然后纱布压迫止血或硝酸银烧灼止血。止血无效时须报告医师。

3. 造口缺血、坏死　评估缺血、坏死范围，黏膜颜色。选用二件式透明造口袋。遵医嘱除去造口周围碘仿纱布，或将缺血区域缝线拆除 1 ～ 2 针，观察血运情况。缺血坏死范围 $<2/3$，在缺血坏死黏膜上洒造口粉；缺血坏死范围 $\geqslant 2/3$ 或完全坏死，报告医师。

4. 造口皮肤黏膜分离　评估分离的大小、范围、深度、渗液量、基底组织情况及有无潜行。浅层分离，用造口粉喷洒局部；深层分离，宜去除黄色腐肉和坏死组织，可用藻酸盐敷料填塞，有感染者用抗菌辅料；之后涂抹防漏膏或防漏条、贴防漏贴环或用水胶体敷料隔离。分离较深或合并造口回缩，用凸面底盘并佩戴造口腰带或腹带。

5. 造口回缩　评估回缩程度，造口底盘和周围皮肤情况。用凸面底盘并佩戴造口腰带或腹带。若回缩合并狭窄，报告医师。

6. 造口狭窄　评估狭窄的表现及程度。若患者示指难以进入，指导其减少不溶性纤维摄入、增加液体摄入，或使用粪便软化剂或暂时性使用扩肛；若小指无法进入，报告医师。

7. 造口脱垂　评估脱出的时间、长度、套叠、水肿、血运等。选用一件式造口袋，并调整底盘大小，在患者平卧造口回纳时更换造口袋，指导患者活动时保护造口。自行回纳困难者，予手法回纳，待水肿消退后回纳。若脱垂伴坏死或不能手法回纳，报告医师。

8. **造口周围接触性(过敏性)皮炎** 评估皮疹部位仅限于过敏原接触部位,皮肤红斑、丘疹、水肿严重程度一致,范围与造口用品形状相同,且存在局部皮肤瘙痒及烧灼感。了解患者过敏史,明确过敏原;更换其他造口用品;局部可使用类固醇类药物,保留 10 分钟后再用清水洗干净,擦干后再粘贴造口袋;渗液多者可先粘贴水胶体,再粘贴造口底盘。

9. **造口周围刺激性皮炎** 评估造口周围粪水经常接触的部位发红,表皮破溃、渗液明显;出血、增生;疼痛明显,造口袋容易渗漏。判断患者的造口是否为回肠造口,底盘是否裁剪过大、粘贴时间过长。造口回缩者选用凸面底盘,底盘中心孔大小裁剪合适,使用造口粉、防漏膏、皮肤保护膜,造口底盘粘贴后体位保持 10 ~ 15 分钟,底盘使用时间不应超过 7 天,指导患者正确的造口用品更换流程。

五、造口合并瘘口护理

IBD 患者特别是克罗恩病,常见造口合并瘘口。观察瘘口与造口的关系,如瘘口邻近造口,予放引流条,裁剪造口底盘,将瘘口包括,与造口共同引流;如距造口远,评估流出物的性质、量。引流液少时,可放置引流条,予方纱覆盖;引流液多时,可用造口袋收集流出物。

六、心理护理

1. 评估患者对造口接受程度。

2. 首次让患者看造口时,应清洁后,教会患者及家属观察造口情况及更换造口袋的方法,第 1 次让患者及家属观看,第 2 次让其参与,之后指导逐步自行更换。

3. 介绍操作熟练病友与其交流,建立造口群,供造口患者交流。

4. 如果出现患者拒绝直视或触摸造口,不愿意参与排泄物排放,表情淡漠、哭泣等情况,报告医师。

七、延续性护理

1. 回归正常生活,无特殊饮食禁忌,回肠造口或造口狭窄者避免进食木耳、菌菇、芹菜等难消化及纤维过长易成团食物,适当控制易产气、异味、辛辣、生冷食物。

2. 着宽松衣服,系腰带时应避开造口位置。

3. 待手术伤口愈合、体力恢复后,可沐浴、游泳,结肠造口可去除造口袋沐浴,回肠造口配戴造口袋沐浴,游泳前造口袋周围可粘贴防水胶或弹力胶贴。

4. 旅游及外出备足造口用物,随身携带。

5. 体力恢复后可尝试恢复性生活,性生活前排空或更换造口袋,并检查造口袋的密封性。

6. 回归正常社交,体力恢复后可回归工作和社交,避免从事搬运、建筑等重体力劳动。

（黄贤丽　黄美娟）

第 26 章　炎症性肠病患者心理护理

一、IBD 患者心理现状

IBD 是一种终身性疾病，临床上具有活动期与缓解期相互交替的特点。该病迁延不愈，反复发作，严重影响患者心理健康。IBD 患者心理异常主要表现为焦虑、抑郁。研究表明，IBD 患者焦虑和抑郁发生率明显高于健康人群，且活动期的发病率高于缓解期。

二、心理影响因素及表现

IBD 患者常出现反复腹痛、腹泻等肠道症状，以及营养不良、乏力等全身症状，这些症状给患者带来生理上的不适，同时也给患者学习、工作及社交带来很大影响；治疗过程中药物的不良反应、经济上的压力及病程的不可预测，也给患者造成很大心理负担。

患者往往会产生焦虑、抑郁等负面情绪，可表现为郁郁寡欢、情绪低落、容易激怒、对事物缺乏兴趣、不积极接受治疗等。即使患者在确诊该疾病时经过一系列心理活动后能慢慢接纳，但当疾病再次复发或出现并发症时，患者可能又会出现“我已经很注意了，怎么还是复发了呢”“我怎么那么不幸啊”等心理活动。

三、IBD 患者的心理干预

近年来，我国 IBD 发病率和患病率逐年增长，在护理 IBD 患者时，应及时发现患者存在的心理问题，将心理干预纳入 IBD 的临床护理常规中，让心理干预成为 IBD 治疗方式的重要组成部分。心理干预的措施及途径多种多样，现介绍几种心理干预措施。

（一）认知调整

1. 认知调整的概述　患者对疾病产生恐惧往往来源于对疾病的未知和不合理的认知。心理护理重要措施就是帮助患者消除错误的认知，通过改变对疾病的看法与态度，从而达到改善情绪及改变不良行为的作用。

2. 具体的护理措施

（1）医护人员可通过派发健康宣传手册和举办患教会，向患者进行疾病及健康相关知识的宣教，增强患者对疾病的正确认识。

（2）建立微信群或 IBD 中心微信公众号，可在公众号推送用药指引、检查须知及各种患教资料等便于患者自行阅读学习，以便纠正患者不良行为，促使患者形成健康的生活方式。建立网络平台形成互联网医院，采用远程网络技术为患者提供预防、诊断、治疗和随访服务。运用远程网络技术进行患者教育，对于在院外自行肠内营养治疗、造口护理及肛瘘护理的患者尤为重要。

（3）告知不合理认知与情绪及疾病之间的关系，促使患者积极参与治疗过程，提高患者对疾病的应对能力和自我管理能力，来缓解不必要的焦虑、抑郁及恐惧，达到与疾病和平共处。

（二）情绪疏导

1. 鼓励患者倾诉，负面情绪长期得不到宣泄可导致严重后果。护士应鼓励患者向医护人员、亲人及朋友或专业心理咨询师倾诉，以获得帮助。

2. 可向患者提供病友群或 IBD 志愿者群，没有什么人比病友更能感同身受，患者可在微信群里分享各自的经验或提出自己的疑问，互相倾诉、互相鼓励。

3. 可举办音乐治疗活动，根据音乐所营造的氛围，用心体验自身的情绪或感受，以达到肌肉放松和精神减压的作用。

4. 组织各种患教活动，促进病友间及医患间的感情，提高患者幸福感和社会归属感。让他们知道自己不是孤身一人奋战，他有专业的 IBD 医护团队，有并肩作战的病友，有一路扶持的家人。

（三）松弛疗法

松弛疗法是按一定的练习程序，学习有意识地控制或调节自身的心理生理活动，以达到降低机体唤醒水平、调整因紧张刺激而紊乱功能的目的。医护人员可指导患者采用呼吸松弛训练法、想象松弛训练法、自我暗示松弛训练法等，降低骨骼肌的紧张水平，使机体处于松弛状况，缓解焦虑、抑郁、恐惧等负性情绪，减轻心理负担，增进心身健康。

（四）正念疗法

正念疗法是对以正念为核心的心理疗法统称。正念疗法是有目的、有意识察觉当下身心感受，而不做任何判断和评价，以包容、开放、接受的心态接纳所有心身事情。强调关注此时此刻，活在当下。可指导患者通过身体扫描、慈心冥想、瑜伽等正念练习方法，调适消极情绪，保持内心平静，理性对待问题。正念训练是一个长期、持续的过程，需要患者有较高的依从性，并且需要医护人员定时对患者进行随访，评估其疗效。

炎症性肠病是一种心身疾病，临床应重视患者心理问题，及时给予患者适当的心理调适，帮助患者正确面对现实，对改善疾病预后具有重要意义。患者更多与医师讨论病情及治疗方案，而更愿意与护士讨论饮食、心理及生活上的问题。因此，护士更适合帮助患者解决心理上的问题，应在 IBD 患者管理中充分发挥专科护士的作用，让心理干预措施在患者护理期间及早实施。

（黄美娟）

参考文献

[1] 张展，宓林，于晓峰 . 饮食与炎症性肠病研究进展[J]. 国际消化病杂志，2017，37(6)：344-347.

[2] 中华医学会肠内肠外营养学分会，中国医药教育协会炎症性肠病专业委员会 . 中国炎症性肠病营养诊疗共识[J]. 中华消化病与影像杂志(电子版)，2021，11(1)：8-15.

[3] 周云仙，陈焰 . 炎症性肠病患者饮食调查与分析[J]. 中华护理杂志，2013，48(10)：914-916.

[4] 文友飞，周旭春，杨花花，等 . 膳食纤维与炎症性肠病关系的研究进展[J]. 东南大学学报(医学版)，2021，40(1)：124-128.

[5] WEDLAKE L，SLACK N，ANDREYEV H J，et al. Fiber in the treatment and maintenance of inflammatory bowel disease：a systematic review of randomized controlled trials [J]. Inflamm Bowel Dis，2014，20(3)：576-586.

[6] BISCHOFF S C，ESCHER J，HÉBUTERNE X，et al. ESPEN practical guideline：Clinical Nutrition in inflammatory bowel disease [J]. Clin Nutr，2020，39(3)：632-653.

[7] CASANOVA M J，CHAPARRO M，MOLINA B，et al. Prevalence of malnutrition and nutritional characteristics of patients with inflammatory bowel disease [J]. J Crohns Colitis，2017，11(12)：1430-1439.

[8] GASSULL M A，CABRÉ E. Nutrition in inflammatory bowel disease [J]. Curr Opin Clin Nutr Metab Care，2001，4(6)：561-569.

[9] LEMBERG D A，DAY A S. Crohn disease and ulcerative colitis in Children：an update for 2014 [J]. J Paediatr Child Health，2015，51(3)：266-270.

[10] MASSIRONI S，ROSSI R E，CAVALCOLI F A，et al.Nutritional deficiencies in inflammatory bowel disease：therapeutic approaches [J].Clin Nutr，2013，32(6)：904-910.

[11] 中华医学会消化病学分会炎症性肠病学组 . 炎症性肠病营养支持治疗专家共识[J]. 中华炎性肠病杂志(中英文)，2018，2(3)：154-172.

[12] NGUYEN G C，MUNSELL M，HARRIS M L. Nationwide prevalence and prognostic significance of clinically diagnosable proteincalorie malnutrition in hospitalized inflammatory bowel disease patients [J]. Inflamm Bowel Dis，2008，14(8)：1105-1111.

[13] LOCHS H，DEJONG C，HAMMARQVIST F，et al. ESPEN guidelines on enteral nutrition：gastroenterology [J]. Clin Nutr，2006，25(2)：260-274.

[14] 白焕焕 . 肠内营养对溃疡性结肠炎患者的疗效评价及生活质量评估[D]. 长春：吉林大学，2016.

[15] FORBES A，ESCHER J，HÉBUTERNE X，et al. ESPEN guideline：clinical nutrition in inflammatory bowel disease [J]. Clin Nutr，2017，36(2)：321-347.

[16] 孙亚梅，李楠 . 对再喂养综合征的认识及高危患者的预防[J]. 胃肠病学和肝病学杂志，2017，26(2)：231-233.

[17] 马亚，石磊，李雪梅，等 . 炎症性肠病患者肠内营养的常见不良反应及解决方法[J]. 中华炎性肠病杂志，2021，5(2)：130-134.

[18] 叶维，郑莹，关玉霞，等 . 克罗恩病病人肠内营养治疗及护理的研究进展[J]. 护理研究，2019，33(17)：2991-2996.

[19] 詹昱新，杨中善，李素云，等 . 基于循证构建住院患者肠内营养护理质量评价指标体系[J]. 护理学报，2019，26(10)：26-31.

[20] 朱维铭，胡品津，龚剑峰 . 炎症性肠病营养支持治疗专家共识(2013·深圳)[J]. 胃肠病学，2015，

20(2):97-105.

[21] 李乐之,路潜 . 外科科护理学[M]. 6 版 . 北京:人民卫生出版社,2017:55-58.

[22] JACOBSON S. Early postoperative complications in patients with Crohn 's disease given and not given preoperative total parenteral Nutrition [J]. Scand J Gastroenterol,2012,47(2):170-177.

[23] CHAN S S,LUBEN R,OLSEN A,et al. Association between high dietary intake of the n-3 polyunsaturated fatty acid docosahexaenoic acid and reduced risk of Crohn' s disease [J]. Aliment Pharmacol. Ther,2014,39(8):834-842.

[24] 孙佳锐,李毅,龚剑峰,等 . 肠外营养治疗炎症性肠病的研究进展[J]. 中华炎性肠病杂志(中英文),2019,3(1):93-95.

[25] HARBORD M,ANNESE V,VAVRICKA S R,et al. The First European Evidence-based Consensus on Extra-intestinal Manifestations in Inflammatory Bowel Disease [J]. J Crohns Colitis,2016,10(3):239-254.

[26] 冉艳,邵佳媛,陈思玮,等 .《炎症性肠病肠外表现的欧洲循证共识》的解读[J]. 胃肠病学和肝病学杂志,2020,29(9):987-991.

[27] FINUCCI A,DITTO M C,PARISI S,et al. Rheumatic manifestations in inflammatory bowel disease [J]. Minerva Gastroenterol,2021,67:79-90.

[28] ATZENI F,DEFENDENTI C,DITTO M C,et al. Rheumatic manifestations in inflammatory bowel disease [J]. Autoimmun Rev,2014,13(1):20-23.

[29] 王慧玲,赵静,李刚 . 炎症性肠病患者脊柱关节炎的表现特点[J]. 分子诊断与治疗杂志,2021,13(1):103-106.

[30] 邓诗斎,何懿,邓思思,等 . 中轴型脊柱关节炎患者疼痛自我管理方案的设计及实施[J]. 护理学杂志,2021,36(13):23-27.

[31] 穆燕菊,罗娟,缪应雷 . 炎症性肠病眼部表现的研究进展[J]. 胃肠病学和肝病学杂志,2021,30(4):459-462.

[32] 戴小玲,费晓燕,林江 . 炎症性肠病合并肾脏病变的研究进展[J]. 国际消化病杂志,2020,40(4):223-226,242.

[33] 陈利芬,成守珍 . 专科护理常规[M]. 广州:广东科技出版社,2013.

[34] 尤黎明,吴瑛 . 内科护理学[M]. 6 版 . 北京:人民卫生出版社,2017.

[35] 曾星,叶向红,孙琳,等 . 克罗恩病患者运动干预研究进展[J]. 护理学报,2019,26(16):38-42.

[36] 张艳,李荣源,黄华生,等 . 不同运动方式在缓解期溃疡性结肠炎患者康复治疗中的作用[J]. 中国体育科技,2016,52(5):59-67.

[37] 王晨宇 . 16 周有氧运动对缓解期溃疡性结肠炎患者临床疗效及运动能力的影响[J]. 河南大学学报(自然科学版),2014,44(4):449-455.

[38] 赵媛媛 . 居家运动训练对炎症性肠病患者疲乏的干预效果研究[D]. 苏州:苏州大学,2019.

[39] 丁文琴,陈阿粉,尚星辰,等 . 10 周有氧运动干预疗法对提高炎症性肠病患者生活质量作用的临床研究[J]. 现代医学,2018,46(12):1331-1335.

[40] 黄凯,彭朋,王大宁,等 . 一次不同方式运动对青少年克罗恩病患者炎症反应和生长因子的影响[J]. 武警后勤学院学报(医学版),2018,27(5):392-397.

[41] 朱为模 . 运动抗癌的过去、现在与未来[J]. 成都体育学院报,2021,47(2):1-8.

[42] 施曼莉,王晨宇 . 12 周有氧运动对缓解期溃疡性结肠炎患者氧化应激、炎症因子和运动能力的

影响[J]. 中国体育科技,2014,50(2):92-97,111.

[43] BALL E. Exercise Guidelines for Patients with Inflammatory Bowel Disease [J]. Gastroenterol Nurs, 1998,21(3):108-111.

[44] ROBINSON R J,KRZYWICKI T,ALMOND L,et al. Effect of a low-impact exercise program on bone mineral density in Crohn's disease:a randomized controlled trial [J]. Gastroenterology,1998,115(1):36-41.

[45] 黄丹丹,吕志发,刘勤芬 . 双气囊小肠镜检查中的护理配合[J]. 当代护士,2019,26(5):104-107.

[46] 李明宋,刘小伟,王承党,等 . 中国炎症性肠病消化内镜诊疗共识[J]. 中国消化病与影像杂志(电子版),2021,11(1):1-7.

[47] 郑萍 . IBD 的内镜诊治[J]. 中华结直肠疾病电子杂志,2014,3(6):472-476.

[48] 郑桂珍,陈越如,刘燕钗 . 胶囊内镜检查患者综合护理干预结果分析[J]. 基层医学论坛,2020,24(23):3382-3383.

[49] 饶丹霞 . 全程护理模式对无痛胃镜联合肠镜检查患者的影响[J]. 中国当代医药,2021,28(15):230-233.

[50] 李海燕 . 心理护理对减轻消化内镜检查患者负性情绪的作用[J]. 心理月刊,2021,16(19):130-131.

[51] 隋金珂,张卫 . 肠梗阻行肠镜检查指征与操作技巧[J]. 中国实用外科杂志,2019,39(12):1276-1278.

[52] 兰平 . 炎症性肠病外科治疗学[M]. 北京:人民卫生出版社,2016.

[53] 都贤,时晓冬,牛巍巍,等 . 2019 欧洲胃肠道内镜学会结肠镜检查肠道准备指南解读[J]. 河北医科大学学报,2020,41(4):373-376.

[54] 曹运清 . 炎症性肠病应用血常规检验的价值及检验结果回顾[J]. 中国蒙医药,2017:14.

[55] 李雪华,冯仕庭,黄丽,等 . 中国炎症性肠病影像检查及报告规范专家指导意见[J]. 中国炎症性肠病杂志,2021,5(2):109-113.

[56] 黄梦庭 . 炎症性肠病的 CT 与 MRI 研究及进展[J]. 临床放射学杂志,2021,40(3):607-610.

[57] 付亚琴,靳二虎,马大庆 . 磁共振检查中幽闭恐怖症的表现及处理[J]. 临床和实验医学杂志,2004,3(3):138-139.

[58] 王蓉,唐源 . 生物制剂在炎症性肠病治疗中的应用分析[J]. 现代消化及介入诊疗,2021,26(8):1068-1071,1074.

[59] 陈孝,任斌 . 临床药物速查手册[M]. 2 版 . 广州:广东科技出版社,2008:190-227.

[60] 张振璐 . 临床护士药物使用手册[M]. 广州:广东科技出版社,2003:99-126.

[61] DUBINSKY M C,DOTAN I,RUBIN D T,et al. Burden of comorbid anxiety and depression in patients with inflammatory bowel disease:a systematic literature review [J]. Expert Rev Gastroenterol Hepatol, 2021,15(9):985-997.

[62] 杨希宁,陈萍 . 克罗恩病临床多样性的认识[J]. 安徽医学,2007,28(1):40-41.

[63] 中华医学会消化病学分会炎症性肠病学组 . 炎症性肠病诊断与治疗的共识意见(2012 年·广州)[J]. 胃肠病学,2012,17(12):763-777.

[64] 王俊香,苏芙蓉 . 克罗恩病的护理体会[J]. 临床医药实践杂志,2007,16(6):464.

[65] 栗玲珍 . 肛周脓肿患者的围手术期护理[J]. 基层医学论坛,2013,17(18):2385-2387.

[66] 王昆华,缪应雷,李明松,等 . 炎症性肠病临床实践[M]. 北京:人民卫生出版社,2019.

[67] 夏冰,邓长生,吴开春,等 . 炎症性肠病学[M]. 3 版 . 北京:人民卫生出版社,2015.

[68] 卢桂芝,韩斌如 . 外科护理学[M]. 4 版 . 北京:人民卫生出版社,2018.

[69] 朱兰香,陈彦君,严苏. 肠内营养辅助治疗克罗恩病并发症的临床分析[J]. 中华消化杂志,2018,38(5):243.

[70] 中华医学会消化病学分会炎症性肠病学组. 炎症性肠病外科治疗专家共识[J]. 中华炎性肠病杂志(中英文),2020,4(3):180-199.

[71] 中华医学会消化病学分会炎症性肠病学组. 中国消化内镜技术诊断与治疗炎症性肠病的专家指导意见[J]. 中华炎性肠病杂志,2020,4(4):283-291.

[72] 杨辉,石美霞,周卫,等. 临床常见疾病并发症预防及护理要点[M]. 北京:人民卫生出版社,2015.

[73] 中国医药教育协会炎症性肠病专业委员会. 中华炎症性肠病消化内镜诊疗共识[J]. 现代消化及介入诊疗,2020,25(10):1410-1416.

[74] 沈洪. 炎症性肠病健康管理:基础与临床常见问题解答[M]. 南京:东南大学出版社,2017.

[75] 中国医师协会肛肠分会指南工作委员会. 肛周脓肿临床诊治中国专家共识[J]. 中华胃肠外科杂志,2018,21(4):456-457.

[76] 吴现瑞,郑晓彬,沈博. 炎症性肠病合并肠腔狭窄的内镜治疗[J]. 中华炎性肠病杂志,2018,2(1):19-22.

[77] MARZANO A V,BORGHI A,STADNICKI A,et al. Cutaneous manifestations in patients with inflammatory bowel diseases:pathophysiology,clinical features,and therapy [J]. Inflamm Bowel Dis,2014,20(1):213-227.

[78] KOMATSU Y C,CAPARELI G C,BOIN M F,et al. Skin gangrene as an extraintestinal manifestation of inflammatory bowel disease [J]. An Bras Dermatol,2014,89(6):967-969.

[79] 木克热木·依明尼亚孜,高峰. 炎性肠病肠外表现发生机制及治疗[J]. 医学综述,2018,24(13):2641-2645.

[80] 聂伟杰,刘家旗,张锦,等. 炎症性肠病肠外表现的临床特点及治疗进展[J]. 胃肠病学和肝病学杂志,2021,30(2):225-228.

[81] 笪苗,谢新芳. 炎症性肠病患者抑郁焦虑现状及其心理干预研究进展[J]. 护理实践与研究,2017,14(16):18-20.

[82] 林梦月,任鹏娜,王谊,等. 正念疗法在炎症性肠病患者中应用的系统评价[J]. 现代消化及介入诊疗,2021,26(2):227-233.

[83] 正念干预专家共识[J]. 中华行为医学与脑科学杂志,2019,28(9):771-777.

[84] 赵媛媛,张媛媛,吴振云,等. 认知行为干预对炎症性肠病患者焦虑、抑郁及生活质量影响的Meta分析[J]. 中华现代护理杂志,2018,24(19):2297-2302.

[85] 杨艳杰,曹枫林. 护理心理学[M]. 北京:人民卫生出版社,2017.

[86] 王泉,熊丹莉. 炎症性肠病患者希望水平与社会支持的相关性[J]. 护理实践与研究,2020,17(13):7-9.

[87] 王秀英,黄榕,徐丽,等. 克罗恩病合并肛瘘患者的个体化护理措施[J]. 现代消化及介入诊疗,2016,21(3):486-487.

[88] 许芳,吴海珍. 炎症性肠病患者心理健康状况及其影响因素分析[J]. 中华现代护理杂志,2017,23(30):3881-3885.

[89] 原正荣,虞阳,宓林,等. 炎症性肠病患者焦虑抑郁状态的相关影响因素[J]. 国际消化病杂志,2018,38(6):386-389.

共识指南解读篇

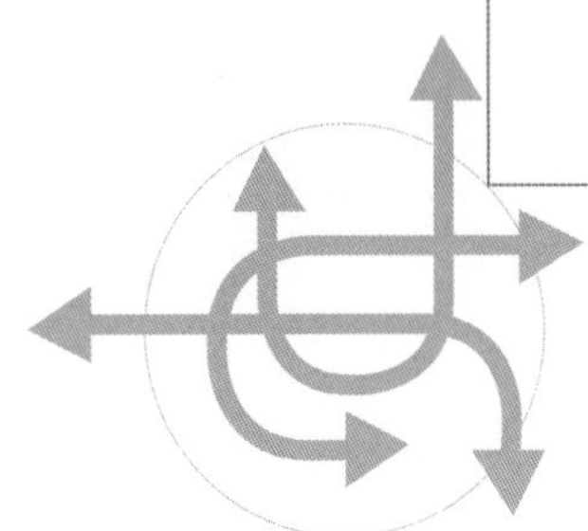

第 27 章　炎症性肠病合并机会性感染专家共识解读

炎症性肠病（inflammatory bowel disease，IBD）属于一类自身免疫相关疾病；无论是克罗恩病（Crohn’s disease，CD）还是溃疡性结肠炎（ulcerative colitis，UC）均可能会应用免疫抑制剂和生物制剂治疗疾病。除 IBD 疾病本身外，应用免疫抑制药物，均可能致患者发生免疫功能低下状态，易于合并多种机会性感染，进而影响疾病进程和结局。机会性感染（opportunistic infection）是指在一般情况下致病能力有限或无致病能力的微生物，由于某一种疾病或者治疗而诱发这种微生物成为致病病原体引起的感染。一般来说，机会性感染危险因素有营养不良、老年人、先天免疫缺陷、人类免疫缺陷病毒（HIV）感染，以及一些慢性病包括肺气肿、糖尿病等。为了更好地认识和规范 IBD 合并机会性感染的诊断和治疗，2017 年由中华医学会消化病学分会炎症性肠病学组发布了《炎症性肠病合并机会性感染专家共识意见》，本文将对该共识进行学习和解读，并与 2021 年欧洲克罗恩病和结肠炎组织（ECCO）发布的炎症性肠病机会性感染共识进行比较分析，期望临床医师能提高对 IBD 合并机会性感染的临床表现、诊断和治疗的认识，并能积极预防，从而改善 IBD 患者预后。

一、2017 年《炎症性肠病合并机会性感染专家共识意见》解读

IBD 患者要时刻警惕机会性感染的发生，特别是当出现临床症状加重或病情反复等，机会性感染的诊断和治疗有赖于病原体的确认。目前已报道的机会性感染病原体种类包括病毒、细菌、真菌、寄生虫。病毒种类包括单纯疱疹病毒（HSV）、水疱性口炎病毒（VZA）、人类疱疹病毒 4 型（EBV）、巨细胞病毒（CMV）、流感病毒（influenza A/B）、多瘤病毒（JC）等，细菌种类包括分枝杆菌（mycobacteria）、艰难梭菌（*Clostridium difficile*，*C. diff*）、肺炎球菌（*Streptococcus pneumonia*）、嗜肺军团菌（*Legionella pneumophila*）、单核细胞增生李斯特菌（*Listeria monocytogenes*）等。寄生虫和真菌种类包括夹膜组织胞浆菌（*Histoplasma capsulatum*）、隐球菌（*Cryptococcus* species）、耶氏肺孢子虫[*Pneumocystis jirovecii*（*carinii*）]、黄曲霉（*Aspergillus* species）、念珠菌（*Candida* spp.）等。2017 年我国共识中，分别从 8 个方面进行介绍，包括 IBD 合并巨细胞病毒（cytomegalovirus，CMV）感染、EB 病毒（Epstein-Barr virus，EBV）感染、病毒性肝炎、细菌感染、结核分枝杆菌感染、真菌感染、寄生虫感染和疫苗接种等。

（一）IBD合并巨细胞病毒感染

1. IBD合并巨细胞病毒感染筛查和诊断 巨细胞病毒（CMV）是一类双链线性DNA病毒。CMV是我国IBD患者疾病复发和影响治疗效果的主要病原体之一。在2017年我国共识中提出如下问题，并进行阐述和诠释：①哪些患者需要筛查CMV？共识建议，重度UC或糖皮质激素抵抗UC患者都要筛查CMV。多数文献指出重度UC和/或糖皮质激素抵抗的UC患者CMV活动性感染率增高，我国资料显示重度UC接受外科手术患者中CMV活动性感染比例占46.2%，难治性UC患者中CMV活动性感染比例为36.7%。因此，对于这些患者有筛查CMV感染和/或CMV结肠炎的必要性。②CMV诊断的手段有哪些？共识提出，CMV感染/结肠炎的检测样本包括外周血、粪便、组织检测。检测方法和标准包括CMV IgM抗体阳性、CMVpp65抗原血症（每150 000个白细胞中CMV阳性细胞数≥1个）和/或血浆CMV-DNA qPCR检测阳性。CMV结肠炎的诊断"金标准"是结肠黏膜组织苏木精-伊红染色（hematoxylin-eosin staining，HE染色）阳性伴免疫组织化学（immunohistochemistry，IHC）染色阳性和/或结肠黏膜组织CMV-DNA qPCR阳性。但共识也提出这几项检测方法各有优缺点，在临床工作中要根据具体问题进行具体分析。如血清CMV IgM抗体多在感染2～4周后才相继出现，其早期诊断价值有限。CMVpp65抗原阳性者不能区分是潜伏感染还是活动性感染，且检测结果受外周血中性粒细胞计数减少的影响。结肠黏膜CMV-DNA qPCR检测缺乏明确的界限值，不易临床推广应用。③CMV结肠炎内镜典型特点是什么？共识提出深凿样溃疡、不规则溃疡、剥脱样改变和鹅卵石样改变是CMV结肠炎典型内镜特点（图27-1），并提出炎症活动明显的部位取材更容易获得阳性结果。

2. IBD合并CMV感染/结肠炎治疗 2017年我国共识中，回答了如下问题：①哪些人考虑抗病毒治疗？共识提出发生糖皮质激素抵抗的重度UC患者若合并CMV结肠炎，建议及时给予抗病毒治疗。外周血CMV-DNA qPCR检测阳性大于1200拷贝/ml患者可酌情考虑行抗病毒治疗。②抗病毒治疗的同时，免疫抑制药物如何取舍？2014年ECCO共识提出IBD合并CMV结肠炎时停用所有免疫抑制药物；2017年我国共识考虑到停用糖皮质激素或免疫抑制剂也会加重UC病情，故建议是否停药或酌情减停应个体化评估后决定。③关于抗病毒治疗的药物和疗程，共识提出治疗主要药物是更昔洛韦（ganciclovir）和膦甲酸钠（foscarnet sodium），抗病毒治疗的疗程建议3～6周。

（二）IBD合并EB病毒感染

EB病毒（EBV）是一种嗜人类淋巴细胞的疱疹病毒。文献报道60%以上的IBD患者结肠黏膜中可以找到EB病毒感染的细胞，而IBD合并EBV感染者应用巯嘌呤类药物有发生淋巴瘤的风险，因此合并EBV的筛查和预防非常重要。在2017年我国共识中阐述了IBD合并EBV感染筛查、诊断和治疗方面问题：①哪些患者需要筛查EBV感染？共识建议，在免疫抑制剂使用的患者存在EBV感染风险时进行检测。②使用免疫抑制剂的IBD患者出现疑似EBV感染时，需要监测哪些指标？共识建议，须密切监测血常规、外周血涂片、肝功能和EBV血清学指标。③如何治疗EBV感染？共识建议，IBD合并EBV感染首要治疗是减量或停用免疫抑制剂。停用免疫抑制剂后，EBV相关淋巴细胞增生性疾病通常可自发缓解。是否需要抗病毒治疗，共识意见提出（阿昔洛韦、更昔洛韦）疗效欠佳，而出现EBV相

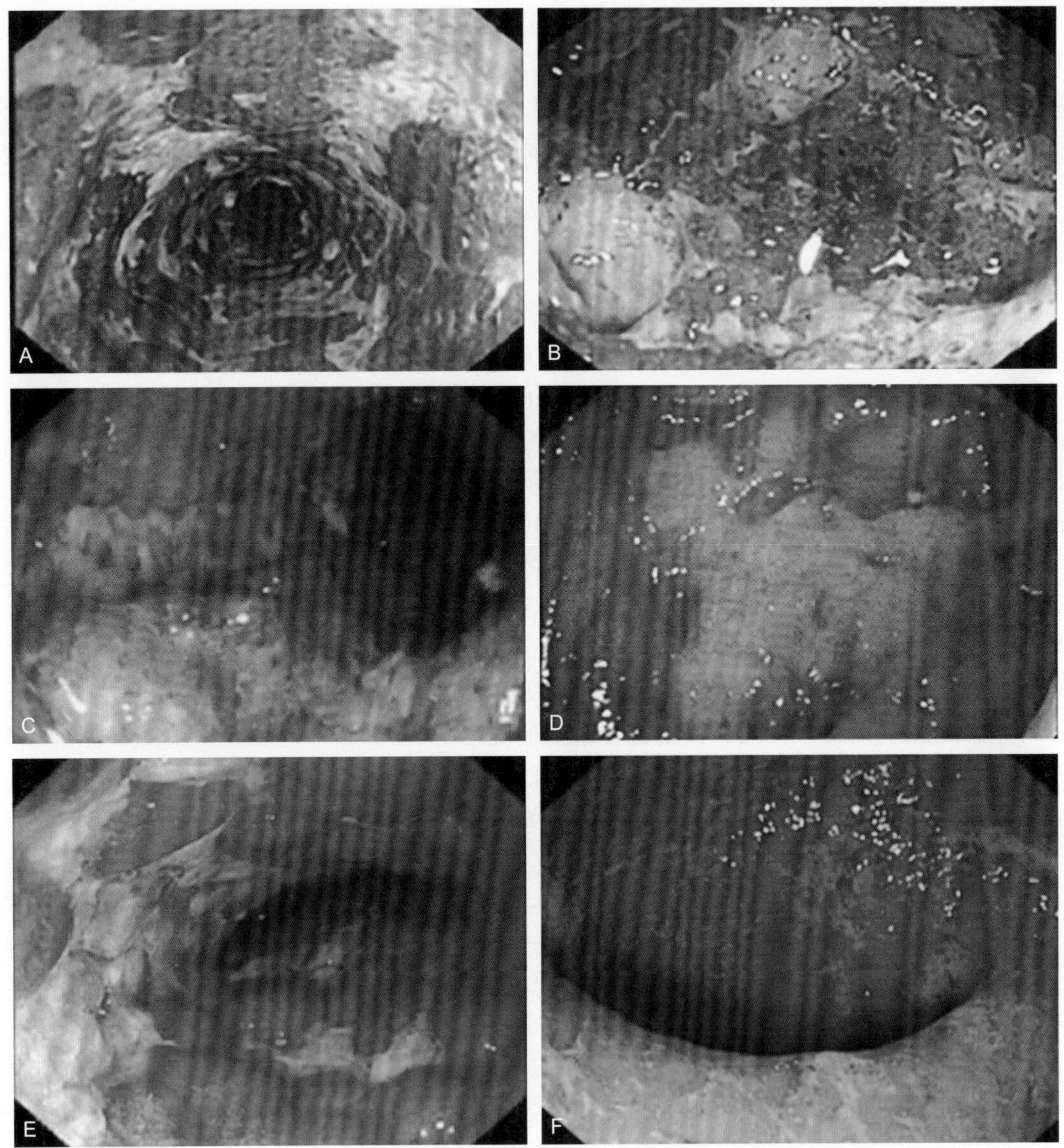

图 27-1　CMV 结肠炎典型内镜特点

关淋巴细胞增生性疾病时，抗病毒治疗无效。但是对 CD20 阳性的 B 细胞淋巴瘤者可以考虑使用利妥昔单抗。另外，共识意见提醒对于 EBV 感染要高度警惕发生巨噬细胞活化综合征（macrophage activation syndrome，MAS）和噬血细胞性淋巴组织细胞增生症（hemophagocytic lymphohistocytosis，HLH）。一旦发生 EBV 感染合并 MAS/HLH 或 EBV 相关淋巴细胞增生性疾病，建议与血液科专家密切协作、共同应对，制订合理的诊疗策略。

（三）IBD 合并病毒性肝炎

在我国病毒性肝炎患病率较高，针对哪些患者需要筛查乙型和丙型病毒，同时筛查哪些指标，以及哪些患者需要进行预防性抗乙肝病毒治疗，这些都是临床迫切需要确定的问题。共识意见提出：所有 IBD 患者均应筛查 HBsAg、抗 HBs、抗 HBc，并对 HBsAg 阳性、抗

HBc 阳性者进一步筛查 HBeAg、抗 HBe 和 HBV-DNA。同时提出拟进行免疫抑制剂治疗的 HBsAg(+)的 IBD 患者，无论 HBV-DNA 水平，均需预防性使用核苷(酸)类抗病毒治疗，抗病毒治疗应在糖皮质激素、免疫抑制剂治疗前 1 ～ 2 周开始，持续至免疫抑制治疗停止后至少 12 个月。而对于抗丙肝病毒治疗，推荐直接抗病毒药物(DAA)进行抗 HCV 治疗。

(四)IBD 合并艰难梭菌(*Clostridium difficile*，*C. diff*)感染

C. diff 是一种厌氧革兰氏阳性杆菌，是医院最常见的感染类型。IBD 是 *C. diff* 感染的独立危险因素。2017 年我国共识针对哪些患者需要进行 *C. diff* 筛查、筛查和诊断的手段以及治疗进行诠释。共识建议，应用糖皮质激素和免疫抑制剂的 IBD 患者，病情复发及治疗效果不佳时，推荐进行 *C. diff* 检查。而筛查和诊断的手段包括脱氢酶抗原、毒素 A/B 酶免疫测定(enzyme immunoassay，EIA)、细菌培养、毒素检测的核酸扩增试验(nucleic acid amplification test，NAAT)等，检测手段中，粪便 *C. diff* 感染毒素 A/B 的检测或者毒素中和实验(cytotoxicity neutralisation assay，CCNA)为 *C. diff* 感染检测的“金标准”。一般建议 NAAT 与 EIA 进行联合检测，内镜检查不作为 *C. diff* 感染的必需检测方法。治疗可选用甲硝唑和万古霉素。对于严重 *C. diff* 感染者，万古霉素疗效优于甲硝唑，建议作为首选。甲硝唑的用量一般为口服 200 ～ 250mg、4 次 /d 或 400 ～ 500mg、3 次 /d，疗程为 10 ～ 14 天。万古霉素每 6 小时口服 125mg。为预防 *C. diff* 感染复发，建议万古霉素逐渐减量或间断用药，具体用法为每 3 天 125 ～ 500mg，持续 2 ～ 3 周。其他抗生素如硝唑尼特、利福昔明等主要用于复发型 *C. diff* 感染。替加环素静脉给药对于严重、复杂、复发型 *C. diff* 感染有效。IBD 合并 *C. diff* 感染者，需权衡免疫抑制剂治疗效果和 *C. diff* 感染导致不良后果的利弊。

(五)IBD 合并结核分枝杆菌感染

中国是全球 22 个结核病高负担国家之一，中国结核病年发病人数为 130 万人，占全球的 14.3%，位居全球第二位。研究显示，IBD 患者应用免疫抑制药物后潜伏结核分枝杆菌再激活的风险增加。2017 年我国共识针对哪些患者需要进行结核筛查、筛查的手段、免疫抑制剂和生物制剂应用前结核预防策略进行讨论，并给出如下意见：抗 TNF 制剂治疗前须常规筛查结核分枝杆菌，应用糖皮质激素、嘌呤类药物和甲氨蝶呤进行治疗前亦建议进行结核分枝杆菌筛查。筛查手段建议结合既往结核病史、结核接触史、胸部 X 线片、结核菌素皮肤试验(PPD 皮试)和 / 或 γ 干扰素释放试验(IGRA)。IGRA 对于结核的诊断效力优于 PPD 皮试，有条件的情况下推荐首选 IGRA。关于预防治疗方案，共识提出诊断为结核潜伏感染者，在抗 TNF 制剂、糖皮质激素(相当于泼尼松＞15mg/d)治疗前建议给予 1 ～ 2 种抗结核药物治疗 3 周，抗 TNF 制剂或糖皮质激素治疗中继续用该抗结核治疗方案 6 个月。而对于诊断活动性结核的患者，应立即开始规范抗结核治疗，并停用抗 TNF 制剂及免疫抑制剂(如嘌呤类、甲氨蝶呤)，糖皮质激素是否继续应用或减量则需权衡利弊，或与专科医师讨论后决定。

(六)IBD 合并真菌感染

真菌是人类胃肠道的常驻菌，对肠道稳态起重要作用，在 IBD 发病中的作用尚不明确，可成为 IBD 患者真菌感染的条件致病原。2017 年共识建议，IBD 患者一旦合并侵袭性真菌感染，对机体免疫功能具有抑制作用的药物原则上需要停止使用，并及时启动抗真菌治疗。

应用免疫抑制剂前无须专门筛查寄生虫感染，除非患者久居疫区或有疫区旅游史。

（七）IBD 患者疫苗接种

IBD 患者应用免疫抑制剂治疗为免疫抑制宿主，需要考虑应用易引起机会性感染的病原体疫苗。共识建议，新就诊的 IBD 患者应该检查病原体的免疫状态，在疾病早期尽早接种。一般来说，破伤风、百白破、白喉、脊髓灰质炎疫苗应该常规接种。但减毒活疫苗在 IBD 患者接受免疫抑制剂治疗时是禁忌。共识建议，乙肝病毒血清学阴性 IBD 患者[抗 HBs（-）和抗 HBc（-）]接种 HBV 疫苗[重组（酵母）乙型肝炎疫苗]，最好在诊断 IBD 时接种。HBV 疫苗接种方法：双倍剂量接种 / 再接种可能效果更佳，即初次全程接种 3 针（0 个月—1 个月—2 个月）40μg 重组乙肝疫苗，接种最后 1 针 1 ～ 3 个月内复查抗 HBs 水平，抗 HBs＜100IU/L 者再重复 1 次上述 3 针。两次接种总应答率为 57% ～ 79%。

二、2017 年我国共识与 2021 年 ECCO 共识的异同

2021 年 3 月欧洲克罗恩病和结肠炎组织（ECCO）发布了炎症性肠病感染的预防、诊断和管理指南，该指南就几个发生频率高的机会性感染诊治意见进行了更新，并评价了药物对机体免疫状态的影响，本文将 2017 年我国共识和 2021 年 ECCO 共识的异同进行比较，发现东西方的差异，探讨在现有证据下机会性感染诊治和管理进展。

1. IBD 合并 CMV 感染 两者在 CMV 筛查的时机、治疗的时机和抗病毒药物基本相同。关于是否停用免疫抑制药物，2014 年 ECCO 共识提出，一旦确定 CMV 结肠炎或 CMV 系统性感染，停用所有免疫抑制药物。而 2017 年我国共识结合临床实践和临床研究，认为停用糖皮质激素或免疫抑制药物有可能加重 UC 病情，因此建议是否减停应个体化评估后决定。在 2021 年 ECCO 共识中，与 2017 年我国共识一致，提出 CMV 结肠炎患者不应中止免疫抑制治疗，激素应逐渐减少，而对于弥散性 CMV 感染建议中止免疫抑制治疗。

自 1961 年首次发现 IBD 伴 CMV 感染后，一直存在关于原发病与 CMV 治疗权衡的争论：一个观点是 CMV 在 IBD 病程中起着决定性的致病角色，需要进行抗病毒治疗；另一个观点是 CMV 仅仅是“过客”。而该争论影响着临床实践中 IBD 合并 CMV 感染患者治疗策略的选择。后期有系统性综述和荟萃分析提出，针对所有伴 CMV 感染的 UC 患者进行抗病毒治疗，并不降低结直肠切除率，仅针对激素抵抗的难治性重症 UC 进行抗病毒治疗可有效降低结直肠切除率。另有研究提出，IHC 发现高载量 CMV 感染，即每高倍视野有 5 个或以上病毒包涵体时，需要积极抗病毒治疗。临床实践中，在处理 IBD 合并 CMV 感染和 / 或 CMV 结肠炎时，要根据具体情况具体分析、步步为营的策略调整免疫抑制治疗和抗病毒治疗之间的时机，在遵循 2017 年我国共识和 2021 年 ECCO 共识的原则基础上采取个体化思维和治疗模式。

2.IBD 合并 *C. diff* 感染 关于筛查 *C. diff* 时机和检测手段的推荐意见，2017 年我国共识和 2021 年 ECCO 共识意见相似，建议病情复发或治疗欠佳者筛查 *C. diff*，而 GDH、毒素 A/B 酶免疫测定、核酸扩增试验等都是重要的检测手段。2021 年 ECCO 共识根据现有的证据更为明确地提出检测步骤，首先采用包含高灵敏度的谷氨酸脱氢酶（GDH）抗原酶免疫测定或核酸扩增试验的两步检测，然后采用具有高特异性的二次检测，如毒素 A/B 酶免疫测定。

另外，两个共识在治疗策略和方案方面存在一些差异，首先 2021 年 ECCO 共识明确提出 IBD 合并 *C. diff* 感染时免疫抑制药物的应用问题，建议经过仔细的风险 - 效益评估和临床判断后，可维持使用免疫抑制剂。另一个差异表现在两个共识在一线治疗药物选择，2017 年我国共识提出初治患者一线药物为甲硝唑，而万古霉素用于甲硝唑无效或复发 *C. diff* 感染；2021 年 ECCO 共识提出初治患者一线药物为万古霉素、甲硝唑或非达霉素，初次暴发性发作、首次复发者建议万古霉素联合静脉注射甲硝唑。2021 年 ECCO 共识中提高了万古霉素的地位，是由于临床研究显示甲硝唑治疗 *C. diff* 感染的无效率增高（22% ～ 26%）。但我国两项研究提示，我国 *C. diff* 菌株分型和国外菌株分型不同，我国 115 个 *C. diff* 菌株对甲硝唑和万古霉素均敏感性高，且未检测到耐药株。因此，我国 2017 年共识关于 *C. diff* 感染治疗方案就目前证据判断是符合我国实际情况的。

3. **IBD 合并结核分枝杆菌**　2017 年我国共识和 2021 年 ECCO 共识在 IBD 合并结核分枝杆菌感染的筛查、手段、治疗方案基本相似。2021 年 ECCO 共识重点提出在接受生物制剂或 JAK 抑制剂治疗的患者中，结核潜伏感染（LTBI）的再激活风险增加，疾病可能比其他 IBD 人群更严重。2021 年 ECCO 共识针对 IBD 合并 LTBI 预防制订明确方案（表 27-1）。

表 27-1　IBD 合并结核潜伏感染的化学预防方案

药物	剂量	时长 / 月	预期保护效果	观测结果
异烟肼	300mg/d，最多 5mg/kg	6 ～ 9	9 个月：90% 6 个月：60% ～ 80%	依从性差伴有毒性，建议服用维生素 B_6 300mg/ 周以减毒
利福喷丁 + 异烟肼	利福喷丁 900mg/ 周、异烟肼 900mg/ 周	3	不低于异烟肼治疗 9 个月	依从性好
利福喷丁	600mg/d，最多 10mg/kg	4	不低于异烟肼治疗 9 个月	依从性好，较为安全

4. **IBD 合并真菌和寄生虫感染**　2017 年我国共识和 2021 年 ECCO 共识在真菌和寄生虫感染方面的建议基本相同。不同之处在于肺孢子虫预防治疗方面，2021 年 ECCO 共识提高了肺孢子虫的预防级别，建议对于接受三联免疫抑制治疗（包括类固醇、甲氨蝶呤、巯嘌呤、生物制剂）的 IBD 患者，强烈建议采用标准的 TMP-SMX 预防。对于接受双重免疫抑制治疗的患者，特别当其中一种是钙调磷酸酶抑制剂时，预防性的 TMP-SMX 也可以考虑。TMP-SMX 也可以被用于任何高剂量皮质类固醇、低淋巴细胞计数或 JAK 抑制剂的组合。然而，这么高的级别预防是否适合我国 IBD 应用免疫抑制治疗患者，尚需临床研究证实。

5. **药物对机体免疫状态影响**　2017 年我国共识和 2021 年 ECCO 共识都提出药物应用会增加机会性感染的风险，但是哪些药物影响机体免疫状态到什么程度，没有量化的标准，这不利于临床实践对药物的判断。2021 年 ECCO 共识对药物免疫抑制程度给予了明确定义（表 27-2），IBD 治疗药物分为以下四种程度的免疫抑制：①无免疫抑制；②选择性免疫抑制；③低免疫抑制；④中 - 重度免疫抑制。其次，按照药物剂量分层来评价药物免疫抑制剂程度。但该评价的局限性在于证据支持有限，未来需要根据公认、一致的评价指标进行药物评价。

表 27-2 IBD 治疗药物和不同程度的免疫抑制

药物	免疫抑制程度	注解
氨基水杨酸盐	无免疫抑制	无全身性影响
局部类固醇	无 / 低免疫抑制	口服局部类固醇（布地奈德）剂量>6mg/d 产生全身性免疫抑制
全身性类固醇	低 / 中 - 重度免疫抑制	剂量≥20mg 持续 2 周以上产生中 - 重度免疫抑制
维得利珠单抗	选择性免疫抑制	肠道选择性治疗。无全身性影响，但会提高肠道感染的风险
甲氨蝶呤	低 / 中 - 重度免疫抑制	剂量>20mg/ 周［>0.4mg/（kg·周）］产生中 - 重度免疫抑制，低剂量为低免疫抑制
硫唑嘌呤（AZA）、巯嘌呤（6-MP）	低 / 中 - 重度免疫抑制	AZA>3mg/（kg·d） 或 6-MP>1.5mg/（kg·d）产生中 - 重度免疫抑制，低剂量为低免疫抑制
环孢素 A	中 - 重度免疫抑制	在中 - 重度免疫抑制组中有不同的细微差别且无法通过这一简单的分类区分。例如，联合治疗（联合 1 种或联合其他免疫抑制药物如 AZA、甲氨蝶呤或类固醇）会增加机会性感染的风险。抗 TNF 药物相比于乌司奴单抗和托法替尼而言，更易产生免疫抑制
他克莫司	中 - 重度免疫抑制	
抗 TNF 药物	中 - 重度免疫抑制	
托法替尼	中 - 重度免疫抑制	
乌司奴单抗	中 - 重度免疫抑制	

三、新型生物制剂对 IBD 合并结核感染和乙肝病毒感染的影响

新型生物制剂（乌司奴单抗和维得利珠单抗）的临床试验研究提示，机会性感染的风险较抗 TNF 药物低。有研究回顾 28 例接受乌司奴单抗治疗的银屑病合并 HBV 感染的患者，结果提示，12 例非活动性 HBsAg 阳性的患者中 2 例出现 HBV 再激活，10 例 HBcAb 阳性患者中 1 例出现 HBV 再激活。一项中国台湾的前瞻性队列研究提示，54 例非活动性 HBV 携带者及隐匿性 HBV 感染的患者中，3 名患者出现 HBV 再激活。针对维得利珠单抗对乙肝病毒再激活风险研究，仅有一项研究纳入 1429 例 HBV/HCV 既往感染或现证感染的患者，未发现病毒再激活。

关于结核分枝杆菌感染再激活的风险，一项包含 8 个真实世界研究的系统回顾和汇总分析共纳入 578 名使用乌司奴单抗的 CD 患者，未见结核感染的报道。一项针对儿童和年轻成人的真实世界研究中，52 例应用乌司奴单抗的 IBD 患者无结核感染。维得利珠单抗全球安全性数据显示，上市 4 年来，31 例 CD 患者中 5 例出现结核再激活，包括 1 例皮肤结核、1 例消化道结核、1 例结核潜伏感染、2 例感染灶定位不明的结核病，其中 1 例曾使用抗 TNF-α。100 例 UC 患者中 4 例出现结核再激活，包括 2 例结核潜伏感染和 2 例感染者定位不明的结核，其中 1 例曾使用抗 TNF-α。

但这两种生物制剂上市时间尚短，研究证据有限。因此，2020 年我国生物制剂共识意

见推荐尽量预防性用药和监测观察。我国 2020 年生物制剂共识推荐意见如下：乌司奴单抗用药前建议结核的筛查和预防。诊断为活动性结核感染患者，避免使用乌司奴单抗；结核潜伏感染的患者，在药物治疗前进行预防性抗结核治疗。乌司奴单抗治疗前，应筛查血清 HBV 标志物。对于乙肝携带者或肝功能正常的慢性乙型肝炎患者，建议请感染科专家会诊，根据患者病毒复制水平、风险及获益综合考虑，必要时联合应用抗病毒治疗。应用维得利珠单抗患者，建议视患者具体情况酌情考虑预防用药以防止结核或 HBV 再激活。如果患者在接受维得利珠单抗治疗过程中确诊为活动性结核感染或发生乙肝活动，应停用维得利珠单抗治疗，启动规范的抗结核治疗或抗 HBV 治疗。

总之，IBD 患者易伴发机会性感染，患者在疾病诊断时、应用免疫抑制剂和生物制剂之前以及药物应用过程中，要检测患者病原体免疫状态，询问常规疫苗的接种情况，评估高危因素，选取适当的检查方法在适当的时机进行筛查和监测，积极预防机会性感染和积极控制机会性感染是提高 IBD 患者预后的必要前提。当然目前还有很多问题，如 IBD 患者免疫损伤评估、病原体检测，以及如何更好地预防病原体机会性感染发生等，都需要未来进一步研究和探讨。

（钱家鸣　杨　红）

参考文献

[1] 中华医学会消化病学分会炎症性肠病学组．炎症性肠病合并机会性感染专家共识意见[J]. 中华消化杂志，2017，37(4)：217-326.

[2] KUCHARZIK T，ELLUL P，GREUTER T，et al. ECCO Guidelines on the Prevention，Diagnosis，and Management of Infections in Inflammatory Bowel Disease [J]. J Crohns Colitis，2021，15(6)：879-913.

[3] OH S J，LEE C K，KIM Y W，et al. True cytomegalovirus colitis is a poor prognostic indicator in patients with ulcerative colitis flares：the 10-year experience of an academic referral inflammatory bowel disease center [J]. Scand J Gastroenterol，2019，54(8)：976-983.

[4] LV Y L，HAN F F，JIA Y J，et al. Is cytomegalovirus infection related to inflammatory bowel disease，especially steroid-resistant inflammatory bowel disease？ A meta-analysis [J]. Infect Drug Resist，2017，10：511-519.

[5] YANG H，QIAN J. Current status of cytomegalovirus colitis among patients with inflammatory bowel disease in China：A questionnaire-based multicenter study [J]. Inflamm Bowel Dis，2022，28(Suppl 2)：S45-S51.

[6] LI J，LYU H，YANG H，et al. Preoperative Corticosteroid Usage and Hypoalbuminemia Increase Occurrence of Short-term Postoperative Complications in Chinese Patients with Ulcerative Colitis [J]. Chin Med J(Engl)，2016，129(4)：435-441.

[7] LORENZETTI R，ZULLO A，RIDOLA L，et al. Higher risk of tuberculosis reactivation when anti-TNF is combined with immunosuppressive agents：a systematic review of randomized controlled trials [J]. Ann Med，2014，46(7)：547-554.

[8] BONIFATI C，LORA V，GRACEFFA D，et al. Management of psoriasis patients with hepatitis B or hepatitis C virus infection [J]. World J Gastroenterol，2016，22(28)：6444-6455.

[9] TING S W, CHEN Y C, HUANG Y H. Risk of Hepatitis B Reactivation in Patients with Psoriasis on Ustekinumab [J]. Clin Drug Investig, 2018, 38(9): 873-880.

[10] NG S C, HILMI I N, BLAKE A, et al. Low Frequency of Opportunistic Infections in Patients Receiving Vedolizumab in Clinical Trials and Post-Marketing Setting [J]. Inflamm Bowel Dis, 2018, 24(11): 2431-2441.

[11] ENGEL T, YUNG D E, MA C, et al. Effectiveness and safety of Ustekinumab for Crohn's disease; systematic review and pooled analysis of real-world evidence [J]. Dig Liver Dis, 2019, 51(9): 1232-1240.

[12] DAYAN J R, DOLINGER M, BENKOV K, et al. Real World Experience With Ustekinumab in Children and Young Adults at a Tertiary Care Pediatric Inflammatory Bowel Disease Center [J]. J Pediatr Gastroenterol Nutr, 2019, 69(1): 61-67.

[13] COHEN R D, BHAYAT F, BLAKE A, et al. The Safety Profile of Vedolizumab in Ulcerative Colitis and Crohn's Disease: 4 Years of Global Post-marketing Data [J]. J Crohns Colitis, 2020, 14(2): 192-204.

第 28 章　炎症性肠病妊娠期管理专家共识解读

炎症性肠病(inflammatory bowel disease,IBD)是一类自身免疫相关的慢性非特异性肠炎。无论是克罗恩病(Crohn's disease,CD)还是溃疡性结肠炎(ulcerative colitis,UC),其发病高峰均在 15 ～ 35 岁,因此多数育龄女性患者都将会面临妊娠前准备、妊娠期管理、分娩方式的选择、哺乳期管理和婴儿疫苗接种等不同阶段的问题。为了更好地认识和规范 IBD 妊娠期的管理,2019 年由中华医学会消化病学分会炎症性肠病学组发布了《炎症性肠病妊娠期管理的专家共识意见》。

该共识分别从妊娠前指导和管理、妊娠期管理、分娩方式、哺乳期管理和婴儿疫苗接种等 5 个方面进行了推荐和讨论。本文重点就妊娠前指导和管理、妊娠期和哺乳期炎症性肠病的药物管理的核心内容进行解读,并补充近年来一些新观点和临床证据。此外,本文还比较了该领域国内外共识的不同之处,以期望临床医师能提高对 IBD 妊娠期诊治原则的认识,从而切实解决该类 IBD 患者的实际临床问题。

一、2019 年《炎症性肠病妊娠期管理的专家共识意见》解读

(一)妊娠前指导和管理

1. IBD 患者的生育力　共识引用多项研究和荟萃分析的数据说明,对于缓解期 IBD 患者而言,其生育力及妊娠结局和正常人群是基本相似的,而真正导致这类患者生育率降低的原因是患者主动不生育,进一步分析发现,这种主动不生育可能与患者从不同渠道获得的错误信息密切相关。但是处于活动期状态,尤其是会导致腹盆腔内结构出现改变的患者(如 IPAA 术、直肠切除术和永久造口术等)明显增加不孕风险,而使用腹腔镜进行 IPAA 可能会提高患者的生育力。此外,近年来的研究认为个体化的辅助生殖技术(assisted reproductive technology,ART)可帮助 IBD 不孕患者提高生育力,而且 IBD 药物对于卵子冷冻和 ART 疗效均无影响。需要注意的是,ART 在 IBD 患者的整体成功率低于普通人群,但只要 ART 后妊娠成功,IBD 患者实现活产的成功率就与普通人群无差异。

2. IBD 遗传风险　IBD 遗传风险是孕前咨询中经常出现的一个重要话题,患者通常会高估后代患 IBD 的风险。阳性家族史是 IBD 发病风险的预测因素,在 CD 女性患者后代患

有 CD 的绝对风险为 2.7%，UC 则为 1.6%。但需要注意的是，尽管 IBD 的全球发病率不断上升，非欧洲人群的风险目前尚未得到充分验证。另外，IBD 的发生、发展很少归因于单个基因，并且没有可用的基因测试来预测后代是否会发展为 IBD。因此，共识认为 IBD 遗传风险不应成为患者主动不生育的充分理由。

3. 妊娠时机的选择 与 2017 年欧洲克罗恩病及结肠炎组织（ECCO）相关共识一致，我国 2019 年共识也认为疾病缓解期的 IBD 患者可获得与普通人群一样的妊娠结局，至少 3 个月的无糖皮质激素缓解应作为妊娠前的临床目标。在丹麦一项评估 CD 活动对出生结果影响的队列研究中发现，与妊娠期间没有疾病活动的女性相比，妊娠期间有疾病活动度女性出现早产的相对风险会增加 2 倍。进一步的系统回顾也证实了以上结论和观点。

因此，妊娠前的疾病管理优化至关重要。需要指出的是，内镜缓解一直是 IBD 治疗的重要目标之一，但目前并无文献探讨 IBD 患者内镜缓解对于妊娠结局的绝对获益。在 IBD 类似疾病（如乳糜泻）中，一项瑞典全国随访研究发现乳糜泻内镜缓解女性患者发生胎儿宫内发育迟缓的概率更低，但无统计学意义，且胎儿低出生体重、早产和接受剖宫产比例上并无区别。

4. 妊娠前的药物管理 关于妊娠前的药物管理，目前意见基本统一，即在备孕期间可使用 5- 氨基水杨酸制剂、抗肿瘤坏死因子 α 单抗或硫唑嘌呤等治疗，而甲氨蝶呤、沙利度胺因致畸性，建议在妊娠前停用相应的时间，其中甲氨蝶呤至少 3 个月，沙利度胺至少 6 个月。

5. 小结 综上所述，IBD 妊娠前的管理涉及诸多方面，需要消化、产科、药学、营养以及遗传咨询等多团队的合作。合适的妊娠前咨询可以提高患者对药物的依从性，加强戒烟、戒酒的指导，可以减少妊娠期间的复发，并降低了低出生体重婴儿的风险。因此，共识推荐所有计划生育的 IBD 患者都应接受妊娠前咨询。

（二）妊娠期和哺乳期炎症性肠病的药物管理

这一部分是医患双方都最为关注的核心问题。传统药物（5- 氨基水杨酸制剂、糖皮质激素和免疫抑制剂）和抗肿瘤坏死因子 α 单抗在妊娠期间的安全性和有效性已经过了长时间、多维度的临床评估。目前认为美沙拉秦、柳氮磺吡啶、糖皮质激素、硫唑嘌呤和抗肿瘤坏死因子 α 单抗都被归为妊娠期间的低风险药物，而环孢素 A、甲氨蝶呤和沙利度胺等则被认为应慎用或禁用。在哺乳期间，美沙拉秦、糖皮质激素和抗肿瘤坏死因子 α 单抗均为低风险药物，柳氮磺吡啶、甲氨蝶呤、沙利度胺和环孢素 A 则为慎用或禁用。需要注意的是，随着新型生物制剂（维得利珠单抗和乌司奴单抗）在我国正式上市，并进入国家医保，其使用人数快速上升，在妊娠期的安全性值得关注。

在维得利珠单抗方面，一项近期的系统分析研究显示，使用维得利珠单抗的妊娠妇女出现妊娠不良结局的风险较未使用组有增加（*OR*=2.18，95%*CI* 1.52 ～ 3.13）。不仅如此，维得利珠单抗组患者的早产（*OR*=2.16，95%*CI* 1.28 ～ 3.66）和早期流产（*OR*=1.79，95%*CI* 1.06 ～ 3.01）情况也有增加，而活产和无畸形情况则无差异。当然由于纳入的研究数量和样本量均有限，还需要更大样本的研究来证实上述结果，而在哺乳期间，由于同样缺乏有效的数据分析，我国共识未建议使用维得利珠单抗。在乌司奴单抗方面，目前只有极少数的小样本研究探究了其对于妊娠和哺乳的影响，因此尚无倾向性的意见和建议，需要更多真实世界的数据积累。

二、2019年我国共识与2017年ECCO共识、2022年意大利共识的异同

2017年欧洲克罗恩病和结肠炎组织（ECCO）和2022年意大利IBD学组分别发布了IBD妊娠期管理的共识，结合2019年我国共识，比较这三大共识意见的异同，发现东西方的差异，探讨在现有证据下妊娠期诊疗进展。其中，2022年意大利IBD学组共识更倾向为系统性综述，因此涵盖的内容和细节更为丰富。

（一）妊娠前指导和管理

意大利共识特别指出，大多数女性IBD患者认为医师并没有充分解答妊娠相关的问题。而事实上，近一半的IBD女性患者确实对此方面的了解甚少。三大共识均认同IBD患者主动不生育与生育率下降明显相关，因此我国和ECCO共识均推荐应为所有IBD患者提供适当的妊娠前咨询和指导，以优化妊娠前的管理。在妊娠选择时机方面，三大共识均认为疾病缓解期是妊娠的最佳时机，但是在具体细节上有所不同，我国共识推荐至少3个月的无糖皮质激素缓解应作为妊娠前的目标，而ECCO指南没有提出具体量化的标准，意大利共识则引用美国胃肠协会的推荐，即临床缓解稳定3～6个月且停用致畸药物（如甲氨蝶呤）后3个月，以及最后一次服用任何临床试验性新药约6个月后再准备妊娠。这一差别也提示不同地区药物的首选策略存在不同，且新药临床试验开展的力度和强度也存在差异。

妊娠前的药物管理在三大共识里都有比较细致的陈述。如前文所述，由于美沙拉秦、糖皮质激素、免疫抑制剂和抗肿瘤坏死因子α单抗等已经过真实世界大样本的数据积累，结论相对肯定，即美沙拉秦、糖皮质激素、硫唑嘌呤和抗肿瘤坏死因子α单抗可以安全适用于妊娠前的治疗。需要注意的是，由于这些共识发表年代不同，主要区别是关于新型生物制剂的关注。2017年ECCO和2019年我国共识未提及维得利珠单抗和乌司奴单抗在妊娠前的安全性，而2022年意大利共识则认为上述两种新型生物制剂和JAK抑制剂（托法替尼）的数据极其缺乏，尚不足以判断安全性，目前已有使用乌司奴单抗治疗后成功妊娠的案例。

（二）妊娠期和哺乳期炎症性肠病的药物管理

IBD中使用的大多数药物，尤其是传统治疗和抗肿瘤坏死因子α单抗，在妊娠期和哺乳期都是安全的，并且它们的使用可降低活动性疾病的风险。此外，由于不同作用机制的新药已经获批，在临床常规使用这些新药之前必须获得更多的安全性数据。本文总结和比较了不同共识对于妊娠期和哺乳期IBD药物治疗的当前建议（表28-1）。

1. **5-氨基水杨酸制剂**（5-aminosalicylic acid，5-ASA） 5-ASA是IBD最常用的治疗方法之一，也是妊娠期疾病复发时的首选药物之一。多项研究已报道了其在妊娠期间的安全性。最新的荟萃分析也发现，与未使用5-ASA的1158名女性患者相比，使用5-ASA的642名女性患者发生先天畸形、死产、自然流产或早产的风险并没有增加。对于含有邻苯二甲酸二丁酯的5-ASA，我国和ECCO共识认为应该避免使用。而在哺乳期，我国共识认为柳氮磺吡啶的代谢产物之一含有磺胺嘧啶，有潜在磺胺的不良反应风险，应慎用。ECCO和意大利共识无此推荐，意大利共识还提到了哺乳期使用5-ASA后出现婴儿血性水样泻的案例，建议

这类情况下应停止使用。

2. **糖皮质激素**　全身性的糖皮质激素通常可用于 IBD 妊娠期出现复发时的诱导治疗，所有糖皮质激素都可以穿过胎盘屏障，但它们能快速转化为活性较低的代谢物，使得胎儿血药浓度降低。虽然存有潜在的不良反应，但共识均认为，如果妊娠期病情活动对妊娠结局的影响超出系统性糖皮质激素、抗肿瘤坏死因子 α 单抗的潜在风险，应尽早加用药物控制使病情稳定。由于布地奈德的低生物利用性，在 ECCO 和意大利共识中都提到了应用该药的有效性和可行性，由于国内尚无该药物上市，故在我国共识中没有涉及。在哺乳期间，使用的情况类似。泼尼松是哺乳期可选择的最安全的口服糖皮质激素，共识均推荐服药 4 小时后哺乳，错开乳汁中的浓度高峰。

3. **免疫抑制剂**　硫唑嘌呤是最常用维持 IBD 治疗的免疫抑制剂。巯嘌呤类药物可通过胎盘，一项荟萃研究发现，与未接受硫唑嘌呤治疗的 IBD 患者的妊娠结局相比，在妊娠期间接受巯嘌呤治疗的 IBD 患者的不良妊娠结局风险没有增加。因此，并不建议对疾病控制良好的女性停用。在哺乳期也是类似的结论，即若控制好，就继续用药。因为虽然母乳中出现了极少量硫唑嘌呤的代谢物，但并未有婴儿感染风险增加的报道。

甲氨蝶呤具有强烈的致畸和流产作用，因此必须在妊娠前停药。意大利共识建议，计划妊娠的女性患者应在受孕前停止甲氨蝶呤并采取避孕措施至少 3 个月；而我国和 ECCO 共识则建议至少停药 3 ～ 6 个月。另外，甲氨蝶呤可进入母乳中，并可在新生儿组织中积聚，可能产生不良反应，包括免疫抑制、中性粒细胞减少和致癌性，因此共识均不推荐使用。沙利度胺也是同样的原因，在妊娠期和哺乳期均禁用。

环孢素 A 和他克莫司都是钙调神经磷酸酶和细胞色素 P450 抑制剂，前者在急性重症 UC 中可作为挽救治疗方案之一。这类药物临床主要用于治疗和预防骨髓移植后的移植物抗宿主反应，以及抑制实体器官移植后的排斥反应。因此，大多数关于妊娠结局的数据都来自这些患者。虽然共识意见并不完全一致，但整体都是不推荐使用或禁用，因为已有的数据非常有限。

4. **生物制剂**　抗肿瘤坏死因子 α 单抗是临床最常使用的生物制剂，英夫利西单抗（infliximab，IFX）和阿达木单抗（adalimumab，ADA）都属于这类药物，它们都是 IgG1 抗体，可通过胎盘，尤其是在妊娠中期和晚期。已有的数据表明，IFX 暴露在妊娠期的风险较低，而 ADA 数据较少。我国和 ECCO 共识建议，在妊娠第 24 周左右停止抗肿瘤坏死因子 α 单抗的治疗。需要注意的是，在某些情况下，早期停药可能会导致疾病复发，从而影响妊娠管理。因此，停止治疗的决定应基于疾病活动和患者的风险状况，而不是机械地照搬共识意见。

维得利珠单抗是一种针对 α4β7 整合素的人源化单克隆 IgG1 抗体，可通过胎盘转移到胎儿循环中。意大利共识提到来自六项临床试验（81 次妊娠）的数据评估了其妊娠期间的安全性，未发现药物对妊娠结局有任何不利影响。我国 IBD 妊娠共识也建议，在充分权衡后，若获益高于风险的前提下考虑使用，而在哺乳期目前数据极其缺乏，尚无定论。同样的情况也见于乌司奴单抗（抗 IL-12 和 IL-23 的 p40 亚基的单克隆抗体），可能无影响，但数据极少。而托法替尼（Janus 激酶抑制剂）最近也被批准用于治疗 UC，由于动物实验中显示出致畸性，目前不推荐在妊娠期使用。

综上，IBD 女性患者常受到备孕、妊娠、哺乳等问题的影响。疾病控制无疑是确保 IBD 女性安全度过生育期的关键所在。为确保 IBD 女性患者能像健康女性一样生活，极其需要消化内科医师、妇产科医师和新生儿科医师等多学科合作。此外，更多新型药物的安全性也是未来研究的重中之重。

表 28-1 不同共识对炎症性肠病患者常用药物在妊娠期和哺乳期的用药风险

药物	妊娠期			哺乳期		
	中国	ECCO	意大利	中国	ECCO	意大利
美沙拉秦	低风险	低风险	低风险	低风险	低风险	低级别
柳氮磺吡啶	低风险	低风险	低风险	慎用	低风险	低级别
糖皮质激素	低风险	低风险	低风险	低风险	低风险	低级别
硫唑嘌呤	低风险	低风险	低风险	慎用	低风险	低级别
甲氨蝶呤	禁用	禁用	高风险	禁用	禁用	高级别
沙利度胺	禁用	禁用	未提及	禁用	禁用	未提及
环孢素 A	慎用	未提及	未知	禁用	未提及	高级别
抗 TNF-α 单抗	低风险	低风险	低风险	低风险	低风险	低级别
维得利珠单抗	未知	未提及	未知	未知	未提及	未知
乌司奴单抗	未提及	未提及	未知	未提及	未提及	未知
托法替尼	未提及	未提及	高风险	未提及	未提及	未知

注：TNF-α，肿瘤坏死因子 α。

（钱家鸣　杨　红）

参考文献

[1] MAHADEVAN U，ROBINSON C，BERNASKO N，et al. Inflammatory Bowel Disease in Pregnancy Clinical Care Pathway：A Report from the American Gastroenterological Association IBD Parenthood Project Working Group [J]. Am J Obstet Gynecol，2019，220(4)：308-323.

[2] SELINGER C P，GHORAYEB J，MADILL A. What Factors Might Drive Voluntary Childlessness(VC) in Women with IBD? Does IBD-specific Pregnancy-related Knowledge Matter? [J]. J Crohns Colitis，2016，10(10)：1151-1158.

[3] BEYER-BERJOT L，MAGGIORI L，BIRNBAUM D，et al. A total laparoscopic approach reduces the infertility rate after ileal pouch-anal anastomosis：a 2-center study [J]. Ann Surg，2013，258(2)：275-282.

[4] FRIEDMAN S，LARSEN P V，FEDDER J，el al. The Efficacy of Assisted Reproduction in Women with Inflammatory Bowel Disease and the Impact of Surgery-A Nationwide Cohort Study [J]. Inflamm Bowel Dis，2017，23(2)：208-217.

[5] FRIEDMAN S, LARSEN P V, FEDDER J, et al. The reduced chance of a live birth in women with IBD receiving assisted reproduction is due to a failure to achieve a clinical pregnancy [J]. Gut, 2017, 66(3): 556-558.

[6] LAHARIE D, DEBEUGNY S, PEETERS M, et al. Inflammatory Bowel Disease in Spouses and Their Offspring [J]. Gastroenterology, 2001, 120(4): 816-819.

[7] KIM M A, KIM Y H, CHUN J, et al. The Influence of Disease Activity on Pregnancy Outcomes in Women with Inflammatory Bowel Disease: A Systematic Review and Meta-Analysis [J]. J Crohns Colitis, 2021, 15(5): 719-732.

[8] VAN DER WOUDE C J, ARDIZZONE S, BENGTSON M B, et al. The Second European Evidenced-based Consensus on Reproduction and Pregnancy in Inflammatory Bowel Disease [J]. J Crohns Colitis, 2015, 9(2): 107-124.

[9] Italian Group for the Study of Inflammatory Bowel Disease Working Group. Female Reproductive Health and Inflammatory Bowel Disease: A Practice-based Review [J]. Dig Liver Dis, 2022, 54(1): 19-29.

第 29 章　克罗恩病肛瘘专家共识解读

肛瘘是克罗恩病（Crohn’s disease，CD）最常见的肛周病变，发病机制不明，治疗困难，复发率高，严重影响患者生活质量，耗费大量医疗资源。近年来 CD 肛瘘逐渐受到临床重视。2004 年蒙特利尔分型特别把合并肛瘘作为 CD 的独立疾病亚型；2014 年 Gecse 等发表《克罗恩病肛瘘的分型、诊断和治疗的全球共识意见》；2015 年，欧洲克罗恩病和结肠炎组织（ECCO）发表第 5 次科学研讨会结果《克罗恩病肛瘘的病理生理和临床》，法国、加拿大和英国也先后推出 CD 肛瘘的诊治共识或建议。2019 年，我国炎症性肠病的内外科专家在借鉴国外 CD 肛瘘的共识基础上，结合我国的实际情况，制定了《克罗恩病肛瘘诊断与治疗的专家共识意见》。本文主要针对我国共识进行解读。

一、CD 肛瘘的流行病学

在成年 CD 患者中，肛周病变如肛瘘、肛周脓肿、皮赘、肛裂、痔疮等的发生率高达 80%，其中 CD 肛瘘的发病率最高。

CD 肛瘘的发病率在不同地域、人群及不同的诊治中心的数据差异较大。单中心的数据显示，CD 肛瘘的发病率为 23% ～ 70%，但单中心数据常受到中心诊治水平、纳入的患者特点以及肛瘘的诊断标准等因素的影响。以人群为基础的研究中，CD 肛瘘发病率普遍低于单中心的研究结果，其中有代表性的是基于美国 Olmsted 县的队列研究结果，显示肛瘘在 CD 诊断后 10 年和 20 年的发病率分别为 21% 和 26%。随着近年来生物制剂开始广泛使用，并未改变 CD 肛瘘的累积发病率，这可能与药物使用时间较短、总体疗效欠佳等相关。

肛瘘可以在 CD 病程中任何时间节点出现。10% 的 CD 患者以肛瘘为首发表现。韩国基于人群的研究结果显示，在 CD 诊断前或诊断时，43.3% 的患者存在肛瘘或肛周脓肿。来自中国单中心的数据显示，61.5% 的 CD 患者在病程中出现肛瘘。

二、CD 肛瘘的诊断

（一）临床症状

CD 常见的肛周疾病分为组织破坏性疾病（皮赘、溃疡、肛裂）、瘘管与脓肿（肛瘘、直肠阴道瘘、肛周脓肿）及肛管直肠狭窄三大类。当肛瘘合并感染，常表现为肛周疼痛、渗液、流脓、硬结、肿块或瘙痒，有时与其他肛周疾病在症状上很难区分。部分患者肛瘘未合并感染并未出现相应的临床症状。CD 肛瘘也常伴发肛周脓肿、疣状皮赘、肛管直肠狭窄或直肠阴道瘘等。

肛肠外科医师在临床中诊治的肛瘘多为肛腺感染引起普通肛瘘，CD 肛瘘仅占其所有肛瘘的 5%。虽然与普通肛瘘的临床症状相似，但 CD 肛瘘有不同的临床特点，主要表现为多个外口、多条瘘管、高位瘘管、内口位置高于齿状线、单纯手术治疗效果欠佳、瘘管复发部位与原发病灶位置不同等。这些临床特点有助于 CD 的早期诊断。肛肠外科医师需警惕以肛瘘为首发临床表现的 CD 患者。

（二）CD 肛瘘的诊断方法

肛瘘的诊断主要靠临床表现以及影像学检查。麻醉下指诊（examination under anesthesia，EUA）、经直肠腔内超声（endoanal ultrasound，EUS）及磁共振成像（magnetic resonance imaging，MRI）是目前临床使用最广泛的肛瘘影像学检查方法。

EUA 需要在麻醉后进行，故常规在手术时进行麻醉后实施，但对不需手术治疗的患者，临床实施困难，而且 EUA 可能漏诊脓腔和深部的瘘管。

EUS 简单易行且价格便宜，能较好地识别内口和显示括约肌间瘘管，但其准确性与操作者的经验相关，不能明确区分炎性和纤维性病变，对超出外括约肌范围的瘘管显像不佳，部分患者也不能耐受检查时的疼痛。

MRI 临床实施简单，对软组织分辨力高，能清晰显示瘘管的走行、与括约肌的关系，且无辐射损伤，目前被视为克罗恩病肛瘘影像学中诊断及分类的“金标准”，诊断肛瘘的准确率为 76% ～ 100%，但价格较贵，部分医院未充分开展。

联合应用上述任何两种检查方法，可使 CD 肛瘘诊断准确率达到 100%。当临床上难以联合检查时，MRI 检查由于其操作简易、无创，是 CD 肛瘘首选的检查方法。瘘管造影和 CT 对 CD 肛瘘的评估价值有限，且因存在辐射损伤，已较少用于 CD 肛瘘的检查。

（三）CD 肛瘘的评估

1. **CD 肛瘘的分型**　目前尚缺乏 CD 肛瘘的理想分型方法，临床常用的肛瘘分型主要包括美国胃肠病学会（American Gastroenterology Association，AGA）分型和 Park 分型。

AGA 将肛瘘分为简单性和复杂性，前者定义为低位、单一外口，不伴肛周脓肿、直肠狭窄及活动性直肠炎；后者定义为高位、多个外口，可伴有肛周脓肿、直肠阴道瘘、肛门直肠狭窄或活动性直肠炎等。AGA 分型简单易行，临床使用较多，但对指导外科治疗价值有限。

Park 将肛瘘分为 5 型，即浅表型、经括约肌型、括约肌间型、括约肌上型和括约肌外型。Park 分型强调了瘘管与肛门内、外括约肌的解剖关系，有助于外科手术中保护括约肌功能，尤其是对肛腺感染的普通肛瘘。但是，CD 肛瘘的瘘管多且走行复杂，主瘘管难以区分，再加上未能同时关注直肠病变，因此 Park 分型并不能完全满足临床医师对 CD 肛瘘分型的需求。

一例经括约肌型肛瘘患者的肛管 MRI 示意图见图 29-1。

2. **疾病活动程度**　临床医师可根据肛周症状及体格检查，判断 CD 肛瘘的疾病情况。肛瘘活动一般是指肛瘘患者出现肛周疼痛、流脓等症状和局部皮温升高、压痛、渗液等体征。临床缓解的定义为肛周无疼痛且瘘管无脓液流出。有临床研究采用瘘管引流评估标准（fistula drainage assessment）进行 CD 肛瘘疗效评估，即如果至少连续 2 次随访，指压后一半

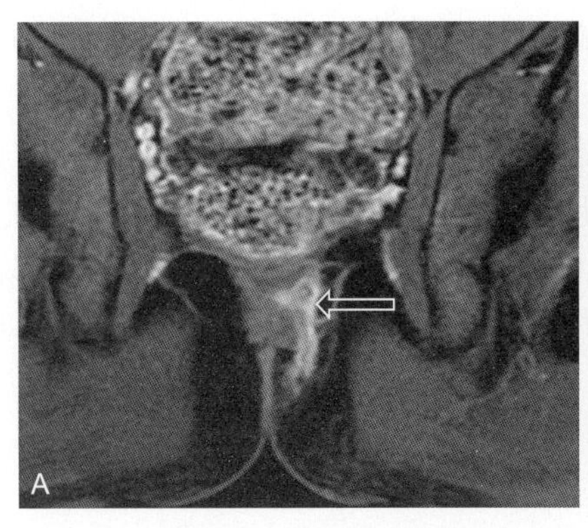

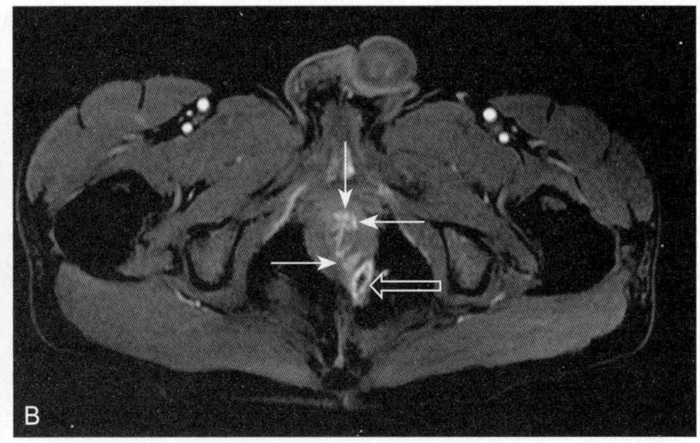

图 29-1　23 岁男性 CD 患者肛管 1.5T MRI 图像冠状位（A）及横轴位（B）
LAVA 增强示经括约肌型肛瘘并脓肿（空箭头），肛管黏膜下及括约肌间隙多发肉芽肿性炎（实箭头）。

或以上数目的瘘管无液体外流，则为应答；如果至少连续 2 次随访时，指压后瘘管无液体外流，则为瘘管愈合。

临床多采用肛周 CD 活动指数（perianal Crohn's disease activity index，PDAI）来量化评价肛瘘的活动程度。PDAI 主要包括对肛周分泌物、疼痛、性生活影响程度、肛周病变类型和硬结情况 5 个方面进行分级评分，然后计算总分（表 29-1）。PDAI>4 分是活动性肛瘘的判断标准，准确率达到 87%。但是，对于未婚且没有性生活史的 CD 患者，该评分标准无法评价对性生活的影响，存在一定局限性。

表 29-1　肛周疾病活动指数（PDAI）评分表

分值	分泌物	疼痛和活动	性生活	肛周表现	硬结
0 分	从不	无痛，活动不受限	没有影响	没有或仅有皮赘	无
1 分	少量黏性分泌物	疼痛，但活动不受限	轻度受限	肛裂或黏膜撕裂	较小
2 分	中等量黏性或脓性分泌物	疼痛且活动部分受限	中等受限	肛周瘘管数<3 个	中等
3 分	较多的脓性分泌物	疼痛明显，活动明显受限	明显受限	肛周瘘管数≥3 个	较大硬结
4 分	粪便污液	很痛，活动严重受限	不能过性生活	肛管括约肌溃疡或瘘管形成，并明显的皮肤缺损	明显波动感或脓肿

肛瘘活动度也可以通过 MRI 量化评分评价，目前使用最多的是 Van Assche MRI 评分，包括瘘管数目、瘘管位置、瘘管与肛提肌关系、T_2 加权像的高信号影、积脓情况、直肠壁有无增厚。但 MRI 评分过程相对烦琐，仅适用于科研。研究者在 Van Assche MRI 评分的基础上，开发新的肛瘘磁共振评价系统。MRI 愈合为瘘管的纤维愈合，在 MRI 上表现为 T_2 加权成像序列高信号影像的消失。CD 肛瘘的临床缓解与 MRI 愈合并不同步，MRI 愈合比临床缓解延迟。

目前，对 CD 肛瘘的疾病活动程度的评估方法仍在不断开发和完善中，尚缺乏理想的 CD 肛瘘活动度评价标准，制约了肛瘘临床研究的发展。在既往医师检查和影像学评估的基础上，增加患者对生活质量等的自评内容，是新评估方法的改进趋势。

三、CD 肛瘘的治疗

CD 肛瘘需要多学科联合治疗，其治疗目标是缓解肛瘘症状、促进瘘管愈合、改善患者生活质量以及降低直肠切除率。无临床症状、不影响肛管直肠功能的 CD 肛瘘无须治疗；有症状的常需要药物和手术治疗。CD 及 CD 肛瘘活动时，外科治疗的目的是缓解肛瘘症状，为药物治疗创造条件；在外科治疗基础上，药物治疗才能最终促使瘘管愈合，减少肛瘘复发。

（一）外科治疗

CD 肛瘘的外科手术方式包括挂线引流和确定性手术，常用的 CD 肛瘘手术方法是挂线引流手术。确定性手术包括低位瘘管切开术 / 切除术、经括约肌间瘘管结扎术、直肠推移瓣修补术、袖状推移瓣修补术。另外，CD 肛瘘外科手术还包括转流性造口术和直肠切除术。

手术方式的选择，需要综合瘘管情况、是否合并脓肿和直肠病变、CD 活动度以及全身状况等。

有症状的单纯性低位肛瘘可行肛瘘切开术。但对女性前侧方的肛瘘应慎行，因为女性肛门前侧外括约肌较短，即使是低位的瘘管切开术，也有较高的肛门失禁风险。

复杂性肛瘘合并 CD 活动或直肠炎时，挂线引流是首选治疗。挂线引流可使瘘管保持开放状态，防止脓肿形成，避免切割括约肌。但长期的挂线引流可使瘘管局部纤维化，导致瘘管闭合时间延长。目前移除挂线的理想时间尚无定论，我国共识推荐挂线应至少维持到英夫利西单抗诱导缓解疗程（第 6 周）结束后，且 CD 疾病活动控制、肛周症状和体征明显改善以及影像学表现明显好转时，才考虑移除肛瘘挂线。

肛瘘的确定性外科手术需在 CD 临床和内镜缓解期进行，且肛瘘也需要处于临床缓解和影像学明显改善状态。在 CD 活动期、伴营养不良和激素依赖时，实施确定性手术会导致手术失败、排便失禁等不良结局。

转流性造口有助于控制 CD 肛瘘合并难治性感染性并发症，对于严重、复杂、难治的 CD 肛瘘患者，可考虑转流性造口。当 CD 肛瘘情况改善后，可在造口术后 6 ～ 12 个月后考虑造口还纳，但造口还纳术后复发率较高，大部分造口最终变成永久性造口。直肠切除术加永久性造口是对严重而难治的 CD 肛瘘的最后治疗方法。

无论选择何种手术方式治疗 CD 肛瘘，均应遵循“损伤最小化”的原则，最大限度地保护肛门功能。手术后应进行药物治疗，以防复发。

（二）内科治疗

CD 肛瘘主要还是药物治疗。治疗 CD 肛瘘的药物主要包括抗生素、免疫抑制剂和生物制剂。激素、5- 氨基水杨酸药物和全肠内营养尚缺乏疗效依据，但 5- 氨基水杨酸灌肠剂或栓剂有助于改善肛周症状。

有循证医学证据的抗生素主要包括环丙沙星和甲硝唑，但证据等级均不高。抗生素仅用于缓解CD肛瘘的临床症状，停药后对远期疗效没有帮助。根据患者临床症状的改善情况，环丙沙星和甲硝唑的疗程最长可以到12周。长期服用甲硝唑，除常见的食欲下降、恶心等胃肠道反应外，还需警惕出现包括外周神经炎的神经系统病变、白细胞下降、饮酒后的双硫仑样反应等。其他种类抗生素治疗CD肛瘘尚需要临床研究的数据。

硫唑嘌呤（azathioprine，AZA）是目前中国治疗CD使用最广泛的免疫调节剂。早期研究提示巯嘌呤类免疫抑制剂能促进CD瘘管愈合，但尚缺乏针对肛瘘疗效的对照研究。5个随机对照临床试验进行荟萃分析显示，AZA或巯嘌呤治疗能使54%（安慰剂组21%）的CD患者瘘管愈合或引流减少；但这些对照试验均把瘘管应答作为次要观察终点。目前尚无把CD瘘管应答作为AZA治疗主要观察终点的对照研究。

生物制剂可以诱导CD肛瘘的缓解和维持缓解，但不同生物制剂的证据等级不同。

英夫利西单抗（infliximab，IFX）是目前唯一被以瘘管为观察终点的前瞻性随机对照试验（randomize control trial，RCT）证实，对诱导和维持肛瘘临床缓解有效的生物制剂。另外，IFX治疗CD肛瘘的疗效与IFX浓度相关，提高IFX浓度可以促进CD肛瘘的愈合。IFX联合免疫抑制剂治疗CD肛瘘比单用IFX的疗效好。

除外IFX，其他生物制剂治疗CD肛瘘的循证医学依据主要来自回顾性研究、前瞻性研究的事后分析或真实世界的观察性研究结果。虽然我国共识并未对其他生物制剂的疗效进行总结，但预计在以后的CD肛瘘共识中会进行补充。根据国外最新CD诊治共识，2020年ECCO共识推荐阿达木单抗用于CD复杂肛瘘的诱导和维持缓解；2021年AGA共识指出阿达木单抗、乌司奴单抗和维得利株单抗可用于成人肛瘘的治疗，但循证医学的证据等级均较低。

（1）阿达木单抗（adalimumab，ADA）：在ADA维持治疗CD的CHARM研究的瘘管亚组分析中，ADA和安慰剂在治疗56周时，瘘管的愈合率分别为33%和13%，差异有统计学意义。后续的研究中，多数患者的瘘管至少可以维持2年缓解。提高ADA的血药浓度，有助于CD瘘管的愈合。

（2）乌司奴单抗（ustekinumab，UST）：在UST诱导和维持治疗CD的经典RCT研究（UNITI-1、UNITI-2和CERTIFI研究）的瘘管亚组分析中，UST和安慰剂治疗CD第8周时，瘘管的愈合率分别为24.7%和14.1%；在IM-UNITI研究中，治疗第44周时瘘管的应答率分别为80%和46%，差异均无统计学意义，疗效均不满意。但近期一项真实世界的研究结果显示，UST治疗肛周病变有一定疗效。38.5%的UST治疗的合并活动性肛瘘或肛周脓肿的CD患者，在平均随访48周时达临床缓解，2/3无肛周活动性病变的患者可维持缓解。优化UST的剂量（从间隔8周缩短到间隔4周或6周注射），约50%合并活动性肛周病变的CD患者在随访6个月时肛周症状可以改善。目前尚无UST药物浓度和肛瘘愈合的研究数据。

（3）维得利珠单抗（vedolizumab，VDZ）：在对VDZ治疗CD的经典RCT研究（GEMINI 2）的瘘管亚组分析中，有57例合并至少1条活动性瘘管的CD患者进入VDZ/安慰剂维持治疗，治疗52周时，两组的瘘管应答率分别为31%和11%。真实世界的研究结果显示，VDZ治疗抗TNF-α制剂失败的CD肛瘘的患者，仅有22.5%临床缓解。上述研究提示，VDZ治疗CD肛瘘的疗效均不满意。但近期发表了一项随机、双盲、Ⅵ期临床研究（ENTERPRISE研究），评估标准注射和10周增加1次注射的VDZ治疗CD肛瘘的疗效，结果显示，治疗30周时50%的患者出现瘘管的应答，43%的患者瘘管闭合。目前尚无VDZ药物浓度和肛瘘愈合的研究数据。

（三）间充质干细胞治疗

从脂肪或骨髓中采集的同种异体或自体来源的间充质干细胞（mesenchymal stem cell，MSC）局部注射对 CD 肛瘘有一定的治疗作用。最有代表性临床研究为在欧洲 7 个国家和以色列共 49 家医院进行的一项多中心、Ⅲ期 RCT 研究。该研究共纳入 212 例 CD 患者，局部注射自体脂肪来源的 MSC 治疗复杂性肛瘘，治疗后 24 周和 52 周的肛瘘联合缓解率分别为 51.5% 和 56.3%（定义联合缓解为外口再上皮化并且 MRI 提示没有直径＞2cm 的脓肿），最常见的治疗相关不良事件是肛周脓肿和疼痛。研究结果表明，MSC 对 CD 肛瘘患者有一定疗效，且没有严重的不良反应。

MSC 治疗 CD 肛瘘还存在较多需要探讨的问题。自体 MSC 制备需数周时间，可能会延误治疗；异体 MSC 可制成库存成品，更适合临床广泛使用。不同的研究中，研究对象的基线特点、MSC 来源和制备技艺、MSC 的局部注射的方法、浓度或剂量等可能都存在不同，很难比较几种来源的 MSC 疗效，也提示 MSC 治疗流程需要规范。

Alofisel（darvadstrocel）是一种同种异体脂肪干细胞（eASC）悬液。2018 年 3 月 Alofisel 在欧盟批准上市，用于治疗对至少 1 种常规或生物疗法无效的非活动性 / 轻度活动性成人 CD 患者的复杂肛瘘，输注方式是瘘管内局部注射，需要在 72 小时内完成注射。2021 年 10 月 Alofisel 在日本也获批，用于非活动性 / 轻度活动性成人管腔 CD 患者的复杂肛瘘。

四、CD 肛瘘的预后

35% ～ 59% 的 CD 肛瘘达临床缓解后在 2 年内会复发。瑞典一项研究纳入 184 例诊断 CD 肛瘘的患者，平均随访 9.4 年，仅有 51% 的患者肛瘘愈合，9% 的患者持续引流或仍然合并脓肿。

肛瘘的临床愈合与影像学缓解并不完全一致。达到的 MRI 愈合的 CD 肛瘘患者预后更好。一项纳入 48 例抗 TNF-α 单抗治疗的 CD 肛瘘患者的回顾性研究结果显示，达到肛瘘深度愈合（MRI 愈合 + 临床缓解，MRI 愈合定义为 MRI 上瘘管无强化且 T_2 加权图像低信号）的 CD 患者与肛瘘临床愈合的患者相比，在 62 周的中位随访期里，其肛瘘复发、再次肛周手术和住院率均更低。因此，肛瘘的治疗目标和临床研究的观察终点建议为 MRI 愈合。

在我国共识中，没有提到肛瘘癌变的问题。虽然并没有充分的依据证实肛瘘患者发生肛门癌的风险增加，但已有研究提示肛瘘可能是肛门癌的危险因素，应该引起重视。法国 CESAME 队列研究结果显示，合并肛周疾病的患者发生肛管鳞状细胞癌、肛瘘相关的腺癌和直肠癌的比率分别为 0.26/1000 人·年、0.38/1000 人·年和 0.77/1000 人·年，而没有合并肛周病变的 IBD 患者发生肛管和直肠癌的比率分别为 0.08/1000 人·年和 0.21/1000 人·年。肛周损伤是肛瘘相关的癌变的危险因素。因此，合并肛瘘的 CD 患者，临床医师需要重视随访和磁共振的复查。目前国内外肛瘘诊治共识都没有规范肛瘘相关癌变的筛查，预计在以后的共识中会增加此部分内容。

（张　敏　郅　敏）

参考文献

[1] GECSE K B, BEMELMAN W, KAMM M A, et al. A global consensus on the classification, diagnosis and multidisciplinary treatment of perianal fistulising Crohn's disease [J]. Gut, 2014, 63(9): 1381-1392.

[2] SIEGMUND B, FEAKINS R M, BARMIAS G, et al. Results of the Fifth Scientific Workshop of the ECCO (Ⅱ): Pathophysiology of Perianal Fistulizing Disease [J]. J Crohns Colitis, 2016, 10(4): 377-386.

[3] GECSE K B, SEBASTIAN S, HERTOGH G, et al. Results of the Fifth Scientific Workshop of the ECCO [Ⅱ]: Clinical Aspects of Perianal Fistulising Crohn's Disease-the Unmet Needs [J]. J Crohns Colitis, 2016, 10(7): 758-765.

[4] 克罗恩病肛瘘共识专家组. 克罗恩病肛瘘诊断与治疗的专家共识意见[J]. 中华炎性肠病杂志, 2019, 3(2): 105-110.

[5] VERMEIRE S, VAN ASSCHE G, RUTGEERTS P. Perianal Crohn's disease: classification and clinical evaluation [J]. Dig Liver Dis, 2007, 39(10): 959-962.

[6] SCHWARTZ D A, LOFTUS E V Jr, TREMAINE W J, et al. The natural history of fistulizing Crohn's disease in Olmsted County, Minnesota [J]. Gastroenterology, 2002, 122(4): 875-880.

[7] NIELSEN O H, ROGLER G, HAHNLOSER D, et al. Diagnosis and management of fistulizing Crohn's disease [J]. Nat Clin Pract Gastroenterol Hepatol, 2009, 6(2): 92-106.

[8] PARK S H, KIM Y J, RHEE K H, et al. A 30-year Trend Analysis in the Epidemiology of Inflammatory Bowel Disease in the Songpa-Kangdong District of Seoul, Korea in 1986-2015 [J]. J Crohns Colitis, 2019, 13(11): 1410-1417.

[9] ZHU P, CHEN Y, GU Y, et al. Analysis of clinical characteristics of perianal Crohn's disease in a single-center [J]. Zhonghua Wei Chang Wai Ke Za Zhi, 2016, 19(12): 1384-1388.

[10] SHEEDY S P, BRUINING D H, DOZOIS E J, et al. MR Imaging of Perianal Crohn Disease [J]. Radiology, 2017, 282(3): 628-645.

[11] SANDBORN W J, FAZIO V W, FEAGAN B G, et al. AGA technical review on perianal Crohn's disease [J]. Gastroenterology, 2003, 125(5): 1508-1530.

[12] PARKS A G, GORDON P H, HARDCASTLE J D. A classification of fistula-in-ano [J]. Br J Surg, 1976, 63(1): 1-12.

[13] IRVINE E J. Usual therapy improves perianal Crohn's disease as measured by a new disease activity index. McMaster IBD Study Group [J]. J Clin Gastroenterol, 1995, 20(1): 27-32.

[14] PIKARSKY A J, GERVAZ P, WEXNER S D. Perianal Crohn disease: a new scoring system to evaluate and predict outcome of surgical intervention [J]. Arch Surg, 2002, 137(7): 774-777.

[15] PEARSON D C, MAY G R, FICK G H, et al. Azathioprine and 6-mercaptopurine in Crohn disease. A meta-analysis [J]. Ann Intern Med, 1995, 123(2): 132-142.

[16] PRESENT D H, RUTGEERTS P, TARGAN S, et al. Infliximab for the treatment of fistulas in patients with Crohn's disease [J]. N Engl J Med, 1999, 340(18): 1398-1405.

[17] SANDS B E, ANDERSON F H, BERNSTEIN C N, et al. Infliximab maintenance therapy for fistulizing Crohn's disease [J]. N Engl J Med, 2004, 350(9): 876-885.

[18] YARUR A J, KANAGALA V, STEIN D J, et al. Higher infliximab trough levels are associated with perianal fistula healing in patients with Crohn's disease [J]. Aliment Pharmacol Ther, 2017, 45(7): 933-940.

[19] TORRES J, BONOVAS S, DOHERTY G, et al. ECCO Guidelines on Therapeutics in Crohn's Disease: Medical Treatment [J]. J Crohns Colitis, 2020, 14(1): 4-22.

[20] FEUERSTEIN J D, HO E Y, SHMIDT E, et al. AGA Clinical Practice Guidelines on the Medical Management of Moderate to Severe Luminal and Perianal Fistulizing Crohn's Disease [J]. Gastroenterology, 2021, 160(7): 2496-2508.

[21] COLOMBEL J F, SANDBORN W J, RUTGEERTS P, et al. Adalimumab for maintenance of clinical response and remission in patients with Crohn's disease: the CHARM trial [J]. Gastroenterology, 2007, 132(1): 52-65.

[22] SANDS B E, GASINK C R, JACOBSTEIN D A, et al. Fistula healing in pivotal studies of ustekinumab in Crohn's disease [J]. Gastroenterology, 2017, 152: S185.

[23] CHAPUIS-BIRON C, KIRCHGESNER J, PARIENTE B, et al. Ustekinumab for Perianal Crohn's Disease: The BioLAP Multicenter Study From the GETAID [J]. Am J Gastroenterol, 2020, 115(11): 1812-1820.

[24] FEAGAN B G, SCHWARTZ D, DANESE S, et al. Efficacy of Vedolizumab in Fistulising Crohn's Disease: Exploratory Analyses of Data from GEMINI 2 [J]. J Crohns Colitis, 2018, 12(5): 621-626.

[25] CHAPUIS-BIRON C, BOURRIER A, NACHURY M, et al. Vedolizumab for perianal Crohn's disease: a multicentre cohort study in 151 patients [J]. Aliment Pharmacol Ther, 2020, 51(7): 719-727.

[26] SCHWARTZ D A, PEYRIN-BIROULET L, LASCH K, et al. Efficacy and Safety of 2 Vedolizumab Intravenous Regimens for Perianal Fistulizing Crohn's Disease: ENTERPRISE Study [J]. Clin Gastroenterol Hepatol, 2022, 20(5): 1059-1067.e9.

[27] PANÉS J, GARCÍA-OLMO D, VAN ASSCHE G, et al. Expanded allogeneic adipose-derived mesenchymal stem cells (Cx601) for complex perianal fistulas in Crohn's disease: a phase 3 randomised, double-blind controlled trial [J]. Lancet, 2016, 388(10051): 1281-1290.

[28] SERRERO M, GRIMAUD F, PHILANDRIANOS C, et al. Long-term Safety and Efficacy of Local Microinjection Combining Autologous Microfat and Adipose-Derived Stromal Vascular Fraction for the Treatment of Refractory Perianal Fistula in Crohn's Disease [J]. Gastroenterology, 2019, 156(8): 2335-2337.e2.

[29] HELLERS G, BERGSTRAND O, EWERTH S, et al. Occurrence and outcome after primary treatment of anal fistulae in Crohn's disease [J]. Gut, 1980, 21(6): 525-527.

[30] CHAMBAZ M, VERDALLE-CAZES M, DESPREZ C, et al. Deep remission on magnetic resonance imaging impacts outcomes of perianal fistulizing Crohn's disease [J]. Dig Liver Dis, 2019, 51(3): 358-363.

[31] BEAUGERIE L, CARRAT F, NAHON S, et al. High Risk of Anal and Rectal Cancer in Patients With Anal and/or Perianal Crohn's Disease [J]. Clin Gastroenterol Hepatol, 2018, 16(6): 892-899.e2.

第 30 章　炎症性肠病营养专家共识解读

营养支持治疗（nutrition support therapy）在炎症性肠病（inflammatory bowel disease，IBD），尤其是克罗恩病治疗中的作用已得到国内从事 IBD 诊疗工作医师的广泛认可。国内外多个临床营养组织制定了 IBD 的营养支持治疗指南或者共识。由中华医学会消化病学分会炎症性肠病学组、中华医学会肠外与肠内营养学分会胃肠病与营养协作组牵头，发表了《炎症性肠病营养支持治疗专家共识（第二版）》。IBD 营养支持治疗共识或指南对于普及 IBD 的营养支持治疗知识、改善 IBD 患者临床治疗结局、规范 IBD 患者的营养实施具有重要的临床价值。基于国内 IBD 营养支持治疗的专家共识，并结合其他国外相关组织学会的推荐指南，我们对近年来关于 IBD 营养支持的机制、适应证和实施方法等国内外最新认识和研究进展进行总结与解读。

第 1 节　IBD 患者营养状况

营养不良是患者的常见临床表现，并对病情变化产生不良影响。营养不良一般是指患者现存的营养状况受损，分为营养不良、超重以及肥胖三大类。与国外 IBD 患者不同的是，国内患者多表现为营养不足，因此临床实践中所提营养不良一般指营养不足。营养不良在 IBD 患者很常见，IBD 患者营养不良的发生率在 20% ～ 85%，儿童克罗恩病患者中有 85% ～ 100% 存在营养不良史，疾病活动期较缓解期更容易发生营养不良。由于 CD 病变常累及小肠，影响患者的营养消化及吸收；而溃疡性结肠炎（ulcerative colitis，UC）仅累及结直肠，CD 患者的蛋白质热量型营养不良和特殊营养不良的发生率高于 UC。IBD 患者营养不良的原因包括口服食物摄入减少（住院与长期限制饮食）、营养吸收不良、肠上皮完整性及转运功能受损（肠屏障破坏、肠通透性增加）、全身炎症引起的能量需求增加，还有医源性因素（如药物和手术相关因素）等。

营养不良对 IBD 患者的疾病产生持续的负面影响。营养不良除了会降低患者的生活质量、延缓青少年患者的生长发育外，同时还增加了 IBD 患者住院率，延长了住院时间，降低患者抗感染能力，影响患者手术切口和肠道吻合口的愈合，增加了术后并发症发生率和死亡率。此外，营养不良还是 IBD 患者发生静脉血栓事件和急诊手术的独立风险因素。因此，纠正营养不良不仅有利于改善患者营养状况，还能诱导和维持疾病缓解，提高治疗效果。

一、IBD 患者的机体组成变化

机体由骨质群(bone mass)、脂肪群(fat mass)和瘦组织群(lean body mass)三部分组成,其中瘦组织群又由细胞外总体与体细胞总体两部分构成。IBD 患者的机体组成往往发生改变,包括骨骼肌减少、脂肪含量变化等。骨骼肌减少症又名肌少症(sarcopenia),定义为瘦肌肉质量的减少和肌肉力量的丧失,肌少症在 IBD 患者中十分常见。值得注意的是,有相当一部分肌少型 IBD 患者 BMI 正常,更多的患者甚至可能超重或肥胖,因此,除了那些明显营养不良的患者外,其他 IBD 患者也需要进行机体组成分析,才能够更准确地反映患者的营养状况。BMI 正常的 IBD 儿童中,有 93.6% 的 CD 和 47.7% 的 UC 患儿存在肌少症;60% 的成年 IBD 患者合并肌少症。肌少症患者的活动量减少,易导致疲劳、骨质疏松和脂肪堆积,对患者的生理储备和术后恢复能力有不利影响。研究表明,肌少症患者手术率、术后并发症发生率甚至围手术期死亡率都明显增加。

临床诊疗中应重视 IBD 患者的机体组成及其动态变化。内脏脂肪含量增加可能影响 IBD 病程,加重炎症反应,其确切的机制目前尚不清楚。肠系膜脂肪沉积导致肥厚的脂肪细胞释放各种促炎因子、趋化因子、补体因子,导致肠道免疫稳态紊乱。这可直接或间接参与机体的炎症反应,导致肠黏膜破坏及诱导肠通透性增加,进而促进脂肪源性炎症脂肪因子、细菌易位,参与 IBD 的疾病进程。影像学技术如 CT 计算内脏、皮下脂肪含量及骨骼肌参数,是临床观测机体组成的常用手段。其中,骨骼肌减少症定义为骨骼肌指数(SMI)$<38.5cm^2/m^2$(女性)和$<52.4cm^2/m^2$(男性),内脏肥胖定义为内脏脂肪面积(VFA)$\geqslant 130cm^2$。但应认识到,上述标准在不同性别、年龄及种族之间可能存在差异。内脏脂肪含量与 CD 疾病活动度及炎症反应水平显著相关,并影响机体对生物制剂的反应性。此外,内脏脂肪聚集与 CD 患者临床结局也密切相关,内脏脂肪增多的患者穿透型病变及术后并发症(尤其是感染并发症)发生率明显增加,术后复发率也更高。而骨骼肌含量及质量的降低也与 IBD 的疾病进程、预后相关。

二、IBD 患者与微量营养素

人体所需营养物质包括宏量营养素和微量营养素,宏量营养素包括水、电解质、碳水化合物、氨基酸和脂肪酸,微量营养素包括维生素和微量元素。IBD 患者最常见的微量营养素缺乏包括铁、钙、硒、锌、镁、水溶性维生素,特别是维生素 B_{12} 和叶酸,以及脂溶性维生素 A、维生素 D 和维生素 K 等,其缺乏原因与多种因素有关,包括活动性小肠病变、既往接受肠道切除术、治疗药物的干扰、生活习惯、体质等,例如病变位于回肠末端的患者容易出现维生素 B_{12} 缺乏,近端小肠病变容易导致铁、钙缺乏。微量营养素的缺乏可导致骨密度降低、缺铁性贫血、易疲劳、影响儿童生长发育等不良结果。

脂肪和脂溶性维生素吸收的主要部位在回肠,在回肠末端切除($>60cm$)的 CD 患者中,合并脂溶性维生素缺乏十分常见,尤其是维生素 D。除肠道切除因素外,使用糖皮质激素、日照时间、活动量、生活习惯、肥胖、吸烟等均影响维生素 D 水平。在 IBD 的免疫调节作用中,维生素 D 扮演了重要角色,其缺乏可能参与了 IBD 的发病机制。纠正维生素 D 缺乏能改善

IBD 病程，抑制 CD 炎症反应甚至减少手术率，降低复发率，提高药物治疗效果。因此，对于处于疾病活动期的 IBD 患者，特别是在接受激素治疗的患者，应该定期检测血清钙和维生素 D 水平并及时补充，以防止骨密度减低。叶酸与维生素 B_{12} 的缺乏是 CD 患者术后出现临床并发症，如巨红细胞性贫血、周围神经病变、血栓栓塞等的危险因素之一。叶酸缺乏的潜在因素包括活动性炎症、切除或肠瘘导致肠道表面积损失所致的摄入不足和吸收不良。叶酸缺乏也可能由治疗药物引起，如柳氮磺吡啶和甲氨蝶呤，它们可以抑制叶酸的代谢。在小肠广泛切除（>100cm）的患者中，维生素 B_{12} 缺乏更为常见。缺铁是成年 IBD 人群贫血的主要原因，发生率在 36% ～ 90%。由于肠道溃疡失血等，UC 患者缺铁性贫血发生率较高；即使结肠切除术后，其贫血发生率也达 20% 以上；超过 50% 合并储袋炎的 UC 患者有铁缺乏。IBD 缺铁的主要原因包括饮食中铁摄入量不足，炎症活动导致肠溃疡表面持续失血，全身炎症状态导致铁利用受损，以及铁吸收受损。此外，腹泻会造成 IBD 患者不同程度的钾、镁、钙和磷丢失。约 10% 的 CD 患者会出现锌缺乏，儿童 CD 缺锌现象更普遍。目前研究认为，锌缺乏的 IBD 患者预后差，补充锌能够降低 CD 风险。

综上所述，我们应重视并从多个方面评估患者的微量营养素状况，及时发现和纠正微量营养素的缺乏。

第 2 节　IBD 患者的营养及能量需求

IBD 患者的营养状况受到疾病活动、药物和手术的影响，除了要重视 IBD 患者的常规营养风险筛查及营养状况评估外，纠正营养不良及实施临床营养治疗过程中应重视动态评估营养状况及患者的能量需求，做到动态化、精细化实施临床营养支持治疗。

一、IBD 患者的营养风险筛查和营养状况评定

营养风险（nutritional risk）是指现存或潜在的、与营养因素相关的、导致患者出现不良临床结局的风险，对具有营养风险的患者进行营养支持治疗，能够改善临床结局。营养风险筛查工具有多种，最适合 IBD 患者的筛查工具目前尚无定论。对住院患者来说，目前应用最广泛的营养风险筛查工具 2002（NRS2002）主要包括疾病状态和营养状态两部分，前者将疾病的严重程度和对营养状况的影响程度划分为 4 个等级，计为 0 ～ 3 分；后者将体重下降的速度及进食减少的程度分成 4 个等级，计为 0 ～ 3 分。将两部分评分相加，如果年龄>70 岁，则再加 1 分。总评分≥3 分提示患者存在营养风险，则需要进行营养干预。

关于营养不良的诊断标准，虽然营养不良的认识和临床营养治疗的理念已经得以广泛推广，由于疾病种类的不同、性别及年龄的差异，目前尚无全世界统一的诊断标准。最新的应用较为广泛的是 2019 年发布的全球领导人营养不良倡议（global leadership initiative on malnutrition，GLIM），指出营养筛查有风险患者，如符合表现型指标和病因学指标至少各 1 项，即可诊断营养不良。营养状况评定包括主观与客观两个部分。2018 年版共识推荐，使用患者整体营养状况评估表（scored patient-generated subjective global assessment，PG-SGA）作为营养状况主观评定工具。PG-SGA 对体重丢失、疾病状态、代谢应激及体格检查 4 个部分

进行评估打分，将营养状况分为重度营养不良（≥9分）、中度营养不良（4～8分）和营养正常（0～3分）。客观评估指标则分为动态和静态两种，静态指标指人体测量指标，包括身高、体重、BMI、机体组成、三头肌皮褶厚度、上臂肌围及其他用于评估慢性营养不良的指标；动态测定指标包括氮平衡和半衰期较短的内脏蛋白如前白蛋白等。对于IBD患者，尤其是存在营养状况和代谢状态恶化的，如合并感染或使用糖皮质激素、饥饿、肠梗阻或肠瘘等，在初诊及治疗期间应动态监测患者的营养状况，并根据监测结果及时调整营养支持治疗方案。

二、IBD患者的能量和蛋白质供给量

在IBD缓解期和轻中度活动期，可按照正常人的能量需求25～30kcal/(kg·d)(1kcal=4.184kJ)供给。活动期IBD的能量需求高出缓解期8%～10%，极度营养不良、重症IBD患者体温每升高1℃，静息能量消耗（resting energy expenditure，REE）增加10%～15%，合并脓毒症时REE增加约20%。因此，对活动期CD，尤其合并营养不良或感染等高分解代谢的患者，应根据患者的能量需求确定个体化营养治疗方案，以达到有效营养支持的目的。儿童和青少年IBD患者处于生长发育期，除了正常代谢需要外，还要满足增加身高和体重的需求，因此每天提供的能量应为正常儿童推荐量的110%～120%。关于营养成分如蛋白质的给予，目前认为影响IBD患者蛋白质代谢的因素包括摄入量、肠道功能、肠道炎症反应、全身炎症反应和糖皮质激素的使用等，缓解期IBD患者蛋白质需要量与正常人保持一致，约1.0g/(kg·d)，活动期蛋白供给应达到1.2～1.5g/(kg·d)。

三、定期检测并及时纠正IBD患者微量营养素水平

营养支持治疗不能完全提供IBD患者所需的微量营养素，需对此进行定期评估并及时纠正。IBD患者应增加日常饮食中蔬菜、水果和豆类食品的摄入，大多数患者的维生素缺乏可通过每天口服复合维生素制剂进行纠正，但对于维生素D、锌、铁的缺乏需进行针对性纠正。

为保持活动期及糖皮质激素治疗的IBD患者正常血清25(OH)D_3水平，需定期监测并纠正25(OH)D_3和血钙异常。维生素D_3（胆钙化醇）是维生素D在人体中的天然形式，通过饮食提供，并通过紫外线暴露和热转化在皮肤中合成。一般认为血清25(OH)D_3水平<20ng/ml(50nmol/L)为缺乏，20～30ng/ml为不足，30～100ng/ml被认为是最佳的，≥150ng/ml可能与毒性相关。近70%结肠切除术后的UC患者25(OH)D_3水平低于31ng/ml(77.5nmol/L)，高达30%的回肠造口的IBD患者骨密度降低。目前建议健康成年人每天摄入1000～2000IU维生素D，对于1～70岁维生素D_3水平正常的患者和>70岁的患者，建议补充600IU/d和800IU/d。对于维生素D已经缺乏或有不足风险者，建议摄入1000IU/d；对于已发现缺乏症的患者，建议摄入6000IU/d或50 000IU/周。

对于CD患者，应定期检测血清维生素B_{12}和叶酸水平，至少每年1次或在出现巨红细胞增多症时。欧洲指南推荐，回肠末端切除（或合并回盲部切除）>20cm时，应每月预防性补充1mg维生素B_{12}；如果此类患者已有维生素B_{12}缺乏，可以初始隔天行肌内注射维生素1000mg治疗，后每月注射1mg或每天口服1～2mg维生素B_{12}终身补充。服用柳氮磺吡

啶或甲氨蝶呤（MTX）的 IBD 患者，尤其是使用 MTX 的儿童，建议补充叶酸。缺铁性贫血的 IBD 患者都应补充铁剂，铁剂可以口服或非口服，口服补铁对 67% ～ 78% 的患者有效。每天补铁量不宜超过 100mg，以血红蛋白（HGB）水平和铁贮备恢复正常为目标。轻度贫血、疾病缓解期、既往无口服铁剂不耐受的患者首选口服补铁。对于 HGB<100g/L、疾病活动期、既往对口服铁剂不耐受或需要使用红细胞生成素的患者，建议首选静脉补铁；对于慢性病贫血，在静脉补铁的同时可以使用红细胞生成素；HGB<70g/L 时可以考虑输注红细胞，并静脉补铁。相对而言，静脉补铁可快速纠正铁缺乏及贫血状态，并避免肠道刺激及诱发疾病活动或加重的不良反应。

第 3 节　客观认识 IBD 患者营养支持治疗的目的和作用

由于进食减少、肠道吸收功能降低、营养物质消耗增加，代谢异常以及药物治疗的影响等因素，IBD 住院患者中 CD 患者发生营养风险的占比为 75.4%，UC 患者占比为 45.4%。因此，营养支持治疗也是对 IBD 疾病治疗的重要手段和选择方案。对于 UC 患者，营养支持治疗的主要作用体现在纠正营养不良、改善营养状况方面，而对于 CD 患者，营养支持治疗尤其是肠内营养在改善营养状况的同时，还具有诱导疾病缓解和维持疾病缓解的双重作用。

一、营养支持治疗的剂型选择

以氨基酸单体为氮源的肠内营养（enteral nutrition，EN）制剂的要素饮食在诱导 CD 缓解方面具有和糖皮质激素相当的临床效果，目前研究证实，无论是要素饮食还是以短肽或整蛋白为氮源的 EN 制剂在临床效果上均有类似的治疗作用，对于 CD 在纠正营养不良、诱导缓解或维持缓解等方面的作用和效果，不同剂型的肠内营养制剂并无明显差异。对合并不完全性肠梗阻的患者，肠道吸收面积减少，吸收能力下降，短肽和要素膳可能优于整蛋白制剂。

关于免疫营养或者药理营养素，目前没有可靠的推荐依据，主要由于临床研究较少以及研究结果不一致。国内研究发现，添加 ω-3 脂肪酸（鱼油）的肠外营养能显著降低活动期 CD 炎症指标水平，对活动性梗阻型 CD 患者有良好的诱导缓解作用，其效果不亚于 PN 联合激素的治疗。因其不具有激素的不良反应，故具有较好的临床应用价值。

单一肠内营养（exclusive enteral nutrition，EEN）又称全肠内营养（total enteral nutrition，TEN），能够诱导成人 CD 缓解，但疗效不如糖皮质激素或生物制剂，可能与成人对 EEN 依从性差有关，同时，EEN 对不同部位 CD 诱导缓解的效果可能有所差别。对于合并营养不良或有营养风险的患者、不适于使用糖皮质激素或生物制剂的患者，以及围手术期患者，EEN 是最佳选择。部分患者考虑到治疗费用及药物不良反应等因素，也倾向于选择使用 EEN 诱导 CD 缓解。EEN 诱导 CD 缓解的机制不明，可能与 EN 组成合理、抗原负荷少、有助于短链脂肪酸（short-chain fatty acid，SCFA）产生，以及调整肠道微生态平衡、改善菌群结构、保护肠黏膜屏障等机制有关。此外，IBD 患者的内脏脂肪呈炎症改变，促进肠道炎症的持续，而 EEN 能够减轻内脏脂肪堆积，改变系膜脂肪结构，可能与诱导 CD 缓解作用机制有关。

二、围手术期营养支持治疗

营养不良是手术并发症的独立风险因素。IBD 患者在择期手术前应进行营养风险筛查和营养状况评定，对有营养风险或营养不良的患者先进行营养支持治疗，待营养风险下降、营养状况得到纠正后再手术，能够提高手术安全性，减少手术并发症。需要手术的 IBD 患者常由于病情重、肠道有狭窄或穿透型并发症等，营养状况较一般 IBD 患者更差。由于 CD 患者存在肠道活动性慢性炎症，对于拟行手术治疗的 CD 患者，当营养风险筛查（NRS-2002）评分≥3 分时，营养相关手术并发症的风险增加。术前营养支持能提高 CD 患者对手术创伤的耐受力，降低术后并发症的发生，增加手术的安全性。术后早期 EN 是加速康复外科主要内容之一，不仅能够促进肠道运动功能恢复，改善营养状况，而且有助于维护肠黏膜屏障功能，降低感染发生率，缩短术后住院时间。以营养支持治疗为主要手段的围手术期管理，能够提高机体的储备、降低炎症反应水平，从而在术前使患者达到最佳状况，上述理念也称预康复。术前预康复满意的 IBD 患者，完全可以应用加速康复外科模式进行围手术期管理，能够降低术后并发症的发生、减少术后住院日。

存在营养不良、合并感染或使用糖皮质激素等免疫调节剂的患者，EEN 在改善营养状况的同时，能够诱导 CD 缓解，有助于控制感染、撤除糖皮质激素以及消除糖皮质激素对手术的不利影响。处于疾病活动期的 CD 患者（CDAI 评分＞150 分），其术后发生并发症的风险较缓解期患者显著增加，营养支持治疗尤其是 EN 能有效诱导疾病的缓解，降低这部分 CD 患者术后并发症的发生风险。研究表明，大剂量激素应用时间超过 6 周和术前 1 个月内使用生物制剂可能与术后并发症的发生显著相关，因而有必要在术前撤除激素，尽可能避免在使用生物制剂后近期行择期手术。但撤除免疫调节剂后，患者处于无药物治疗覆盖的阶段，有出现疾病再发的可能，使用 EN 能诱导或维持 CD 缓解，并避免药物导致的术后并发症风险。由于 EN 不具有免疫抑制剂等药物的不良反应，却拥有堪比免疫抑制剂的治疗作用，故对于存在营养不良的 CD 患者，尤其是对免疫抑制剂存在不耐受以及出现不良反应的患者，EN 当为不二之选。

第 4 节　IBD 患者营养支持治疗的规范应用

营养支持治疗的途径，包括肠内营养（EN）以及肠外营养（PN），两者各有利弊，但总的原则应遵循营养学中“只要肠道有功能，就用肠道；如果部分肠道有功能，就用这部分肠道；如果部分肠道有部分功能，也要用这部分肠功能”的原则，首选 EN。根据摄入量占营养需求总量的比例，EN 分为单一肠内营养和部分肠内营养（partial enteral nutrition，PEN）。EEN 指患者所需的每日营养素完全由 EN 提供，没有其他营养来源。EEN 可有效诱导活动期 CD 缓解。PEN 指在进食的同时补充 EN，以达到增加能量和营养素摄入的目的，多用于纠正营养不良。如果通过肠道供能达不到总能量需求的 60%，应给予补充性肠外营养（supplementary parenteral nutrition，SPN）。

营养支持治疗用于诱导活动期 CD 缓解时推荐采用 EEN，其中儿童及青少年推荐疗程为 6 ～ 8 周，成人为 4 ～ 6 周，以黏膜愈合的目标则疗程至少为 12 周。使用 EN 维持 CD 缓解时，可采用 EEN 或 PEN，为提高患者的依从性，可采用 PEN 维持缓解，PEN 方法包括：①在正常进食基础上口服营养补充（oral nutritional supplement，ONS）；②白天进食低脂饮食，夜间鼻饲；③每 4 个月中进行 1 个月的 EEN；④ EN 联合英夫利西单抗维持 CD 缓解，病情活动时转为 EEN。其中，PEN 的推荐量为每日总能量需求的 50% 以上。在剂型选择方面，EN 的 3 类配方（整蛋白配方、短肽配方及要素膳配方）在进行营养支持治疗时疗效并无明显差异，但应根据患者情况个体化选择不同制剂。对于肠功能不全的患者推荐短肽或要素膳配方，而疾病活动期患者应控制膳食纤维的摄入。研究表明，低脂 EN 制剂似乎能提高诱导 CD 缓解的效果，但长期限制脂肪摄入可能导致必需脂肪酸缺乏。另有研究表明，ω-3 鱼油能降低活动期 UC 的内镜及组织学评分，具有激素节省效应，并可提高临床缓解率，但没有足够证据证实鱼油能维持 UC 或 CD 缓解。益生菌诱导及维持贮袋炎缓解的效果确切，联合应用益生菌和益生元可能对 UC 和 CD 有益。

第 5 节　特殊情况 IBD 患者的营养支持治疗

一、肠道狭窄 IBD 患者的营养应用

肠道狭窄不是 CD 患者使用 EN 的禁忌证，CD 合并肠狭窄时不应放弃 EN。对于这类患者，营养支持治疗过程中应动态观察病情变化，及时调整剂型、输注速度等治疗方案，并联合内镜、药物等多种手段诱导疾病缓解，改善狭窄导致的梗阻症状。EN 诱导炎性狭窄症状缓解后，根据具体情况可以恢复进食并使用药物维持治疗；部分患者在营养状况改善后，可行内镜或手术进一步治疗肠狭窄。

轻度肠狭窄可以选择 ONS 或管饲 EN，中、重度肠狭窄推荐采用肠内营养输注泵持续管饲，以免加重梗阻症状。如果通过管饲仍无法实施 EEN，对于内镜可及的狭窄（如食管或幽门 / 十二指肠狭窄），可以将肠内营养管送至狭窄远端给予 EEN；对内镜不可及的狭窄，可以采用 PEN 联合 SPN 或者 TPN 联合药物（如糖皮质激素）诱导缓解，待狭窄症状改善后，再向管饲 EEN 过渡；如 TPN 治疗 7 ～ 10 天后肠梗阻症状仍不能缓解，应权衡继续 TPN 还是手术建立 EN 途径或解除肠梗阻的风险与获益。对于高位肠梗阻可以考虑在梗阻远端行空肠插管造口，低位梗阻可以在梗阻近端肠造口，为实施 EN 创造条件。待营养不良得到纠正、一般状况改善后，再进行确定性处理，如内镜下狭窄扩张或手术。考虑到 PN 的潜在风险，对轻中度营养不良的患者，如果不能进行 EN，预计禁食时间<1 周可以不进行 PN，预计禁食时间>1 周则进行 TPN。对于严重营养不良、营养风险>5 分或者一直依赖营养支持治疗的患者，如果无法实施 EN，应及时给予 TPN，待肠梗阻症状改善后，再通过 PEN 联合 SPN 逐渐向 EEN 过渡。

二、穿透型 IBD 患者的营养应用

穿透型病变导致的腹腔 / 腹膜后脓肿是 CD 的严重并发症，常导致腹腔感染及肠梗阻、

肠麻痹。经皮脓肿置管引流是其最有效的治疗方法。出现合并腹腔/腹膜后脓肿及肠外瘘时，积极引流脓肿和减少消化液丢失有利于实施 EN。无法置管或置管引流失败时，脓肿较大者应行手术引流，脓肿较小（ <3cm）者可在密切观察下使用抗生素治疗，此时应慎用 CD 的治疗药物如糖皮质激素及生物制剂，以免加重感染。对于并发肠外瘘的 CD 患者，首先应控制腹腔感染，明确瘘口来源，根据腹腔感染情况及瘘管的来源制订营养支持方案。肠外瘘不是 EN 的绝对禁忌证，其改善营养状况的疗效优于 PN，在充分引流的前提下应首选 EN，如果瘘口较小，可以直接进行 EN，但应注意观察瘘口的变化，以免肠液增多而加重腹腔感染。如果进行 EN 后感染加重，应调整脓腔引流管的位置、管径，或更改为负压吸引，做到充分引流脓肿，再开始 EN，并逐渐过渡至 EEN。某些单纯性小肠瘘经 EN 或 PN 治疗后有可能自愈，避免手术。

需要注意的是，明确瘘口解剖部位和肠液漏出量对制订营养支持治疗方案至关重要。旷置肠段较短或瘘口较小的肠 - 肠内瘘者，如果短路症状不明显，可以按照一般原则给予 EN。如果瘘口位置较高（如胃或十二指肠 - 结肠内瘘），可以将肠内营养管置入瘘口以下肠段进行 EN；如果瘘口位置较低（如肠 - 膀胱瘘及肠 - 阴道瘘），如漏出量不大、症状不严重，使用低纤维肠内营养制剂进行 EN，同时口服抗生素可以改善感染症状；如果症状严重，可考虑先行转流性肠造口，既有助于进行 EN，又能有效控制感染和肠道症状。其原则是把尽可能多的肠管利用起来；如果瘘口在小肠中段，也可以经上消化道进行 EN，并及时将排出的肠液收集起来，经瘘口再回输入远端的消化道。肠液排出量≥500ml/24h 时，应尽量回输，不但有利于维持水电解质平衡，而且能够有助于营养物质的消化和吸收。如果消化液无法收集或丢失过多（≥500ml/24h），应在 EN 的同时密切关注水电解质平衡的变化，必要时给予 SPN。轻中度营养不良的患者，如果预计感染可以在 1 周内得到有效引流，并耐受 EN，可不必给予 PN。严重营养不良或消化液丢失量大的患者，如果不能耐受 EN，应禁食并及时给予 TPN，不仅可以改善患者营养状况，而且能减少肠液丢失，有利于肠瘘愈合。

肠内瘘和狭窄常同时存在，在实施 EN 过程中应避免加重肠梗阻，如果 EN 不能全量供能，可以进行 SPN。通过营养支持治疗纠正营养不良并诱导 CD 缓解后，部分肠内瘘患者瘘口能够闭合，但大多数患者仍需要手术治疗，此时进行确定性手术可显著改善手术结局。

第 6 节　重视 IBD 患者营养支持治疗监测、防范并发症的发生

一、IBD 患者营养支持治疗的监测

应重视对医护人员和 IBD 患者的宣教，以提高患者依从性和临床医师的重视度。既做到重视营养支持治疗的独特作用，也应避免营养支持治疗的过度使用、降低患者的生活质量。对于 IBD 患者营养支持治疗的实施，有条件的单位应专门成立营养支持小组（nutrition support team，NST），由其执行营养支持治疗。NST 由多学科专业人员构成，包括医师、营养师、护士、药剂师等，其主要职责是承担营养风险筛查与评价，制订、实施营养支持治疗方案并监测治疗效果，指导家庭营养支持治疗等任务。NST 的多学科护理能够提高营养支持的疗效，

减少了包括感染和电解质紊乱在内的并发症，并提高了接受短期和长期 PN 患者的生存率。同时，减少了短期 PN 的不恰当处方，降低了成本。

EN 诱导成人 CD 缓解疗效不尽人意可能与依从性欠佳有关，部分患者在无监督的情况下可能无法做到 EEN，而管饲（tube feeding）输注方式能够提高患者对 EEN 的耐受性，改善治疗效果。此外，应结合患者的疾病特征、年龄及职业特点，选择合理的营养支持方式。对营养支持治疗，既往存在重视给予、忽略监测的问题，应动态评估营养支持治疗的疗效，强调密切监测并发症的重要性。体育锻炼方面，营养支持治疗基础上适度的体能锻炼有助于提高营养支持治疗效果，增加骨密度和肌肉含量，延缓疾病复发。此外，还应重视体育锻炼对营养支持的效果，提倡在营养支持治疗的过程中力所能及地进行体育活动，有利于促进营养吸收、降低内脏脂肪堆积、提高骨骼肌含量。有研究指出，经常从事体育锻炼的缓解期 CD 患者，6 个月内疾病复发的可能性明显降低。

膳食脂肪的摄入量及脂肪成分是影响 IBD 发病的重要因素，碳水化合物、红肉或含膳食纤维等的过多摄入，都与 IBD 的发生、发展相关，因此饮食是 IBD 患者长期管理中应关注的问题。近年来，饮食习惯的改变尤其是饮食西方化造成动物脂肪、人造奶油等富含 ω-6 PUFA 的食品摄入过多，而 ω-3 PUFA 摄入不足，这一现象可能与全球 IBD 发病率升高有关。但补充 ω-3 PUFA 维持 CD 或 UC 缓解缺乏大规模临床研究支持。饮食对肠道微生态的作用可能与 IBD 发生相关，与健康人相比，IBD 患者肠道微生态组成和功能的改变主要表现在肠黏膜菌群多样性减少，调整肠道微生态可以从饮食入手。

二、IBD 患者营养支持治疗相关并发症的管理

要积极、主动地防范营养支持治疗的相关并发症，而非被动地处理并发症。肠内营养并发症包括胃肠道反应（腹泻、腹胀、恶心、呕吐等）、代谢并发症（水电解质平衡异常、血糖波动等）、感染并发症（吸入性肺炎、营养液污染等）及导管相关并发症（鼻窦炎、鼻咽部黏膜损伤、营养管堵塞或易位、营养管错误连接等）。IBD 患者因肠道炎症反应、肠狭窄及肠瘘等，出现 EN 并发症的风险高于普通患者。EN 并发症重在预防，实施过程中必须遵循相关规范。管饲是常见的营养途径，盲法放置的鼻饲管应通过 X 线等影像学手段证实位置合适后才可使用。有胃排空障碍或误吸风险（如幽门、十二指肠或高位空肠狭窄）时，推荐将导管放到狭窄以远进行管饲，从较低速度（10 ～ 15ml/h）开始输注，再根据患者耐受程度逐渐增加至目标量。为避免反流，卧床重症患者应采取头高位（15° ～ 30°）；高危患者应定时监测胃排空情况，以免发生误吸。输注过程中缓慢增加输注量、保持营养液合适温度、防止营养液污染等措施能够减少胃肠道反应，提高患者耐受性。

PN 并发症包括导管相关并发症（穿刺损伤、导管异位、导管堵塞或折断、空气栓塞、血栓形成等）、感染并发症（导管相关感染、营养液污染等）、代谢并发症（血糖波动、水电解质紊乱、微量元素和维生素缺乏、脂代谢异常及高氨血症等）、脏器功能损害（如 PN 相关性肝损害）等。部分并发症可以通过严格遵循相关规范加以预防，但有些并发症如脏器功能损害原因尚不十分清楚。

再喂养综合征（refeeding syndrome）是重度营养不良患者营养支持治疗初期的严重并发症，病死率高，治疗效果差。该并发症重在预防，具体措施是准确识别高危患者，对重度营

养不良者要密切监测血磷、维生素 B_1、烟酸等微量元素和维生素水平，在补充宏量营养素之前先重点纠正微量营养素和维生素缺乏。另外，IBD 患者血栓发生率高，IBD 中静脉栓塞症（venous thromboembolism，VTE）的发生率大约比一般人群高 3 倍，导致死亡风险增加 2 倍。住院期间风险较院外更高，建议所有住院的 IBD 患者在没有禁忌证的情况下采用血栓预防措施。

（李　毅　朱维铭）

参考文献

[1] 中华医学会消化病学分会炎症性肠病学组，中华医学会肠外与肠内营养学分会胃肠病与营养协作组．炎症性肠病营养支持治疗专家共识（第二版）[J]. 中华炎性肠病杂志（中英文），2018，2（3）：154-172.

[2] BALESTRIERI P，RIBOLSI M，GUARINO M P L，et al. Nutritional Aspects in Inflammatory Bowel Diseases [J]. Nutrients，2020，12（2）：372.

[3] RYAN E，MCNICHOLAS D，CREAVIN B，et al. Sarcopenia and Inflammatory Bowel Disease：A Systematic Review [J]. Inflamm Bowel Dis，2019，25（1）：67-73.

[4] BILSKI J，MAZUR-BIALY A，WOJCIK D，et al. Role of Obesity，Mesenteric Adipose Tissue，and Adipokines in Inflammatory Bowel Diseases [J]. Biomolecules，2019，9（12）：780.

[5] GRILLOT J，D'ENGREMONT C，PARMENTIER A L，et al. Sarcopenia and visceral obesity assessed by computed tomography are associated with adverse outcomes in patients with Crohn's disease [J]. Clin Nutr，2020，39（10）：3024-3030.

[6] PRADO C M，LIEFFERS J R，MCCARGAR L J，et al. Prevalence and clinical implications of sarcopenic obesity in patients with solid tumours of the respiratory and gastrointestinal tracts：a population-based study [J]. Lancet Oncol，2008，9（7）：629-635.

[7] KULLBERG J，BRANDBERG J，ANGELHED J E，et al. Whole-body adipose tissue analysis：comparison of MRI，CT and dual energy X-ray absorptiometry [J]. Br J Radiol，2009，82（974）：123-130.

[8] KONDRUP J，RASMUSSEN H H，HAMBERG O，et al. Nutritional risk screening（NRS 2002）：a new method based on an analysis of controlled clinical trials [J]. Clin Nutr，2003，22（3）：321-336.

[9] CEDERHOLM T，JENSEN G L，CORREIA M I T D，et al. GLIM criteria for the diagnosis of malnutrition-A consensus report from the global clinical nutrition community [J]. Clin Nutr，2019，38（1）：1-9.

[10] MAKHIJA S，BAKER J. The Subjective Global Assessment：a review of its use in clinical practice [J]. Nutr Clin Pract，2008，23（4）：405-409.

[11] FORBES A，ESCHER J，HÉBUTERNE X，et al. ESPEN guideline：Clinical nutrition in inflammatory bowel disease [J]. Clin Nutr，2017，36（2）：321-347.

[12] GHISHAN F K，KIELA P R. Vitamins and Minerals in Inflammatory Bowel Disease [J]. Gastroenterol Clin North Am，2017，46（4）：797-808.

[13] BISCHOFF S C，ESCHER J，HÉBUTERNE X，et al. ESPEN practical guideline：Clinical Nutrition in inflammatory bowel disease [J]. Clin Nutr，2020，39（3）：632-653.

[14] WEISSHOF R，CHERMESH I. Micronutrient deficiencies in inflammatory bowel disease [J]. Curr

Opin Clin Nutr Metab Care, 2015, 18(6): 576-581.

[15] PASRICHA S R, TYE-DIN J, MUCKENTHALER M U, et al. Iron deficiency [J]. Lancet, 2021, 397(10270): 233-248.

[16] 曹磊, 朱维铭, 李毅, 等. 克罗恩病住院病人的营养风险筛查[J]. 肠外与肠内营养, 2013, 20(2): 78-80.

[17] 田雨, 王化虹, 李俊霞, 等. 炎症性肠病营养风险和营养治疗方案选择的回顾性分析[J]. 肠外与肠内营养, 2018, 25(2): 98-101, 106.

[18] 张伟, 汪志明, 朱维铭, 等. 肠外营养联合 ω-3 鱼油脂肪乳对活动性梗阻型克罗恩病病人诱导缓解的治疗作用[J]. 肠外与肠内营养, 2014, 21(2): 65-68.

[19] 朱维铭, 左芦根, 李毅, 等. 肠内营养与英夫利西单抗诱导中重度克罗恩病缓解的疗效及成本分析[J]. 中华内科杂志, 2013, 52(9): 721-725.

[20] LI Y, ZHU W, GONG J, et al. Influence of exclusive enteral nutrition therapy on visceral fat in patients with Crohn's disease [J]. Inflamm Bowel Dis, 2014, 20(9): 1568-1574.

[21] WEIMANN A, BRAGA M, CARLI F, et al. ESPEN guideline: Clinical nutrition in surgery [J]. Clin Nutr, 2017, 36(3): 623-650.

[22] 左芦根, 李毅, 王宏刚, 等. 活动期与缓解期手术对克罗恩病术后并发症及复发的影响[J]. 中华外科杂志, 2012, 50(8): 695-698.

[23] AHMED ALI U, MARTIN S T, RAO A D, et al. Impact of preoperative immunosuppressive agents on postoperative outcomes in Crohn's disease [J]. Dis Colon Rectum, 2014, 57(5): 663-674.

[24] DAY A S, WHITTEN K E, SIDLER M, et al. Systematic review: nutritional therapy in paediatric Crohn's disease [J]. Aliment Pharmacol Ther, 2008, 27(4): 293-307.

[25] 吴国豪, 谈善军. 成人补充性肠外营养中国专家共识[J]. 中华胃肠外科杂志, 2017, 20(1): 9-13.

[26] VLUG L E, NAGELKERKE S C J, JONKERS-SCHUITEMA C F, et al. The Role of a Nutrition Support Team in the Management of Intestinal Failure Patients [J]. Nutrients, 2020, 12(1): 172.

[27] HANSEN T, DUERKSEN D R. Enteral Nutrition in the Management of Pediatric and Adult Crohn's Disease [J]. Nutrients, 2018, 10(5): 537.

[28] KOUTOURATSAS T, PHILIPPOU A, KOLIOS G, et al. Role of exercise in preventing and restoring gut dysbiosis in patients with inflammatory bowel diseases: A review [J]. World J Gastroenterol, 2021, 27(30): 5037-5046.

[29] JONES P D, KAPPELMAN M D, MARTIN C F, et al. Exercise decreases risk of future active disease in patients with inflammatory bowel disease in remission [J]. Inflamm Bowel Dis, 2015, 21(5): 1063-1071.

[30] MURTHY S K, ROBERTSON MCCURDY A B, CARRIER M, et al. Venous thromboembolic events in inflammatory bowel diseases: A review of current evidence and guidance on risk in the post-hospitalization setting [J]. Thromb Res, 2020, 194: 26-32.

第31章　炎症性肠病外科治疗专家共识解读

炎症性肠病(inflammatory bowel disease,IBD)主要包括克罗恩病(Crohn's disease,CD)和溃疡性结肠炎(ulcerative colitis,UC)。随着对IBD认识的逐渐深入,IBD的治疗也逐渐从传统的激素类药物等发展到针对不同靶点的单克隆抗体和小分子药物,但内科治疗进展并未从根本上解决IBD相关并发症和药物治疗无效的问题,大部分患者在其病程中仍要接受手术治疗,其中部分患者甚至要反复多次手术以解除临床症状,改善生活质量。因此,外科治疗作为IBD综合治疗不可分割的组成部分,具有重要意义。随着我国IBD发病率及患病率的逐年增加,IBD的肠道并发症发生率也随着疾病进展逐渐升高,目前国内不同地区外科医师对IBD的认识存在差异,存在外科诊治流程和规范普及程度不够等问题,迫切需要适合我国国情的IBD外科规范化诊疗方案。

第1节　准确判断IBD患者的手术指征

当今IBD的治疗理念是达标治疗,其中内科治疗追求的目标已经上升到黏膜愈合与深度缓解。因此,外科治疗的目标也不应只满足于缓解症状和减少术后并发症,而是追求术后长期维持缓解。伴随着治疗目标的提高,对手术指征的精准把握显得尤为重要。选择恰当的手术时机既能达到良好的治疗效果,又能减少术后并发症的发生。因此,既要做到及早评估,避免无效的药物治疗导致病情迁延和机体慢性消耗;也要做到精准评估,避免对患者身体及生活质量的扩大性伤害。

首先要重视的是,外科治疗在IBD和胃肠肿瘤治疗中的地位差别较大。胃肠肿瘤的治疗强调早发现、早切除,采取根治性手术,而外科治疗在IBD治疗措施中相对靠后。CD的手术目的在于缓解因并发症产生的症状,UC的手术也只限于药物治疗失败者,而大多数患者通过药物治疗能够控制病情。治疗地位的不同导致接受手术时患者的身体条件也不相同,相应的手术原则也有不同。外科医师要重视上述差别,不能将胃肠肿瘤的外科治疗理念和习惯直接沿用到IBD手术中。此外,不同于对病情进展迅速的IBD患者内科治疗遵循的"降阶梯"治疗理念,外科治疗应该遵循"升阶梯"的原则,以最小的代价(包括经济、病痛、丧失肠管或生理功能甚至生活质量)换取尽可能长时间的临床缓解。

一、CD 的手术指征

对于 CD 而言，首先外科医师和患者都要明确，CD 的不可治愈性决定了手术治疗的角色只是解除当前存在的合并症而非治愈 CD，术后仍以药物治疗为主。因此，术前应与患者充分沟通，使患者了解自身疾病特点，理解手术的作用，及时调整心理预期值。其具体手术指征主要包括狭窄导致的肠梗阻、穿透型病变导致的肠瘘及腹腔感染等（图 31-1）。对于 CD 肠狭窄患者，有无梗阻症状是判断手术指征的重要指征，没有临床症状可暂不手术。而狭窄又可分为炎性狭窄和纤维化狭窄两类。炎性狭窄可首先考虑采用药物治疗，如药物治疗无效或反复发作，再行手术治疗。由于缺乏对炎性和纤维性狭窄的客观评价手段，外科医师根据患者的临床症状及体征结合相关检查作出判断，对于后续治疗方案的确立十分重要。处于疾病活动期的 CD 患者，炎性病变和纤维化病变往往共存，难以区分，可考虑先行对症及优化治疗，待患者症状改善后再行评估，明确狭窄类型，避免扩大手术范围、切除较多肠管。而对于范围局限、传统药物治疗无效的肠道病变，通过手术切除解除梗阻症状，是安全、有效的治疗手段，能够使患者恢复正常饮食，对于患者生活质量的改善有十分积极的意义。穿透型病变是由肠壁遭受结构性的全层破坏导致的，对于穿透型病变，现有的药物治疗很难做到透壁性愈合，故而穿透型病变在其病程中几乎难以避免手术，因此，提高患者的生活质量就是重要的考虑因素。如病变局限，部分简单的肠内瘘、肠外瘘可考虑先行保守治疗，在脓肿穿刺引流基础上密切监视，可以短期内避免手术。如反复发作，不但增加机体炎症负荷，增加药物诱导、维持缓解的难度，还常造成肠内瘘、肠外瘘或反复消化道出血，甚至癌变，此时应采取手术治疗，对于改善患者病情和生活质量能起到双重效果。对于急性肠穿孔伴弥漫性腹膜炎的 CD 患者，急诊手术是唯一选择。此外，应该区别对待 CD 本身并发症与 CD 术

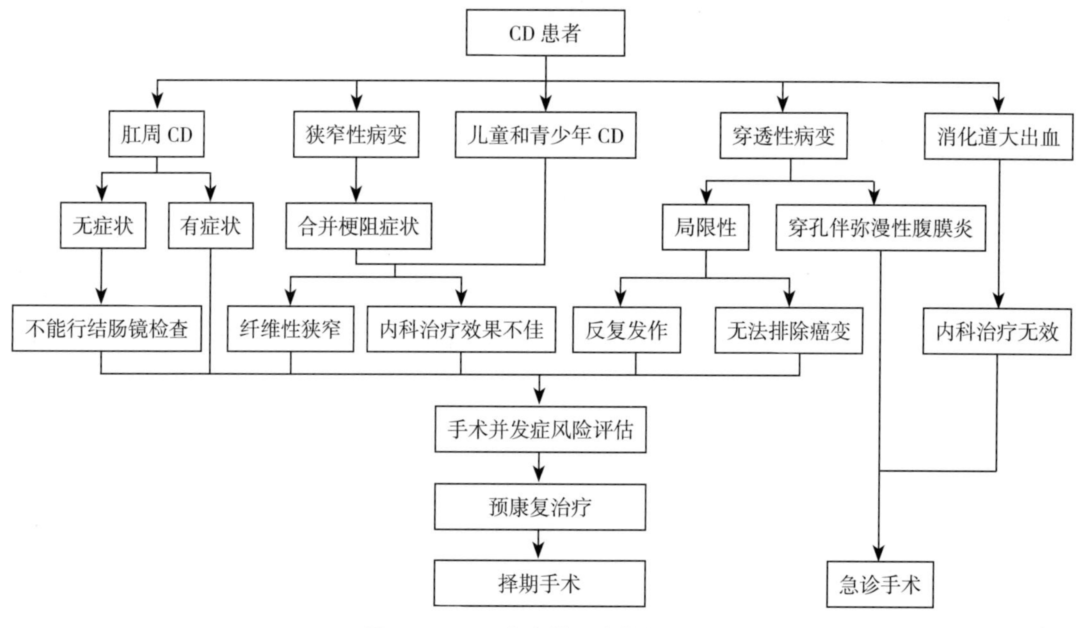

图 31-1　CD 患者的手术指征剖析

CD，克罗恩病。

后并发症导致的肠瘘:CD 穿透型病变由肠壁溃疡所致,组织不健康,即使自愈,也容易复发;而术后吻合口漏如瘘口组织健康,不合并感染,可以自愈。因此,针对不同情况的肠瘘,手术指征的把握也有所不同。

其他的手术指征如 CD 合并消化道大出血时,若保守治疗无效,应及时手术,准确判定出血部位对治疗具有决定性意义。对于儿童和青少年 CD 患者,如药物及营养治疗效果不佳,对生长发育造成影响时,应积极进行手术,切除病灶,使病情进入缓解期后再行内科治疗,保证儿童和青少年的生长发育。

二、UC 的手术指征

对于 UC 患者,炎症活动导致的急性重症 UC、慢性难治性 UC 及癌变是三大主要手术指征。UC 患者通过全结肠切除或回肠储袋肛管吻合(ileal pouch anal anastomosis,IPAA),可实现治愈作用,因此手术在 UC 综合治疗中具有更加积极的意义。但多数需要手术的 UC 患者都是药物治疗失败后,而此时患者一般情况差甚至出现危及生命的并发症,留给医师进行预康复的时间窗口期极为有限,因此在选择 UC 手术时机时更要强调抓住机遇,准确把握手术指征,避免错失最佳手术时机。

对于中 - 重度 UC 甚至急性重症溃疡性结肠炎(acute severe ulcerative colitis,ASUC),由于其进展快、病死率高,治疗目的不是挽救结肠,而是挽救生命,因此,一旦药物治疗无效,应及时进行 MDT 讨论确定治疗方案,避免延误手术时机,同时也可降低术后并发症发生率及病死率。而 ASUC 合并中毒性巨结肠、穿孔或大出血时,病死率急剧升高,应紧急手术。对于药物治疗效果不佳的慢性复发型 UC,应积极进行 MDT 讨论,及早外科干预,避免病情恶化、病变范围扩大,继而合并多种并发症,使原本可以在预康复治疗后的择期手术变成急诊甚至是抢救生命的手术。慢性复发型 UC 的儿童患者一旦出现生长发育障碍,应及时考虑择期手术。而高龄(>50 岁)UC 患者容易合并多种并发症,如果延误最佳手术时机,会增加病死率。因此,长期药物治疗一旦不能维持病情,可考虑早期择期手术,既能得到更大的生存获益,又能减轻长期用药的经济负担。另外,应高度重视长时程病变诱发癌变的风险,UC 合并狭窄发生率约 14.2%,其中约 10% 会发生上皮内瘤变或癌变。此类患者内镜检查较为困难,难以通过活检手段监测癌变风险。因此,如患者病程较长(>8 年),尤其是伴有其他风险因素如原发性硬化性胆管炎(primary sclerosing cholangitis,PSC),一旦内镜无法通过并准确取活检,则推荐手术治疗。当 UC 合并结直肠癌或上皮内瘤变时,同时性或异时性多源发肿瘤的发生率较高,而且结肠炎相关肿瘤浸润性更强。对于明确癌变以及内镜切除不满意和不适宜内镜切除的上皮内瘤变者,手术治疗毋庸置疑。

第 2 节 重视术后并发症风险因素的术前管理

IBD 常见术后并发症包括吻合口漏、吻合口出血、吻合口狭窄、腹腔残余感染(腹腔脓肿)、切口感染、肠麻痹、其他器官感染、血栓事件等,严重影响了患者的手术效果和生活质量。因此,十分有必要在择期手术前进行手术并发症风险评估,重视营养不良、合并感染、使用糖皮质激素、疾病活动以及腹腔解剖结构复杂等危险因素对术后结局的影响。结合包括营养风险筛查和营养状况评估、血清学、影像学及内镜检查等在内的评估手段，进行 MDT 讨论，制订有针对性的预康复方案，以减少术后并发症，提高手术安全性。预康复，也称术前优化（preoperative optimization），是指术前通过增强身体功能使患者达到承受手术应激的过程。事实证明，术前有针对性地进行预康复，能够显著促进患者术后恢复，而且对于维持术后长期的疾病缓解具有十分积极的作用。

由于患者的疾病性质、病变部位、年龄、用药史、病程、手术史等不同，要强调个体化的术前预康复策略，做到精准优化，避免一刀切。在术前进行的预康复过程中，需动态地针对手术指征及风险因素进行评估，如果风险因素长时间无法得到优化处理，则需重新考虑优化方案，或者早期手术介入，以免存在误诊及过度强调术前优化而导致不必要的手术延迟。预康复完成后，术前要对患者进行手术指征的再评估。部分患者在预康复之后，手术指征消失，如肠梗阻彻底缓解、瘘管愈合，可以与患者充分沟通后依据生活质量（如回归正常的饮食）来决定是否进行手术治疗。CD 和 UC 因其主要病变部位及手术方式的不同，其术后并发症也存在差异，因此对待两者术后风险因素的术前管理也应分别进行。

一、CD 的术前预康复

对于 CD 患者，风险评估内容包括患者一般状况、营养状况、既往史与合并症、吸烟情况、血红蛋白水平、炎症程度及并发症等。根据不同患者的疾病特点和身体情况，进行针对性优化。其中，营养治疗，尤其是单一肠内营养（exclusive enteral nutrition，EEN）因其具有纠正营养不良、改善营养状况和控制疾病活动的双重作用，在 CD 患者预康复治疗中占据着重要地位。对存在营养风险、合并营养不良及处于疾病活动期的患者推荐实施术前营养治疗，首选肠内营养，在患者身体条件允许的前提下，尽可能建立起肠内营养通道，EN 达不到全量时建议补充肠外营养，全肠外营养（total parenteral nutrition，TPN）作为最后选择。同时，对于合并腹腔脓肿的 CD 患者，应在确定性手术前消除脓肿及蜂窝织炎等腹腔感染性并发症，具体措施包括抗生素、经皮脓肿穿刺引流和手术引流。脓肿直径<3cm、多发、不宜穿刺或呈蜂窝织炎时，推荐采用抗生素治疗。对于≥3cm 的脓肿，脓肿引流后再手术与未经引流直接手术相比，能够提高肠吻合的安全性，降低术后并发症发病率和造口率，缩短住院日。脓肿引流首选经皮穿刺，但有些部位无法进行穿刺引流（毗邻大血管、肠袢间脓肿以及没有合适穿刺路径），或者使用激素、结肠 CD、脓肿有分隔等可能造成经皮穿刺引流效果不佳，此时建议手术引流。此外，脓肿引流联合营养和抗生素治疗更有助于控制感染。而术前使用激素可增加术后感染性并发症的风险，激素联合使用其他免疫调节剂的患者术后发生感染风险更高。因此，术前尽可能停用激素。抗肿瘤坏死因子单克隆抗体对术后并发症的影响尚不明确，建议对近期使用过生物制剂的择期手术患者进行充分预康复。对于迫切需要手术的患者，不能因为没有停用生物制剂或者停用时间不足而推迟手术。值得注意的是，部分患者通过预康复可达到临床缓解。因此，对完成预康复的患者应重新进行生化指标、影像学等全面评估，以决定后续治疗方案。一旦评估有手术指征，那么预康复完成后便是最佳的手术治疗窗，应及时安排。而预康复效果不明显或者失败时，推荐采取损伤控制手术方案。

二、UC 的术前优化管理

对于择期手术的 UC 患者，预康复作为常规项目，建议由 MDT 讨论制订针对性方案，包括纠正营养不良、撤减激素和生物制剂等。而急诊患者来不及进行预康复治疗，建议通过分期手术降低术后并发症风险。手术遵循加速康复外科（ERAS）路径，可能会降低术后手术部位感染、肠麻痹和吻合口漏的发生率。UC 手术前尽量撤减或停用激素。但巯嘌呤类、环孢素 A、他克莫司类药物不影响术后并发症，术前不需要停用。术前使用抗 TNF 单抗对术后并发症的影响尚不明确，但不建议因为术前使用抗 TNF 单抗或激素而推迟 UC 手术，错过最佳治疗时机。预康复不满意、存在多项手术并发症风险因素或需要急诊手术者，应在决定手术后 24 小时内实施手术，采取三期或改良二期 IPAA 术式。长时程无效的药物治疗、ASUC 手术延迟将显著增加术后并发症及病死率。

第 3 节　IBD 患者的术式选择

IBD 患者的术式选择有其特殊性，UC 患者目前仍推荐 IPAA 作为标准的手术方式，可依据患者年龄、身体状况及用药史灵活选择分期。CD 患者由于存在病变部位及病变性质的不同，应依据穿透或者狭窄、病变部位的解剖结构及生理性特征进行节段化的手术方案（per-segment）设计。

一、CD 的手术方式

1. 胃十二指肠 CD 占 CD 总数的 0.5% ～ 4%，以狭窄型多见，表现为幽门或十二指肠梗阻。治疗十二指肠狭窄首选内镜球囊扩张术（endoscopic balloon dilatation，EBD），但大多数患者需要反复扩张。十二指肠狭窄成形术具有症状改善迅速、术后再发率低的特点，因此常用于治疗十二指肠球、降部和水平部的单发狭窄。对于不适宜内镜扩张、内镜球囊扩张效果不佳的患者应行手术治疗，术式首推狭窄成形术。狭窄靠近胃窦时可行胃大部切除术，但如果病变位置低、范围大、合并炎症明显等改变，残胃与十二指肠吻合或关闭十二指肠时会有难度。胃和十二指肠穿透型病变多为受邻近器官侵袭所致而形成内瘘。治疗原则是切除原发病灶，对受累的胃或十二指肠瘘口进行缝合修补。与结肠 CD 累及十二指肠相比，回结肠吻合口 - 十二指肠内瘘患者术后住院时间长、再次出现内瘘的可能性大。

2. 除了手术前的影像学及内镜检查对肠道进行全面的检查及评估外，应重视术中对肠道病变范围及病变性质的全面探查。术中需常规完整探查全部小肠，详细描述切除及残存病变特征，准确测量并记录保留的小肠长度，根据探查结果确定手术方案，并为术后治疗甚至再手术保留依据。部分患者由于其他因素（如阑尾炎等）手术，术中探查意外发现肠道 CD，如果没有手术指征，不建议切除。对药物治疗不耐受或治疗失败的局限性空肠、回肠或回盲部 CD，行腹腔镜病变肠段切除术。对于初发、局限性回肠末端或回盲部 CD 可以首选病变肠段切除术，不但能明确诊断，迅速缓解临床症状，并且手术安全，并发症少，明显改善生活质量,性价比显著高于生物制剂治疗。多节段小肠病变,要肠切除术与狭窄成形术相结合,尽可能保留小肠。对预计切除范围>100cm、确诊的短肠综合征或存在短肠风险、术后1年内再发可能性大的肠狭窄,推荐采用狭窄成形术。对于多处小肠狭窄者可行多处狭窄成形术,或切除最主要病灶,对其他部位行狭窄成形术。可供选择的术式有Heineke-Mikulicz、Finney及Michelassi等狭窄成形术。对内镜可及的短段型(<4cm)且不合并瘘、蜂窝织炎、活动性炎症的胃肠道纤维狭窄以及回结肠吻合口狭窄,应首先考虑采用EBD治疗。需要注意的是,在实施狭窄成形术或EBD治疗之前,必须确定狭窄肠段无癌变。与狭窄型病灶不同,穿透型病灶可能会累及周围组织器官,建议行节段性切除术;而受累器官可以修剪后直接修补或行局部切除。

3. 结肠CD狭窄存在隐匿性癌变及闭袢性肠梗阻的风险,妨碍结肠镜对近端结肠的观察和活检,因此对结肠狭窄首选手术切除,不建议行狭窄成形术。EBD或自膨式支架植入仅可用于暂时缓解梗阻症状,以便进行预康复,为确定性手术创造条件。结肠CD可安全地实施结肠节段性切除术,术后近期和远期效果与结肠广泛性切除无显著差异。对于药物治疗失败、并发结肠梗阻、重症结肠炎或严重肛周感染的结肠CD,转流性肠造口虽然能够暂时缓解临床症状,但不能逆转结肠病理改变,甚至进展为肠道泌尿系统内瘘或诱发癌变,生物制剂治疗也不能改善最终结局。因此,对于反复发作、严重影响生活质量的广泛结肠CD,或可疑癌变甚至已经发生癌变者,推荐切除结肠。为避免出现性功能、生育及排尿功能异常,对于年轻、有生育意愿者可以暂时保留直肠,但应积极治疗,密切随访。如需切除残余直肠,推荐经肛经腹联合括约肌间切除术式。对于结肠CD,结肠切除+回肠造口的术式性价比更高,回肠储袋肛管吻合(ileal pouch anal anastomosis,IPAA)术后并发症多,储袋失败率高达30%,仅限于肛周和小肠无病变、直肠功能完好且保肛意愿强烈并愿意承担储袋失败甚至切除风险的CD患者。结肠CD的IPAA手术建议采用J型储袋、双吻合技术,不建议黏膜剥除术。术后如发生严重盆腔感染或储袋相关并发症时,建议采用回肠转流性造口或者储袋切除术,不建议行挽救性储袋重建手术。

二、UC的手术方式

IPAA手术仍然是UC的确定性手术方式。择期IPAA手术推荐分两期进行,对急诊手术或术后并发症风险高者推荐行结肠大部分切除,危急时可采用横结肠造口术。IPAA可分为一期、二期(包括改良二期)和三期进行。一期IPAA即一次手术完成全结直肠切除+IPAA,无保护性造口,适用于经过严格筛选的一般状况良好、直肠炎症较轻、无手术并发症风险因素的患者。二期IPAA是推荐的择期手术方式,第一次手术完成全结直肠切除+IPAA,并在储袋近端行转流性回肠造口,术后8周左右进行第二次手术,将造口还纳。三期IPAA适用于ASUC、术后并发症风险高或急性重症结肠炎诊断不明确(IBD未定型时先行结肠次全切除术,待术后病理诊断明确并与患者充分沟通后再决定是否实施IPAA)者。三期IPAA的第一次手术行结肠次全切除+回肠造口,第二次手术切除残余结直肠并构建储袋+转流性回肠造口,第三次手术行回肠造口还纳。三期IPAA手术的优势在于提高第一期手术的安全性,不足之处是第一期手术后残留结直肠可能存在持续性炎症或残端开裂、术后肠系膜纤维化挛缩、第二期手术时中转开放手术比例增加等,整体并发症发生率并不低于甚至高于二期 IPAA，远期结局也无优势。因此，对药物治疗失败者应果断决策、早期手术，争取行二期 IPAA；无重建手术意愿和 / 或有禁忌证（如括约肌功能不全、肛周病变）者也可选择结肠次全切除 + 回肠造口术，残留直肠炎可采用药物或内镜等治疗手段。另有改良二期 IPAA，即第一次手术行结肠次全切除及回肠造口，第二次手术切除残余结直肠并行 IPAA，但不行转流性回肠造口。与经典二期手术相比，改良二期手术可能不增加甚至减少吻合口漏和术后肠梗阻的风险，但关于改良二期 IPAA 对储袋远期功能影响的研究较少。部分患者经严格筛选后，可以考虑实施 IRA 术式（图 31-2）。

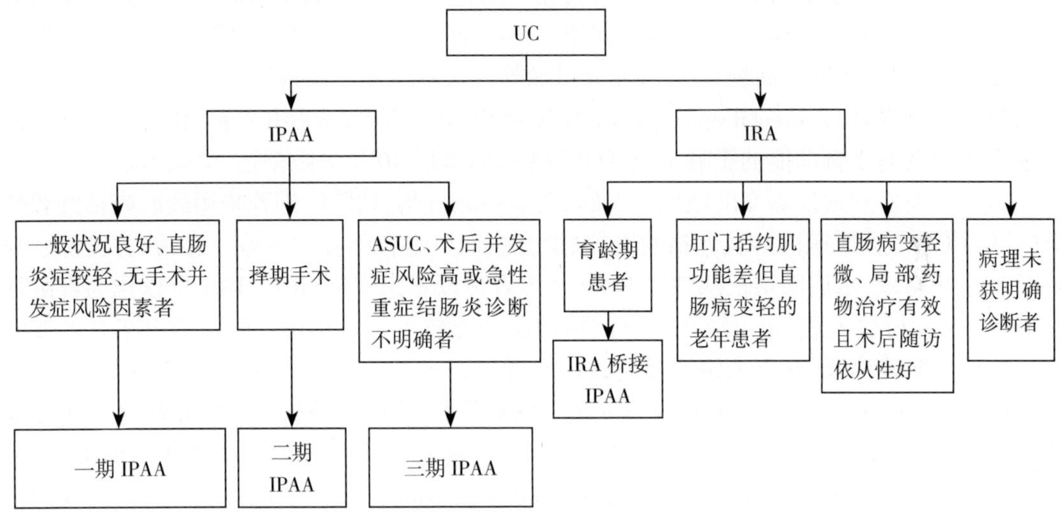

图 31-2　UC 手术方式剖析

UC，溃疡性结肠炎；IPAA，回肠储袋肛管吻合；IRA，回直肠吻合；ASUC，急性重症溃疡性结肠炎。

1. 腹腔镜行择期 IPAA 手术具有减轻腹腔粘连、降低并发症发生率、缩短住院时间、改善术后短期结局、获得更好的储袋远期功能和生育功能等优势。与单纯腹腔镜手术相比，经肛微创 IPAA 手术（transanal minimally invasive surgery-IPAA，TAMIS-IPAA）由两组术者配合，经腹经肛同时操作，能缩短手术时间；直视下切断直肠，能够避免直肠残留过多和封套炎风险；经肛手术切除直肠方便，能够降低三期 IPAA 手术难度，尤其是旷置直肠出现残端漏时的手术难度；TAMIS-IPAA 在储袋重建（redo pouch）手术中也有较为明显的优势。目前认为，各个年龄阶段 UC 患者均可行 IPAA。儿童和青少年 UC 如果有手术指征，首选 IPAA 手术，腹腔镜下 IPAA 手术能够减少手术并发症、改善患儿的生活质量。而单纯高龄不是 IPAA 手术的禁忌证。虽然高龄（＞50 岁）患者较年轻患者 IPAA 术后近期并发症有所增加，但远期储袋功能与年轻患者差别不大。转流性造口的还纳时间一般为储袋手术后 8 ～ 12 周，时间过久会增加术后肠麻痹的风险。还纳前需要对储袋进行评估，推荐实施储袋造影检查。

2. IPAA 手术切除直肠时，推荐采用改良 TME 术式（前侧方在 Denovillier 筋膜后方贴近肠管处游离以保护自主神经，后方按照 TME 原则进行）。常用储袋形状包括 J 型、S 型和 H 型，也有 D 型储袋的报道。J 型储袋制作简单，易于排空，远期功能与其他储袋无差异，推荐作为首选的储袋形状；S 型或 H 型储袋可作为储袋失败后重建手术或因储袋肛管吻合张力大而需要手工吻合时选用。J 型储袋长度推荐为 15 ～ 20cm，S 型储袋每个臂长度推荐为 12 ～ 15cm，流出道不应长于 2cm，否则易引起输出袢综合征和排便困难。回肠储袋与肛管的吻合方式常规采用 DST，在距离齿状线 2cm 以内将储袋与肛管吻合。当肛管移行区明确存在上皮内瘤变或由于其他因素（如肛管狭窄）无法实施 DST 时，可考虑行手工吻合术式。储袋肛管吻合要确保无张力，游离小肠系膜可达十二指肠水平部，但也不宜过度松弛，以免引起储袋松弛综合征。采用双吻合技术（double stapling technique，DST）时，储袋顶端至少超过耻骨结节下缘 2 ～ 3cm；采用手工吻合时，储袋顶端超过耻骨结节下缘 5 ～ 6cm。预计吻合张力大时，可以尝试根据回结肠血管走行适当裁剪血管弓；或者垂直肠系膜上血管走行方向在脏腹膜前后做数个横行切口；以及保留右结肠动脉和边缘动脉弓，切断回结肠和回肠末端血管；也可以采用 S 型储袋，较 J 型储袋可额外延长系膜 2 ～ 3cm。

3. 回直肠吻合（ileorectal anastomosis，IRA）操作相对简单，术后并发症、排便频率和夜间漏便现象以及对生育功能的影响可能优于 IPAA，但术后 10 年失败率达 27%，术后残留直肠发生顽固性炎症和远期癌变的概率高，最终需要切除直肠，切除时推荐采用经肛内括约肌切除术式，以保留盆底肌肉群及外括约肌，减少会阴切口愈合不良的风险。直肠病变轻微、局部药物治疗有效、术后随访依从性好的 HGD 患者可以考虑实施 IRA。IRA 可以作为育龄期患者 IPAA 的桥接术式，也可应用于肛门括约肌功能较差但直肠病变轻微的老年患者或病理未能获得明确诊断（怀疑未定型肠炎或 CD）者。

4. 对 UC 合并癌变或 HGD 者可以实施 IPAA 手术，并按照肿瘤外科原则切除系膜并清扫淋巴结，部分直肠病变轻微的结肠 HGD 可考虑实施回直肠吻合术；合并低位直肠 HGD 或者早期癌变者，可以行全系膜切除（total mesorectal excision，TME）、直肠黏膜剥除或经肛内括约肌切除（intersphincteric resection，ISR）+IPAA。进展期直肠肿瘤实施 IPAA 手术要权衡利弊，如需放疗，建议术前进行，术后实施放疗极可能导致储袋失败。但即使术前进行放疗，也会增加储袋吻合口漏和腹泻风险，建议实施保护性回肠造口术。合并 PSC 患者实施 IPAA 手术的远期储袋失败风险增加。对于需要肝移植的 PSC 患者，结肠切除 + 永久性回肠末端造口比 IPAA 更有利于维持移植器官远期功能。对育龄期 UC 患者推荐采取个体化的手术方案以降低不孕的风险。活动期 UC 本身可以造成性功能下降，IPAA 手术可消除 UC 症状，有助于改善男性性功能。但与男性不同，影响女性 UC 患者生育功能的最主要因素是 IPAA 手术操作造成的盆腔和输卵管粘连、堵塞及瘢痕形成。腹腔镜 IPAA 可以减轻盆腔粘连，降低女性不孕率，缩短受孕时间，但不孕风险仍未消除。近期备孕的女性如果有手术指征，可以先行回直肠吻合术或结肠次全切除术，完成生育后再实施 IPAA 手术。对 IPAA 术后不孕女性，推荐实施体外受精（in vitro fertilization，IVF）技术。

第 4 节　加强 IBD 术后长程管理

择期 IBD 手术患者应遵循加速康复外科（enhanced recovery after surgery，ERAS）理念，通过减少应激、微创手术、术后镇痛、早期给予 EN 等措施促进肠功能恢复和体力恢复，降低术后并发症发生率及再入院率，缩短术后住院时间，减少医疗费用。

一、CD 的术后管理

1.CD 术后发生吻合口漏或腹腔脓肿时，推荐主动行肠造口术。对可疑腹腔感染者要积极进行血清学和影像学检查，充分引流腹水，引流效果不佳或考虑吻合口漏时，要果断进行转流性造口。术后早期肠梗阻首选非手术治疗。可以通过纠正内稳态和营养治疗，必要时给予激素促进缓解；梗阻症状明显时可放置小肠减压管，且可以通过注射水溶性对比剂明确梗阻性质，促进缓解；个别患者可发生机械性梗阻及内疝，应注意鉴别；对非手术治疗失败者及时行手术治疗。手术前后口服肠动力药有助于术后胃肠功能的恢复。术后吻合口出血首选非手术治疗，无效者建议行 DSA 检查和内镜止血，对于出血量大、生命体征不稳者应及时进行手术处理。IBD 患者术后发生静脉血栓栓塞（venous thromboembolism，VTE）的风险较高，建议根据共识意见采取积极措施进行防治。早期下床活动是预防 VTE 最简单、有效的措施。对于高度疑诊 VTE 的患者，如无绝对药物禁忌，可先予药物治疗，待确诊后再考虑是否选择溶栓或介入治疗。

2. 对术后患者进行复发与再发风险评估，根据风险等级制订药物治疗和随访计划。吸烟、既往肠切除史、初次手术指征为穿透型病变以及合并肛周病变是 CD 术后再发的独立风险因素。此外，病程短、发病年龄小、广泛小肠切除（ >50cm）等因素也对术后疾病再发有预测价值。部分患者术后肠道存在残留病灶，需要预防复发。对术后患者应进行复发和再发风险评估，根据风险高低采取相应的预防措施，并进行规律的随访监测。术后启用抗 TNF-α 单抗的时间目前尚无一致意见，如无合并感染性并发症，临床经验表明术后 4 周开始用药是安全的。

二、UC 的术后管理

1.IPAA 术后怀疑储袋吻合口并发症时，推荐及早干预，水溶性对比剂灌肠后盆腔 CT 是吻合口漏的首选诊断手段。吻合口漏相关的盆腔脓肿首选麻醉下肛门探查引导下经肛门置入引流管，通过瘘口置入脓腔；负压辅助引流技术较传统治疗能使脓腔更快消失，更好地保留储袋功能；吻合口缺损较大时，推荐全身麻醉下经肛门进行修补。储袋手术时未转流患者，储袋瘘诊断明确后，建议行回肠袢式造口，合并弥漫性腹膜炎者建议腹腔冲洗引流，储袋顶端瘘可采用内镜下夹闭技术（over-the-scope clip，OTSC）。未找到瘘口的盆腔脓肿，建议使用广谱抗生素和影像学引导下经皮穿刺引流。经过充分引流，多数瘘口可闭合，长期不愈合的瘘口可能需要内镜治疗、储袋修复或重建。UC 术后静脉血栓栓塞（VTE）发生率高于其他结直肠疾病。要重视 UC 术后早期下床活动，除非有禁忌证，推荐 UC 术后第 2 天开始抗凝治疗直至出院，高危患者延长抗凝时间至术后 4 周以上，其他预防 VTE 措施包括使用梯度加压治疗仪和弹力袜等。

2. IPAA 术后 1 年内出现的储袋炎需要与储袋相关外科并发症（如慢性窦道、盆腔脓肿、储袋机械并发症）相鉴别，还要与储袋 CD、封套炎、储袋易激综合征、储袋前回肠末端炎等其他情况相鉴别。储袋炎患者艰难梭菌感染发生率高，推荐进行检测。内镜是储袋炎最重要的诊断手段，检查时除观察储袋体外，还应仔细观察储袋近端回肠末端及肛管移行区，单纯的储袋吻合线溃疡而其他部位黏膜正常者不能诊断为储袋炎。储袋镜可以每年检查 1 次，根据检查结果再决定储袋镜检查频次；也可以根据癌变风险因素进行风险分层，安排储袋镜检查及活检方案。

3. IPAA 术后储袋炎的一线治疗方案为甲硝唑、环丙沙星或利福昔明，可加用布地奈德。严重或慢性顽固性储袋炎（尤其是 CD 样储袋炎）可使用抗 TNF 单抗或其他生物制剂。美沙拉秦栓剂为封套炎的一线治疗药物，残留直肠封套过长（ >2cm）且症状较重者可考虑储袋重建手术。对药物治疗无效的储袋炎和储袋复杂并发症推荐手术治疗。约 10% 的储袋失败由慢性储袋炎引起，药物治疗无效者推荐手术治疗，但手术方案仍无定论，储袋切除 + 回肠造口术虽然较单纯的转流性造口难度大，术后可能残留会阴部窦道，但术后生活质量更佳。

4. 储袋慢性窦道或储袋瘘是远期储袋失败的最主要原因。慢性窦道的手术方式包括黏膜瓣推移、储袋整体前移、储袋重建等，但仍有约 1/3 的患者最终需要永久性回肠造口甚至切除储袋。部分患者采用内镜下针刀窦道切开术（endoscopic needle knife sinusotomy，NKSi）可以获得良好的疗效，从而避免手术。储袋瘘包括储袋阴道瘘、储袋会阴瘘等，储袋阴道瘘相对常见。术后早期的储袋阴道瘘多与外科并发症有关，术后 1 年以上发生者要排除储袋 CD。储袋阴道瘘的处理取决于病因、症状严重程度、治疗时机及个体解剖。炎症活动期或合并脓肿时先行引流和挂线，确定性手术修补前建议先行转流。手术方案包括肛瘘栓、经阴道和经肛门修补、储袋推移瓣和储袋重建等。储袋肛管吻合口狭窄可由外科并发症或储袋周围感染引起，治疗上首选各种扩张技术或内镜下针刀治疗，无效时再行手术。储袋近端回肠狭窄建议排除 CD，对储袋近端长度<4cm 的纤维性狭窄推荐内镜扩张或针刀治疗，>4cm 或多发的输入袢狭窄推荐狭窄成形术。其他复杂的外科并发症如输入袢综合征、输出袢综合征、储袋脱垂、储袋前突、巨型储袋和储袋扭转等多需要手术纠正或行储袋重建手术。

（李　毅　朱维铭）

参考文献

[1] 朱维铭．把握好炎症性肠病外科治疗的“尺”与“度”[J]. 中华炎性肠病杂志，2020，4(3)：177-179.

[2] 李毅．《炎症性肠病外科治疗专家共识》解读——克罗恩病的外科治疗[J]. 结直肠肛门外科，2020，26(6)：644-646.

[3] 李毅，龚剑峰，朱维铭．围手术期外科之家理念及其在炎症性肠病管理中应用[J]. 中国实用外科杂志，2020，40(5)：511-514.

[4] LIAN L，STOCCHI L，REMZI F H，et al. Comparison of Endoscopic Dilation vs Surgery for Anastomotic Stricture in Patients With Crohn's Disease Following Ileocolonic Resection [J]. Clin Gastroenterol Hepatol，2017，15(8)：1226-1231.

[5] 李毅，朱维铭．狭窄型克罗恩病的手术治疗[J]. 中华炎性肠病杂志(中英文)，2018，2(1)：23-26.

[6] 兰平，胡品津，朱维铭．炎性肠病术后并发症危险因素及预防的专家意见(2014·广州)[J]. 中华胃肠外科杂志，2015，18(4)：388-394.

[7] SCHECTER W P，HIRSHBERG A，CHANG D S，et al. Enteric fistulas：principles of management [J]. J Am Coll Surg，2009，209(4)：484-491.

[8] BEMELMAN W A, WARUSAVITARNE J, SAMPIETRO G M, et al. ECCO-ESCP Consensus on Surgery for Crohn's Disease [J]. J Crohns Colitis, 2018, 12(1): 1-16.

[9] PORITZ L S, GAGLIANO G A, MCLEOD R S, et al. Surgical management of entero and colocutaneous fistulae in Crohn's disease: 17 year's experience [J]. Int J Colorectal Dis, 2004, 19(5): 481-486.

[10] GAJENDRAN M, LOGANATHAN P, CATINELLA A P, et al. A comprehensive review and update on Crohn's disease [J]. Dis Mon, 2018, 64(2): 20-57.

[11] HOJSAK I, KOLACEK S, HANSEN L F, et al. Long-term outcomes after elective ileocecal resection in children with active localized Crohn's disease--a multicenter European study [J]. J Pediatr Surg, 2015, 50(10): 1630-1635.

[12] FEUERSTEIN J D, ISAACS K L, SCHNEIDER Y, et al. AGA Clinical Practice Guidelines on the Management of Moderate to Severe Ulcerative Colitis [J]. Gastroenterology, 2020, 158(5): 1450-1461.

[13] LIU G, HAN H, LIU T, et al. Clinical outcome of ileal pouch-anal anastomosis for chronic ulcerative colitis in China [J]. Chin Med J (Engl), 2014, 127(8): 1497-1503.

[14] REINGLAS J, BESSISSOW T. Strictures in Crohn's Disease and Ulcerative Colitis: Is There a Role for the Gastroenterologist or Do We Always Need a Surgeon? [J]. Gastrointest Endosc Clin N Am, 2019, 29(3): 549-562.

[15] 朱维铭, 李毅. 炎症性肠病规范化外科治疗值得注意的几个问题[J]. 中国实用外科杂志, 2017, 37(3): 210-212, 216.

[16] TORRES J, BONOVAS S, DOHERTY G, et al. ECCO Guidelines on Therapeutics in Crohn's Disease: Medical Treatment [J]. J Crohns Colitis, 2020, 14(1): 4-22.

[17] HE X, LIN X, LIAN L, et al. Preoperative Percutaneous Drainage of Spontaneous Intra-Abdominal Abscess in Patients With Crohn's Disease: A Meta-Analysis [J]. J Clin Gastroenterol, 2015, 49(9): e82-e90.

[18] TOWNSEND C M, PARKER C E, MACDONALD J K, et al. Antibiotics for induction and maintenance of remission in Crohn's disease [J]. Cochrane Database Syst Rev, 2019, 2(2): CD012730.

[19] SERRADORI T, GERMAIN A, SCHERRER M L, et al. The effect of immune therapy on surgical site infection following Crohn's Disease resection [J]. Br J Surg, 2013, 100(8): 1089-1093.

[20] 李宁, 朱维铭, 左芦根. 应用损伤控制外科理念指导克罗恩病的外科治疗[J]. 中华胃肠外科杂志, 2013, 16(4): 308-310.

[21] OSHIMA T, TAKESUE Y, IKEUCHI H, et al. Preoperative oral antibiotics and intravenous antimicrobial prophylaxis reduce the incidence of surgical site infections in patients with ulcerative colitis undergoing IPAA [J]. Dis Colon Rectum, 2013, 56(10): 1149-1155.

[22] LEEDS I L, SUNDEL M H, GABRE-KIDAN A, et al. Outcomes for Ulcerative Colitis With Delayed Emergency Colectomy Are Worse When Controlling for Preoperative Risk Factors [J]. Dis Colon Rectum, 2019, 62(5): 600-607.

[23] STRONG S, STEELE S R, BOUTROUS M, et al. Clinical Practice Guideline for the Surgical Management of Crohn's Disease [J]. Dis Colon Rectum, 2015, 58(11): 1021-1036.

[24] KIM K J, HAN B J, YANG S K, et al. Risk factors and outcome of acute severe lower gastrointestinal bleeding in Crohn's disease [J]. Dig Liver Dis, 2012, 44(9): 723-728.

[25] GONG J, WEI Y, GU L, et al. Outcome of Surgery for Coloduodenal Fistula in Crohn's Disease [J]. J Gastrointest Surg, 2016, 20(5): 976-984.

[26] GELTZEILER C B, YOUNG J I, DIGGS B S, et al. Strictureplasty for Treatment of Crohn's Disease: an ACS-NSQIP Database Analysis [J]. J Gastrointest Surg, 2015, 19(5): 905-910.

[27] TAXONERA C, BARREIRO-DE-ACOSTA M, BASTIDA G, et al. Outcomes of Medical and Surgical Therapy for Entero-urinary Fistulas in Crohn's Disease [J]. J Crohns Colitis, 2016, 10(6): 657-662.

[28] COVIELLO L C, STEIN S L. Surgical management of nonpolypoid colorectal lesions and strictures in colonic inflammatory bowel disease [J]. Gastrointest Endosc Clin N Am, 2014, 24(3): 447-454.

[29] TALEBAN S, VAN OIJEN M G, VASILIANUSKAS E A, et al. Colectomy with Permanent End Ileostomy Is More Cost-Effective than Ileal Pouch-Anal Anastomosis for Crohn's Colitis [J]. Dig Dis Sci, 2016, 61(2): 550-559.

[30] ZITTAN E, WONG-CHONG N, MA G W, et al. Modified Two-stage Ileal Pouch-Anal Anastomosis Results in Lower Rate of Anastomotic Leak Compared with Traditional Two-stage Surgery for Ulcerative Colitis [J]. J Crohns Colitis, 2016, 10(7): 766-772.

[31] DE BUCK VAN OVERSTRAETEN A, MARK-CHRISTENSEN A, WASMANN K A, et al. Transanal Versus Transabdominal Minimally Invasive (Completion) Proctectomy With Ileal Pouch-anal Anastomosis in Ulcerative Colitis: A Comparative Study [J]. Ann Surg, 2017, 266(5): 878-883.

[32] ROSSI C, BEYER-BERJOT L, MAGGIORI L, et al. Redo ileal pouch-anal anastomosis: outcomes from a case-controlled study [J]. Colorectal Dis, 2019, 21(3): 326-334.

[33] SHEN B, REMZI F H, LAVERY I C, et al. A proposed classification of ileal pouch disorders and associated complications after restorative proctocolectomy [J]. Clin Gastroenterol Hepatol, 2008, 6(2): 145-124.

[34] LOVEGROVE R E, CONSTANTINIDES V A, HERIOT A G, et al. A comparison of hand-sewn versus stapled ileal pouch anal anastomosis (IPAA) following proctocolectomy: a meta-analysis of 4183 patients [J]. Ann Surg, 2006, 244(1): 18-26.

[35] OOI B S, REMZI F H, FAZIO V W. Turnbull-Blowhole colostomy for toxic ulcerative colitis in pregnancy: report of two cases [J]. Dis Colon Rectum, 2003, 46(1): 111-115.

[36] DERIKX L A, KIEVIT W, DRENTH J P, et al. Prior colorectal neoplasia is associated with increased risk of ileoanal pouch neoplasia in patients with inflammatory bowel disease [J]. Gastroenterology, 2014, 146(1): 119-128.e1.

[37] TRIVEDI P J, REECE J, LAING R W, et al. The impact of ileal pouch-anal anastomosis on graft survival following liver transplantation for primary sclerosing cholangitis [J]. Aliment Pharmacol Ther, 2018, 48(3): 322-332.

[38] PACHLER F R, TOFT G, BISGAARD T, et al. Use and Success of In Vitro Fertilisation Following Restorative Proctocolectomy and Ileal Pouch-anal Anastomosis. A Nationwide 17-year Cohort Study [J]. J Crohns Colitis, 2019, 13(10): 1283-1286.

[39] IESALNIEKS I, KILGER A, KALISCH B, et al. Treatment of the anastomotic complications in patients with Crohn's disease [J]. Int J Colorectal Dis, 2011, 26(2): 239-244.

[40] GOLDA T, ZERPA C, KREISLER E, et al. Incidence and management of anastomotic bleeding after

ileocolic anastomosis [J]. Colorectal Dis,2013,15(10):1301-1308.

[41] GOMOLLÓN F,DIGNASS A,ANNESE V,et al. 3rd European Evidence-based Consensus on the Diagnosis and Management of Crohn's Disease 2016:Part 1:Diagnosis and Medical Management [J]. J Crohns Colitis,2017,11(1):3-25.

[42] SIROIS-GIGUÈRE E,BOULANGER-GOBEIL C,BOUCHARD A,et al. Transanal drainage to treat anastomotic leaks after low anterior resection for rectal cancer:a valuable option [J]. Dis Colon Rectum,2013,56(5):586-592.

[43] WASMANN K A,REIJNTJES M A,STELLINGWERF M E,et al. Endo-sponge Assisted Early Surgical Closure of Ileal Pouch-anal Anastomotic Leakage Preserves Long-term Function:A Cohort Study [J]. J Crohns Colitis,2019,13(12):1537-1545.

[44] WU X R,REMZI F H,LIU X L,et al. Disease course and management strategy of pouch neoplasia in patients with underlying inflammatory bowel diseases [J]. Inflamm Bowel Dis,2014,20(11):2073-2082.

[45] LAN N,HULL T L,SHEN B. Endoscopic sinusotomy versus redo surgery for the treatment of chronic pouch anastomotic sinus in ulcerative colitis patients [J]. Gastrointest Endosc,2019,89(1):144-156.

[46] SEGAL J P,ADEGBOLA S O,WORLEY G H T,et al. A Systematic Review:The Management and Outcomes of Ileal Pouch Strictures [J]. J Crohns Colitis,2018,12(3):369-375.

[47] GEERS J,BISLENGHI G,D'HOORE A,et al. Surgical Management of an Ileal J-Pouch-Anal Anastomosis Volvulus [J]. Dis Colon Rectum,2019,62(8):1014-1019.

第32章　炎症性肠病治疗药物监测专家共识解读

生物制剂和免疫调节剂是IBD治疗的常用药物，其药物谷浓度随患者疾病严重程度、类型、炎症程度、合用免疫调节剂、性别和体重指数的不同而变化，且随免疫和非免疫机制介导的药物清除率的变化而变化。应用治疗药物监测（therapeutic drug monitoring，TDM）来检测药物谷浓度，并评估是否存在抗药物抗体，可以更好地优化药物浓度和改善临床实践。TDM可在诱导或维持治疗的任何治疗时间点进行。中华医学会消化病学分会炎症性肠病学组2018年制定了《中国炎症性肠病治疗药物监测专家共识意见》，该共识主要阐述抗TNF-α制剂和巯嘌呤类药物的TDM，下文对该共识进行解读。

一、抗TNF-α制剂的TDM

（一）抗TNF-α制剂的药物监测时机

抗TNF-α制剂TDM包括药物谷浓度和抗药物抗体的监测。TDM方式包括主动TDM和被动TDM。主动TDM是指对缓解期患者按计划进行TDM。被动TDM是指对药物疗效欠佳的患者在疾病活动期进行的TDM，疾病活动是指患者存在相关临床表现，经实验室检查、内镜或影像学检查确认存在炎症活动；或者患者虽无临床表现，但内镜或影像学检查发现存在炎症活动。

1. 抗TNF-α制剂诱导缓解的患者，有条件的单位可定期进行TDM以指导患者管理。

6%～17%接受英夫利西单抗（infliximab，IFX）治疗的IBD患者会产生抗IFX抗体（anti-bodies to infliximab，ATI），ATI与患者继发失应答密切相关，而IFX血药浓度低可导致ATI产生，对于IFX诱导及维持缓解的患者，进行主动TDM可识别血药浓度低的患者，进而调整治疗措施，Lega等研究提示在开始IFX治疗的第10周进行主动TDM，依据结果提高IFX剂量，有利于维持有效血药浓度。越来越多的研究提示，主动TDM相比被动TDM可为患者带来更多临床获益。虽然TAXIT研究3年随访结果显示，主动TDM组患者黏膜愈合率、住院率及手术率未见优势，但1年内停止IFX患者比率显著低于对照组。2017年美国胃肠病学会（American Gastroenterological Association，AGA）IBD TDM指南对缓解期患者进行主动TDM尚未给出任何推荐，指出需要更多设计良好的临床研究来直接对比主动TDM和非

TDM 患者远期临床效果，并进一步确定 TDM 频率等问题。

2. 缓解期患者计划停止抗 TNF-α 制剂治疗时，有条件的单位可进行 TDM 以指导临床决策。

对处于缓解期，特别是已达到黏膜愈合且生物学指标如 C 反应蛋白（C-reactive protein，CRP）和 / 或粪便钙卫蛋白（fecal calprotectin，FC）浓度正常的患者，可考虑停用 IFX 治疗。研究显示，对于抗 TNF-α 制剂治疗的缓解期患者，如果检测不到抗 TNF-α 制剂血药浓度，说明此类患者的维持缓解不依赖于抗 TNF-α 制剂，可考虑停药，此类患者停药后复发率较低。故对于此类拟停止抗 TNF-α 制剂治疗的患者，进行主动 TDM，可以指导临床决策。

3. 对抗 TNF-α 制剂原发无应答和继发失应答的患者，建议进行 TDM，以指导临床决策。

原发无应答是指开始抗 TNF 制剂诱导治疗后的 8 ～ 12 周，患者临床症状和体征均未见显著改善。原发无应答目前没有标准的评估时间，一般在开始治疗后的 8 ～ 12 周进行。抗 TNF-α 制剂原发无应答比例约为 20%。目前关于原发无应答进行 TDM 的研究不多，如果 TDM 结果提示药物谷浓度在参考范围以内，而患者疾病活动没有改善，则提示抗 TNF-α 制剂治疗效果不佳，建议改用其他作用机制的药物。

继发失应答是指对抗 TNF-α 制剂诱导缓解有应答，但在维持缓解期出现病情复发。继发失应答进行 TDM 可指导调整治疗方案，依据药物谷浓度和抗药物抗体水平，可采用转换治疗或强化药物治疗，使患者再次获得应答。强化药物治疗指增加药物剂量、缩短治疗间隔和联用免疫抑制剂。依据 TDM 调整治疗决策，相比于经验性调整，更能降低医疗费用。

4. 尽可能在接近下次输注抗 TNF-α 制剂之前进行药物浓度及抗药物抗体检测。同一患者建议使用同一种检测方法，以使前后的检测结果更具可比性。

现有最好的证据并未明确检测谷浓度的最佳时机，推荐尽可能选择在下次输注抗 TNF-α 制剂之前检测（例如输注前 24 小时之内）。目前有许多商业检测方法可用于检测谷浓度和抗药物抗体。总体来说，谷浓度的检测具有相对可接受的特异性、准确性和可重复性，但抗药物抗体检测还无法做到这一点。不同商业试剂盒尚无统一标准的报道，目前也缺乏统一的临床相关抗药物抗体浓度的阈值。如果对患者重复进行谷浓度和抗药物抗体检测，建议使用相同的检测方法。

（二）如何根据 TDM 结果调整治疗决策

药物治疗失败可能有三个方面的原因：作用机制、非免疫介导的药代动力学和免疫介导的药代动力学。当患者在最佳药物谷浓度下仍对治疗没有反应时，提示作用机制方面的原因导致治疗失败，这由于造成疾病发生和发展的炎症介质未被药物阻断。因此，这些患者不太可能对同一作用机制的其他药物有反应。当患者在药物低谷浓度和无抗药物抗体情况下对治疗没有充分反应时，提示非免疫介导的药代动力学失败，这是由于高炎症负担情况下导致药物快速清除。如果患者药物谷浓度过低或检测不到，并存在高滴度抗药物抗体，这是由免疫介导的中和性抗药物抗体的形成导致的，提示免疫介导的药代动力学失败。

1. 如果患者药物谷浓度在治疗窗内，建议转换其他作用机制的药物。

此类患者考虑为作用机制相关的治疗失败，应停止抗 TNF-α 制剂治疗，推荐转换其他作用机制的药物，考虑 TNF-α 在这类患者疾病发生、发展中不是主要炎症介质。数项研究显示，对于谷浓度足够而处于疾病活动期的患者，转换其他作用机制的药物如乌司奴单抗和维得利珠单抗后，患者临床症状改善，取得较好的效果。

2. 药物谷浓度不足，但未检测到抗药物抗体或抗药物抗体滴度较低，可增加抗 TNF-α 制剂剂量、缩短用药间隔时间或联用免疫抑制剂。

这提示非免疫介导的药代动力学因素导致药物失应答，由于高炎症负荷情况下导致药物快速清除，从而导致血药浓度过低。此时推荐采取增加药物剂量或缩短治疗间隔时间的方法，提高药物谷浓度，改善临床疗效。联合免疫抑制剂治疗可能通过免疫抑制剂对 IBD 的治疗作用，如降低炎症负荷等提高 IFX 血药浓度。此外，联合免疫抑制剂治疗可降低患者抗药物抗体滴度，改善患者应答情况。对于已经联合免疫抑制剂治疗的患者，再增加抗 TNF-α 剂量或缩短输注间隔时间，也可以提高药物浓度，提高临床疗效。

3. 药物谷浓度不足，且抗药物抗体滴度较高，建议转换治疗药物。

这提示免疫介导的药代动力学因素导致药物失应答，由于免疫介导的中和性抗药物抗体大量形成，导致药物谷浓度过低。一项回顾性研究显示，此类患者在提高剂量后只有 8% 的患者获得应答。但抗药物抗体并不影响同种机制药物转换治疗的疗效，大量研究证实一种抗 TNF-α 制剂治疗失败的患者在转换另一种抗 TNF-α 制剂治疗后，仍有很好的临床应答。抗 TNF-α 制剂抗药物抗体产生率平均约为 25%，转换相同机制的抗 TNF-α 制剂治疗时，建议起始即联用免疫抑制剂，以减少或避免抗药物抗体的产生，增加患者临床获益的可能性。目前的文献数据显示，其他类别的生物制剂如乌司奴单抗等药物，抗药物抗体的产生率均显著低于抗 TNF-α 制剂，其中乌司奴单抗临床试验数据显示，接受 52 周的患者抗药物抗体产生率低于 2.3%。故对此类患者也可转换其他作用机制的药物，以获得更好的临床疗效。

经抗 TNF-α 制剂治疗后处于缓解期的患者，2017 年美国 AGA TDM 指南对于是否进行常规主动 TDM，因为缺乏相关数据，无法给出任何推荐。该指南认为，对于抗 TNF-α 制剂治疗的处于疾病缓解期的 IBD 患者，常规主动 TDM 的相对收益和损害还不清楚，虽然理论上可能会获益，但仍担心会产生负面影响，尤其是容易导致过早的转换治疗（目前对于低滴度抗抗体的临床意义了解有限，导致对药物谷浓度和抗抗体滴度作出的解释不一致）。

我国共识指出，对于经抗 TNF-α 制剂治疗后处于缓解期的患者，根据 TDM 结果可按照如下建议调整治疗策略：①药物谷浓度在治疗窗内，维持当前药物和治疗剂量不变：如果患者抗 TNF-α 制剂药物谷浓度足够，结合患者疾病行为（如是否合并肛周病变等）和治疗目标（如黏膜愈合），临床疗效满意，可维持当前抗 TNF-α 制剂治疗且保持剂量不变。②药物谷浓度低于治疗窗浓度，可结合临床情况维持原治疗剂量，或考虑停药：血药浓度并不能解释所有临床疗效，目前依据主动 TDM 结果对于处于缓解期的患者采取强化治疗的策略还缺乏充分的文献证据，故建议结合临床实际情况维持原治疗剂量。对于拟停用抗 TNF-α 制剂治疗的患者，可进行 TDM 并依据结果指导临床决策。研究显示，对于平均抗 TNF-α 制剂治疗（22.7 ± 12.4）个月的患者，行 TDM 后再停药，经 12 个月的随访，停药前检测到抗 TNF-α 制剂血药浓度组 1 年复发率为 80%，检测不到抗 TNF-α 制剂血药浓度组 1 年复发率为 32%（P=0.002）。故对于经抗 TNF-α 制剂治疗处于缓解期维持治疗的患者，如果检测不到抗 TNF-α 制剂血药浓度或血药浓度低，说明患者维持缓解不依赖于抗 TNF-α 制剂的治疗，可考虑停药。

（三）TDM 药物谷浓度及抗药物抗体滴度的建议

1. IFX 有效谷浓度为 3 ～ 7μg/ml，在有效的谷浓度范围内，浓度越高，临床结局越好。

我国共识推荐 IFX 有效谷浓度为 3 ～ 7μg/ml。TAXIT 研究中将 IFX 目标谷浓度设定在 3 ～ 7μg/ml，对于谷浓度不足 3μg/ml 的患者，采取优化治疗提高 IFX 谷浓度，患者的临床缓解率从 65% 提高至 88%（*P*=0.02）。在有效的谷浓度范围内，浓度越高，临床结局越好；超过有效谷浓度之后，临床结局不随浓度升高而改善。目前预测 IFX 临床失效的谷浓度还不确定，研究显示 IFX 谷浓度<0.5μg/ml 时，患者发生失应答的敏感性为 86%，特异性为 85%。不同的治疗目标需要的谷浓度可能不同，对伴有肛瘘的患者，IFX 谷浓度要高于 10μg/ml，甚至要高于 20μg/ml。

2017 年美国 AGA TDM 指南建议，维持治疗期 IFX 目标谷浓度为≥5μg/ml，阿达木单抗目标谷浓度≥7.5μg/ml。

2. 应根据不同的检测方法定义抗药物抗体低滴度和高滴度。抗药物抗体可能是一过性的，需要重复检测。

目前有很多种检测试剂盒可用于药物浓度和抗药物抗体检测，不同试剂盒浓度检测对于抗药物抗体的检测值，目前没有统一标准。因为不同试剂盒对抗药物抗体检测结果有差异，缺乏统一阈值，故应根据不同的检测方法去界定高滴度或低滴度。部分抗药物抗体的产生是一过性的，通常为较低滴度，称为短暂性抗药物抗体，此类抗体可自行消失且与药物的临床疗效无关。对于临床检测显示抗药物抗体高滴度的患者，建议重复检测，并建议使用相同的检测试剂盒以保证可比性。重复时间推荐在下次输注前，短暂性抗药物抗体的滴度可发生改变，而持续性抗药物抗体的滴度多维持不变，应根据两次检查结果进行判断。抗药物抗体一般于 IFX 输注 4 次后出现，检测时间不应早于 14 周。

根据 TDM 结果调整抗 TNF-α 制剂治疗策略流程见图 32-1。

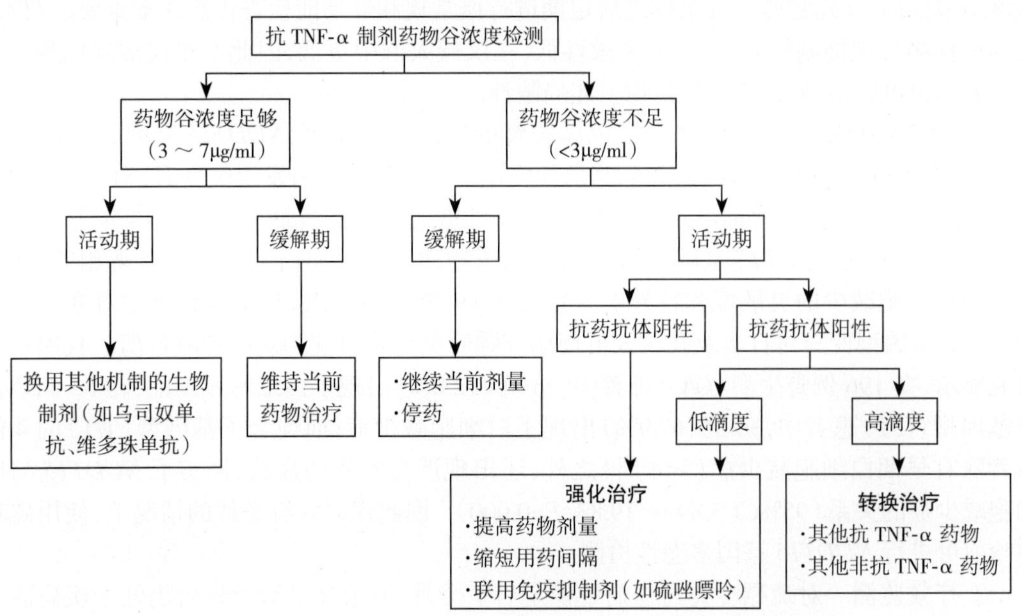

图 32-1 根据 TDM 结果调整抗 TNF-α 制剂治疗策略流程

二、巯嘌呤类药物的 TDM

（一）巯嘌呤类药物的 TDM 指标

硫唑嘌呤本身并无活性，是一种药物前体，经谷胱甘肽转移酶（GST）转化为巯嘌呤（6-MP）。6-MP 进入细胞后可经 3 种途径进行代谢，其中两条途径的代谢终产物没有治疗作用，只有一条经次黄嘌呤鸟嘌呤磷酸核糖基转移酶（HGPRT）等代谢酶参与的途径最终会生成具有治疗活性的6-硫鸟嘌呤核苷酸（6-TGN），6-TGN 药物浓度与药物疗效、白细胞减少有关。在该复杂的代谢网络中，巯嘌呤甲基转移酶（thiopurine S-methyltransferase，TPMT）和核苷酸焦磷酸酶 15（NUDT15）基因的突变状态被认为与硫唑嘌呤的不良反应有密切关系。

1. 不良反应相关指标 *TPMT* 基因型检测在汉族人群中灵敏性很低，不常规推荐；推荐进行 *NUDT15* 基因多态性检测。

巯嘌呤类药物治疗 IBD 存在量效关系，血药浓度不足会影响疗效，药物浓度过高可增加药物不良反应风险，应在严密监测下使用。巯嘌呤类药物最常见和危害最大的不良反应是骨髓抑制，有报道我国 IBD 患者骨髓抑制的发生率约为 15%。人群中 TPMT 的酶活性有较大异质性。大约 88% 的人群携带野生型 *TPMT* 等位基因，从而有正常的酶活性和硫基嘌呤代谢。另外，大约 11% 的人群携带一条变异型 *TPMT* 等位基因，其 TPMT 的酶活性约为正常的一半，从而更倾向于产生更高水平的 6-TGN 及代谢物，这将导致更强疗效，但同时也使得白细胞减低的风险更高。约 0.3% 的人群携带两条变异型 *TPMT* 等位基因，导致酶活性更低甚至缺失。这些人群在更低剂量的硫基嘌呤使用时也有更高的出现白细胞减低的风险，因而在这些个体中使用硫基嘌呤类药物通常是禁忌。TPMT 的酶活性可以通过直接检测来确定，也可以通过 *TPMT* 基因型检测来推断。2017 年美国 AGA TDM 指南指出，不论 TPMT 检测结果如何，在巯嘌呤药物治疗之后定期进行血常规和肝功能检查仍然非常重要。*TPMT* 基因型预测骨髓抑制特异性高，但灵敏性低，在汉族人群中更低，因此不建议常规检测。有条件的单位可以检测，但应充分认识上述局限性。

NUDT15 基因是位于第 13 号染色体长臂的一对等位基因，*NUDT15* 基因编码的酶能使硫唑嘌呤代谢产物失活，同时降低其毒性作用。*NUDT15* 基因发生突变时，NUDT15 的酶活性不同程度下降，使得标准剂量的巯嘌呤也可造成严重的骨髓抑制。2014 年韩国学者 Yang 等率先发现 *NUDT15* 基因型与巯嘌呤类药物诱导的早期白细胞减少显著相关，其预测早期白细胞减少的灵敏度和特异度分别高达 89.4% 及 93.2%，日本及我国学者亦证实了 *NUDT15* 基因型变异对日本及我国人群使用巯嘌呤类药物骨髓抑制的预测价值。我国一项研究显示，在 196 例野生型（C/C）患者中，25 例（12.8%）出现了白细胞减少症；在 53 例杂合子基因型（C/T）患者中，36 例（67.9%）出现了白细胞减少症；而纯合子基因型（T/T）的 4 例患者除有早期白细胞减少症（ <4 周）之外，还出现严重脱发的症状，证实了 *NUDT15* 与白细胞减少症的关系（95%*CI* 5.89 ～ 19.83，*P*=0.000）。因此建议在有条件的情况下，使用硫唑嘌呤前可进行 *NUDT15* 基因多态性检测。

2. 疗效监测 对巯嘌呤类药物剂量稳定后 1 个月，或治疗足够疗程后仍处于疾病活动期，或出现可能与巯嘌呤药物相关不良反应时，建议行 6-TGN 浓度测定以指导剂量调整。

我国 IBD 共识推荐硫唑嘌呤目标剂量为 1.5 ～ 2.5mg/(kg·d),巯嘌呤目标剂量为 0.75 ～ 1.5mg/(kg·d),硫唑嘌呤及巯嘌呤的有效代谢产物是 6-TGN。2017 年美国 AGA TDM 指南对于活动性 IBD 患者,有条件地推荐检测巯嘌呤代谢物浓度,而对疾病静止期 IBD 患者,则有条件地推荐不进行巯嘌呤代谢物监测。我国 IBD 共识指出,有条件的单位,对巯嘌呤类药物剂量稳定后 1 个月,或治疗足够疗程后仍处于疾病活动期,或出现可能与巯嘌呤类药物相关不良反应时,建议行 6-TGN 浓度测定,指导调整剂量以获得更好的疗效。

(二)巯嘌呤类药物治疗的合适浓度及调整

6-TGN 浓度测定指导剂量调整可获得更佳的临床结局。6-TGN 浓度在 230 ～ 450pmol/8 × 10^8 红细胞间疗效佳,不良反应少,是有效浓度。当与 IFX 联用时,研究显示 6-TGN 浓度＞125pmol/8 × 10^8 红细胞即可获得满意的疗效。但关于巯嘌呤类药物与 IFX 合用的最低有效浓度,还需进一步研究。巯嘌呤类药物达到最佳疗效时间后(通常认为平均是 17 周),如果临床效果欠佳,建议进行 6-TGN 浓度检测,如果 6-TGN 浓度低(＜230pmol/8 × 10^8 红细胞),建议优化用药剂量;如果 6-TGN 浓度达到正常的高值,即 450pmol/8 × 10^8 红细胞,建议转换其他药物治疗。2017 年美国 AGA TDM 指南对临床效果欠佳转换治疗药物的条件更为宽松,6-TGN 浓度在 230 ～ 450pmol/8 × 10^8 红细胞,即建议转换其他药物治疗。

(刘　超　左秀丽)

参考文献

[1] FEUERSTEIN J D,NGUYEN G C,KUPFER S S,et al. American Gastroenterological Association Institute Guideline on Therapeutic Drug Monitoring in Inflammatory Bowel Disease [J]. Gastroenterology,2017,153(3):827-834.

[2] COLOMBEL J F,NARULA N,PEYRIN-BIROULET L. Management Strategies to Improve Outcomes of Patients With Inflammatory Bowel Diseases [J]. Gastroenterology,2017,152(2):351-361.e5.

[3] 中华医学会消化病学分会炎症性肠病学组．中国炎症性肠病治疗药物监测专家共识意见[J]. 中华消化杂志,2018,38(11):721-727.

[4] VANDE CASTEELE N,GILS A,SINGH S,et al. Antibody response to infliximab and its impact on pharmacokinetics can be transient [J]. Am J Gastroenterol,2013,108(6):962-971.

[5] BRANDSE J F,MOULD D,SMEEKES O,et al. A Real-life Population Pharmacokinetic Study Reveals Factors Associated with Clearance and Immunogenicity of Infliximab in Inflammatory Bowel Disease [J]. Inflamm Bowel Dis,2017,23(4):650-660.

[6] LEGA S,PHAN B L,ROSENTHAL C J,et al. Proactively Optimized Infliximab Monotherapy Is as Effective as Combination Therapy in IBD [J]. Inflamm Bowel Dis,2019,25(1):134-141.

[7] PAPAMICHAEL K,VAJRAVELU R K,VAUGHN B P,et al. Proactive Infliximab Monitoring Following Reactive Testing is Associated With Better Clinical Outcomes Than Reactive Testing Alone in Patients With Inflammatory Bowel Disease [J]. J Crohns Colitis,2018,12(7):804-810.

[8] BEN-HORIN S,CHOWERS Y,UNGAR B,et al. Undetectable anti-TNF drug levels in patients with long-term remission predict successful drug withdrawal [J]. Aliment Pharmacol Ther,2015,42(3):356-364.

[9] VANDE CASTEELE N, HERFARTH H, KATZ J, et al. American Gastroenterological Association Institute Technical Review on the Role of Therapeutic Drug Monitoring in the Management of Inflammatory Bowel Diseases [J]. Gastroenterology, 2017, 153 (3): 835-857.e6.

[10] SANDS B E, SANDBORN W J, VAN ASSCHE G, et al. Vedolizumab as Induction and Maintenance Therapy for Crohn's Disease in Patients Naïve to or Who Have Failed Tumor Necrosis Factor Antagonist Therapy [J]. Inflamm Bowel Dis, 2017, 23 (1): 97-106.

[11] PEETERS H, LOUIS E, BAERT F, et al. Efficacy of switching to infliximab in patients with Crohn's disease with loss of response to adalimumab [J]. Acta Gastroenterol Belg, 2018, 81 (1): 15-21.

[12] VANDE CASTEELE N, FERRANTE M, VAN ASSCHE G, et al. Trough concentrations of infliximab guide dosing for patients with inflammatory bowel disease [J]. Gastroenterology, 2015, 148 (7): 1320-1329.e3.

[13] BODINI G, GIANNINI E G, SAVARINO V, et al. Infliximab trough levels and persistent vs transient antibodies measured early after induction predict long-term clinical remission in patients with inflammatory bowel disease [J]. Dig Liver Dis, 2018, 50 (5): 452-456.

[14] QIU Y, MAO R, ZHANG S H, et al. Safety Profile of Thiopurines in Crohn Disease: Analysis of 893 Patient-Years Follow-Up in a Southern China Cohort [J]. Medicine (Baltimore), 2015, 94 (41): e1513.

[15] ZHU X, WANG X D, CHAO K, et al. NUDT15 polymorphisms are better than thiopurine S-methyltransferase as predictor of risk for thiopurine-induced leukopenia in Chinese patients with Crohn's disease [J]. Aliment Pharmacol Ther, 2016, 44 (9): 967-975.

第 33 章　生物制剂治疗炎症性肠病专家建议意见解读

第 1 节　英夫利西单抗治疗 IBD 专家建议意见解读

英夫利西单抗（infliximab，IFX）是抗 TNF-α 人鼠嵌合体免疫球蛋白 G1 单克隆抗体，通过结合可溶性和跨膜性的 TNF-α，从而发挥阻断炎症、改善病情的作用。IFX 是我国首个用于治疗炎症性肠病的生物制剂，自 2007 年获批用于成人 CD 治疗以来，临床使用已接近 15 年。随着临床经验的积累，IFX 在 IBD 的使用越来越规范化、个体化。本文主要对 2021 年发表《生物制剂治疗炎症性肠病专家建议意见》中英夫利西单抗部分进行解读，内容包括适应证和禁忌证的把握、规范化使用及不良事件的预防、特殊人群使用的注意事项等方面，以更好地指导临床使用。

一、适应证和禁忌证

IFX 在我国获批的适应证包括：①成人克罗恩病；②瘘管型克罗恩病；③儿童及青少年克罗恩病；④成人溃疡性结肠炎。依据获批说明书，IFX 治疗前应排除以下禁忌证：①对 IFX、其他鼠源蛋白或 IFX 中任何成分过敏的患者；②有活动性结核病或其他活动性感染（包括脓毒症、脓肿、机会性感染等）的患者；③有中重度心力衰竭［纽约心脏病协会（NYHA）心功能分级Ⅲ/Ⅳ级］的患者。

（一）我国获批的适应证及其相对应的疗效

1. 成人克罗恩病　IFX 用于经传统治疗（如糖皮质激素、免疫抑制剂等）效果不佳或不能耐受上述药物治疗的中重度活动性 CD 成年患者的诱导和维持缓解。IFX 在 CD 的疗效证据首先来自 1997 年 Targan 等发表的研究，其诱导治疗中重度活动性 CD 患者 4 周的临床应答率为 81%，安慰剂组为 17%（$P<0.001$）。随后 ACCENT Ⅰ研究表明，IFX 诱导应答的 CD 患者，维持治疗 54 周时完全黏膜愈合率达 46%。

2. 瘘管型克罗恩病　IFX 用于经传统治疗（包括充分的外科引流、抗生素、免疫抑制剂等）无效的 CD 合并肠皮瘘、肛瘘或直肠阴道瘘患者。ACCENT Ⅱ研究显示，瘘管型 CD 患者接受 IFX 治疗 54 周后，瘘管完全愈合率为 36%。

3. **儿童及青少年克罗恩病** IFX 可用于下列 6 ～ 17 岁儿童和青少年患者的诱导和维持缓解:中重度活动性 CD;瘘管型 CD;伴有严重肠外表现(如关节炎、坏疽性脓皮病等)者。REACH 研究显示,IFX 治疗儿童 CD 患者第 10 周的临床应答率为 88.4%。

4. **成人溃疡性结肠炎** IFX 用于接受传统治疗效果不佳、不耐受或有禁忌的中重度活动性 UC 成年患者;活动性 UC 伴突出肠外表现(如关节炎、坏疽性脓皮病、结节性红斑等)者。ACT Ⅰ/Ⅱ研究证实,IFX 能快速诱导中 - 重度 UC 患者实现临床应答,8 周的临床应答率分别为 69.4% 和 64.5%。

(二)临床拓展应用

除上述 IFX “经典”适应证之外,基于临床研究证据,依据国际共识意见,并结合我国实际使用经验,IFX 还可在以下应用中得到合理的拓展:

1. **合并高危因素的成人和儿童 CD** 对于确诊时具有预测疾病预后不良高危因素的 CD 患者,建议早期使用 IFX 治疗。预后不良高危因素包括:①合并肛周病变;②病变范围广泛(病变累及肠段累计>100cm);③伴食管、胃、十二指肠病变;④发病年龄<40 岁;⑤首次发病即需要激素治疗。对于有 2 个或以上高危因素的患者宜在开始治疗时就考虑给予早期积极治疗。

6 ～ 17 岁儿童和青少年患者如具有以下危险因素,建议早期一线使用 IFX 进行诱导缓解:①内镜下深溃疡;②经充分诱导缓解治疗后仍持续为重度活动;③病变广泛;④明显生长迟缓(身高 Z 评分<-2.5 分);⑤合并严重骨质疏松症;⑥起病时即存在炎性狭窄或穿孔;⑦严重肛周病变。

2. **合并肛周病变的 CD** 合并肛周病变是 CD 预后不良和术后复发的风险因素,需要更积极地干预。IFX 作为复杂性肛瘘的一线治疗药物,在肛周脓肿经充分外科引流和抗感染治疗的前提下,应尽早使用。

3. **预防 CD 术后复发** 吸烟、既往肠切除史、初次手术指征为穿透型病变以及合并肛周病变是 CD 术后复发和再发的独立风险因素。对于术后复发高风险的患者,IFX 早期干预有助于预防 CD 术后内镜和临床复发。

4. **成人 UC 的早期应用** 2019 年美国 ACG 指南中开始提出:对于中重度活动性 UC,可将生物制剂和激素作为“平行选择”。其中,对于既往从未接受过生物制剂治疗的 UC 患者,IFX 作为一线推荐的生物制剂之一。

5. **急性重度溃疡性结肠炎的挽救治疗** 急性重度溃疡性结肠炎(acute severe ulcerative colitis,ASUC)患者若使用足量静脉激素治疗 3 ～ 5 天无效,可转换为 IFX 治疗,IFX 是较为有效的挽救治疗措施之一。

6. **其他** 对抗生素或局部作用糖皮质激素治疗无反应的慢性顽固性储袋炎,尤其是 CD 样储袋炎,可以使用 IFX 治疗。

免疫监视点抑制剂(immune checkpoint inhibitor,ICPi)如 PD-1 抗体导致的激素依赖或难治性结肠炎,静脉糖皮质激素 3 ～ 5 天内无效的患者,若无禁忌证,可考虑转换为 IFX 治疗。

二、规范化使用及不良反应的预防

应用 IFX 前建议对机会性感染疾病进行筛查以避免用药后的不良事件发生，特别是结核和乙肝的筛查。在完善用药前筛查的基础上，可以安全地开启 IFX 治疗。依据说明书用法用量：第 0 周、第 2 周、第 6 周 IFX 5mg/kg 静脉输注作为诱导缓解，以后每隔 8 周 1 次相同剂量作为维持缓解。治疗期间根据疗效及药物浓度调整使用间期和剂量，同时严密监测感染及肿瘤等的发生，并做积极处理。

IFX 的疗效评估指标主要包括临床疾病活动度、内镜下病变及其范围、黏膜愈合情况，以及血清炎症反应指标等。每次 IFX 给药前应记录患者的症状和体征、血常规、肝功能、C 反应蛋白、红细胞沉降率等。第一次结肠镜检查宜在 IFX 治疗的第 14 周进行，以判断药物的疗效。维持治疗过程中如临床症状缓解，可根据实际情况每年结肠镜检查 1 次。可以通过联合免疫抑制剂或治疗药物监测（therapeutic drug monitoring，TDM）优化 IFX 的疗效。

IFX 在临床注册研究和上市后临床研究、药物不良反应监测登记中均显示总体安全性良好，已有报道的不良反应包括药物输注反应、迟发型变态反应、感染等。出现上述不良反应，建议结合临床对症处理或考虑是否停药。

三、特殊人群使用的注意事项

1. 妊娠期和哺乳期患者　妊娠期使用 IFX 的风险级别为 B 级（低风险）。IFX 在妊娠中晚期可通过胎盘，建议对于临床缓解的 IBD 患者，在妊娠中期（22 ～ 24 周）暂时停用 IFX；对于病情不稳定或易复发的妊娠患者，在整个妊娠期使用 IFX。基于大样本上市后安全性数据，最新观点认为包括 IFX 在内的抗 TNF 药物可以在整个妊娠期持续，但应计划在预产期前 6 ～ 10 周末次使用，并于产后重新使用。

如妊娠中晚期已停用 IFX，婴儿的活疫苗接种建议推迟至出生后至少 6 个月。对于妊娠晚期持续用药的患者，可酌情延长至出生后 12 个月。接种灭活疫苗不受影响。哺乳期使用 IFX 对婴儿是安全的。

2. 儿童患者　6 岁及以上儿童 CD 患者能从 IFX 使用中获益。但对于 6 岁以下发病的极早发性 CD 患儿，建议先排除遗传缺陷和免疫缺陷病导致的 CD 样表现，传统药物和肠内营养治疗失败后，方可在有条件的医疗机构谨慎使用 IFX，使用前需签署知情同意书并进行伦理备案。

考虑到儿童群体对疫苗接种的特殊需求，推荐 CD 患儿在按照疫苗接种指导原则完成所有疫苗接种后 3 个月再开始 IFX 治疗。使用 IFX 期间禁忌接种活疫苗，灭活疫苗可按照疫苗接种计划接种，但有影响接种有效性的可能。

3. 老年患者　IFX 对老年 IBD 患者的疗效和安全性研究证据较为缺乏。老年 IBD 患者使用 IFX 引起严重感染的风险高于普通成年 IBD 患者。因此，老年患者需要根据病情权衡利弊，谨慎使用 IFX，使用时还需注意肝肾功能监测及药物相互作用的问题。

4. 合并肿瘤或肿瘤史患者　目前虽然没有明确证据显示 IFX 单独使用会增加肿瘤发生的风险，但仍建议使用 IFX 治疗前需排除淋巴瘤或其他恶性肿瘤。有恶性肿瘤病史（不包括淋巴增殖性疾病)的患者,如IBD病情活动需要,建议与肿瘤科医师共同严格评估肿瘤性质、肿瘤治疗后的病程时间及复发风险后,可考虑使用IFX,且治疗期间和治疗后需密切随访。

5. 围手术期患者 围手术期使用IFX是否增加术后并发症的发生率尚存争议。但推迟重度UC手术治疗时机将显著增加术后并发症及病死率,故不建议因为术前使用IFX而推迟UC手术时间。

综上所述,随着对药物认识的不断进步和临床使用经验的积累,IFX的使用越来越广泛、规范、科学。但与此同时,如何平衡治疗获益和风险、选择合适的患者使用IFX仍是每位临床医师应考虑的问题。《生物制剂治疗炎症性肠病专家建议意见》进一步规范了这些问题,包括合理把握适应证和禁忌证、完善用药筛查及疗效安全性监测、特殊人群应用的注意事项等,为IFX在临床的合理应用提供了依据。

(曹 倩)

第2节 阿达木单抗治疗IBD专家建议意见解读

阿达木单抗(adalimumab,ADA)是全人源化抗TNF-α单克隆抗体,一种包含人类完整的重链、轻链的重组人类抗体,可与TNF-α特异性结合,阻断TNF-α与p55和p75细胞表面TNF受体的相互作用,它还可以调节由TNF介导或调控的生物学效应。2007年2月美国FDA批准ADA用于成人克罗恩病(Crohn'disease,CD)的治疗。2020年1月ADA经国家药品监督管理局批准应用于成人CD的治疗。为了让更多临床医师了解该药物并合理用药,2021年中华医学会消化病学分会炎症性肠病学组发表《生物制剂治疗炎症性肠病专家建议意见》,本文将就共识建议中提出的ADA适用范围和证据,以及相关药物安全性进行分析、解读,以供临床医师应用参考。

一、阿达木在临床适用范围

ADA在我国获批的适应证为:足量皮质类固醇和/或免疫抑制治疗应答不充分、不耐受或禁忌的中重度活动性成年CD患者的诱导缓解和维持缓解。该药物在世界范围IBD适应证包括成人、儿童CD,以及成人溃疡性结肠炎(ulcerative colitis,UC)诱导缓解和维持缓解。而对于以下患者是应用ADA的禁忌:①过敏,对于本品或制剂中其他成分过敏者;②感染,活动性结核或者其他严重的感染,如败血症和机会性感染等;③中度到重度心力衰竭患者(NYHA心功能分级Ⅲ/Ⅳ级)。

具体适用范围及其相对应的疗效证据列举如下:

1. ADA对腔内CD治疗有效 CLASSIC研究显示ADA有快速诱导缓解的作用,初治的中重度CD患者中,应用ADA后第1周时CRP显著降低,在第2周时31%患者CDAI评分较基线改善≥100分,在第4周时缓解率达到36%。CHARM亚组分析显示,对于TNFi治疗失败或不耐受的中重度CD患者,26周、56周ADA治疗有效率为32%和31%(安慰剂组为16%和10%,$P<0.001$)。

2. **ADA 可以长期维持 CD 缓解**　CHARM 研究提示,ADA 40mg 隔周治疗和每周治疗均有维持缓解作用;ADHERE 研究证明,ADA 治疗约六成患者有效维持 CD 疾病活动度和患者生活质量的改善长达 4 年。这两项研究提示,ADA 治疗 8 周临床应答(CDAI 评分较基线下降 70 分)后逐步激素减量,56 周时临床缓解且激素停用 / 激素减量≥50% 的患者比例为 55%,随访至 104 周该结果维持稳定。一项真实世界研究显示,对激素依赖的 CD 患者,ADA 治疗开始时即刻减量,无激素临床缓解率达到 64.5%(平均随访时间 14.6 个月)。一项全球注册研究 PYRAMID 显示,应用 ADA 第 6 年时 75% 患者处于临床缓解期。

3. **ADA 促进黏膜愈合**　EXTEND 研究显示,ADA 诱导 12 周时,27% 受试者内镜黏膜愈合,CDEIS 缓解率为 52%。CALM 研究显示,通过对疾病密切监测并调整治疗,ADA 治疗 CD 的黏膜愈合率在 48 周时由 30% 进一步提高到 46%。

4. **ADA 可以促进复杂型 CD 肛瘘患者的瘘管愈合**　CHARM 和 ADHERE 研究显示,ADA 可以促进瘘管愈合并保持瘘管愈合率,26 周、56 周、80 周、104 周、164 周和 212 周瘘管愈合率达 50.0%、51.4%、52.9%、55.7%、58.6% 和 57.1%。

5. **对于 IFX 治疗继发性失效或不耐受的中重度 CD 患者 ADA 可有效诱导缓解**　一项开放标签三期研究(CARE 研究)提示,IFX 治疗失败患者分层中发现,IFX 原发性无应答患者缓解率第 4 周为 29%,第 20 周为 37%,与其他原因治疗失败患者的临床缓解率相似(第 4 周为 38%,第 20 周为 43%)。CHOICE 研究显示,IFX 原发性无应答患者,ADA 治疗组瘘管完全愈合率为 30.8%;IFX 继发性失效患者,ADA 治疗组瘘管完全愈合率为 40%。

6. **中国人群应用 ADA 数据**　中国一项多中心、随机、双盲、安慰剂对照Ⅲ期研究在高敏 C 反应蛋白升高的中重度活动性克罗恩病受试者中评价 ADA 诱导和维持临床缓解的疗效和安全性,结果显示,在第 4 周时,ADA 治疗组临床缓解率显著高于安慰剂组(37.3% *vs.* 6.8%,$P<0.001$)。在第 8 周达到了临床应答者,有 64.6% 在第 26 周达到临床缓解;对于在基线时正在接受糖皮质激素的患者,62.8% 在第 26 周达到无激素临床缓解。安全性结果证明,ADA 160mg/80mg 继以 40mg EOW(酸性氧化电位水)(在应答不足的病例中可选择递增至 80mg EOW)在中度至重度活动性 CD 的中国患者中具有良好的耐受性。

7. **ADA 对成人 UC 有诱导和维持缓解的作用**　美国、欧洲和日本获批了 ADA 治疗成人 UC 适应证,本文提出国外研究数据,仅供读者参考。UC-Ⅰ研究纳入未接受过抗 TNF 治疗的患者,结果显示,ADA 治疗 8 周的临床缓解率显著高于安慰剂组(18.5% *vs.* 9.2%,P=0.031);UC-Ⅱ研究纳入抗 TNF 已治和未治的 UC 患者,ADA 治疗 8 周的临床缓解率也显著高于安慰剂组(16.5% *vs.* 9.3%,P=0.019)。UC-Ⅱ研究显示,第 52 周时 ADA 治疗维持缓解率显著高于安慰剂组(17.3% *vs.* 8.5%,P=0.004);研究表明 ADA 具有提高黏膜愈合率的能力,UC-Ⅰ研究随后的开放标签治疗满 1 年(在第 52 周)时,46.7% 患者实现黏膜愈合。

二、规范化使用及预防不良反应

ADA 的规范性应用包括:①规律应用药物;首次治疗剂量为 160mg 皮下注射,2 周后为 80mg 皮下注射,以后每 2 周 1 次 40mg 皮下注射,诱导缓解后每 2 周 1 次 40mg 皮下注射作为维持缓解。②优化用药达到最好疗效:研究显示,ADA 治疗 CD 的原发性失应答率为 18.2%。治疗有效者每年的继发性失应答率为 20.3%。对于 ADA 治疗继发性失应答者,可考虑通过增加剂量至80mg隔周治疗或缩短给药间隔40mg每周治疗，也可以考虑通过药物浓度测定（TDM）指导用药，根据血药浓度及抗药物抗体浓度决定是否加用免疫抑制剂。ADA有效稳态谷浓度在4～8μg/ml。③针对合适的人群，可考虑选择与免疫抑制剂联合应用：目前没有充分的证据支持ADA与嘌呤类药物联合来提高疗效。但对于重度活动、病变广泛以及既往应用过TNF单抗者，建议联合免疫抑制剂，但尚需更多研究证据。ADA和硫唑嘌呤联合用药在26周的内镜改善率优于ADA单药治疗，第52周时单药和联合治疗疗效相似，提示联用AZA可能与快速黏膜愈合相关，但对长期疗效影响不大。而对于ADA或ADA联合免疫抑制剂达到诱导缓解者，建议应用单药ADA维持缓解。④如何进行ADA和IFX转换？IFX终末半衰期中位值为7.7～9.5天，一般认为5个半衰期，药物基本清除。2014年发表于*Advanced Therapy of Inflammatory Bowel Disease*的一篇临床指导意见提出，一种抗TNF药物治疗失败转换为另一种抗TNF药物时不需要洗脱期，应给予足剂量治疗。

ADA不良反应和应对：根据ADA临床注册研究及上市后临床研究、药物不良反应监测登记等资料，总体安全性和患者耐受性良好。ADA治疗组和对照组中由于不良事件而中断治疗患者比例分别为5.9%和5.4%。最常报道的不良反应是感染、注射部位反应、头痛和骨骼肌肉疼痛，也有血液系统反应、神经系统反应和自身免疫性反应的报道，包括全血细胞减少症、狼疮相关症状和史-约综合征（Stevens-Johnson syndrome）。

另外，在应用ADA之前，需进行活动性感染筛查，特别需要注意结核分枝杆菌和乙型肝炎病毒（hepatitis B virus，HBV）的感染。通过用药前筛查、预防和随访，结核感染和HBV再激活风险较低且可控。

1. 结核分枝杆菌感染　ADA治疗前需常规筛查结核感染。活动性结核或结核潜伏感染（LTBI）筛查建议结合既往结核病史和结核病接触史的同时，进行胸部影像学（推荐胸部CT）、PPD皮试和/或γ干扰素释放试验（IGRA）检查，IGRA的诊断效力优于PPD皮试，有条件的情况下推荐首选IGRA。诊断为LTBI的患者，在ADA、糖皮质激素治疗前建议给予1～2种抗结核药物预防性治疗3周，在ADA或糖皮质激素治疗中继续用该抗结核治疗方案6个月。一旦诊断为活动性结核，立即开始规范的抗结核治疗，停用抗TNF制剂和免疫抑制剂。如果克罗恩病治疗需要，建议患者可在规范的抗结核治疗2～3个月且结核相关指标改善后，恢复使用ADA等生物制剂。

2. 慢性乙型肝炎病毒感染　ADA治疗前均应进行HBV感染检测，筛查内容包括乙型肝炎表面抗原（HBsAg）、表面抗体（抗HBs）、e抗原（HBeAg）、e抗体（抗HBe）、核心抗体（抗HBc），并对HBsAg阳性、抗HBc阳性者进一步进行HBV-DNA定量检测。高病毒载量是发生HBV再激活最重要的危险因素。对于HBsAg阳性的患者，不论HBV-DNA水平如何，均需预防性使用核苷酸类药物抗病毒治疗，建议ADA治疗前1～2周开始并持续至ADA治疗停止后至少12个月，并建议选用强效、低耐药的抗病毒药物如恩替卡韦或替诺福韦。对于乙型肝炎康复者（HBsAg阴性、抗HBc阳性），不推荐抗病毒预防性治疗，但应在ADA治疗过程中密切定期（每3个月）监测，并在HBV-DNA滴度增加时开始抗病毒治疗。对于HBsAg、抗HBs和抗HBc阴性的患者，建议ADA治疗前接种HBV疫苗。

三、特殊人群使用的注意事项

1. 妊娠期和哺乳期用药

(1) ADA 在妊娠期使用属于低风险药物，前瞻性及回顾性研究均提示妊娠的 CD 患者暴露于 ADA 未增加妊娠不良结局。

(2) 妊娠期和哺乳期用药：2015 年 ECCO 指南建议妊娠 24～26 周应用最后一次抗 TNF 单抗类药物，多伦多共识中提出从临床实践应用可考虑将最后用 ADA 日期延至妊娠 34～36 周。哺乳期使用 ADA，药物少量分泌入母乳，但大分子蛋白质在母乳中扩散不良，且药物在胃肠道内被破坏，婴儿吸收量很小，考虑哺乳期可以使用 ADA。

2. 围手术期患者　择期手术患者，ADA 术前停药时间 2～4 周。现有的研究数据提示，术后 2～4 周内启动 ADA 治疗未增加不良事件。

3. 老年患者　老年 CD 患者无须进行剂量调整。但患者年龄>65 岁、伴有合并症和 / 或同时使用免疫抑制剂（如皮质类固醇或甲氨蝶呤），发生感染的风险可能更大。与巯嘌呤类联合用药时，也要考虑患发肿瘤的风险。

4. 儿童患者　ADA 治疗儿童 CD 患者的适应证已在国外 86 个国家和地区获批，我国正处于审批中。该药物适用于对皮质类固醇或免疫抑制剂（例如硫唑嘌呤、巯嘌呤、甲氨蝶呤）应答不足的 6 岁及以上中重度活动性 CD 患儿减轻症状和体征，诱导和维持临床缓解。ADA 治疗儿童 UC 患者的适应证最近在欧洲获批。该药物适用于对传统治疗，包括皮质类固醇和 / 或巯嘌呤或硫唑嘌呤应答不足，或不耐受、禁忌的 6 岁及以上中重度活动性 UC 患儿。

5. 肿瘤患者　在已知患有恶性肿瘤的患者中（除已成功治愈的非黑色素瘤皮肤癌患者外），采用 ADA 或在发生恶性肿瘤的患者中考虑继续进行 ADA 时，应充分考虑其风险和获益。目前尚无证据显示单用 ADA 增加淋巴细胞增生性疾病或实体肿瘤的发生风险，但并不排除这种可能，治疗期间须注意监测。

总之，ADA 作为一类 TNF 抑制剂，大量文献提示 ADA 在诱导和维持 CD 缓解中疗效较好，有一项网络荟萃分析提示在中重度 CD 患者诱导缓解治疗中，TNFi（ADA 或 IFX）疗效较其他生物制剂强。ADA 降低 CD 相关手术率及住院率，已经上市的数据表明 ADA 不良反应相对低，但我们仍不能忽略 ADA 继发性失应答、自身免疫反应、潜伏结核再激活等情况的存在，在临床工作中需要选择合适的患者合理用药。

（杨　红　钱家鸣）

参考文献

[1] 中国炎症性肠病诊疗质控评估中心，中华医学会消化病分会炎症性肠病学组．生物制剂治疗炎症性肠病专家建议意见[J]．中华消化杂志，2021，41(6)：366-378.

[2] 中华医学会消化病学分会炎症性肠病学组．抗肿瘤坏死因子 α 单克隆抗体治疗炎症性肠病专家共识（2017）[J]．协和医学杂志，2017，8(4)：239-243.

[3] 中华医学会消化病学分会炎症性肠病学组．炎症性肠病诊断与治疗的共识意见（2018 年，北京）

[J]. 中华消化杂志,2018,38(5):292-311.

第3节　维得利珠单抗治疗 IBD 专家建议意见解读

维得利珠单抗(vedolizumab)属于靶向肠道的生物制剂,通过特异性阻断 α4β7 整合素与肠道血管内皮细胞表达的黏膜地址素细胞黏附分子 1(mucosal addressin cell adhesion molecule-1,MAdCAM-1)的结合,发挥治疗肠道炎症的作用。在中国已获批用于溃疡性结肠炎或克罗恩病的治疗。

一、适应证

药物说明书中治疗适应证:对传统治疗或肿瘤坏死因子 α(TNF-α)抑制剂应答不充分、失应答或不耐受的成人中度至重度活动性溃疡性结肠炎,以及中度至重度活动性克罗恩病的成年患者。

依据国外研究及共识 / 指南外延药物使用适应证:环孢素 A 诱导缓解的急性重症溃疡性结肠炎(ASUC)患者的维持治疗,早期用于具有高危因素的中度至重度溃疡性结肠炎患者。

二、禁忌证

维得利珠单抗过敏;活动性重度感染(如结核、败血症、巨细胞病毒感染、李斯特菌感染)和机会性感染(如艰难梭菌感染)患者。

三、规范化用药策略

用药前常规全面排查各种感染。对存在重度活动性感染,尤其是艰难梭菌感染,应先积极控制感染。对乙肝病毒携带或合并潜伏结核患者,酌情考虑预防用药以防止结核或乙肝再激活,并定期监测。

依据说明书给药:建议剂量为 300mg,静脉输注给药,第 0 周、第 2 周和第 6 周作为诱导治疗,随后每 8 周给药 1 次维持治疗。通常无须与免疫抑制剂联用。

强化治疗:对于难治性 CD,可考虑在诱导治疗第 10 周评估临床疗效,如果无临床应答,可在第 10 周增加 1 次给药,即采用 0 周、2 周、6 周、10 周的诱导给药方案,14 周后续以每 8 周 1 次给药维持治疗,用药 14 周如仍未观察到治疗获益,建议停止治疗。如维持治疗过程中出现疗效下降,可尝试缩短注射间隔至每 4 周给药 1 次以增强疗效。

疗效监测:每次用药前评估疾病活动度及炎症指标,第 14 周(判断原发应答)评估内镜下疗效,并行 MRE/CTE 评估。此后每 6 ～ 12 个月对临床指标、炎症指标、内镜及影像指标进行全面评估。

四、特殊人群使用注意事项

1. 妊娠期和哺乳期用药　FDA 对维得利珠单抗妊娠安全性评级为 B 级,妊娠期是否用药应权衡母亲的获益和对胎儿的风险。哺乳期用药对于婴儿的影响未知,亦应权衡哺乳对婴儿的获益 / 风险,以及母体用药 / 停药的获益 / 风险。

2. 儿童、青少年及老年患者用药　维得利珠单抗仅获批成年人(≥18 岁)用药适应证。但目前已有一系列单臂和回顾性研究显示其在儿童中应用的有效性及安全性,如在儿童中应用,应充分告知风险 / 获益。

老年患者中应用不良事件发生率与年轻患者相当,无须进行剂量调整。

3. 合并恶性肿瘤及有肿瘤病史的患者　除原发于胃肠道的淋巴瘤需要慎用外,其他起源的淋巴瘤、皮肤恶性肿瘤和实体瘤患者都可以考虑继续使用。肿瘤免疫治疗采用的免疫检测点抑制剂如 PD-1 抗体和 CTLA-4 抗体导致的激素依赖或难治性肠炎,可应用维得利珠单抗治疗。

4. 围手术期用药　围手术期使用维得利珠单抗不增加术后并发症风险,在术前无须停药。目前尚无相关临床证据指导术后给药的时机。

5. 疫苗接种　维得利珠单抗靶向肠道,不影响静脉注射和肌内注射灭活疫苗的疗效,但有可能降低口服灭活疫苗的疗效。用药期间如接种活疫苗,需谨慎评估获益和风险。

五、维得利珠单抗疗效及安全性评价

评估药物疗效及安全性的研究受多种因素影响,如入组患者基线情况、病例数、观察终点、统计方法等,在解读研究结果时应客观、全面地判断。此外,目前维得利珠疗效及安全性的数据主要来自欧美国家,尚未有来自中国的数据。

1. 维得利珠单抗治疗 UC 的疗效　维得利珠单抗治疗中重度活动性 UC,6 周时临床应答率(47.1%)及黏膜愈合率(40.9%)即显著高于安慰剂组;维持治疗 52 周的临床缓解率,每 4 周 1 次用药为 44.8%,每 8 周 1 次用药为 41.8%,均显著高于安慰剂组的 15.9%;维持治疗 52 周的内镜下黏膜愈合率,无论是每 4 周 1 次用药(56.0%),还是每 8 周 1 次用药(51.6%),均显著高于安慰剂组。与阿达木单抗相比,维得利珠单抗治疗中 - 重度 UC 的 14 周临床应答率(67.1%)、52 周临床缓解率(31.3%)、内镜下改善率(39.7%)和组织学缓解率(37.6%)均有显著优势。维得利珠治疗中 - 重度 UC 长期疗效的观察研究显示,第 6 周有临床应答的患者持续治疗至 104 周和 152 周时,临床缓解率分别为 88% 和 96%。

2. 维得利珠单抗治疗 CD 的疗效　维得利珠单抗治疗中重度活动性 CD 的临床缓解率,6 周时为 14.5%,显著高于安慰剂组的 6.8%,但 CDAI-100 的应答率与安慰剂无显著性差异;维持治疗 52 周时,无论是每 4 周 1 次用药(36.4%),还是每 8 周 1 次用药(39.0%),均显著高于安慰剂组。对既往 TNF-α 抑制剂治疗失败的患者,维得利珠单抗诱导治疗 6 周时临床缓解率为 15.2%,与安慰剂组无显著性差异,10 周时为 26.6%,显著高于安慰剂组。维得利珠单抗治疗中重度 CD 患者的内镜下疗效,在第 26 周和第 52 周时,分别有 11.9% 和 17.9% 的患者获得内镜下缓解。维得利珠治疗中重度活动性 CD 长期疗效的观察研究显示,第 6 周有临床应答的患者持续治疗至第104周和第152周时，临床缓解率分别为83%和89%。

3. 安全性 维得利珠单抗临床研究和上市后真实世界数据显示良好的安全性。最常见的不良反应（发生率≥10%）为鼻咽炎、关节痛和头痛。常见的不良反应（发生率≥1%但<10%）包括上呼吸道感染、胃肠炎、咽痛、发热、皮疹、四肢疼痛等。输注相关反应（infusion-related reaction，IRR）发生率约为4%，大多为轻度或中度，仅<1%需要终止治疗。严重感染发生率≤0.6%，包括艰难梭菌感染、败血症、结核和李斯特菌脑膜炎。不增加恶性肿瘤的风险，且无发生进行性脑白质病变（PML）的报道。

（何　瑶）

参考文献

[1] WYANT T, FEDYK E, ABHYANKAR B. An Overview of the Mechanism of Action of the Monoclonal Antibody Vedolizumab [J]. J Crohns Colitis, 2016, 10(12): 1437-1444.

[2] RUBIN D T, ANANTHAKRISHNAN A N, SIEGEL C A, et al. ACG Clinical Guideline: Ulcerative Colitis in Adults [J]. Am J Gastroenterol, 2019, 114(3): 384-413.

[3] FEUERSTEIN J D, ISAACS K L, SCHNEIDER Y, et al. AGA Clinical Practice Guidelines on the Management of Moderate to Severe Ulcerative Colitis [J]. Gastroenterology, 2020, 158(5): 1450-1461.

[4] YZET C, DIOUF M, SINGH S, et al. No Benefit of Concomitant Immunomodulator Therapy on Efficacy of Biologics That Are Not Tumor Necrosis Factor Antagonists in Patients With Inflammatory Bowel Diseases: A Meta-Analysis [J]. Clin Gastroenterol Hepatol, 2021, 19(4): 668-679.e8.

[5] LÖWENBERG M, VERMEIRE S, MOSTAFAVI N, et al. Vedolizumab Induces Endoscopic and Histologic Remission in Patients With Crohn's Disease [J]. Gastroenterology, 2019, 157(4): 997-1006.e6.

[6] LOFTUS E V Jr, COLOMBEL J F, FEAGAN B G, et al. Long-term Efficacy of Vedolizumab for Ulcerative Colitis [J]. J Crohns Colitis, 2017, 11(4): 400s-411s.

[7] VERMEIRE S, LOFTUS E V Jr, COLOMBEL J F, et al. Long-term Efficacy of Vedolizumab for Crohn's Disease [J]. J Crohns Colitis, 2017, 11(4): 412s-424s.

[8] SINGH N, RABIZADEH S, JOSSEN J, et al. Multi-center experience of vedolizumab effectiveness in pediatric inflammatory bowel disease [J]. Inflamm Bowel Dis, 2016, 22(9): 2121-2126.

[9] LEDDER O, ASSA A, LEVINE A, et al. Vedolizumab in pediatric inflammatory bowel disease: a retrospective multi-center experience from the Paediatric IBD Porto group of ESPGHAN [J]. J Crohns Colitis, 2017, 11(10): 1230-1237.

[10] SHASHI P, GOPALAKRISHNAN D, PARIKH M P, et al. Efficacy and safety of vedolizumab in elderly patients with inflammatory bowel disease: a matched case-control study [J]. Gastroenterol Rep (Oxf), 2019, 8(4): 306-311.

[11] CLICK B, REGUEIRO M. Managing Risks with Biologics [J]. Curr Gastroenterol Rep, 2019, 21(2): 1.

[12] BRAHMER J R, LACCHETTI C, SCHNEIDER B J, et al. Management of Immune-Related Adverse Events in Patients Treated With Immune Checkpoint Inhibitor Therapy: American Society of Clinical Oncology Clinical Practice Guideline [J]. J Clin Oncol, 2018, 36(17): 1714-1768.

[13] HAANEN J B A G, CARBONNEL F, ROBERT C, et al. Management of toxicities from immunotherapy: ESMO Clinical Practice Guidelines for diagnosis, treatment and follow-up [J]. Ann Oncol, 2017, 28 (suppl_4): iv119-iv142.

[14] ADAMINA M, BONOVAS S, RAINE T, et al. ECCO Guidelines on Therapeutics in Crohn's Disease: Surgical Treatment [J]. J Crohns Colitis, 2020, 14(2): 155-168.

[15] WYANT T, LEACH T, SANKOH S, et al. Vedolizumab Affects Antibody Responses to Immunization Selectively in the Gastrointestinal Tract: Randomized Controlled Trial Results [J]. Gut, 2015, 64(1): 77-83.

[16] WICHMANN A, KRUGLIAK CLEVELAND N, RUBIN D T. Safety and Efficacy of Live Measles Vaccine Administered to a Crohn's Disease Patient Receiving Vedolizumab [J]. Am J Gastroenterol, 2016, 111(4): 577.

[17] FEAGAN B G, RUTGEERTS P, SANDS B E, et al. Vedolizumab as induction and maintenance therapy for ulcerative colitis [J]. N Engl J Med, 2013, 369(8): 699s-710s.

[18] SANDS B E, PEYRIN-BIROULET L, LOFTUS E V Jr, et al. Vedolizumab versus Adalimumab for Moderate-to-Severe Ulcerative Colitis [J]. N Engl J Med, 2019, 381(13): 1215-1226.

[19] SANDBORN W J, FEAGAN B G, RUTGEERTS P, et al. Vedolizumab as induction and maintenance therapy for Crohn's disease [J]. N Engl J Med, 2013, 369(8): 711s-721s.

[20] SANDS B E, FEAGAN B G, RUTGEERTS P, et al. Effects of vedolizumab induction therapy for patients with Crohn's disease in whom tumor necrosis factor antagonist treatment failed [J]. Gastroenterology, 2014, 147(3): 618-627.e3.

[21] DANESE S, SANDBORN W J, COLOMBEL J F, et al. Endoscopic, Radiologic, and Histologic Healing With Vedolizumab in Patients With Active Crohn's Disease [J]. Gastroenterology, 2019, 157(4): 1007-1018.e7.

[22] COLOMBEL J F, SANDS B E, RUTGEERTS P, et al. The safety of vedolizumab for ulcerative colitis and Crohn's disease [J]. Gut, 2017, 66(5): 839-851.

[23] CARD T, UNGARO R, BHAYAT F, et al. Vedolizumab use is not associated with increased malignancy incidence: GEMINI LTS study results and post-marketing data [J]. Aliment Pharmacol Ther, 2020, 51 (1): 149-157.

第 4 节 乌司奴单抗治疗 IBD 专家建议意见解读

生物制剂已广泛应用于炎症性肠病(inflammatory bowel disease, IBD)的治疗。2007 年我国引进首个生物制剂抗肿瘤坏死因子 α(tumor necrosis factor-α, TNF-α)单克隆抗体英夫利西单抗(infliximab)用于克罗恩病(Crohn's disease, CD)的治疗。2019 年英夫利西单抗的适应证扩展到溃疡性结肠炎(ulcerative colitis, UC),随后阿达木单抗(adalimumab)、乌司奴单抗(ustekinumab)及维得利珠单抗(vedolizumab)也相继被批准用于 IBD 的治疗,临床医师及 IBD 患者有了更多的选择。为了更好地指导临床医师使用生物制剂,中华医学会消化病学分会组织 IBD 领域相关专家撰写了《生物制剂治疗炎症性肠病专家建议意见》,本文就乌司奴单抗部分进行解读，希望对广大临床医师的临床实践有所帮助。

乌司奴单抗（ustekinumab，UST）是抗白介素12和白介素23（IL-12/IL-23）全人源化IgG1单克隆抗体，可结合IL-12和IL-23的共同亚基p40，阻断下游的Th1和Th17效应通路，从而达到抑制炎症反应、治疗炎症性肠病的作用。美国FDA分别于2016年及2019年批准乌司奴单抗用于CD及UC治疗，我国于2020年批准用于成人CD治疗。

一、适应证

对传统治疗药物（皮质激素或免疫抑制剂）治疗失败或抗TNF-α单抗应答不足、失应答或无法耐受的成年中重度活动性克罗恩病患者。UST可用于CD的诱导缓解和维持缓解。

对于确诊时具有2个及以上预后不良高危因素（年轻、多节段病变、病变范围广、上消化道累及、初始治疗需要激素治疗等）的CD患者，可早期使用UST治疗。

二、疗效证据

UST可诱导和维持中重度CD的临床缓解，早期的随机双盲对照研究包括UNITI-1/2、IM-UNITI、STARDUST等。UNITI-1/2研究表明，UST诱导治疗中重度CD患者，1周内可改善临床症状，第3周的临床缓解率为23.0%，第8周的临床缓解率为40.2%，均高于安慰剂组的11.5%和19.6%（P均<0.01）。STARDUST研究诱导期结果显示，UST治疗CD第8周和第16周的临床缓解率分别为56.6%和66.6%，UST治疗第3周观察到CRP和粪便钙卫蛋白水平下降。

IM-UNITI研究显示，UST维持治疗44周后的临床缓解率为53.1%（每8周注射1次组）和48.8%（每12周注射1次组），高于安慰剂组的35.9%（P均<0.05）。UST维持治疗3年的临床缓解率为43.0%（每8周注射1次组）和38.0%（每12周注射1次组）。维持治疗5年后的临床缓解率为54.9%（每8周注射1次组）和45.2%（每12周注射1次组）。其他研究显示，UST维持治疗1年时黏膜愈合率为31%，组织学应答率为54%，透壁愈合率为24.1%，其中结肠透壁愈合率为50.0%。有研究显示，UST对于瘘管型CD和合并肠外表现的IBD患者具有良好的疗效。

STARDUST研究提示，UST治疗经一种生物制剂失败后的CD患者第8周和第16周临床缓解率分别为57.5%和65.4%，与经传统药物治疗失败的CD患者诱导期缓解率55.3%和68.3%相近。

虽然乌司奴单抗治疗UC在国内尚未获批适应证，但是UNIFI研究显示UST治疗UC第8周临床应答率为61.8%，内镜改善率为27.0%，组织学-内镜黏膜愈合率为20.3%，44周临床缓解率为43.8%（每8周注射1次组）和38.4%（每12周注射1次组），无激素缓解率为42.0%（每8周注射1次组）和37.8%（每12周注射1次组），内镜改善率为51.1%（每8周注射1次组）和43.6%（每12周注射1次组）。UST维持治疗2年的症状缓解率每8周注射1次组与每12周注射1次组分别为67.6%和64.5%，其中>95%的UC患者实现无激素缓解。

三、使用方法

1. **诱导和维持缓解**　首次 UST 治疗，根据体重计算 UST 剂量。体重≤55kg，UST 剂量为 260mg；体重在 55 ～ 85kg，剂量为 390mg；体重＞85kg，剂量为 520mg，均静脉输注。首次给药后第 8 周 UST 90mg 皮下注射作为诱导缓解方案。以后每 12 周 90mg 皮下注射 1 次作为维持治疗方案。如果患者每 12 周给药 1 次期间失去应答，可缩短至每 8 周注射 1 次。判断 UST 原发无应答的时间尚无一致意见，一般认为应在第 8 周皮下注射之后，建议临床评估时间在第 16 周。

2. **联合用药**　IM-UNITI 研究及荟萃分析结果显示，UST 联合硫唑嘌呤等免疫抑制剂与 UST 单药治疗相比，临床应答率及内镜应答率均无统计学差异，因此不推荐 UST 常规联合使用免疫抑制剂。

3. **药物浓度监测**　尽管已有一些文献报道 UST 药物浓度和疗效呈正相关，但尚无主动或被动 TDM 指导优化 UST 治疗的研究报道。有限的证据尚不能得出临床适用的 UST 谷浓度范围，也不能充分支持采用 TDM 指导 UST 在诱导和维持期的调整用药。

四、疗效监测

每次 UST 给药前应记录患者的症状和体征、血常规、肝功能、C 反应蛋白等。内镜检查不建议早于 UST 诱导缓解首次静脉给药后的第 16 周，维持治疗过程中建议每年复查肠镜 1 次。

五、特殊人群使用

妊娠期使用 UST 的风险级别属于 B 级（低风险）。UST 可在妊娠末期通过胎盘，大部分 IgG 主要在妊娠最后 4 周内通过胎盘。建议对 UST 维持治疗的 IBD 患者，妊娠全程可继续采用相同剂量维持治疗，但最后一次使用 UST 应在预产期前 6 ～ 10 周。

出生前母体暴露于 UST 的新生儿，在出生后 6 个月内不可接种活疫苗，接种灭活疫苗不受影响。UST 分泌入乳汁量极少，哺乳期使用 UST 是安全的，但仍需更多研究证据支持。

UST 目前还未获批儿童 IBD 适应证。有队列研究和病例报道显示，儿童 IBD 患者能从 UST 使用中获益。

老年患者使用 UST 无须调整剂量。老年患者使用 UST 的疗效、安全性与年轻患者无总体性差异。鉴于老年人感染发生率较高，建议老年患者使用时应慎重考虑，但 UST 较 TNF 抑制剂更适合老年患者的治疗选择。

现有文献报道围手术期使用 UST 不增加术后并发症，但仍需更多研究证据支持。

恶性肿瘤患者且疾病程度严重，或既往有恶性肿瘤病史者，需全面评估肿瘤性质和复发风险后，方可使用 UST 治疗。治疗期间和治疗后需严密随访。

六、安全性

UST 临床注册研究及上市后不良反应监测登记显示，患者对 UST 总体耐受性良好。临床试验报道最常见的不良反应是鼻咽炎和头痛，其中大多数为轻度，无须终止治疗。UST 免疫原性低，抗抗体发生率很低（<5%）。虽然有文献报道 UST 不增加结核的激活风险，但对诊断为结核潜伏感染的患者，在 UST 治疗的同时仍建议联合使用 1 ～ 2 种抗结核药物治疗。

UST 治疗前需严格排除以下禁忌证：①过敏；②活动性感染。UST 用药期间需严密监测感染的发生。

（梁　洁）

参考文献

[1] SANDBORN W，YEAGER B，GASINK C，et al. A108 Ustekinumab IV induction results in Crohn's disease symptom improvement within the first week in anti-TNF refractory patients [J]. J Can Assoc Gastroenterol，2018，1（Suppl 2）：165.

[2] FEAGAN B G，SANDBORN W J，GASINK C，et al. Ustekinumab as Induction and Maintenance Therapy for Crohn's Disease [J]. N Engl J Med，2016，375（20）：1946-1960.

[3] DANESE S，VERMEIRE S，D'HAENS G，et al. DOP13 Clinical and endoscopic response to ustekinumab in Crohn's disease：Week 16 interim analysis of the STARDUST trial [J]. J Crohns Colitis，2020，14（Supplement_1）：S049-S052.

[4] HANAUER S B，SANDBORN W J，FEAGAN B G，et al. IM-UNITI：Three-year Efficacy，Safety，and Immunogenicity of Ustekinumab Treatment of Crohn's Disease [J]. J Crohns Colitis，2020，14（1）：23-32.

[5] SANDBORN W J，RUTGEERTS P，LYNCH J，et al. Efficacy and Safety of Ustekinumab for Crohn's Disease Through 5 Years：Results from the IM-UNITI Long-term Extension [J]. United European Gastroenterol J，2020，8（8）：70-71.

[6] ENGEL T，YUNG D E，MA C，et al. Effectiveness and safety of Ustekinumab for Crohn's disease；systematic review and pooled analysis of real-world evidence [J]. Dig Liver Dis，2019，51（9）：1232-1240.

[7] LI K，FRIEDMAN J R，CHAN D，et al. Effects of Ustekinumab on Histologic Disease Activity in Patients With Crohn's Disease [J]. Gastroenterology，2019，157（4）：1019-1031.e7.

[8] KUCHARZIK T，WILKENS R，MACONI G，et al. Intestinal ultrasound response and transmural healing after 48 weeks of treatment with ustekinumab in Crohn's disease：STARDUST trial substudy [J]. Am J Gastroenterol，2021，116（1）：S426.

[9] CHAPUIS-BIRON C，KIRCHGESNER J，PARIENTE B，et al. Ustekinumab for Perianal Crohn's Disease：The BioLAP Multicenter Study From the GETAID [J]. Am J Gastroenterol，2020，115（11）：1812-1820.

[10] BIEMANS V B C，VAN DER MEULEN-DE JONG A E，VAN DER WOUDE C J，et al. Ustekinumab for

Crohn's Disease: Results of the ICC Registry, a Nationwide Prospective Observational Cohort Study [J]. J Crohns Colitis, 2020, 14(1): 33-45.

[11] ATTAUABI M, BURISCH J, SEIDELIN J B. Efficacy of ustekinumab for active perianal fistulizing Crohn's disease: a systematic review and meta-analysis of the current literature [J]. Scand J Gastroenterol, 2021, 56(1): 53-58.

[12] SANDS B E, SANDBORN W J, PANACCIONE R, et al. Ustekinumab as Induction and Maintenance Therapy for Ulcerative Colitis [J]. N Engl J Med, 2019, 381(13): 1201-1214.

[13] PANACCIONE R, DANESE S, SANDBORN W J, et al. Ustekinumab is effective and safe for ulcerative colitis through 2 years of maintenance therapy [J]. Aliment Pharmacol Ther, 2020, 52(11-12): 1658-1675.

[14] YZET C, DIOUF M, SINGH S, et al. No Benefit of Concomitant Immunomodulator Therapy on Efficacy of Biologics That Are Not Tumor Necrosis Factor Antagonists in Patients With Inflammatory Bowel Diseases: A Meta-analysis [J]. Clin Gastroenterol Hepatol, 2021, 19(4): 668-679.e8.

[15] ADEDOKUN O J, XU Z, GASINK C, et al. Pharmacokinetics and Exposure Response Relationships of Ustekinumab in Patients With Crohn's Disease [J]. Gastroenterology, 2018, 154(6): 1660-1671.

[16] BATTAT R, KOPYLOV U, BESSISSOW T, et al. Association Between Ustekinumab Trough Concentrations and Clinical, Biomarker, and Endoscopic Outcomes in Patients With Crohn's Disease [J]. Clin Gastroenterol Hepatol, 2017, 15(9): 1427-1434.e2.

[17] PAPAMICHAEL K, CHEIFETZ A S, MELMED G Y, et al. Appropriate Therapeutic Drug Monitoring of Biologic Agents for Patients With Inflammatory Bowel Diseases [J]. Clin Gastroenterol Hepatol, 2019, 17(9): 1655-1668.e3.

[18] GISBERT J P, CHAPARRO M. Safety of New Biologics (Vedolizumab and Ustekinumab) and Small Molecules (Tofacitinib) During Pregnancy: A Review [J]. Drugs, 2020, 80(11): 1085-1100.

[19] MAHADEVAN U, ROBINSON C, BERNASKO N, et al. Inflammatory Bowel Disease in Pregnancy Clinical Care Pathway: A Report From the American Gastroenterological Association IBD Parenthood Project Working Group [J]. Gastroenterology, 2019, 156(5): 1508-1524.

[20] TAKEUCHI I, ARAI K, KYODO R, et al. Ustekinumab for children and adolescents with inflammatory bowel disease at a tertiary children's hospital in Japan [J]. J Gastroenterol Hepatol, 2021, 36(1): 125-130.

[21] DAYAN J R, DOLINGER M, BENKOV K, et al. Real World Experience With Ustekinumab in Children and Young Adults at a Tertiary Care Pediatric Inflammatory Bowel Disease Center [J]. J Pediatr Gastroenterol Nutr, 2019, 69(1): 61-67.

[22] TRAN V, LIMKETKAI B N, SAUK J S. IBD in the Elderly: Management Challenges and Therapeutic Considerations [J]. Curr Gastroenterol Rep, 2019, 21(11): 60.

[23] WONG U, CROSS R K. Expert opinion on interleukin-12/23 and interleukin-23 antagonists as potential therapeutic options for the treatment of inflammatory bowel disease [J]. Expert Opin Investig Drugs, 2019, 28(5): 473-479.

[24] SHIM H H, MA C, KOTZE P G, et al. Pre-operative Exposure to Ustekinumab: A Risk Factor for Postoperative Complications in Crohn's Disease (CD)? [J]. Curr Drug Targets, 2019, 20(13): 1369-

1372.

[25] SHIM H H, MA C, KOTZE P G, et al. Preoperative Ustekinumab Treatment Is Not Associated With Increased Postoperative Complications in Crohn's Disease: A Canadian Multi-Centre Observational Cohort Study [J]. J Can Assoc Gastroenterol, 2018, 1(3): 115-123.

[26] LIN S C, GOLDOWSKY A, PAPAMICHAEL K, et al. The Treatment of Inflammatory Bowel Disease in Patients With a History of Malignancy [J]. Inflamm Bowel Dis, 2019, 25(6): 998-1005.

[27] BEAUGERIE L, RAHIER J F, KIRCHGESNER J. Predicting, Preventing, and Managing Treatment-Related Complications in Patients With Inflammatory Bowel Diseases [J]. Clin Gastroenterol Hepatol, 2020, 18(6): 1324-1335.e2.

[28] MACALUSO F S, MAIDA M, VENTIMIGLIA M, et al. Effectiveness and safety of Ustekinumab for the treatment of Crohn's disease in real-life experiences: a meta-analysis of observational studies [J]. Expert Opin Biol Ther, 2020, 20(2): 193-203.

管理篇

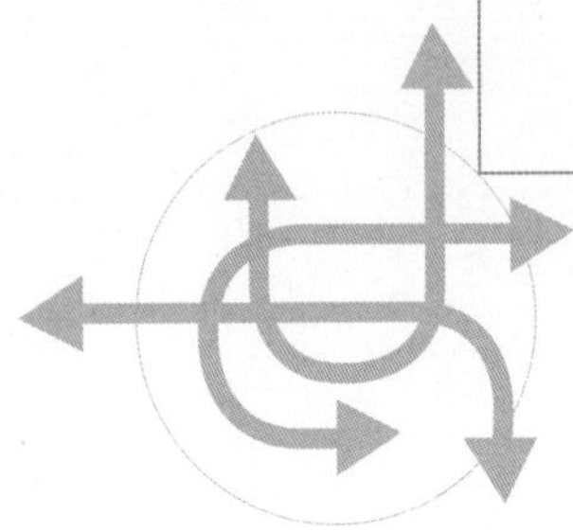

第 34 章　炎症性肠病诊疗质量控制体系与实践

近年来我国炎症性肠病（inflammatory bowel disease，IBD）患者越来越多见，临床诊疗也越来越受到重视。但有个严峻的现实是 IBD 诊疗医师水平参差不齐，诊疗过程不规范、误诊和误治的情况仍常有发生。

IBD 病情复杂，只有采取多学科团队合作的诊疗模式，才能为患者提供高效、规范的诊疗服务。虽然目前我国不少医疗机构已经建立了 IBD 诊疗中心，但是大多数团队对 IBD 的认识尚处于起步阶段，对于如何建立符合临床诊疗需求的规范化中心，如何进行规范化流程管理，以及对要达到的治疗目标及结果缺乏认识或认识不全面，影响了 IBD 患者的诊疗质量，甚至引起不必要的并发症或不良后果。

近年来美国及欧洲分别发表了相应的 IBD 诊疗质量控制指南，中华医学会消化病学分会炎症性肠病学组也在 2016 年和 2017 年先后发表《建立我国炎症性肠病诊治中心质量控制指标的共识》和《建立全国通用的炎症性肠病诊治过程的关键性质量控制指标的共识意见》，为建立我国 IBD 诊疗质量控制评估体系打下了基础。

如何利用有限的优质医疗资源，满足日益增长的患者需要，成为我们必须面对和重视的问题。因此，我们认为有必要在各个区域建立规范化、标准化、合作化的 IBD 诊疗中心，并且在各地培养具备合格的 IBD 基本诊疗常识的基层医师。

一、IBD 诊疗质量控制体系的建立

1. 成立中国炎症性肠病诊疗质量控制评估中心　为了更好地落实高质量 IBD 中心的建设，中华医学会消化病学分会与中国健康促进基金会联合成立了中国炎症性肠病诊疗质量控制评估中心（IBDQCC），并下设专家委员会。目的是通过这个质控中心，颁布一系列 IBD 诊疗质控标准，以促进我国 IBD 诊疗中心的建设，提高 IBD 诊疗水平。

2. 制定 IBD 诊疗质控标准　在 IBDQCC 成立后，我们首先组织相关专家制定了中国 IBD 诊疗中心的质控标准，并在《中华消化杂志》及《中华炎性肠病杂志》上发布。

IBD 质控标准由三部分组成，即组织架构、诊疗过程及诊疗结局。组织架构主要是衡量 IBD 诊疗过程中必备的条件，包括医师资质、多学科团队、硬件设施等；诊疗过程是指各种诊疗措施是否合理、恰当，药物使用是否及时和正确；诊疗结果是指诊疗效果，包括疾病缓解

率、生活质量、并发症、致残率、死亡率等。

鉴于内镜、病理及影像学检查在IBD诊断中具有不可或缺的作用，而目前各中心在检查流程中亦存在较大差异，IBDQCC陆续组织相关专业专家，于2020年7月制定并发布了在IBD诊疗过程中极为关键的内镜、影像及病理标准化流程和诊断标准。这些标准包括如何进行检查前准备、检查的关键指标、结果报告的要素等，使得IBD的诊疗过程有章可循，进一步规范IBD的诊治流程。

此外，IBDQCC还制定了生物制剂英夫利西单抗临床标准化使用流程，包括使用前筛查感染、使用过程中的过敏反应处理、使用后的随访等，随着新型生物制剂不断上市，IBDQCC将陆续推出相应的使用流程，供各地特别是基层医院使用时参考。

基于IBD诊疗质控标准，我们计划制定一系列IBD诊疗标准化流程（SOP），目前已完成的标准有IBD诊断（内镜、影像、病理）标准化流程和生物制剂治疗IBD患者临床标准化使用流程。正在进行中的标准有IBD各种药物治疗标准化流程和IBD患者管理标准化流程。我们已建立了评估中心的网站，并把各种标准公布于网站上，供大家查阅。这些标准的制定、发布及推广旨在引领我国各地建立规范化的IBD诊疗中心，开展规范化的诊疗活动，为IBD患者提供符合标准、均质的诊疗，以期达到提高诊疗效果、切实改善IBD患者预后的目的。

日积跬步，可达万里，希望通过若干年的努力，我们可以建立一个覆盖全中国、规范、高效的IBD诊疗网络，帮助各地患者都能获得同质化的诊疗，帮助各地IBD学者便捷交流。

二、IBD诊疗标准化管理的实践

经过多年的不懈努力，中山大学附属第一医院IBD中心已建成以消化内科为核心，胃肠外科、病理科、影像科、超声科、儿科、营养科等多科室临床专家参与的多学科协作诊疗（MDT）团队，团队还包括IBD专科护士及研究助理多人。坚持每周常态化的MDT病例讨论，核心成员包括消化内科、外科、病理科及影像科的固定专家，并根据需要邀请其他相关学科专家参加。讨论诊断不明确、治疗效果不好、需要外科手术的患者，以及外科手术后病例的反馈及复盘。通过MDT讨论，集中多学科专家智慧，提高了诊断的准确性及治疗方案的合理性。

除了汇集多学科骨干的成熟的MDT团队外，我们中心也拥有一个成熟、流畅的随访团队，其中IBD专病护士起到了关键作用，因为患者的资料收集、预约、随访、咨询等都是由护士来完成的。

为了标准化工作流程，我们中心以长期的IBD专科门诊实践为基础，制定出IBD诊疗中心的标准工作流程手册，使每位患者的诊疗措施都有章可循，手册内容包括初诊患者的处理流程、特殊用药患者（妊娠妇女、哺乳期妇女等）的注意事项及管理、标本库的建设等。

在IBD医学中心的标准化工作流程中，有一个极其重要却经常不规范的环节，那就是药物使用的标准化流程。每个生物制剂都有一套严格的标准使用流程，包括使用前筛查项目、每个时间节点复查的项目。例如英夫利西单抗的标准流程，包括每次注射前需化验C反应蛋白、红细胞沉降率、血常规、肝肾功能等指标，并评估生命体征以及疾病活动度。如发生失应答，则需行TDM检测，依据TDM结果调整用药。再如硫唑嘌呤的使用流程，用药前必须查*NUDT15*基因，服药后第1个月内需每周查血常规以监测有无白细胞下降，1个月后查6-TGN血药浓度并根据血药浓度调整用药剂量，确保患者的血药浓度在治疗窗范围内。

一个完整、高效、便捷的临床数据库在助力 IBD 的规范化诊疗与高质量科研中扮演着至关重要的角色。通过建立与医院信息系统对接的 IBD 专病数据库，对内镜、病理、影像及外科手术记录等重要数据进行标准化的前结构化改造，实现对诊疗过程中产生的数据直接抓取，以保证数据完整、准确和标准，减少大量烦琐的人工录入工作，最大可能减少人工输入的错误。同时对既往数据库的历史数据进行清洗及后结构化处理，实现新旧数据库的融合，保证数据库数据的延续与完整。

我们通过开通 IBD 微信公众号，将中心介绍、就诊指南、每周出诊信息以及患者经常关心的问题和相应的解答等资讯及时公布于公众号上，以便患者随时查询。该公众号由 IBD 专病护士负责管理、编辑及发布。此外，IBD 专病护士还需要定期维护和管理患者微信工作群。

IBD 中心应定期开展患者教育活动，及时解答患者关心的问题，包括药物使用注意事项、健康膳食、肠内营养、生育等重点，邀请相关科室专家现场讲课并解答患者的问题。另外，患者宣教活动有助于患者的随访管理及增进患者的社会心理支持、组织归属感，活动可邀请其他领域的专业人员一起参与，如专业社会工作者、心理学专家、运动康复专家等，形成结合“医学 - 人文 - 心理”多元合作的患教活动，增强患者教育活动的效果。

IBD 志愿者服务团队通常由康复患者及专业社会工作者组成。志愿者团队定期组织活动，如到病房探访新入院的患者，特别是年纪较小的患者。康复患者通过现身说法，分享他们的就诊经历，鼓励和引导新患者积极配合医护人员的治疗工作，并有助于增加他们战胜疾病的信心。

总而言之，我国 IBD 患者迅速增加，需要尽快建立覆盖全国的规范化 IBD 诊疗网络体系，对保证患者得到合理诊疗、提高诊疗效果、减少并发症、提高生活质量至关重要。科学的顶层设计、多学科合作及标准化的诊疗过程是落实规范化诊治的关键。

（陈旻湖）

参考文献

[1] 中华医学会消化病学分会炎症性肠病学组．建立我国炎症性肠病诊治中心质量控制指标的共识［J］. 中华内科杂志，2016，55（7）：568-571.

[2] 中华医学会消化病学分会炎症性肠病学组．建立全国通用的炎症性肠病诊治过程的关键性质量控制指标的共识意见［J］. 中华炎性肠病杂志，2017，1（1）：12-19.

[3] 中华医学会消化病学会炎症性肠病学组．中国炎症性肠病诊疗质量控制评估体系［J］. 中国消化杂志，2018，38（12）：793-794.

[4] 中华医学会消化病学分会炎症性肠病学组．中国消化内镜技术诊断与治疗炎症性肠病的专家指导意见［J］. 中华炎性肠病杂志，2020，4（4）：283-291.

[5] 中华医学会消化病学分会炎症性肠病学组．中国炎症性肠病影像检查及报告规范专家指导意见［J］. 中华炎性肠病杂志，2021，5（2）：109-113.

[6] 中华医学会消化病学分会炎症性肠病学组病理分组．炎症性肠病病理诊断专家建议［J］. 中华消化杂志，2020，40（3）：180-185.

[7] 中华医学会消化病学分会炎症性肠病学组．中国炎症性肠病治疗药物监测专家共识意见［J］. 中华消化杂志，2018，38（11）：721-727.

第 35 章　炎症性肠病数据库建立及管理

炎症性肠病(inflammatory bowel disease,IBD)是一类病程长、诊断复杂、治疗过程复杂的疾病,其致残率高,社会负担重。IBD 的诊断及随访需要综合考虑临床表现、实验室检查、内镜检查、影像学检查、病理学检查等多种类、多模态数据,尤其对于病程长、病史及用药复杂的患者,决策诊疗需要参考大量信息。将临床实践中海量的医疗数据加以归纳与分析,给患者提供更好的医疗服务,推动精准医疗的实现,是所有临床医师的心愿。但目前各医疗中心的医疗数据存储在不同的信息系统中,导致数据格式不统一、数据不标准,为整合和运用数据带来了巨大障碍。

因此,一套可以实时抽取、高度整合各种临床数据、自动解析非结构化报告、集临床及科研功能为一体的平台至关重要,同时能融入临床看诊、复诊、随访达到临床科研一体化融合。

一、传统 IBD 数据库的缺点

中国患者群体庞大,为了更好地管理 IBD 患者、利用医疗数据进行科学研究,国内各大医疗中心都建立了各自的 IBD 数据库。但传统的数据库都有共同缺点,包括:①传统数据库几乎都是人工录入数据,耗费大量人力、物力,且无法保证及时更新数据,无法避免录入错误;②非结构化报告(包括内镜报告、影像报告、病理报告、手术记录等)对 IBD 诊疗非常重要,但这些报告在传统数据库中通常以大段文本、长字符串的形式存储,无法自动进行字段解析,即使存储在数据库中,也无法导出直接用于统计分析;③大多数传统数据库都仅具有记录、保存和数据导出的功能,无法实现数据整合、随访管理、数据质控、统计分析的综合功能。

二、理想 IBD 数据库的建立

理想的 IBD 数据库应该具有以下特点:

1. **临床诊疗方面**　①实时获取各医疗信息系统和集成平台的数据,保证数据库中的数据准确、完整、及时;②将患者的临床信息、检验检查等多种类、多模态数据整合成全景视图,包括影像、内镜图像等,实现患者全量数据一览,大大增加疑难病例的诊疗效率;③利用系统设定的质量控制规则监测患者的诊疗规范性,并帮助临床医师规范诊疗。

2. **患者管理方面**　①依据患者参与随访的活跃度进行分类管理,增加患者依从性;②为患者制订个性化随访计划,利用系统提醒患者及时复诊。

3. **科研统计方面**　①将检验报告等原本以大段非结构化文本、长字符串形式存储的数据自动解析成以二维表的形式存储、可用于统计分析的结构化数据；②建立患者队列，并个性化管理队列；③利用海量数据进行数据挖掘和数据统计；④在标准化数据库的基础上搭建多中心数据共享平台，实现更便捷的多中心研究；⑤管理生物样本库。

4. 数据库应具有稳定的性能、严格的权限管理、灵活的自定义配置、全面的个人隐私保护，以保证数据安全。

三、IBD 数据库的建立

中山大学附属第一医院历时 1 年余，在国内首先探索了新一代 IBD 数据库的建立。

在建立专病数据库之前，专科医师要在充分了解数据库应用需求的基础上，编写专病数据集。专病数据集是一切工作的基础，纳入非必要的、过度复杂的数据元会增加数据库建立的难度和数据质控的工作量，而数据集不完整则会局限数据库的使用，因此，专病数据集应参考专病的诊疗规范、集合业内专业意见进行编写。根据数据元复杂性的不同，数据元的抽取及预处理可分为直接映射、自然语言处理、复杂逻辑计算这三类，专病医师需要对复杂数据元的抽取规则进行注释。

在数据库建立初期，专病医师要与医院信息部门以及第三方公司充分沟通，对数据库的使用需求、院内网络信息环境等进行充分研讨和调研，确定数据库模块、功能、性能等需求的内容与边界，明确数据对接、数据安全等方案。

数据的标准化是实现数据可展示、可统计分析的前提条件。IBD 的临床诊疗与科研涉及大量非结构化数据，因此在有条件的医疗中心，进行数据的前结构化改造是现阶段实现数据标准化最有效的方式。前结构化改造是指通过在电子病历系统、检验系统等临床业务系统实现报告书写的信息化模板，使得医师在书写报告时通过填空、选择的方式书写标准报告，书写完毕后系统即生成多个结构化的字段数据并存储，可直接用于统计分析。字段的设定应参考标准数据集，其优点是数据完整、可直接抽取用于统计分析，但其书写习惯不同于传统报告，并且可能需要将相关检查系统进行改造。对于没有条件进行前结构化改造的中心，或者对于既往结构化改造前已形成的、以长字符串形式存储的历史非结构化报告，可以进行自然语言处理（natural language processing，NLP）后结构化解析。后结构化解析需要先对非结构化报告中的字段和数据进行人工标注，后使用人工标注的结果、基于命名实体识别等技术构建并训练有监督机器学习模型。模型经过验证集调优、交叉检验等方法优化后，即可自动对大量非结构化报告进行高准确率的自动预标注，将其中的内容提取成结构化数据并存储。其优点是不需要医师和平台作出改变，但由于不同医师的书写习惯、表述方式等各不相同，准确识别来源于不同医师的报告对模型的泛化能力要求极高，提取数据通常无法做到完全准确，需要不断通过结果质控、模型优化、增量学习等途径来逐渐完善，最好能形成完善的工具让信息团队、临床医师可以掌握模型调整的主动权。

除了以上工作外，专病医师和医院信息部门需要全程参与数据库的建立，其中专病医师需要对建库涉及的规则进行全面解释，依据建库需求制订各种方案与规则，包括患者入库方案、随访模块方案、新旧数据库融合规则等，并进行非结构化数据标注、数据质控等。而医院信息部门作为临床医师和第三方公司之间的桥梁，不仅要起到项目管理和沟通协调的作用，更重要的是要从信息与网络的专业角度确保数据库的合理性、稳定性和数据的安全性。

目前，我院 IBD 专病数据库已初具形态，包含患者诊疗全景视图、数据全量展示、科研统计、数据管理、随访管理、样本库管理、知识库等模块，其功能覆盖临床诊疗、患者及样本库管理、数据统计和导出等。

四、IBD 数据库的管理

专病数据库包涵海量数据且功能强大，既可以直接抽取医疗数据，也可以实现数据导出及统计分析的功能，所以数据库管理者既要充分利用数据库服务于临床和医疗，也要高度关注数据库的安全性。

严格限定、灵活设置数据库的使用权限是确保安全的重要举措。数据库数据属于医院资产，医院信息部门是数据的主要管理部门，负责掌握数据库全量数据的备份，以及制定数据导出时敏感信息的加密规则等管理工作。专病负责人则拥有临床医师的最高权限，所有数据的导出都要经过专病负责人审批。数据库管理者和科研助理拥有在数据库中统计、调阅、修改数据的权限，并且可以协助研究者进行随访队列的建立。其他研究者可以查询和调阅数据，但不能进行数据统计和导出。最后，数据库的所有使用痕迹，包括登录、查阅、下载、修改数据，都应留有详细记录，所有账号拥有者对账号的使用负有法律责任。

由于既往医疗数据常有不完整、不规范的情况，从电子病历系统等临床业务系统抽取的数据缺漏、错误在所难免，故数据库建立初期，专病医师和数据库科研助理可以通过主动质控和与实践相结合的方式来发现和解决问题。对数据的质控可以采用“核心数据集”的方式，即设定对临床和科研最重要的数据元，当核心数据元出现缺漏和错误时，提供高亮等特殊的显示方式，管理者可以优先对核心数据元进行维护。

（林晓清　毛　仁）

参考文献

中华医学会消化病学分会，中山大学附属第一医院，中山大学附属第六医院，等．炎症性肠病标准数据集（2021 版）[M]．北京：人民卫生出版社，2021.

第 36 章　炎症性肠病医患共同决策和随访

一、IBD 医患共同决策

医患共同决策（shared decision making，SDM）是医、患双方根据现有的信息（包括患者所有病历资料）、可用的证据（国内外临床经验、研究结论、专家共识意见和指南等），针对患者的疾病诊断、治疗、随访等进行认真细致、深入地讨论，共同作出可执行的决策，并根据决策采取切实的医疗行动，以达到最佳的结果。SDM 是一个动态、互动、开放的过程，其目标是促进患者在现有证据基础上进行"有循证依据的选择"，提高患者在临床诊疗过程的参与度，满足患者深入参与诊疗的需求，与此同时，医疗服务提供者可以探索患者的价值观和治疗偏好。

SDM 的主要参与者包括医、患双方。患方主要是患者本人，给患者提供社会生活支持的家属等也可以一起参与。在 SDM 的过程中，患方可以充分、深入地了解自身疾病的情况，告知自己的疑虑，根据自身特点（如经济、社会生活、需求等）与医方一起权衡利弊并作出选择，患方（特别是患者本人）是决策的主体。医方是指医疗服务的提供者，即医护团队，可以来自各个方面，如内科、外科、影像科、病理科、护理团队等，其中最主要的是患者的责任医师。医方应该详细提供不同方案的具体信息，如药物的作用机制、有效性证据、不良反应、给药途径和频率等，为患方决策提供帮助和支持。

SDM 已经应用于多个领域，如消化系统的结直肠癌筛查、Barrett 食管伴低级别上皮内瘤变、食管癌、直肠癌等。将 SDM 应用于炎症性肠病（inflammatory bowel disease，IBD），将提高 IBD 患者的依从性和满意度，降低医疗成本。但是，目前还没有标准的 SDM 工作模式，国内也缺乏成熟的、适合中国 IBD 患者的 SDM 模式。本章将阐述 IBD 医疗决策特点、传统医疗决策、SDM 的优势和实践、问题与准备、IBD 患者随访等。

（一）IBD 医疗决策特点

IBD 的疾病特点决定了 IBD 医疗决策的特点。

1. IBD 是一类目前尚无法完全治愈的慢性终身性疾病，需要长期治疗和随访。以克罗恩病（Crohn's diseas，CD）为例，70% ～ 80% 的患者终生至少需要一次手术，术后 1 年内 80% 的患者有内镜复发，因此，CD 患者（包括术后患者）需要持续用药以维持缓解、预防复发，同时需要规则的内镜和影像学随访以监测病情。

2. IBD 作为慢性病，对患者的精神心理健康和生活质量都有很大的负面影响。

3. IBD 的临床表现和转归具有高度的异质性、药物疗效与风险的不确定性、用药方式和价格、不同地区的药物可及性、患者依从性等，都导致了医疗决策的多样性。一项研究评估了美国、英国、加拿大 IBD 患者在选择生物制剂或小分子药物时是如何作出决策的，是否有一些偏好，结果发现虽然大部分患者以疗效作为选择药物的最重要标准，但是不同的 IBD 人群有不同的关注点，很难预测患者的治疗偏好。

4. 治疗 IBD 的新疗法、新药物被不断研发并应用于临床，给患者带来更多的选择和希望，同样也带来了选择的困难和焦虑。

5. 长期的疾病负担导致经济负担加重。因此，IBD 的医疗决策是动态变化的、高度个体化的，每一次决策对患者而言都是困难的，这些特征也决定了 IBD 医疗决策的难度。

（二）传统医疗决策

传统医疗决策的一般模式是：医师综合病情、给出诊治意见，对患者进行知情告知和相关知识教育，患者根据医师给出的建议作出选择。这种决策模式相对简单、高效，能解决大部分临床问题，但是随着医学模式向“生物 - 社会 - 心理”模式转化，传统医疗决策模式的一些不足之处就显现出来：①更容易受医师个人的专业水平、临床经验（包括个人用药习惯和偏好）、掌握的最新信息（如对最新共识意见、指南的准确掌握等）的影响，对患者经济能力、依从性的了解程度也会影响医疗决策；②患者是否清晰地、毫无保留地表达了自身想法，是否准确理解医师的建议，能否切实执行方案，会影响决策的合理性和最终效果；③传统医疗决策模式是一个“单向”甚至是“一次性”的过程，医师告知病情和诊疗方案、言明责任与风险，处于主动地位，患者接受、签字，处于被动地位，患者的知情权、选择权并没有得到最充分的体现。在临床实践中，患者是医疗决策的受益者、风险共担者，也是执行方案的主体，但他们在传统医疗决策模式中并没有主动、深入地参与其中，能否保证依从性和满意度是不确定的，也很难满足 IBD 个体化医疗决策的要求。浙江大学医学院附属第二医院曾对 1118 名 IBD 患者进行问卷调查研究，结果发现近 1/3 患者对医疗决策所花费的时间、讨论深度以及参与度表示不满意。因此，改进医疗决策模式是临床工作面临的问题，医患共同决策模式可能是一种好的替代模式。

（三）医患共同决策的优势

目前 IBD 临床诊疗中主要问题是：①治疗依从性偏低：文献报道生物制剂的依从性仅 17% ～ 45%，这可能导致疾病暴发、住院率增加、预后不良和其他不良后果；②经济负担重：近 98.0% 患者担忧经济状况，79.7% 患者试图节省费用甚至为此推迟医疗。一项对自身免疫病患者的研究显示，通过 SDM，患者可以得到更详细的问题解释，其参与度、知识理解能力等活跃度更高，药物依从性也更高，对药物有更高的满意度，其中 IBD 患者总医疗费用低于未参加者。因此，与传统医疗决策相比，SDM 可以提高患者依从性和满意度，降低医疗费用。

（四）如何实施 IBD 医患共同决策

目前还没有统一的 IBD 医患共同决策（IBD-SDM）标准模式，至少应该包括以下内容：参加人员、讨论主题、工作模式、辅助工具与反馈改进等。

IBD-SDM 参加人员是医患双方，但不仅仅局限于主管医师和患者，与讨论主题相关的医疗服务提供者也要建议参加，如影像科、病理科、营养科等科室医师以及护理专业人员等。除患者本人外，给患者提供社会生活支持的家属等人员在征得患者同意后也可以参加，IBD 的治疗是一个长期过程，来自社会与家庭的经济、心理、情感等方面的支持对患者战胜病魔极其重要。

根据患者的需求，讨论主题可以不做限定，主要围绕 IBD 的诊疗方案展开，如药物治疗方案的利弊与选择、手术方式与时机等。另外，也可以经过多学科团队讨论后先提出讨论主题，在 SDM 时再进行详细讨论。

目前尚无规范化的 IBD-SDM 工作模式，但已有实践经验总结：①评估患者需求、意愿或偏好、知识掌握程度；②围绕讨论主题、患者需求、患者知识掌握程度等，获取并提供疾病相关知识、相关循证信息、不同方案的获益及风险信息等；③医患共同就问题展开深入的、有效率的讨论，制订治疗方案；④评估决策执行情况。IBD-SDM 既是一种决策过程，也是一种理念，开展形式可以多种多样，包括门诊、多学科讨论、查房等。查房过程中对该理念的应用可以改善住院患者医患沟通和决策参与度，包括但不限于向患者解释临床问题、根据患者理解水平匹配医学语言、理解患者的观点、主动询问患者是否有任何问题等。

患者决策辅助工具是帮助患者基于循证信息作出医疗决策的辅助工具。如何在有限的医疗资源下，更有效地实施 IBD-SDM，是目前亟须解决的问题。患者决策辅助工具虽然不能代替临床医师，但可以用于 IBD-SDM 的准备阶段，提高决策效率。不同决策辅助工具的作用不同，如帮助医师在决策前评估患者需求或选择倾向、向患者传递相关循证医学证据、预测疾病风险等。根据国际患者决策辅助标准（International Patient Decision Aid Standards，IPDAS），决策辅助工具一般是：①明确陈述问题和考虑的决策；②提供决策相关循证信息，如健康状况、选择、相关利益和风险、某些事件的概率、科学不确定性等；③帮助患者认识决策的价值，阐明决策的利益和风险，为此，患者决策辅助工具可能会非常详细地描述选项，让患者能够更切实地想象或体验到决策的利弊和价值。目前已有多个 IBD 患者决策辅助工具投入应用，例如生物制剂优化选择决策辅助系统可以在线向患者提供各种生物制剂的作用机制、获取、疗效与风险等，患者自主选择后系统会生成一份个性化药物排序报告，患者持该报告与医师进行共同决策。Cohan 等利用决策辅助工具向准备手术的溃疡性结肠炎患者传递教育信息、循证医学证据等，结果发现 39% 的患者知识得分提高，6 例患者治疗偏好发生改变，8 例患者治疗偏好的确定性增加。需要注意的是，决策辅助工具虽然会提供疾病知识，但与健康教育相比，决策辅助的目的更明确，提供的信息也都是以决策为中心的，与一般的健康宣教不同。决策困境量表可用于评估决策辅助工具的质量。

（五）问题与准备

IBD-SDM 也存在一些问题，例如，患者的知识水平、理解能力、表达能力等会影响 SDM 的开展和质量；医师的时间分配、法律保障和报酬财务政策等。医务人员需要加强自身学习，积累知识与经验，将 SDM 的理念应用于日常临床工作中，推进患者教育，积极争取政策的支持，并积极探索远程 SDM 等新模式。

需要指出的是，与传统医疗决策模式相比，IBD-SDM 占用医师更多的时间，效率也需要进一步提升，对于不同疾病、不同患者的效果可能也不一致。传统医疗决策模式与 IBD-SDM 并不矛盾，可以互相补充、取长补短。

二、IBD 患者随访

IBD 病程漫长、迁延，IBD 患者需要长期随访、监测，遵医嘱按时、按量长期药物治疗，以维持缓解、降低并发症发生率。但是，IBD 患者的用药依从性不高，不依从率约为 61%，这些患者的疾病复发率是坚持用药患者的 3.5 倍。开展长期、连续的病情监测、管理和随访，对提高患者依从性、延缓疾病进展、避免炎症复发和改善生活质量有重要意义。

（一）IBD 患者随访的特点及难点

IBD 一经确诊，需全程管理、长期治疗以维持疾病缓解，IBD 患者需要定期随访以评估疗效和药物不良反应等，必要时还要调整治疗方案；在漫长的病程中，可能出现病情变化，面临并发症、心身健康等众多问题。因此，国内的 IBD 患者常辗转求诊多家医院或者同一家医联体中不同级别的医院，产生众多的临床资料如血液、粪便、内镜、影像学等检查资料，充分利用这些资料，结合患者不同时间段的症状变化，对系统判断患者病情是有价值的，但是不同医院的数据采集困难、标准欠统一，与症状的关联性也不易判断，给主动监测评估患者疾病活动风险、及早干预等带来一定的困难。因此，对于某个地区或者区域的患者而言，最好是在同一家医院或者医疗体进行系统随访。在“健康中国 2030”的背景下，国家进一步强调推动移动互联网、云计算、大数据、物联网与健康相关产业的深度融合，发展智慧健康产业，充分利用信息技术丰富慢性病防治手段和工作内容，探索慢性病健康管理服务新模式。因此，借助物联网、互联网、云计算、人工智能等技术构建以 IBD 患者为中心、贯穿患者全病程的闭环随访管理模式是目前的热点。

（二）IBD 患者随访的方式

1. **门诊随访** 包括医师门诊和护理门诊随访，是国内最常见的随访方式，对于全面、系统掌握患者的病情变化和治疗依从性有很高的价值，但是需要耗费医患双方较多的时间成本。

2. **家庭访视和电话随访** 家庭访视可以直接观察患者的日常生活、评价家庭访视的效果、针对患者存在的健康问题提出改进措施，但需消耗大量的人力与财力，也受医患双方时间、环境的限制。电话随访由医务人员定期电话联系患者，了解患者的现况，较为便捷、经济。

3. **基于网络的远程随访** 利用通信科技为居家患者提供有效的延续照护，能够改善患者的健康结局。其优势是打破地域和时间的限制，减少就诊次数，降低医疗费用。但是，网络安全、患者隐私保护、潜在法律问题等也需要引起重视。

4. **健康教育课程** 大多数 IBD 患者都存在疾病相关知识缺乏，持续存在对疾病知识的需求。IBD 健康教育课程开展包括基础知识、压力管理、紧急情况识别及处理等，通过课程培训增加患者的知识储备，改善患者的预后。教育课程授课形式灵活，如集中授课、小组讨论、一对一指导等；教学手段多样，如视频教学、发放指导手册、撰写日记等。

5. **成立病友会或树立病友榜样** 医务人员对患者的照护多从控制症状、避免复发等入手，不能切身感受患者真实的心理体验。通过短讯、聚会交流等患者互助形式，可降低心理压力，提升自我管理效能，提升依从性和治疗效果，提升生活质量。此外，将自我管理能力较强的“患者领袖”树立为榜样，能更好地提升患者自我管理的能力。这种模式需要有丰富管理能力和奉献精神的病友发起，更需要家庭、社会等多方面的支持。

（三）IBD 患者随访的主要内容

在 IBD 的不同时期、患者不同状态时随访的重点不同：

1. 缓解期患者的随访　应重点告知患者 IBD 治疗的重要理念——达标治疗。IBD 缓解后仍需对疾病的复发、药物不良反应等进行监控，绝对不能以患者的主观感觉来判断病情的严重程度。因此，随访重点内容是：①按照指南要求评估疾病的活动性和并发症，定期监测炎症指标（如红细胞沉降率、超敏 C 反应蛋白、粪便钙卫蛋白等）、内镜和影像学检查等；②关注用药依从性及安全性，如硫唑嘌呤、生物制剂等的不良反应等；③教会患者对紧急情况的识别和初步应对措施；④向患者提供合适的疫苗接种建议，推荐使用标准化疫苗核对表对患者进行疫苗接种指导；⑤持续的心理健康指导和同理心支持。

2. 活动期患者的随访　除了密切观察治疗方案的有效性和安全性、依从性之外，还要帮助 IBD 患者与 IBD 专科医务人员建立联系通道，在患者发生突发情况时提供快速就医支持。对于有现存或潜在心理问题的患者，医务人员应及时识别并给予帮助（医务人员自己帮助解决，或者帮助患者联系其所在地的心理专科医师）。对于存在高危因素的患者（如广泛性小肠病变、上消化道受累、肛周病变、发病年龄小、首次发病即需要系统性激素治疗等），应建议尽早接受更为积极的治疗，如生物制剂治疗或激素联合免疫抑制剂等。

3. 围手术期患者的随访　约 50% 的 CD 患者和 15% ～ 30% 的 UC 患者在发病的 10 年内需要接受手术。详细的术前评估、风险因素合理处置、术后长程管理等，对于需要外科手术的 IBD 患者是十分重要的。术前随访重点是身体功能的调整和充分的营养治疗，鼓励患者积极体育锻炼，吸烟者应绝对戒烟（术前应戒烟＞2 周，术后永久戒烟），伴有焦虑和 / 或抑郁的患者应给予必要的帮助和治疗，必要时请精神心理专科医师参与。术前营养治疗有益于改善营养状况、减轻疾病活动度、降低术后复发率和手术并发症、减少住院时间和医疗费用，因此应该充分告知营养治疗的目的、意义、实施方法及注意事项等，并密切关注患者的依从性。术后出院管理重点是继续维持治疗、预防疾病复发，及时与患者讨论并实施术后治疗方案，包括预防复发的监测和药物治疗等。对于有高危因素的患者，在术后更应该早期采取后续的治疗措施，减少疾病活动，降低再手术率；所有吸烟的患者在术后仍需长期戒烟；定期监测各项炎症指标和影像学指标，如超敏 C 反应蛋白、红细胞沉降率、血小板、粪便钙卫蛋白、腹部超声、MRE、小肠胶囊内镜等。粪便钙卫蛋白简便易测，是预测 CD 复发的良好方法，术后 CD 患者要规律复查粪便钙卫蛋白。至少在术后 1 年内做 1 次内镜检查，内镜复发常早于临床复发，内镜检查是诊断术后复发的“金标准”。

4. 生育期患者的随访　专科 IBD 医务人员应及时向患者及其配偶提供疾病遗传性、妊娠和母乳喂养期间药物使用、分娩方式等相关生育知识，减轻患者及其配偶的担忧。MDT 团队及时评估和优化患者的治疗方案，权衡风险 / 利益，最大限度提高围产保健水平。在整个妊娠期（包括备孕、妊娠、分娩、哺乳、产后阶段）医务人员（包括 IBD 专科、产科、心理科等医务人员）应定期、积极地对 IBD 患者进行随访和复查，及时发现患者自行停药的风险，帮助患者与 MDT 团队保持联系，以降低妊娠期复发的可能。

5. 过渡期患者的随访　25% 的 IBD 患者在成年前即被诊断，这些患儿在成年后需要转到成年消化内科继续治疗、随访，因此，存在一个特殊的“过渡期”，许多患者在这个特殊时期可能缺乏良好的疾病自我管理。IBD 专科医务人员应为 IBD 青春期患者及其父母提供过渡期最佳医疗照护，指导青少年患者学会自我管理，帮助其父母做好过渡准备，满足患者身体、社会、教育和心理需求。

总之，IBD 患者的随访应遵循两个理念：一是达标治疗，临床症状的缓解只是初级目标，内镜黏膜的愈合才是高级目标；二是自我管理，作为一种慢性、反复发作的疾病，通过多形式的随访、教育，教会患者自我管理，通过高质量的自我管理真正实现疾病的全病程管理。

（陈　焰　徐定婷）

参考文献

[1] LOFLAND J H, JOHNSON P T, INGHAM M P, et al. Shared decision-making for biologic treatment of autoimmune disease: influence on adherence, persistence, satisfaction, and health care costs [J]. Patient Prefer Adherence, 2017, 11: 947-958.

[2] BERNSTEIN C N, LOFTUS E V, NG S C, et al. Hospitalisations and surgery in Crohn's disease [J]. Gut, 2012, 61(4): 622-629.

[3] PATEL D B, DEEN W K V, ALMARIO C V, et al. Assessing Patient Decision-Making on Biologic and Small-Molecule Therapies in Inflammatory Bowel Diseases: Insights From a Conjoint Analysis in the United States, Canada, and the United Kingdom [J]. Inflamm Bowel Dis, 2021, 27(10): 1593-1601.

[4] EINDOR-ABARBANEL A, NAFTALI T, RUHIMOVICH N, et al. Revealing the Puzzle of Nonadherence in IBD—Assembling the Pieces [J]. Inflamm Bowel Dis, 2018, 24(6): 1352-1360.

[5] YU Q, ZHU C, FENG S, et al. Economic Burden and Health Care Access for Patients With Inflammatory Bowel Diseases in China: Web-Based Survey Study [J]. J Med Internet Res, 2021, 23(1): e20629.

[6] BLANKENBURG R, HILTON J F, YUAN P, et al. Shared Decision-Making During Inpatient Rounds: Opportunities for Improvement in Patient Engagement and Communication [J]. J Hosp Med, 2018, 13(7): 453-461.

[7] ELWYN G, O'CONNOR A, STACEY D, et al. Developing a quality criteria framework for patient decision aids: online international Delphi consensus process [J]. BMJ, 2006, 333(7565): 417.

[8] ALMARIO C V, KELLER M S, CHEN M, et al. Optimizing Selection of Biologics in Inflammatory Bowel Disease: Development of an Online Patient Decision Aid Using Conjoint Analysis [J]. Am J Gastroenterol, 2018, 113(1): 58-71.

[9] COHAN J N, OZANNE E M, SEWELL J L, et al. A Novel Decision Aid for Surgical Patients with Ulcerative Colitis: Results of a Pilot Study [J]. Dis Colon Rectum, 2016, 59(6): 520-528.

[10] O'CONNOR A M. Validation of a decisional conflict scale [J]. Med Decis Making, 1995, 15(1): 25-30.

经典病例篇

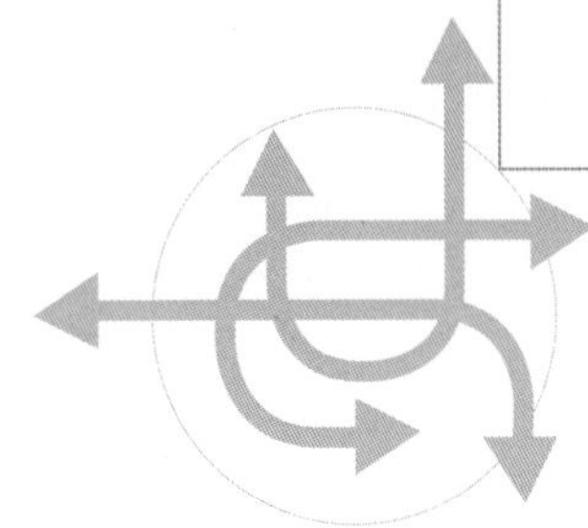

第 37 章　轻 - 中度溃疡性结肠炎病例分享

第 1 节　典型病例分析一

一、病例简介

(一)病历资料

1. 病史　男性,31 岁,已婚,因“黏液脓血便 1 个月伴里急后重”于 2020 年 10 月入院。

患者于 2020 年 9 月出现黏液脓血便,大便 3 ～ 5 次 /d,稀糊便,有少许黏液血便,伴有里急后重及便前腹痛,腹痛位于脐周及左下腹,无腹胀,无发热,外院予以“左氧氟沙星 + 甲硝唑”抗感染治疗 2 周无效。

个人史、既往史、家族史无特殊。

2. 查体　体温 36.6℃,脉搏 75 次 /min,呼吸 19 次 /min,血压 120/70mmHg。精神可,无贫血貌,体重 65kg,身高 175cm,BMI 21.2kg/m^2。心、肺查体无异常,腹平软,脐周及左下腹轻压痛,无肌卫及反跳痛,未触及包块,肠鸣音正常,肛周检查无异常。

3. 辅助检查　血常规示白细胞(WBC)4.73 × 10^9/L,血红蛋白(HGB)121g/L,血小板(PLT)259 × 10^9/L。大便常规示 WBC(3+),红细胞(RBC)(2+)。炎症指标示 C 反应蛋白(CRP)21mg/L,红细胞沉降率(ESR)19mm/h,粪便钙卫蛋白 1025.75μg/g。生化指标示谷丙转氨酶(ALT)40U/L,谷草转氨酶(AST)41U/L,白蛋白 36.5g/L,肾功能正常。

感染方面:粪便细菌培养及 *C. diff* 毒素检测(–),粪虫卵、阿米巴、抗酸杆菌、霉菌检测均(–),T.SPOT 和肝炎病毒(–),CMV 抗体(–),EBV 抗体(–)。

免疫方面:ANA 十三项、ANCA、免疫球蛋白均(–)。

结肠镜:进镜至回肠末端,所见直肠、乙状结肠、降结肠黏膜增厚,充血、水肿,血管纹理不清,表面散见较多的糜烂,附着脓血性分泌物,接触易出血,升结肠、横结肠及回肠末端未见异常(图 37-1)。

病理学检查:降结肠、乙状结肠、直肠多点多部位活检示活动性慢性结肠炎,黏膜腺体结构弥漫扭曲变形,固有层弥漫淋巴浆细胞浸润,黏膜基底部淋巴浆细胞增多,见隐窝炎,考虑为溃疡性结肠炎,需结合临床(图 37-2)。

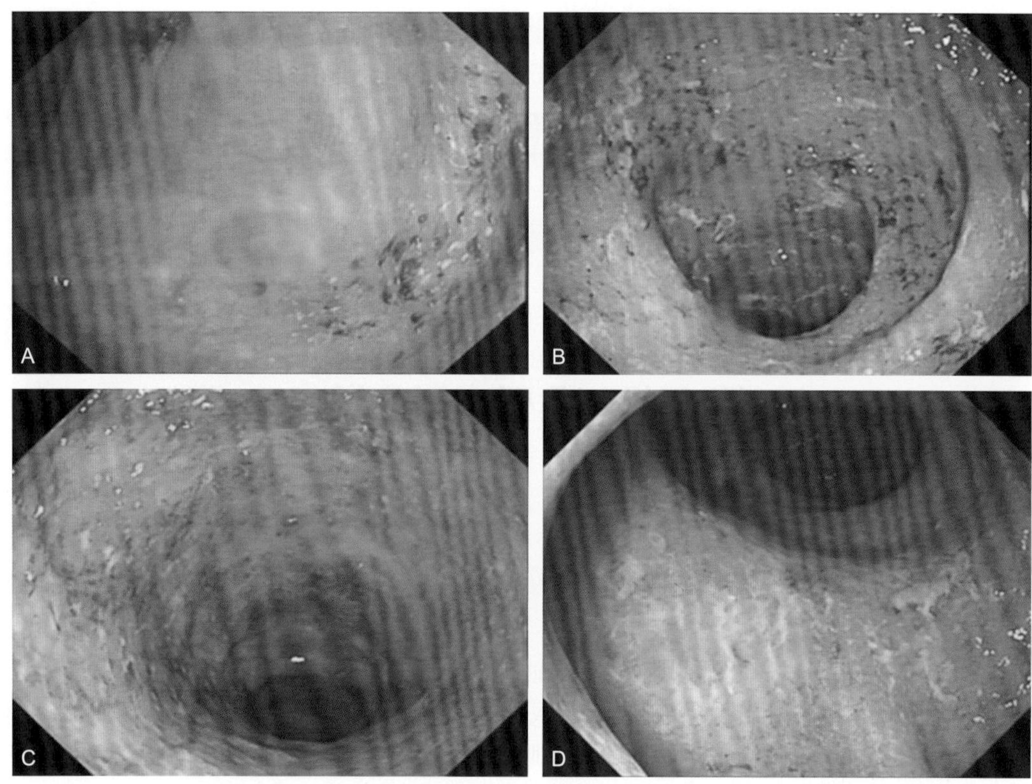

图 37-1 结肠镜

A. 脾曲(病变分界区);B. 降结肠;C. 乙状结肠;D. 直肠。

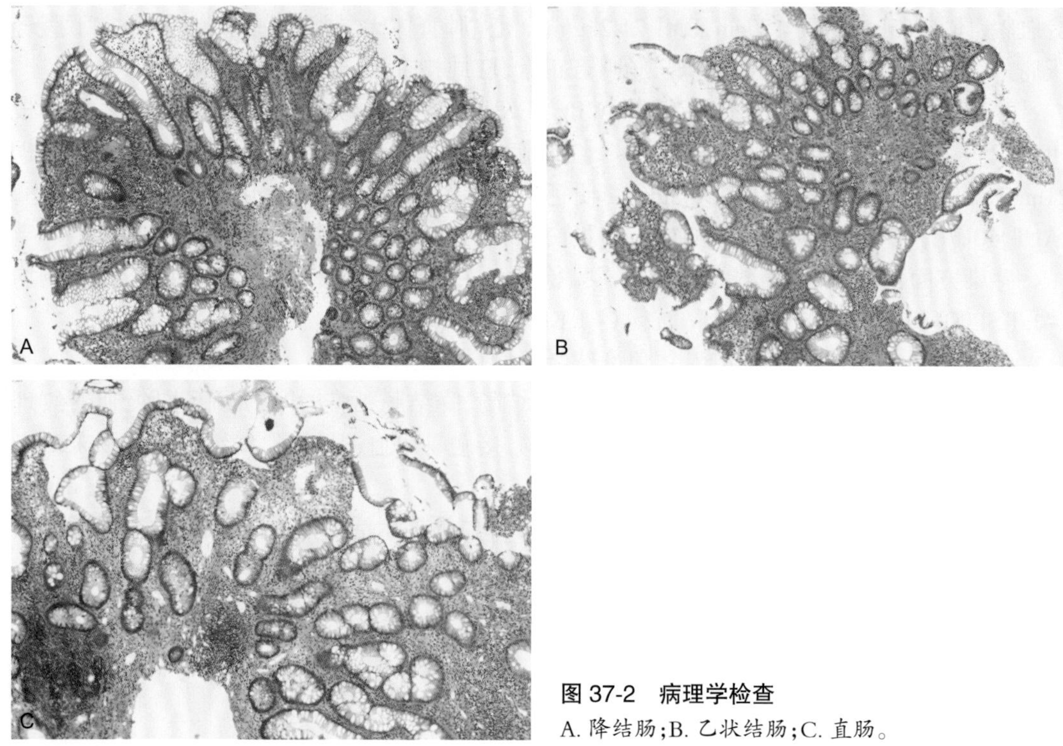

图 37-2 病理学检查

A. 降结肠;B. 乙状结肠;C. 直肠。

（二）诊断与评估

1. 诊断依据 按照《炎症性肠病诊断与治疗的共识意见（2018 年·北京）》，溃疡性结肠炎诊断标准如下：在排除其他疾病的基础上，具备典型临床表现者临床疑诊，安排进一步检查；同时具备结肠镜和 / 或放射影像学特征者，可临床拟诊；如再具备黏膜活检和 / 或手术切除标本组织病理学特征者，可确诊。

该患者诊断依据：青年男性，临床表现为黏液脓血便伴腹痛，病程 1 个月；外院予以左氧氟沙星 + 甲硝唑抗感染 2 周无效；既往无慢性病史，此前无服药史，未去过血吸虫疫区；实验室检查多项粪便病原学及 *C. diff* 毒素等检查均阴性；结肠镜见从直肠开始左半结肠弥漫、连续性分布病变，血管形态消失、黏膜表面糜烂，伴有粗糙呈颗粒状的外观及接触性出血；尤其肠镜下黏膜活检显示黏膜腺体结构弥漫扭曲变形，固有层弥漫淋巴浆细胞浸润，黏膜基底部淋巴浆细胞增多等活动性慢性结肠炎改变。该患者在基本排除其他疾病特别是急性感染性肠炎的基础上，具备 UC 临床表现、结肠镜及组织病理学特征，综合判断分析可确诊为溃疡性结肠炎。

2. 临床评估

（1）临床分型：初发型，反复仔细询问既往无腹泻黏液血便等肠道及痔疮出血病史，此次确为首次发作。

（2）疾病活动度：依据 UC 活动性改良 Mayo 评分系统，患者 Mayo 总分为 8 分（中度活动）。其中，排便次数为 3 ～ 5 次，比正常增加 3 ～ 4 次 /d（计 2 分）；便血情况为大部分时间便中混血（计 2 分）；内镜下表现为中度病变，即明显红斑、血管纹理缺乏、易脆、糜烂（计 2 分）；医师总体评价为中度病情（计 2 分）。

（3）病变范围：根据 UC 蒙特利尔分型，该患者病变范围局限于左半结肠，未超过脾曲，为左半结肠炎（E2）。

（4）肠外表现、并发症及合并症：无。

（5）疾病风险分层：多种因素与 UC 不良结局（结肠切除、住院、疾病复发）相关，可根据以上因素对 UC 患者进行中高风险与低风险分层。该患者无预后不良因素，属低风险。

3. 临床诊断 溃疡性结肠炎（初发型，左半结肠炎，活动期，中度，无肠外表现、并发症及合并症）。

（三）治疗决策

对于无预后不良高危因素的中度活动期 UC，治疗方案推荐氨基水杨酸制剂，包括传统的柳氮磺吡啶（sulfasalazine，SASP）和其他各种不同类型的 5- 氨基水杨酸（5-aminosalicylic acid，5-ASA）制剂，同时可联合美沙拉秦等局部灌肠治疗。故选择诱导缓解方案为美沙拉秦缓释颗粒 4g/d，联合美沙拉秦灌肠液 1.0g/d。

（四）治疗效果和随访

该患者美沙拉秦缓释颗粒 4g/d 联合美沙拉秦灌肠液 1.0g/d 治疗 2 周后，临床腹痛缓解，大便 2 次 /d，黏液血便明显减少；停用美沙拉秦灌肠，美沙拉秦缓释颗粒 4g/d 口服单药治疗 4 周后，患者大便 1 次 /d，成形便，无黏液血便。复查血常规、肝肾功能及 CRP 正常，粪便钙卫蛋白 225.7μg/g，继续美沙拉秦缓释颗粒 4g/d 治疗。

出院治疗 3 个月后，患者临床无血便，复查乙状结肠镜，显示乙状结肠黏膜散见少许充血斑，部分血管纹理欠清，未见溃疡及糜烂，内镜下 Mayo 评分为 1 分（图 37-3）。将美沙拉秦缓释颗粒减至 3g/d 维持治疗。治疗 6 个月后随访，患者病情稳定，大便正常，复查血常规、肝肾功能、CRP 及粪便钙卫蛋白（55μg/g）均正常；治疗 12 个月后，复查全结肠镜，显示左半结肠黏膜少许白色瘢痕形成，血管纹理清晰，未见溃疡及糜烂，内镜下 Mayo 评分为 0 分。美沙拉秦缓释颗粒 2g/d 维持治疗。

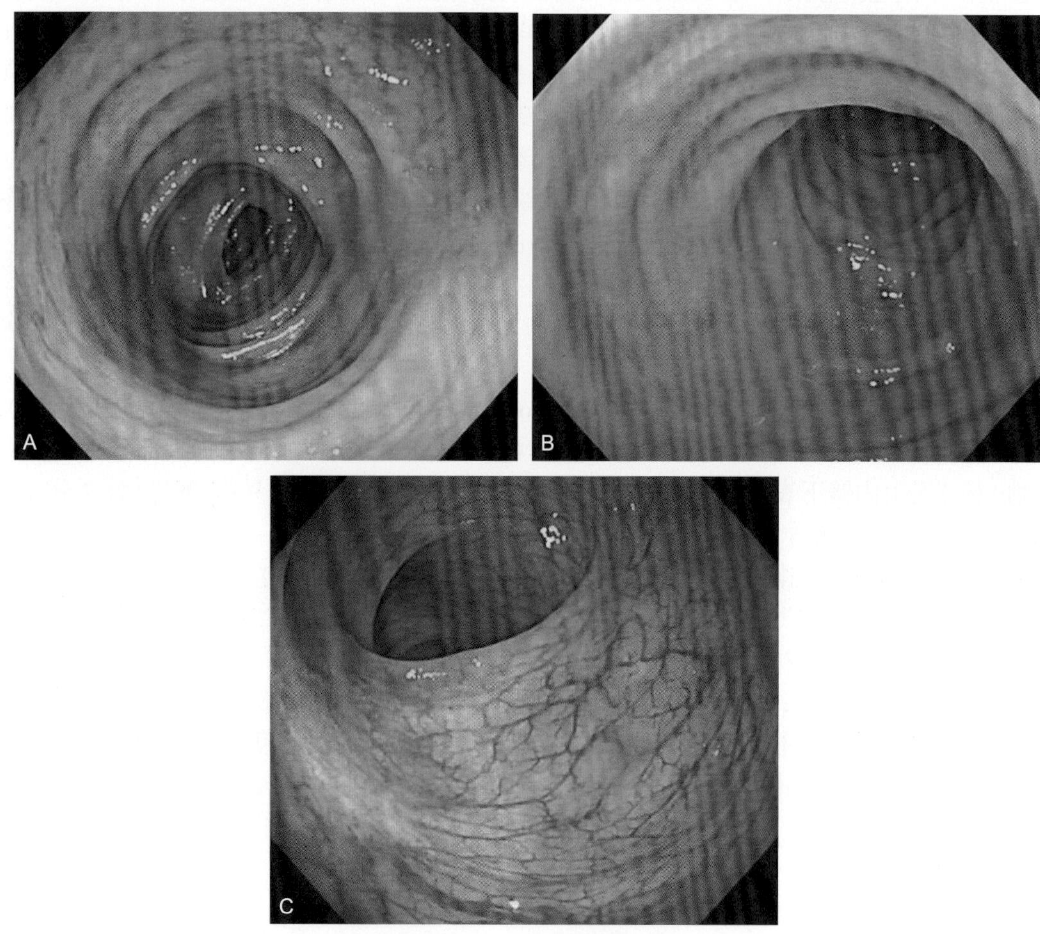

图 37-3　乙状结肠镜

A. 降结肠；B. 乙状结肠；C. 直肠。

二、分析与讨论

UC 缺乏诊断“金标准”，正确诊断一直是临床难点。《炎症性肠病诊断与治疗的共识意见（2018 年·北京）》指出，溃疡性结肠炎的诊断需结合临床表现、实验室检查、内镜检查 / 影像学检查和病理组织学检查进行综合分析并密切随访。UC 须在排除感染性和其他非感染性结肠炎的基础上，按下列标准诊断：①疑诊：具有典型临床表现；②拟诊：同时具备结肠镜和 / 或放射影像学特征者；③确诊：如再具备黏膜活检和 / 或手术切除标本组织病理学特征者。本例患者病程短仅 4 周，无既往病史而首次发作，属溃疡性结肠炎初发型。初发型 UC 诊断困难，易误诊，必须与急性感染性肠炎相鉴别。但多年来 UC 诊断过于强调 UC 病理无特异性，诊断依靠排他性，初发型 UC 与感染性肠炎鉴别诊断一直为临床难点。临床医师往往教条地按程序延长患者使用抗生素时间，等待病程超过 6 周或更长时间来排除感染性肠炎，导致延误 UC 诊断，错失治疗最佳时机，增加患者痛苦和经济负担。然而，2010 年 ACG 指南提出了肠黏膜活检有助 UC 与急性感染性肠炎鉴别的观念；2018 年我国指南更新描述 UC 具备一定病理组织学特征，例如出现腺体分支扭曲、隐窝萎缩等黏膜腺体结构的慢性改变，黏膜固有层慢性弥漫炎症细胞浸润等，强调病理组织学特征对 UC 诊断具有提示意义。本例患者入院后规范地进行肠镜检查，并在回肠末端及结肠多部位多点活检，病理组织学提示弥漫性活动性慢性结肠炎等 UC 特征，为诊断 UC 提供关键依据。通过对患者临床、内镜及病理组织学特点综合分析判断，及时作出 UC 的正确诊断，体现了病理组织学特征在初发型 UC 诊断中的重要地位。值得指出，溃疡性结肠炎诊断前提依旧需要排他，对于临床表现、结肠镜检查和病理组织学改变不典型的患者，可暂不诊断 UC，建议在初次评估 UC 诊断后不迟于 6 周再次重复行内镜检查及活检并密切随访观察。

溃疡性结肠炎规范化的临床疾病评估和完整诊断是正确有效治疗的基石。UC 完整疾病评估包括临床类型、病变范围、疾病活动性的严重程度以及有无并发症和 / 或肠外表现，临床医师主要根据病情活动性严重程度，辅以病变累及的范围、疾病类型及疾病危险程度分层来制订治疗方案。该病例结合临床内镜及 Mayo 评分给出规范、完整的溃疡性结肠炎（初发型、左半结肠、活动期、中度、无并发症及肠外表现）诊断，为下一步制订正确治疗方案奠定了良好的基础。

中度 UC 的治疗方案选择之前，尚需对患者进行疾病风险分层评估，判断患者是否具有高危因素（年轻确诊、男性、广泛性结肠炎、频繁需类固醇或者住院、吸烟、原发性硬化性胆管炎等肠外表现、内镜下疾病活动高等）；如患者无以上预后不良的高危因素，以氨基水杨酸制剂为基础的治疗方案目前仍是中度活动期 UC 的首选。可根据病变部位和疾病严重程度，选择合适的剂量及剂型，对于中度活动性左半结肠炎，推荐口服美沙拉秦 3 ～ 4g/d 联合 ≥ 1g/d 美沙拉秦灌肠作为起始诱导缓解治疗方案，4 ～ 8 周后评估临床疗效。本例患者为中度活动期左半结肠炎（低风险），故选择美沙拉秦灌肠联合口服美沙拉秦缓释颗粒 4g/d 的规范化诱导缓解及维持治疗方案，取得了良好的临床疗效。

近年来，国内外 UC 指南均提出了 UC 达标治疗的概念。更新强调 UC 治疗目标为达到无激素缓解和黏膜愈合。指南推荐定期监测和内镜随访复查对 UC 达标治疗的重要性。建议诱导期至少每 3 个月监测 1 次生物标记物（C 反应蛋白、粪便钙卫蛋白）和临床症状评估；缓解期 6 ～ 12 个月 1 次。按照 2020 年《中国消化内镜技术诊断与治疗炎症性肠病的专家指导意见》，建议内镜复查在诱导期为用药治疗后 3 ～ 4 个月，维持早期 6 ～ 12 个月复查结肠镜，长期缓解期每隔 1 ～ 2 年复查结肠镜。该病例在诱导期第 3 个月进行肠镜复查，内镜下 Mayo 评分为 1 分，美沙拉秦颗粒剂量从 4g/d 调整为 3g/d 维持治疗；12 个月后内镜检查，Mayo 评分为 0 分，达到黏膜愈合的治疗目标。

三、小结

UC 的诊断缺乏“金标准”，需综合临床表现、内镜、病理分析判断。尤其初发型 UC 诊断困难，要特别重视与急性感染性肠炎鉴别诊断，肠镜下多部位、多点肠黏膜活检对初发型 UC 诊断举足轻重。UC 一旦诊断明确，需要对疾病进行规范、完整地评估，特别是疾病活动严重程度评估，是选择合适治疗方案的前提。氨基水杨酸制剂为轻 - 中度 UC 一线治疗药物，对于无高危因素的中度活动性左半结肠炎的 UC，推荐美沙拉秦灌肠并联合高剂量口服美沙拉秦作为起始治疗方案；内镜随访在评估疗效、指导后续达标治疗中尤为重要，注意内镜随访节点，争取达到黏膜愈合的治疗目标。

第 2 节　典型病例分析二

一、病例简介

（一）病历资料

1. 病史　女性，29 岁，未婚，职员，因“反复黏液脓血便 2 年”于 2020 年 12 月入院。

患者于 2019 年初开始解黏液便，2 ～ 3 次 /d，有少许血液，予“益生菌”口服治疗后稍有好转。2020 年初症状加重，黏液血便，4 ～ 6 次 /d，首次入住我院，完善结肠镜等检查，确诊为“UC（全结肠、活动期、中 - 重度）”，予以泼尼松 40mg/d，2 周后脓血便消失，后泼尼松规则减量至 2020 年 4 月停药，继续予以美沙拉秦缓释颗粒 2g/d 维持治疗。2020 年 12 月症状再发，脓血便 4 ～ 5 次 /d，伴左下腹痛及里急后重，不伴发热。

个人史、既往史、家族史无特殊。

2. 查体　体温 36.5℃，脉搏 80 次 /min，呼吸 20 次 /min，血压 120/70mmHg。体重 45kg，身高 160cm，BMI 17.6kg/m^2，轻度贫血貌。心、肺查体无异常，腹平软，左下腹轻压痛，无肌卫、反跳痛，肠鸣音 4 次 /min，肛周检查无异常。

3. 辅助检查　血常规示 WBC 9.73 × 10^9/L，HGB 99g/L，PLT 359 × 10^9/L。大便常规示 WBC（3+），RBC（2+）。炎症指标示 CRP 31.5mg/L，ESR 29mm/h，粪便钙卫蛋白 1425μg/g。生化指标示 ALT 40U/L，AST 31U/L，白蛋白 31.6g/L，肾功能正常。

感染方面：粪便细菌培养及 *C. diff* 毒素检测（–），T-SPOT.TB 和肝炎病毒（–），CMV 抗体（–），EBV 抗体（–）。

免疫方面：ANA 十三项、ANCA、免疫球蛋白均（–）。

结肠镜：直肠、乙状结肠、降结肠及横结肠黏膜增厚，充血、水肿，血管纹理不清，表面散见较多的糜烂及溃疡，附着脓血性分泌物，有自发出血（图 37-4）。

病理学检查：乙状结肠、直肠多点活检示活动性慢性结肠炎，黏膜腺体结构弥漫扭曲变形，固有层弥漫淋巴浆细胞浸润，见隐窝炎，考虑为溃疡性结肠炎。免疫组织化学染色示 CMV 阴性（图 37-5）。

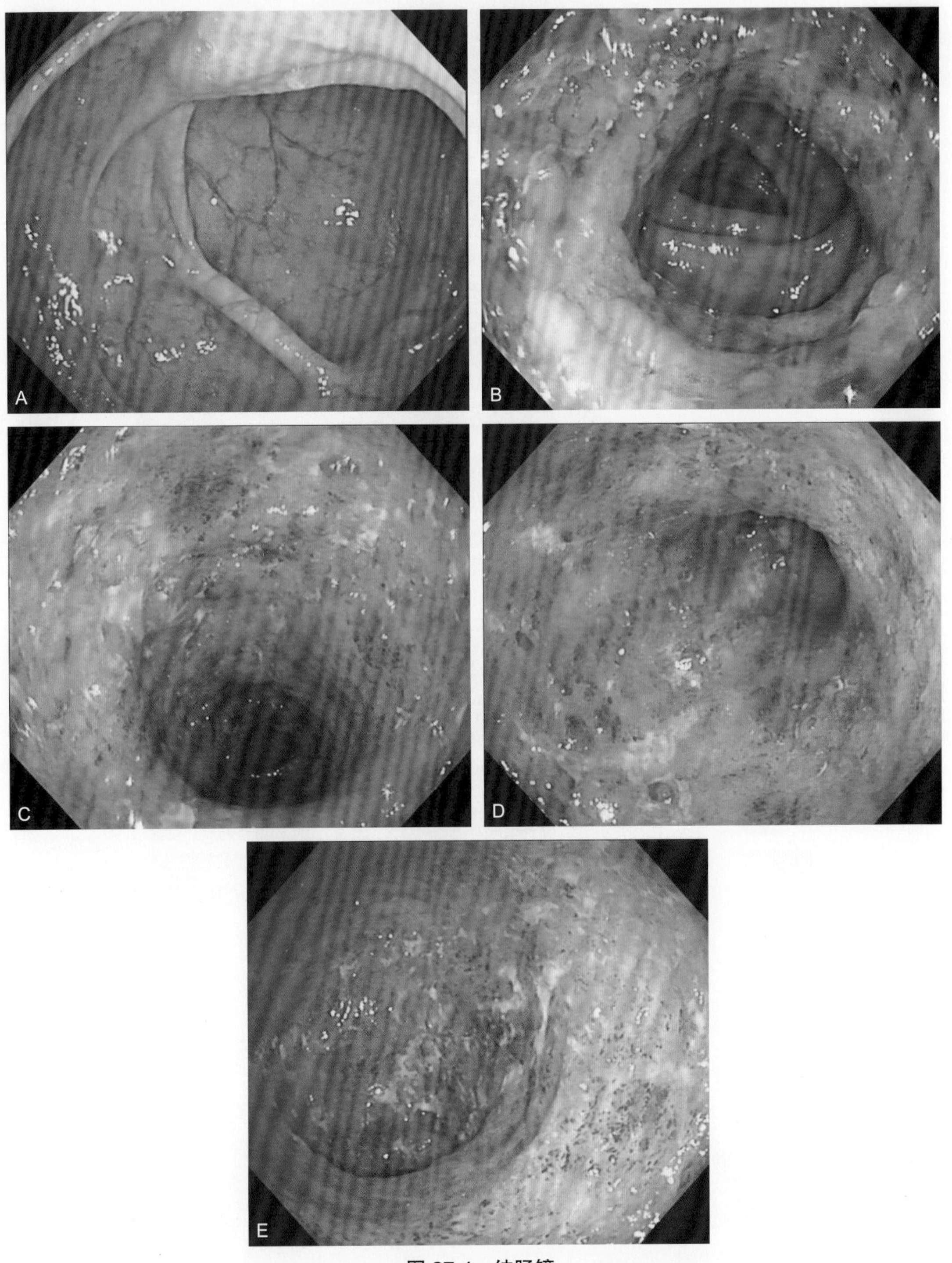

图 37-4　结肠镜

A. 回盲部；B. 横结肠；C. 降结肠；D. 乙状结肠；E. 直肠。

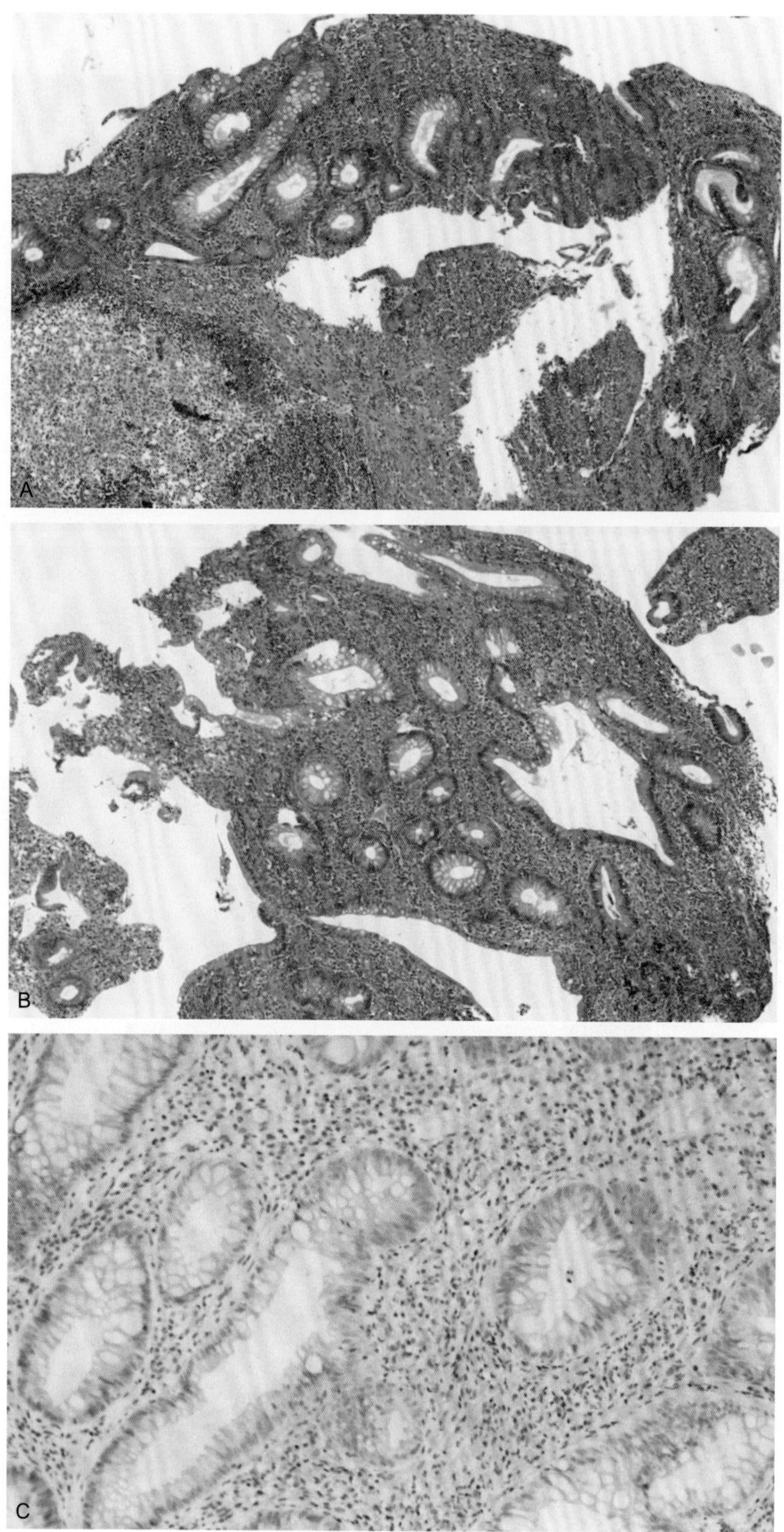

图 37-5 病理学检查

A. 乙状结肠；B. 直肠；C.CMV 免疫组织化学染色。

（二）诊断与评估

1. 临床评估

（1）临床分型：慢性复发型，病程 2 年，反复发作。

（2）疾病活动度：依据 UC 活动性改良 Mayo 评分系统，患者 Mayo 总分为 10 分（中 - 重度活动期 UC）。其中，排便次数为 5 次，比正常增加 3 ～ 4 次 /d（计 2 分）；便血情况为一直存在出血（计 3 分）；内镜下表现为重度病变，即自发性出血、溃疡形成（计 3 分）；医师总评价为中度病情（计 2 分）。

（3）病变范围：根据 UC 蒙特利尔分型，该患者病变范围超过脾曲，为广泛结肠炎（E3）。

（4）肠外表现、并发症及合并症：无。

（5）疾病风险分层：该患者具有发病年龄＜40 岁；广泛型结肠炎；内镜炎症程度重（Mayo 内镜评分 3 分）；需早期使用糖皮质激素；炎症指标升高（CRP 升高）、低血清白蛋白血症，疾病反复发作需频繁住院治疗等 5 个以上预后不良高危因素，属高风险。

2. 临床诊断　溃疡性结肠炎（慢性复发型，广泛结肠，活动期，中 - 重度，无肠外表现、并发症及合并症）。

（三）治疗决策

对于具有不良结局高危因素的中 - 重度 UC 患者，需进行早期积极治疗，激素和生物制剂作为诱导缓解治疗的平行选择，该患者曾使用激素诱导缓解，但是在停药不足 1 年即出现复发。因此，拟选择生物制剂作为诱导及维持缓解药物，故治疗上予以英夫利西单抗 300mg 治疗。

（四）治疗效果和随访

首次英夫利西单抗 300mg 治疗后，患者 4 天后排便次数减至 2 次 /d，便血量明显减少，1 周后无明显脓血便，其后按 0 周、2 周、6 周诱导缓解治疗。

3 个月后排便次数 1 次 /d，无黏液脓血便，复查实验室指标，提示 CRP 4.2mg/L、粪便钙卫蛋白 115.5μg/g；复查结肠镜，显示全结肠见白色瘢痕，伴炎性息肉样增生，散见少许充血斑，Mayo 内镜评分为 1 分。

继续予以英夫利西单抗 300mg 每 8 周维持缓解，12 个月后复查结肠镜，显示所见结直肠血管纹理清晰，部分黏膜呈息肉样增生，未见糜烂及溃疡，Mayo 内镜评分为 0 分，达黏膜愈合。

二、分析与讨论

正确的临床评估是选择 UC 治疗方案的前提，主要根据疾病活动度，同时辅以病变范围、病变类型、疾病危险度分层来制订 UC 治疗方案。临床常用 Truelove 和 Witts 疾病严重程度分型，将 UC 分为轻、中、重度，该标准使用方便、易于掌握，但其缺点为不包含客观的内镜评分。目前更推荐包含内镜评分的 Mayo 评分用于临床活动度的评估，该评分系统包含排便次数、便血情况、内镜下表现及医师总体评价四个亚项，每项 4 分，共计 12 分。UC 按疾病活动度，分为轻 - 中度、中 - 重度和急性重度，其中中 - 重度 UC 定义为 Mayo 评分 6 ～ 12 分，且结肠镜评分即 Mayo 内镜分项评分≥2 分。结合该患者 Mayo 评分为 10 分，且内镜下 Mayo

评分为 3 分，符合中 - 重度 UC 的定义。

关于中 - 重度 UC 的治疗方案选择，既往 2012 年 ECCO 和 2015 年 CAG 共识将生物制剂作为其他治疗无效的补救或二线治疗的方案，即使用 5- 氨基水杨酸制剂或糖皮质激素作为起始治疗，对上述治疗无效的患者才考虑更换生物制剂治疗。2019 年 ACG 和 2020 年 AGA 指南对上述 UC 的传统治疗模式提出了挑战，对于中 - 重度 UC 提出了无阶梯个体化治疗的概念，即糖皮质激素和生物制剂均可作为平行选择，根据病情，生物制剂可作为中 - 重度 UC 一线选择。

如何选择合适的中 - 重度 UC 患者进行早期生物制剂治疗，需对患者进行分层，筛选出具有预后不良高危因素的患者进行早期生物制剂治疗，目前指南推荐的高危因素包括：发病年龄<40 岁；广泛型结肠炎；内镜炎症程度重（Mayo 内镜评分 3 分）；需早期使用糖皮质激素；合并肠外表现；炎症指标升高、低血清白蛋白血症，疾病反复发作需频繁住院治疗等。结合该患者除肠外表现外，具有以上高危因素中的 5 项，本病例为合并高危因素的中 - 重度 UC，因此治疗上选择了生物制剂作为一线诱导治疗方案。

中 - 重度 UC 生物制剂治疗指南推荐使用英夫利西单抗或维得利珠单抗（有条件推荐，证据质量中度），目前还没有过多头对头的研究来比较两者在中 - 重度 UC 中诱导缓解的疗效，对于英夫利西单抗临床医师有更多使用经验，且其起效快，可迅速改善临床症状。使用英夫利西单抗时，联用硫唑嘌呤能降低免疫原性，提高长期疗效，但对于病情较轻，对生物制剂单药治疗安全性更重视，而不着重联合治疗效果的患者，可以合理选择生物制剂单药治疗。本病例选择生物制剂英夫利西单抗作为诱导和维持治疗，患者获得良好的疗效，出于安全性考虑，继续予以单药维持治疗。

三、小结

规范化的临床内镜评估，尤其对于疾病预后不良的风险评估，是中 - 重度活动期 UC 选择合理有效治疗方案的前提。近年对中 - 重度 UC 患者提出了早期积极治疗和无阶梯个体化治疗的概念。国际权威指南推荐，对于中 - 重度 UC 患者，激素和生物制剂作为诱导缓解治疗的平行选择，生物制剂英夫利西单抗或维得利珠单抗均可用于中 - 重度活动期 UC 患者的一线治疗，特别是具有不良预后高危因素患者的一线选择。

（韩　玮　胡乃中）

参考文献

[1] 中华医学会消化病学分会炎症性肠病学组 . 炎症性肠病诊断与治疗的共识意见（2018 年·北京）[J]. 中华炎性肠病杂志（中英文），2018，2（3）：173-190.

[2] LE BERRE C，RODA G，NEDELJKOVIC PROTIC M，et al. Modern use of 5-aminosalicylic acid compounds for ulcerative colitis [J]. Expert Opin Biol Ther，2020，20（4）：363-378.

[3] UNGARO R，MEHANDRU S，ALLEN P B，et al. Ulcerative colitis [J]. Lancet，2017，389（10080）：1756-1770.

[4] HARBORD M，ELIAKIM R，BETTENWORTH D，et al. Third European Evidence-based Consensus on

Diagnosis and Management of Ulcerative Colitis. Part 2:Current Management [J]. J Crohns Colitis, 2017,11(7):769-784.

[5] RUBIN D T, ANANTHAKRISHNAN A N, SIEGEL C A, et al. ACG Clinical Guideline: Ulcerative Colitis in Adults [J]. Am J Gastroenterol, 2019, 114(3): 384-413.

[6] 中华医学会消化病学分会炎症性肠病学组 . 中国消化内镜技术诊断与治疗炎症性肠病的专家指导意见[J]. 中华炎性肠病杂志,2020,4(4):283-291.

[7] TRUELOVE S C, WITTS L J. Cortisone in ulcerative colitis; final report on a therapeutic trial [J]. Br Med J, 1955, 2(4947): 1041-1048.

[8] FEUERSTEIN J D, ISAACS K L, SCHNEIDER Y, et al. AGA Clinical Practice Guidelines on the Management of Moderate to Severe Ulcerative Colitis [J]. Gastroenterology, 2020, 158(5): 1465-1496.

[9] DIGNASS A, LINDSAY J O, STURM A, et al. Second European evidence-based consensus on the diagnosis and management of ulcerative colitis part 2: current management [J]. J Crohns Colitis, 2012, 6(10): 991-1030.

[10] BRESSLER B, MARSHALL J K, BERNSTEIN C N, et al. Clinical practice guidelines for the medical management of nonhospitalized ulcerative colitis: the Toronto consensus [J]. Gastroenterology, 2015, 148(5): 1035-1058.e3.

[11] RAINE T, BONOVAS S, BURISCH J, et al. ECCO Guidelines on Therapeutics in Ulcerative Colitis: Medical Treatment [J]. J Crohns Colitis, 2022, 16(1): 2-17.

第 38 章　急性重度溃疡性结肠炎的诊治病例

一、病例简介

（一）病历资料

1. **病史**　男性，34 岁，因“间断排黏液脓血便 2 年，加重半个月”入院。

患者 2 年前开始排黏液脓血便，2 ～ 3 次 /d，无腹痛，于当地医院行肠镜示“升结肠以下血管纹理不清，散在糜烂及溃疡”，诊断为溃疡性结肠炎。予美沙拉秦 0.5g、3 次 /d 口服联合美沙拉秦灌肠，患者便血较前好转后自行停药。半个月前患者排黏液脓血便较前加重，约 15 次 /d，伴发热，体温最高达 38℃，左下腹痛，来我院就诊。病来乏力，无口腔溃疡及关节痛，无肛周疾病，饮食差，近半年体重下降 6kg。

个人史、既往史、家族史无特殊。

2. **查体**　体温 38℃，心率 106 次 /min，血压 100/70mmHg。心、肺查体无异常，重度贫血貌，腹软，左下腹轻压痛，无反跳痛及肌紧张，肠鸣音活跃，8 ～ 10 次 /min。

3. **辅助检查**　血常规示 WBC 4×10^9/L，HGB 54g/L，PLT 620×10^9/L。生化指标示白蛋白 25g/L；CRP 85mg/L；余肾功能、离子等生化检查均正常。

感染方面：粪便细菌培养和 *C. diff* 毒素检测（–），T-SPOT.TB 和肝炎病毒（–），EBV 血清 IgG（+）、IgM 和病毒载量（–），CMV 血清学检测均（–）。

免疫方面：ANA、免疫球蛋白、风湿系列等免疫指标均（–）。

乙状结肠镜：距肛门 30cm 以下见黏膜充血、水肿，血管纹理不清，散在黏膜糜烂、溃疡及出血点（图 38-1）。

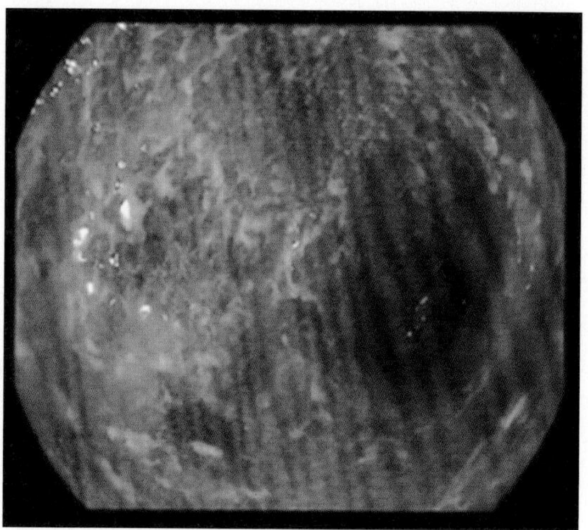

图 38-1　乙状结肠镜

病理学检查：腺体扭曲，细胞无异型，间质大量炎细胞浸润，见炎性肉芽组织。EBER 免疫荧光染色和 CMV 免疫组织化学染色均阴性。

腹部增强 CT：结肠管壁普遍水肿、增厚，边缘毛糙，增强扫描分层强化，周围见少许渗出。乙状结肠周围及系膜内见多发淋巴结，部分增大，可见强化（图 38-2）。

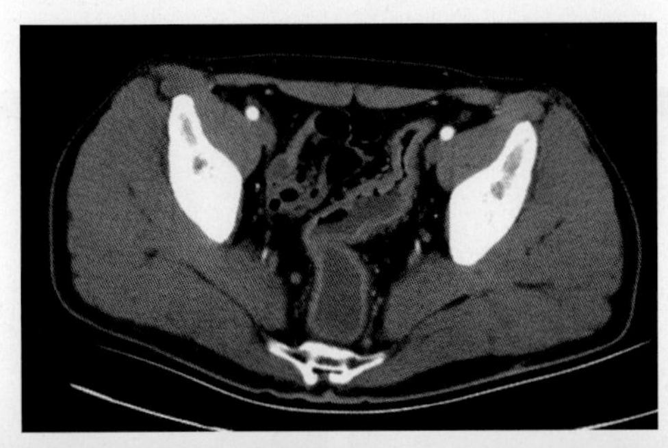

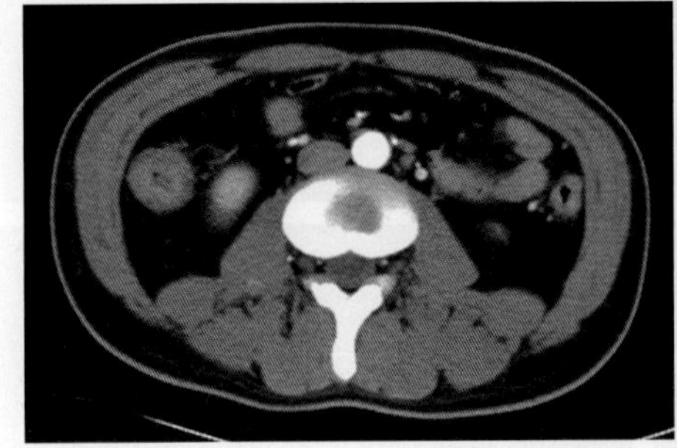

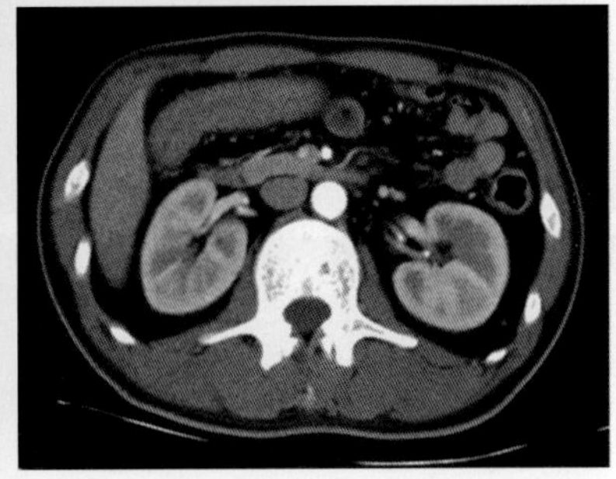

图 38-2 腹部增强 CT

（二）诊断与治疗

1. 诊断 溃疡性结肠炎（慢性复发型、广泛结肠、活动期、重度）。

2. 临床评估 根据改良 Truelove 和 Witts 疾病严重程度分型，该患者血便＞6 次 /d，心率 106 次 /min（＞90 次 /min），体温 38℃（＞37.8 ℃），HGB 54g/L（＜105g/L），CRP 85mg/L（＞30mg/L），符合急性重度溃疡性结肠炎（acute severe ulcerative colitis，ASUC）的诊断。

3. 治疗经过及结果 予甲泼尼龙 60mg/d 静脉输注，同时予输血、输注白蛋白等对症支持治疗，予低分子量肝素抗凝，并进行多学科会诊。应用甲泼尼龙第 3 天，患者排黏液脓血便 8 ～ 10 次 /d，CRP 64mg/L，根据 Oxford 指数（第 3 天，排便＞8 次 /d 或 3 ～ 8 次 /d+CRP＞45mg/L），考虑患者激素应答不佳，予加用英夫利西单抗（IFX）5mg/kg 静脉滴注。患者应用 IFX 治疗后，便次逐渐减少至 4 次 /d，CRP 降至 35mg/L；但在 IFX 治疗第 6 天，便血次数增至 10 次 /d，CRP 再次升高至 49mg/L。患者临床症状和 CRP 出现反复，根据 2019 年英国胃肠病学会成人炎症性肠病指南建议，ASUC 患者在第一次输注 IFX 5mg/kg 3 ～ 5 天后仍应答不佳时，在评估是否需要急诊结肠切除术后，可给予加速诱导方案。本例患者年轻，有保肠需求，且无结肠切除绝对适应证，在与患者充分沟通后，予以 IFX 加速治疗（即在应用首剂 IFX 第 7 天时给予第 2 剂 IFX 治疗）。经治疗后，患者排便减少至 4 ～ 5 次 /d，便血量较前减少，CRP 降至 17mg/L。随后患者好转出院。

4. 随访 患者继续 IFX 治疗（4 周后应用第 3 剂 IFX，间隔 8 周应用第 4 剂 IFX）。第 4 次 IFX 用药前复查肠镜，显示进镜抵达回肠末端，所见回肠末端黏膜光滑；肝曲至距肛门

20cm 见黏膜息肉样增生不平，直肠黏膜轻度充血，余所见大肠黏膜光滑、色泽正常，血管纹理清晰（图 38-3）。患者无临床症状，生化检查均正常，内镜下达到黏膜愈合，继续 IFX 5mg/kg 每 8 周 1 次维持缓解。

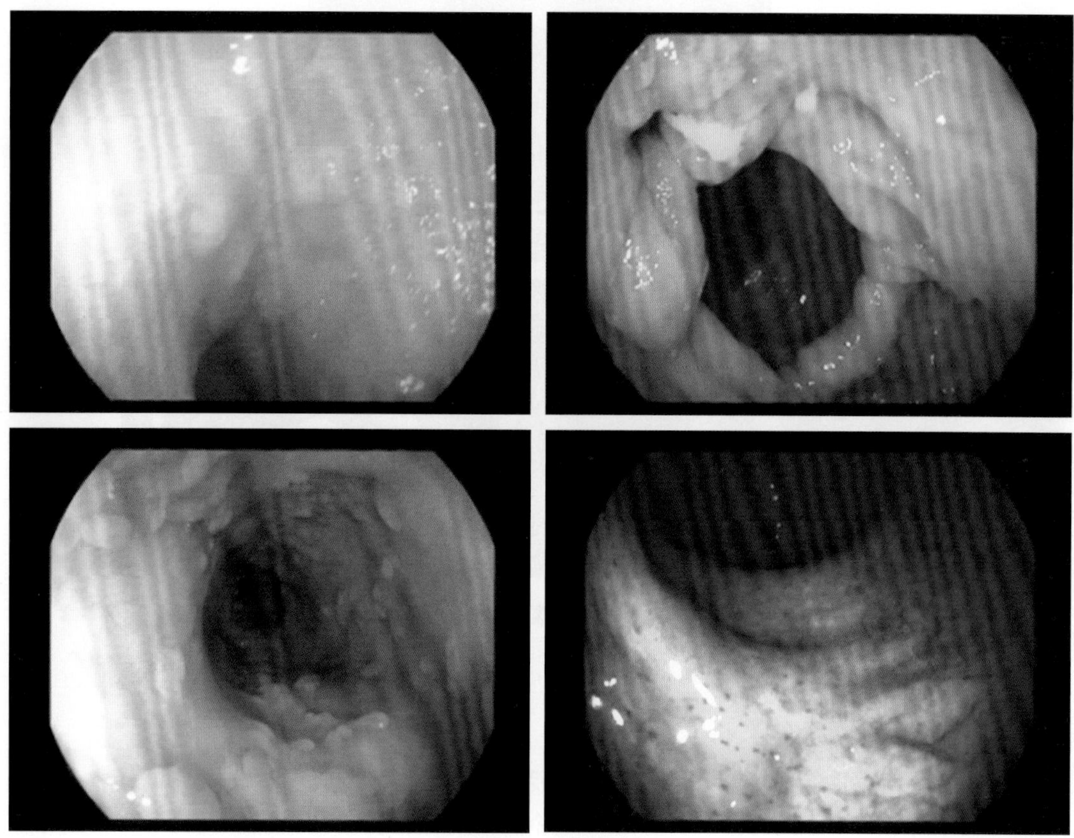

图 38-3　复查肠镜

二、分析与讨论

根据改良 Truelove 和 Witts 疾病严重程度分型，ASUC 是指血便次数≥6 次，同时符合以下至少 1 条标准：心率>90 次 /min，体温>37.8℃，血红蛋白<105g/L，CRP/ESR>30mg/L。2019 年《美国胃肠病学会临床指南：成人溃疡性结肠炎》将便次>10 次、持续便血、情况紧急、需要输血、ESR>30mm/h、CRP 升高、粪便钙卫蛋白>150 ～ 200μg/g、内镜 Mayo 子评分 3 分以及 UCEIS 评分 7 ～ 8 分，定义为暴发型 UC。后者进一步强调了临床症状进行性恶化，存在持续炎症状态的这一类重症患者，临床应予以高度重视。ASUC 患者病情进展迅速，肠切除手术率高，因此，对于急性重症 UC 的判断、排除合并感染、药物治疗及转换治疗的时机和手术指征的把握是临床上需密切关注的重点问题。

ASUC 诊断后，如无禁忌，应立即开始静脉激素治疗，推荐为甲泼尼龙 40 ～ 60mg/d，在使用足量静脉激素治疗 3 天时进行评估，无效时应转换治疗方案。关于“无效”尚无统一评价标准，需结合患者的全身状况、体格检查、排便频率和便血量，以及炎症指标等综合判断。目前普遍认可的是 Oxford 指数，即静脉激素治疗第 3 天，便次>8 次 /d，或排便 3 ～ 8 次 /d 且 CRP>45mg/L，符合以上标准，预测结肠切除术的风险为 85%。其他预测激素治疗失败的指标包括低蛋白血症、结肠扩张、ESR>75mm/h 和体温>38℃。对于激素难治性 ASUC，要及时进行转换治疗。转换方案有两种：一是转换药物的治疗，二是立即手术。在转换治疗前，应与外科医师和患者密切沟通，以权衡药物治疗与急诊手术的利弊，制订个体化治疗方案。转换治疗药物包括环孢素 A 和英夫利西单抗。英夫利西单抗挽救治疗的最佳方案尚未统一。ASUC 患者肠道病变范围广，炎症负荷重，且血中肿瘤坏死因子水平更高，存在严重低蛋白血症，导致 IFX 清除增加，因此即使激素联合 IFX 治疗，仍有部分患者出现病情反复，说明此类患者常规 IFX 剂量和给药间隔并不能很好地控制病情，需要加大给药剂量或缩短给药间隔。本例 ASUC 患者为广泛结肠型，血便次数多，同时伴有发热、贫血、低蛋白血症，根据改良 Truelove 和 Witts 疾病严重程度分型诊断为 ASUC，而根据《美国胃肠病学会临床指南：成人溃疡性结肠炎》分类标准，属于暴发型 UC，后者更能说明该患者的病情危重，因此治疗上要积极、果断。此外，本例患者在应用 IFX 治疗第 6 天时出现病情提前反复，再次评估手术风险后予以 IFX 的加速治疗，患者临床症状和生化指标均缓解，并在第 4 次 IFX 治疗时达到黏膜愈合，说明 IFX 的加速治疗对于部分激素难治性 ASUC 患者是有效的，并能避免结肠切除。

手术治疗是激素难治性 ASUC 的选择之一，手术时机的把控既是重点又是难点。对于内科治疗失败或者存在手术适应证的患者，如果继续进行内科治疗，可能会延误病情，增加手术风险，应及时手术。此外，对于病史长、生活质量差、经济困难以及病情严重的 ASUC 患者，应尽早行结肠切除术。

三、小结

ASUC 病情凶险、进展迅速，需早期识别，积极处理。激素难治性 ASUC 要及时进行转换治疗。对于部分使用 IFX 进行挽救治疗的 ASUC 患者，可能需要 IFX 的加速治疗。尽管转换为药物治疗可达到一定程度的疾病缓解，手术时机的判断要贯穿 ASUC 的整个治疗过程，对于存在手术绝对适应证或内科治疗效果不佳的患者，应及时行手术治疗以避免延误病情、产生不良结局。

（李　卉　田　丰）

参考文献

[1] LAMB C A, KENNEDY N A, RAINE T, et al. British Society of Gastroenterology consensus guidelines on the management of inflammatory bowel disease in adults [J]. Gut, 2019, 68 (Suppl 3): s1-s106.

[2] TRUELOVE S C, WITTS L J. Cortisone in ulcerative colitis; final report on a therapeutic trial [J]. Br Med J, 1955, 2 (4947): 1041-1048.

[3] RUBIN D T, ANANTHAKRISHNAN A N, SIEGEL C A, et al. ACG Clinical Guideline: Ulcerative Colitis in Adults [J]. Am J Gastroenterol, 2019, 114 (3): 384-413.

[4] 中华医学会消化病学分会炎症性肠病学组．炎症性肠病诊断与治疗的共识意见(2018 年·北京)[J]. 中华炎性肠病杂志(中英文),2018,2(3):173-190.
[5] TRAVIS S P,FARRANT J M,RICKETTS C,et al. Predicting outcome in severe ulcerative colitis [J]. Gut,1996,38(6):905-910.
[6] SPINELLI A,BONOVAS S,BURISCH J,et al. ECCO Guidelines on Therapeutics in Ulcerative Colitis: Surgical Treatment [J]. J Crohns Colitis,2022,16(2):179-189.
[7] ROSEN M J,MINAR P,VINKS A A. Review article:applying pharmacokinetics to optimise dosing of anti-TNF biologics in acute severe ulcerative colitis [J]. Aliment Pharmacol Ther,2015,41(11):1094-1103.
[8] GIBSON D J,HEETUN Z S,REDMOND C E,et al. An accelerated infliximab induction regimen reduces the need for early colectomy in patients with acute severe ulcerative colitis [J]. Clin Gastroenterol Hepatol,2015,13(2):330-335.e1.

第 39 章　炎症性肠病与结核感染的鉴别诊断

一、病例简介

（一）病历资料

1. 病史　男性，48 岁，已婚，司机，因“间断腹痛半年余，再发加重 2 周”于 2020 年 6 月入院。

患者于 2020 年 1 月无明显诱因出现腹痛，为间断性胀痛，主要位于中上腹部，进食后加重，伴大便次数增多，3 ～ 5 次 /d，不成形，偶带黏液，无脓血。无恶心、呕吐，无发热、寒战，无心慌、胸闷，无咳嗽、咳痰、盗汗等不适。2 周前腹痛再发加重，伴腹胀，伴午后低热，最高体温达 38℃，可自行缓解。近 1 个月体重减轻 5kg，饮食和精神欠佳，睡眠可。

个人史、既往史、家族史无特殊。

2. 查体　体温 37℃，脉搏 82 次 /min，呼吸 21 次 /min，血压 129/80mmHg。身高 170cm，体重 54kg，BMI 18.69kg/m^2。神志清楚，贫血貌，体形消瘦，皮肤、巩膜无黄染，全身浅表淋巴结未扪及肿大。心、肺无异常。腹平软，上腹轻压痛，全腹无反跳痛及肌紧张，肝、脾未触及，移动性浊音（-），肠鸣音 3 ～ 5 次 /min。

3. 辅助检查　血常规示 WBC 5.04×10^9/L，中性粒细胞百分比（NEU%）52.39%，HGB 115g/L，PLT 115×10^9/L，红细胞比容 37.2%。生化指标示白蛋白 30.1g/L。炎症指标示 CRP 15.1mg/L，ESR 26mm/h。大便常规示黄色软便，隐血试验（-），钙卫蛋白 201μg/g（阳性）；大便细菌培养（-）；大便涂片找真菌（-）。

结核感染方面：结核抗体（-），LAM（+），38kD（+），16kD（-）；结核 T-SPOT.TB 阳性，抗原 A 的斑点数>100 个，抗原 B 的斑点数 =56 个；PPD 皮试强阳性。

其他实验室检查：ENA、ANCA、肝炎病毒、EB 病毒和巨细胞病毒、肿瘤相关指标等均正常。

肺部 CT：①双肺支气管炎，肺气肿，肺大疱；②双肺散在纤维灶、增殖灶及钙化灶伴牵拉性支气管扩张，以上叶为主，考虑为慢性感染性病变，结核可能性大。

胃镜：糜烂性胃炎（Ⅰ级）。

肠镜：回肠末端 15cm 以内可见多处环周白色瘢痕，多发虫蚀样浅溃疡；回盲瓣鱼嘴样持续开放，可见环周溃疡；回盲部、升结肠可见多发环周溃疡及虫蚀样溃疡，并增生息肉瘢痕形成；余结肠未见明显异常（图 39-1）。

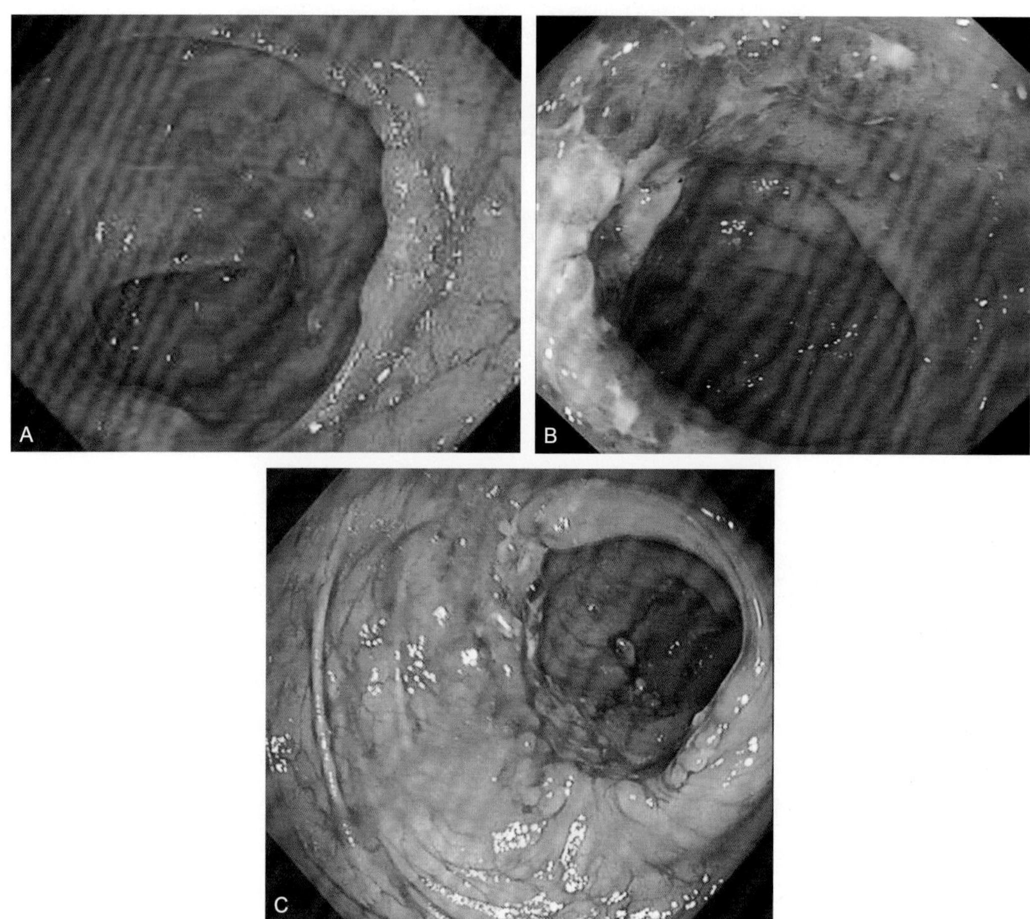

图 39-1 肠镜

A. 回肠末端多处环周瘢痕,多发虫蚀样浅溃疡;B. 回盲瓣鱼嘴样持续开放,环周溃疡;C. 升结肠环周溃疡及虫蚀样溃疡。

CTE:盲肠 - 升结肠见长于 10.9cm 段肠壁明显增厚,结肠袋结构消失;回肠末端不均匀、结节样增厚;腹腔及腹膜后多个淋巴结增大,其中回盲系膜多个淋巴结增大,较大者短径为 12.1mm;小肠未见明显异常。根据上述改变,拟诊为炎性疾病,考虑肠结核可能性大。

病理学检查:回肠末端、回盲部、升结肠,局部可见溃疡及上皮样肉芽肿形成,部分肉芽肿融合伴干酪样坏死形成。横结肠、降结肠、乙状结肠、直肠,肠黏膜及固有腺体排列尚规则伴散在慢性炎症细胞浸润。抗酸染色查见少量阳性杆菌(图 39-2)。结核分枝杆菌 PCR 检测结果为阳性。综上,诊断为肠结核。

(二)诊断与治疗

1. 临床诊断 肠结核,陈旧性肺结核,轻度贫血,低蛋白血症。

2. 诊断依据 中年男性,腹痛、排便异常、发热、消瘦等症状;非特异性炎症指标升高(CRP、粪便钙卫蛋白等),ESR 升高;结核抗体、T-SPOT.TB、PPD 皮试均阳性;肺部 CT 示慢性炎症,陈旧性肺结核;结肠镜示回肠末端、回盲部和升结肠多发环周溃疡及虫蚀样溃疡,并增

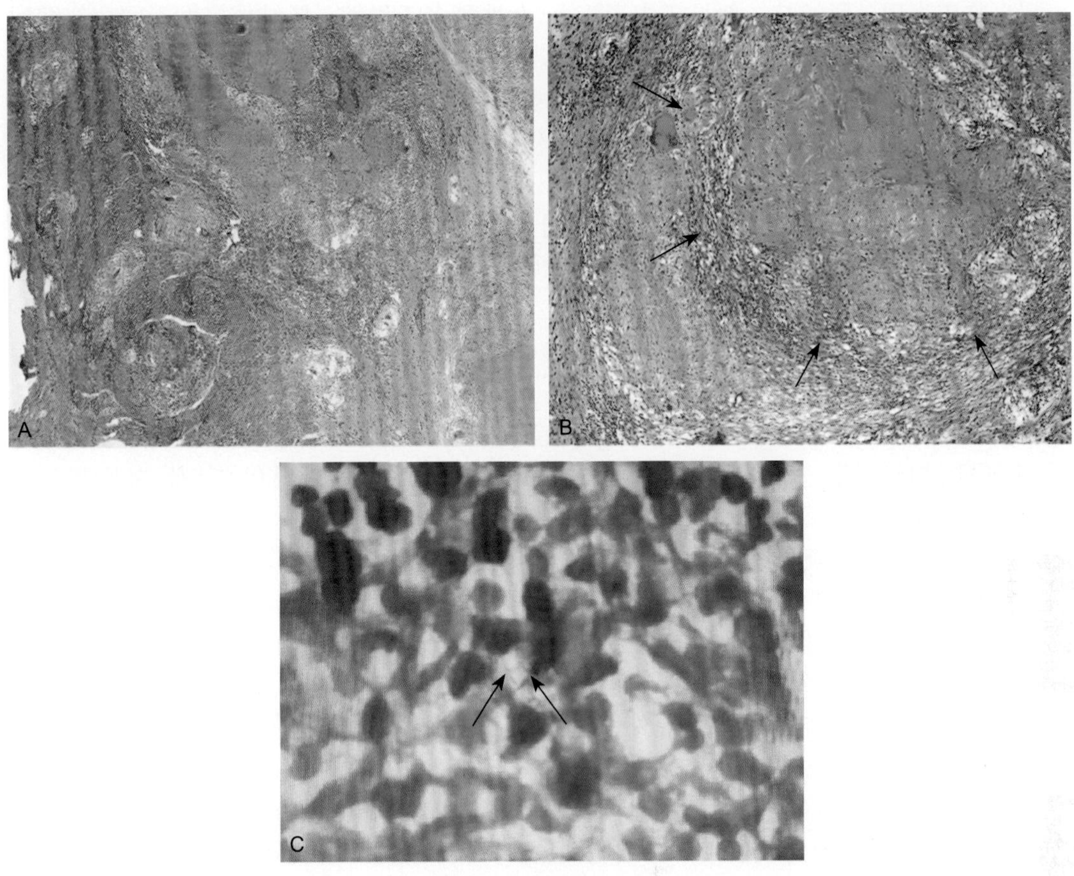

图 39-2　病理学检查

A. 局部可见溃疡及上皮样肉芽肿形成；B. 肉芽肿融合伴干酪样坏死形成；C. 抗酸染色阳性杆菌。

生息肉瘢痕形成，回盲瓣口呈鱼嘴样开放；病理学检查示肠壁多发上皮样肉芽肿形成，可见肉芽肿融合伴干酪样坏死，抗酸染色见阳性杆菌。无恶性肿瘤、特异性感染、自身免疫病等的证据。

3. **治疗**　给予抗结核治疗：异烟肼、利福平、吡嗪酰胺、乙胺丁醇联合治疗 3 个月，同时辅助护肝治疗。3 个月后停用乙胺丁醇，治疗方案改为异烟肼、利福平、吡嗪酰胺，同时辅助护肝治疗，继续治疗 1 年。

4. **治疗效果和临床转归**　抗结核治疗 3 个月后，患者精神面貌改善，体力和精力正常，体重增加；腹痛、低热等症状消失，大便基本正常；CRP、ESR 恢复正常；肠镜示肠道溃疡明显好转。2021 年 10 月肠镜示肠道溃疡消失，黏膜愈合。停用抗结核药物。

二、分析与讨论

肠结核是结核分枝杆菌引起的肠道慢性特异性感染。主要由人型结核分枝杆菌引起。少数地区因饮用未经消毒的带菌牛奶或乳制品而发生牛分枝杆菌肠结核。结核分枝杆菌侵犯肠道主要是经口感染，也可由血行播散引起，或由腹腔内结核病灶直接蔓延引起。

1. 临床表现 肠结核一般见于中青年人，女性稍多于男性。肠结核好发于回盲部即回盲瓣及其相邻的回肠和升结肠，其次为小肠、结肠，少数见于直肠，极少数见于胃和食管。肠结核起病缓慢，早期缺乏特异性症状，随着疾病的进展出现以下症状。

（1）腹痛：最常见，多为隐痛，疼痛部位多位于右下腹或脐周，可伴有腹胀。并发肠梗阻或穿孔时，疼痛可突然加重。

（2）腹部包块：多位于下腹部，以回盲部居多。

（3）腹泻与便秘：多数为单纯腹泻，也有腹泻与便秘交替发生，单纯便秘者略少。少数患者可有便血。

（4）全身症状（结核中毒症状）：出现低热、盗汗、乏力、食欲缺乏、体重下降等全身中毒症状。

（5）体格检查：半数以上患者可触及腹部包块，常位于右下腹，位置较深，质地硬，表面不平，有压痛，相对固定。合并肠梗阻、肠穿孔、局限性腹膜炎时可出现有关体征，如肠鸣音亢进、肠型、腹部压痛及反跳痛等。继发结核性腹膜炎时可有腹水。

2. 结核实验室检查及评价

（1）结核菌素皮肤试验（PPD 皮试）：结核菌素通常指结核菌纯蛋白衍化物（PPD），是我国常用于结核病辅助诊断的方法。PPD 皮试阳性对肠结核（ITB）的诊断有参考价值，但特异性及灵敏性均不高，结核病早期或机体免疫力低下时 PPD 皮试可为阴性，故 PPD 皮试阴性也不能完全排除肠结核的可能。另外，我国卡介苗接种率较高，故易出现PPD皮试假阳性。

（2）γ 干扰素释放试验（interferon-γ release assay，IGRA）：结核感染 T 细胞斑点试验（T-SPOT.TB）是一种 IFN-γ 在外周血的释放试验对结核进行诊断的方法，机体感染结核分枝杆菌后，体内存在特异的效应 T 淋巴细胞，其在体外再次受到结核分枝杆菌特异抗原的刺激时，会分泌释放 IFN-γ，通过检测 IFN-γ 的水平或计数分泌 IFN-γ 的外周血单核细胞，可以了解机体在感染结核分枝杆菌后的免疫应答状态，从而发现结核分枝杆菌的潜伏感染，辅助诊断结核病。T-SPOT.TB 是诊断结核病的一个重要方法，其敏感度和特异度达 87.5% 和 86.0%。因此，T-SPOT.TB 对结核病的诊断价值高于 PPD 皮试，尤其是该项检查的高阴性预测值对 ITB 与 CD 的鉴别诊断有重要意义。

3. 影像学检查

（1）X 线检查：X 线检查多数可见活动性或陈旧性肠外结核病灶。钡餐造影或结肠气钡双重对比造影对诊断具有重要意义，表现为多发大小不等的溃疡、黏膜纠集、肠腔狭窄、结肠袋变浅消失及肠道痉挛激惹征象，呈多段肠管破坏，呈“跳跃征”，盲肠和升结肠变形缩短、回盲瓣增厚，回肠末端狭窄、黏膜破坏，并与盲肠排列成一直线，呈“一字征”。

（2）CT 检查：CT 检查受扫描方向、肠道活动、肠道准备等因素影响，不易判断十二指肠水平段、空肠和回肠病灶以及较小的肠结核病变。表现多为肠壁环形增厚，少数见盲肠内侧偏心性增厚，回盲瓣增厚，可呈肠道跳跃性改变，增强后呈均匀强化为主。CT 检查亦可发现合并腹内肠外结核，特别是淋巴结结核，表现为环形或多环状强化的肿大淋巴结，伴中心低密度灶（提示干酪样液化），少数见钙化性淋巴结，有助于肠结核的诊断。

4. 结肠镜 炎症型表现为黏膜充血水肿、血管纹理模糊，可见到点状或片状糜烂灶，表面附黄白色黏稠渗出物或霜样白苔。溃疡型可见大小不等的溃疡，可单发或多发，大的环肠壁半周，多不规则，呈椭圆形或类圆形，环形走向多见，与肠轴垂直，底部覆黄白色苔，部分可见肉芽组织生长，溃疡界限多不分明，周围黏膜呈炎症性改变。增生型特点为增生性结节，大的可形成不规则肿物样隆起，质地脆、色红、触之易出血。混合型有不同程度的肠腔节段性狭窄。

国内外普遍将结肠镜结合活体组织病理学检查作为肠结核与克罗恩病的主要诊断方法。在结肠镜检查中，克罗恩病的节段性分布远高于肠结核；CD 好发于回肠末端，直肠、乙状结肠也常有累及；ITB 多见于回盲部，常表现为回盲瓣开口固定开放、呈鱼嘴样张开，其次为空肠和回肠、右半结肠，而直肠少见；就溃疡形态而言，CD 多表现为阿弗他溃疡、纵行裂隙样溃疡、典型鹅卵石样外观、桥状黏膜等，而 ITB 则多以环形溃疡、虫蚀样溃疡、假性息肉多见。典型的结肠镜下特征受检查者主观影响较大，理论上要求有统一的标准，且检查者能准确把握标准才具指导价值，如诊断纵行溃疡要求的溃疡长径≥4cm，诊断环形溃疡要求的溃疡周径≥1/2 肠周等。此外，临床上仅 20% ～ 30% 的病例具备上述典型内镜下征象，因此不能单纯依靠内镜下表现诊断肠结核。

5. **病理学检查**　肠结核的病理类型大体可分为溃疡型、增生型及混合型 3 种。溃疡型肠结核的活检标本可见充血、水肿及镜下淋巴细胞浸润，进一步还可发展为干酪性坏死，进而发展为溃疡。溃疡边缘不齐，深浅不一，可累及肌层或者浆膜层。在溃疡修复的过程中，还可见大量纤维组织增生，可导致瘢痕形成，引起肠管变形和狭窄。

干酪样坏死性肉芽肿是诊断 ITB 的“金标准”。ITB 中的肉芽肿多位于黏膜下层，以溃疡组织和正常组织交界处多见，干酪样肉芽肿、肉芽肿相互融合是 ITB 的主要病理学特点。但是如果在结核的病变以增殖为主，渗出、坏死较少，且宿主的抵抗力较差时，可形成非干酪样坏死，因此不能无干酪样坏死表现就排除 ITB，同时也不能认为非干酪性肉芽肿的表现就是 CD。有研究发现 ITB 最大肉芽肿直径＞200μm 者较 CD 常见，也有研究发现肉芽肿直径＞500μm 的在 ITB 中较 CD 显著增多，而 CD 中微小肉芽肿（微小肉芽肿即由上皮样细胞和淋巴细胞构成的聚集体，而无巨核细胞存在的肉芽肿）更为常见，多位于黏膜层，而在溃疡周边则不常存在。肉芽肿的分布和大小对 ITB 和 CD 具有鉴别价值。

研究表明，黏膜下层增厚、裂隙样溃疡、肉芽肿变化、固有肌层增厚和鹅卵石征 5 个指标对 CD 和 ITB 的鉴别诊断具有重要价值。裂隙状溃疡、鹅卵石征对 CD 诊断有高度特异性，而干酪样坏死性肉芽肿对 ITB 有高度特异性，但这 3 个指标的敏感度低，且镜下取检仅为黏膜层组织，往往难以发现这些特征性变化。手术标本的敏感性高于活检标本的敏感性，手术标本可以显示裂隙状溃疡的存在，这在 CD 中更常见，甚至会延伸到浆膜层，而在 ITB 中较为罕见，且通常不会超过黏膜下层。CD 的病变也可出现在肉眼观察正常的黏膜中，故多部位、多数量的病变肠黏膜和正常肠黏膜组织进行病理学活检，能大大增加诊断的准确性。

6. **试验性抗结核治疗**　对诊断有困难而又高度怀疑肠结核的病例，可采用试验性抗结核治疗。按照中华医学会消化病学分会炎症性肠病协作组《对我国炎症性肠病诊断治疗规范的共识意见》，对于经过临床、实验室检查、内镜、病理后仍然不能鉴别两病的患者，先予试验性抗结核治疗。研究发现，抗结核治疗 3 个月和 6 个月时，内镜回访发现所有 ITB 患者的溃疡和结节样病变都消失或明显好转，而 CD 患者的活动性溃疡和结节样病变均无明显好转。但试验性抗结核治疗效果的评估标准至今尚无共识。试验性抗结核治疗评定为有效，一要确定所达到的临床表现及内镜病变改善的程度，二要确定评定的合适时间点。仅凭试验性抗结核治疗的短期临床症状改善，并不能排除 CD。试验性抗结核治疗后 3 个月复查回结肠镜，若活动性溃疡消失或明显好转，伴炎症性结节样病变消失或明显好转，可评定为试验治疗有效，应继续抗结核治疗。对活动性溃疡明显好转但未完全消失者，治疗达 6 个月活动性溃疡应完全消失，否则要重新考虑评定。

因此，肠结核诊断需结合病史、临床表现、病原学、肠镜和病理学检查。如有以下情况应考虑本病：①中青年患者有肠外结核，主要是肺结核；②临床表现有腹泻、腹痛、右下腹压痛，也可有腹块、原因不明的肠梗阻，伴有发热、盗汗等结核毒血症状；③ X 线小肠钡剂造影检查发现跳跃征、溃疡、肠管变形和肠腔狭窄等征象；④结肠镜检查发现主要位于回盲部的肠黏膜炎症、溃疡、炎症息肉或肠腔狭窄；⑤ PPD 皮试强阳性或 T-SPOT.TB 阳性；⑥活体组织病理学检查找到干酪性肉芽肿具有确诊意义，活检组织中找到抗酸染色阳性杆菌也有确诊价值。对诊断有困难而又高度怀疑肠结核的病例，如抗结核治疗数周内（2 ～ 6 周）症状明显改善，2 ～ 3 个月后肠镜检查病变明显改善或好转，可作出肠结核的临床诊断。本病还要与 CD（表 39-1）、肠白塞病、结肠肿瘤、淋巴瘤及肠道其他细菌感染相鉴别。

表 39-1　肠结核和克罗恩病的鉴别

鉴别要点	肠结核	克罗恩病
肠外结核	多见	一般无
病程	复发不多见	病程长，缓解与复发交替
瘘管、腹腔脓肿、肛周病变	少见	可见
病变节段性分布	常无	有
溃疡形状	常呈环形、浅表而不规则	多呈纵行、裂隙状
结核菌素皮肤试验	强阳性	阴性或阳性
抗酸杆菌染色	可阳性	阴性
干酪性肉芽肿	可有	无
抗结核治疗	症状改善，肠道病变好转	无明显改善，肠道病变无好转

7. **治疗**　结核病治疗的目的是治愈患者，提高生活质量和恢复生产力；防止结核病或其晚期效应致死；防止结核病复发；防止耐药的发展和传播。肠结核一旦诊断明确，首先采取保守治疗。

（1）支持疗法：给予充分的休息和合理的营养以增强机体的抵抗力，重者亦可行肠外或肠内营养疗法。

（2）对症治疗：腹痛者给予解痉、止痛治疗。对于长期、大量腹泻的患者，除给予止泻药物治疗外，还应给予补充液体、维持水电解质平衡和酸碱平衡。

（3）抗结核治疗：抗结核治疗的原则是早期、规律、全程、适量、联合用药。肺外结核与肺结核的治疗采用相同的方案。常用的抗结核药物有异烟肼（INH，H）、链霉素（SM，S）、利福平（PFP，P）、乙胺丁醇（EMB，B）、吡嗪酰胺（PZA，Z）。目前，已经有抗结核固定复合剂，如异烟肼利福平吡嗪酰胺（RIFATER，含利福平 120mg、异烟肼 80mg、吡嗪酰胺 250mg）、异烟肼利福平（RIFINAH，含利福平 150mg、异烟肼 100mg）。复合制剂的优点是有利于保证患者联合、足量的化疗，并便于督导管理。任何化疗方案均包括 2 个不同的治疗阶段，即强化治疗阶段和巩固治疗阶段。

(4)手术治疗：手术适应证为完全性肠梗阻；急性肠穿孔，或慢性肠穿孔瘘管形成经内科治疗而未能闭合者；肠道大量出血经积极抢救不能有效止血者；诊断困难须剖腹探查者；反复发作的慢性肠梗阻，严重影响患者的工作、生活，伴营养障碍。手术方式需根据腹腔探查结果来决定，主要有肠粘连松解术、病变肠段切除术、病灶清除术、腹腔引流术等。术后仍需严格按照抗结核治疗原则，进行规范化的抗结核治疗。

（汪　欢　朱良如）

参考文献

[1] 中华医学会消化病学分会炎症性肠病学组. 炎症性肠病诊断与治疗的共识意见(2018 年·北京)[J]. 中华炎性肠病杂志(中英文),2018,2(3):173-190.

[2] 高翔,何瑶,陈瑜君,等. 试验性抗结核治疗鉴别肠结核与克罗恩病的临床与内镜分析[J]. 中华消化内镜杂志,2011,28(8):446-451.

[3] 胡品津. 我们能解决克罗恩病与肠结核鉴别诊断的难题吗?[J]. 中华消化杂志,2011,31(3):192-194.

[4] 何瑶,陈瑜君,杨红,等. 回结肠克罗恩病与肠结核临床及内镜特征比较[J]. 中华消化内镜杂志,2012,29(6):325-328.

[5] 王晓兵,程梦馨,夏冰. 肠结核与克罗恩病鉴别诊断的临床评价[J]. 临床内科杂志,2012,29(11):728-731.

第 40 章　肠道 T 细胞淋巴瘤

一、病例简介

(一)病历资料

1. 病史　男性,47 岁,因“糊状便 3 年,发热 2 个月”于 2010 年 5 月入院。

患者于 3 年前开始每天排糊状便约 4 次,无里急后重,无黏液脓血便,未系统诊治。

入院前 2 个月无明显诱因出现发热,体温最高达 38.5℃,无咳嗽、咳痰,无腹痛、腹胀,仍每天排糊状便约 4 次,于当地医院应用多种抗生素抗感染治疗未见明显好转,为进一步诊治来我院。患者病来偶有双手远端指间关节疼痛,频发口腔溃疡。2 个月来体重下降约 5kg。

既往史:患者年轻时有混合痔,每年于夏季出现肛周脓肿,2009 年于当地医院眼科诊断为“左眼角膜溃疡”,考虑角膜溃疡为免疫疾病所致。

2. 查体　体温 38.0℃,脉搏 95 次 /min,血压 120/80mmHg,呼吸 18 次 /min。腹软,全腹无压痛,无反跳痛及肌紧张。

3. 辅助检查　血常规、尿常规、大便常规、肝肾功能均正常。

肿瘤标记物:CA19-9、CEA、CA724 和 AFP 均正常。

免疫方面:ANA 阳性(1 : 80);补体 C3、C4,IgA、IgG 均略高于正常;抗链球菌溶血素 O 119IU/ml;CRP 77mg/L;ESR 45mm/h;类风湿因子 81IU/ml。

细菌学检查:多次大便细菌培养(-);双侧血细菌培养(-)。结核感染方面,PPD 皮试(-),胸部 CT 未见异常。

结肠镜:回盲部、回结肠、乙状结肠、直肠可见多发溃疡性病变,呈节段性分布(图 40-1)。

病理学检查:黏膜间质大量炎细胞浸润,小血管增生,部分腺体被炎细胞浸润、破坏(图 40-2)。免疫组织化学染色示 CD20(-),CD3(散在 +),Ki-67(-),CD68(散在 +)。病理诊断为大肠慢性溃疡性病变,克罗恩病待除外(因取材表浅,需结合临床)。

全消化道造影:左下腹见回肠节段性狭窄且呈受压改变,右下腹见较大范围回肠壁增厚,黏膜增宽呈铺路石征,盲肠及升结肠管腔狭窄;小肠及结肠多发病变,符合克罗恩病的诊断(图 40-3)。

全腹增强 CT:回盲部、升结肠、脾曲、乙状结肠、直肠多发肠壁水肿、增厚(图 40-4)。

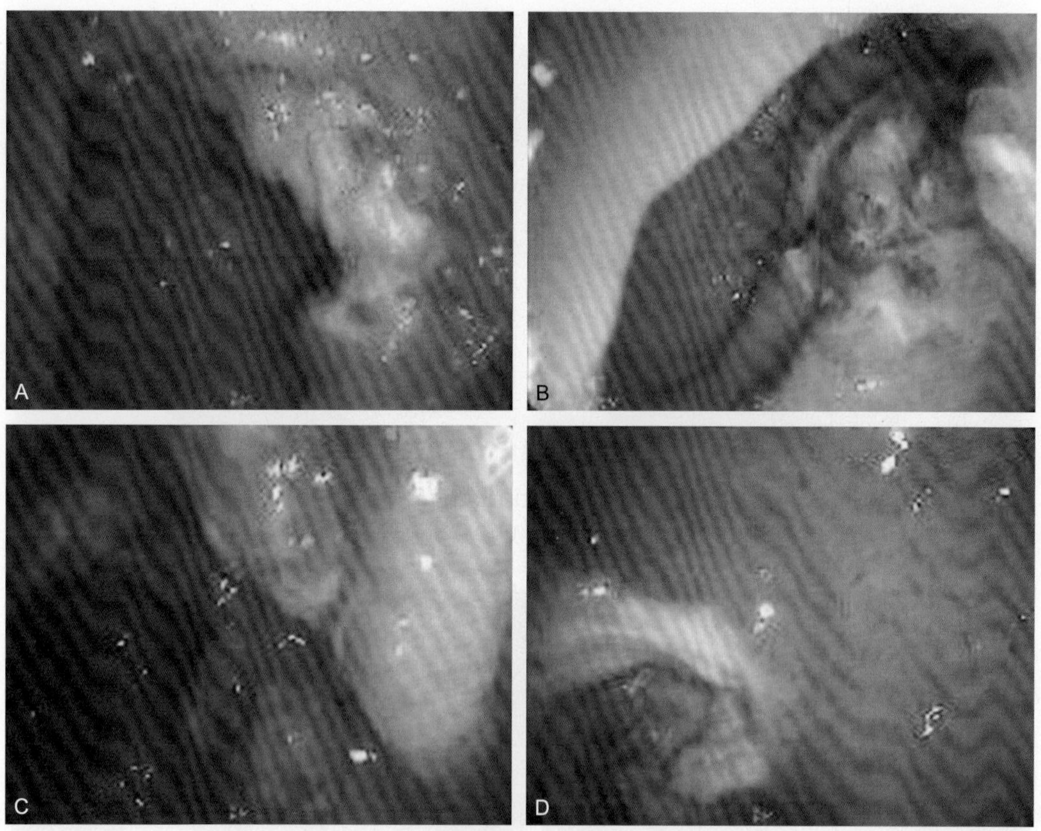

图 40-1　结肠镜

A. 回盲部;B. 横结肠;C. 乙状结肠;D. 直肠。

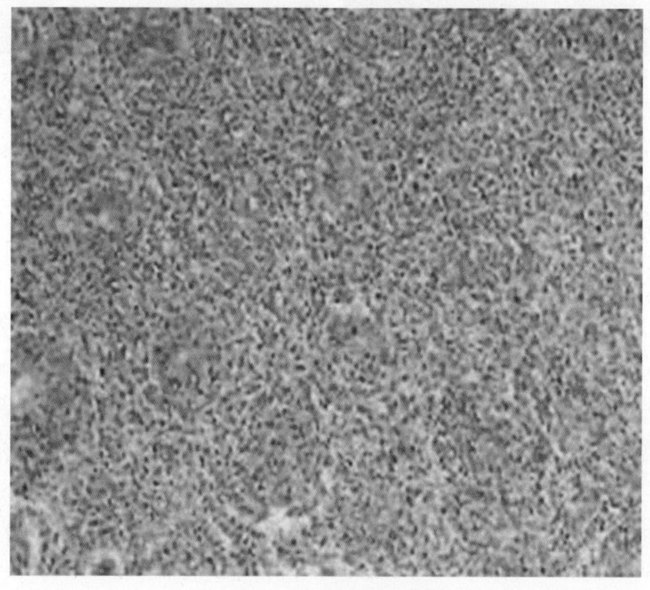

图 40-2　病理学检查

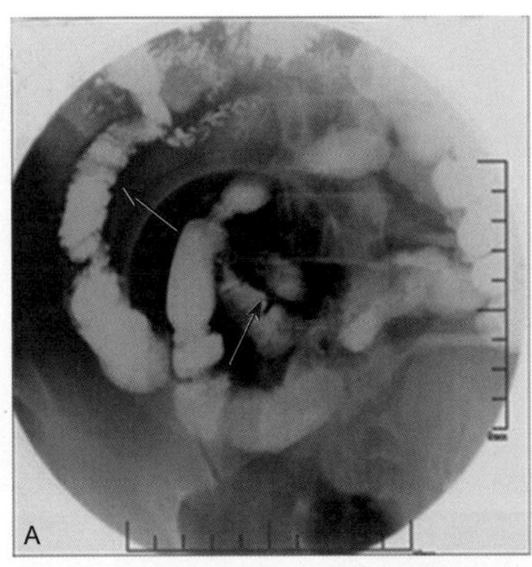
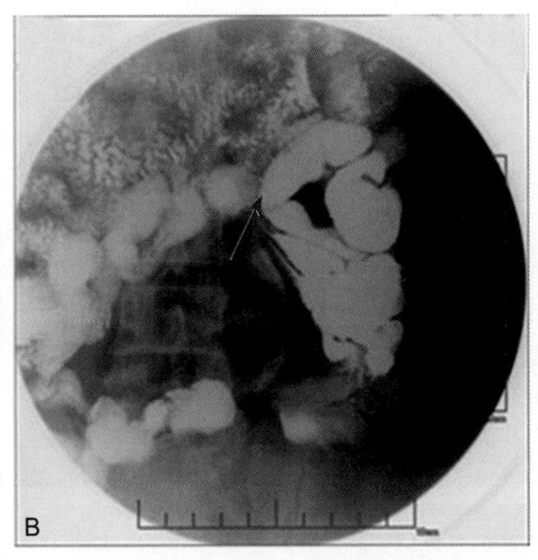

图 40-3 全消化道造影
A. 铺路石征;B. 回肠狭窄受压。

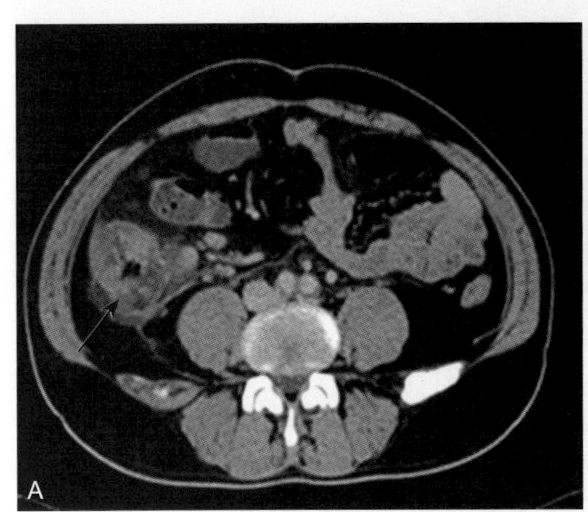
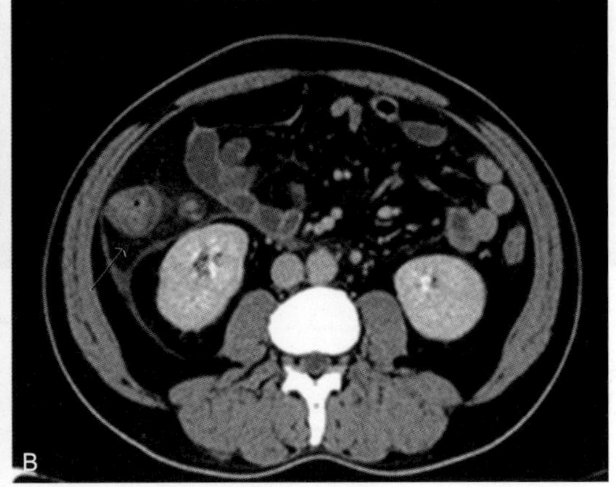

图 40-4 全腹增强 CT
A. 回盲部水肿肠壁增厚;B. 升结肠水肿肠壁增厚。

(二)诊断与治疗

1. **初步诊断** 克罗恩病可能性大。

2. **诊断依据** 患者反复糊状便 3 年,病程中经常出现肛周脓肿及口腔溃疡,曾患左眼角膜溃疡,偶有双手远端指间关节疼痛;近 2 个月来中等程度发热,且抗生素治疗无效。入院查体示体温 38℃。辅助检查提示 CRP 及 ESR 升高;结肠镜显示回盲部及回结肠多发节段性分布溃疡性病变;活检提示大肠慢性溃疡性病变,克罗恩病待除外;全消化道造影显示左下腹回肠、盲肠及升结肠多发节段性管腔狭窄,右下腹回肠壁增厚呈铺路石征;全腹增强 CT 显示回盲部、升结肠、脾曲、乙状结肠、直肠多发肠壁水肿、增厚。综上,目前诊断为“克罗恩病可能性大”。

3. **治疗经过**

(1)甲泼尼龙 80mg/d 静脉滴注;沙利度胺 50mg/d 口服。经上述治疗后,患者体温恢复正常，大便成形，排便次数明显减少。

（2）甲泼尼龙用药 20 天后，在激素减量过程中患者再次出现发热。复查肺 CT 未见异常。腹部 CT 显示肠管间隙渗出较前减少；乙状结肠后方脓肿（图 40-5）。反复查血细菌及真菌培养均阴性。

（3）下一步方案：激素迅速减停；积极抗感染治疗；择期外科手术治疗。

（4）入院第 25 天，患者突然出现右下腹痛、寒战、体温 39.6℃。查体发现右下腹压痛及反跳痛均阳性。急行立位腹部 X 线片，提示消化道穿孔（图 40-6）。

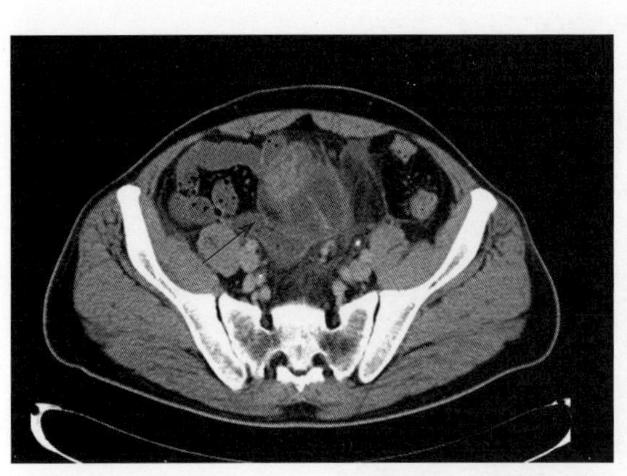

图 40-5　腹部 CT 显示乙状结肠后方脓肿

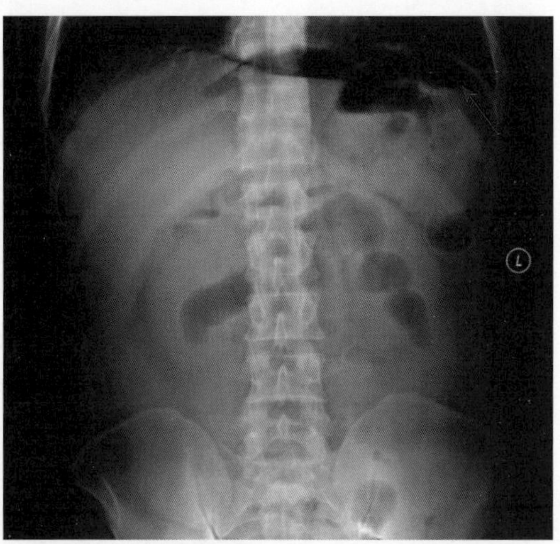

图 40-6　立位腹部 X 线片显示消化道穿孔

（5）转入外科行急诊手术。入腹探查，粪性腹水，全结肠可触及多处溃疡性病变，乙状结肠及升结肠见溃疡穿孔。行全结肠切除术、直肠远端闭锁、回肠造口术。手术病理：肠壁内见瘤组织，弥漫片状排列，细胞异形明显，核分裂易见；免疫组织化学染色示 CD3（+），粒酶 B（弥漫 +），Ki-67（ >70%+），CD20（-）（图 40-7）；病理诊断为（全结肠）肠病相关性 T 细胞淋巴瘤，淋巴结未见癌组织。

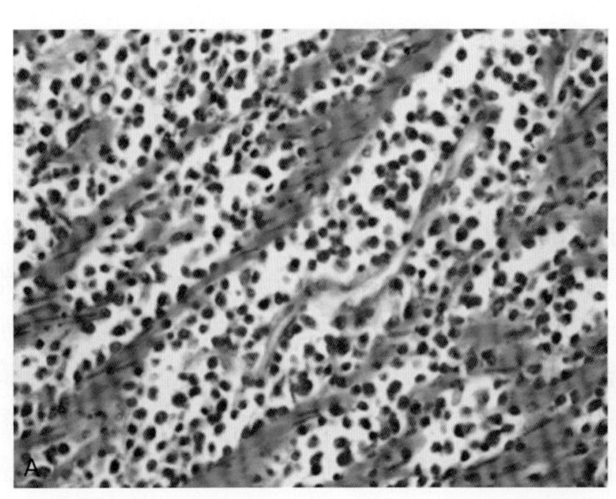

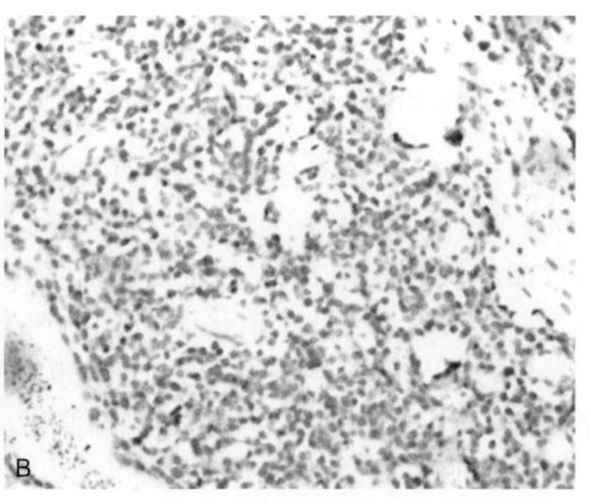

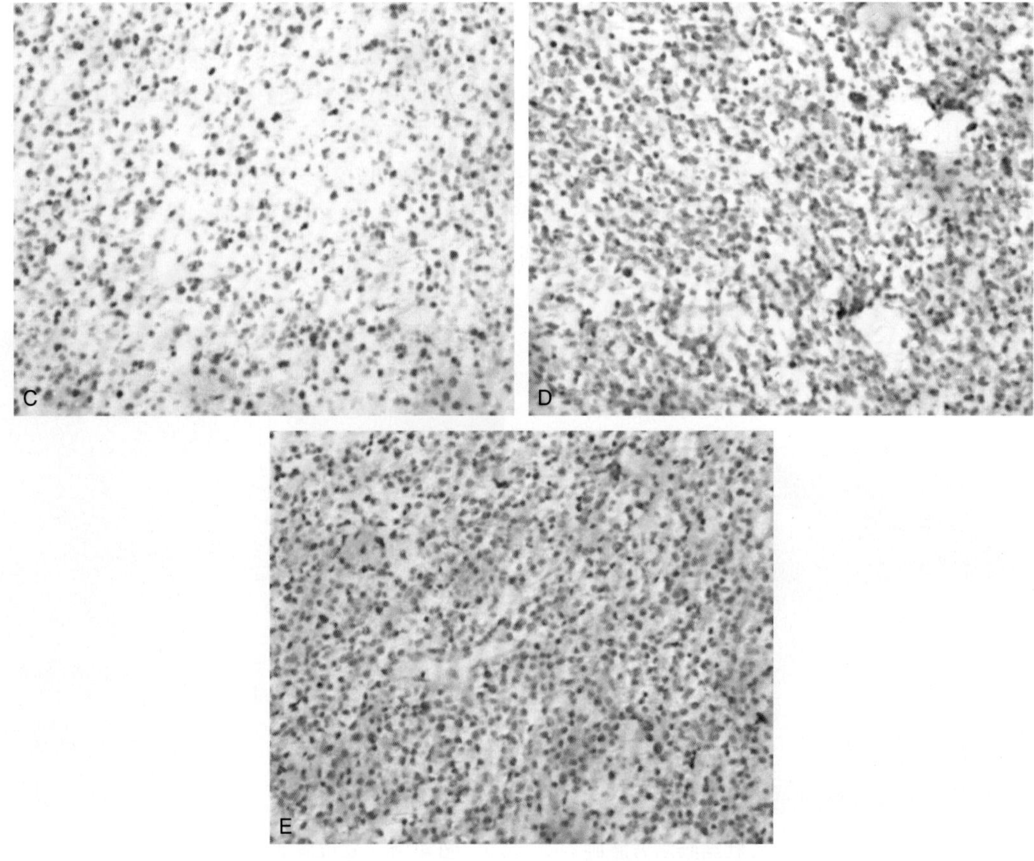

图 40-7 手术病理

A. HE 染色;B.CD3(+);C.Ki-67(>70%+);D. 粒酶 B(弥漫 +);E.CD20(−)。

4. **最终诊断** 肠病相关性 T 细胞淋巴瘤。

5. **转归** 术后患者合并感染性休克、多器官功能不全,最终死亡。

二、分析与讨论

(一)临床诊断

消化道是非霍奇金淋巴瘤结外受累的常见部位,消化道淋巴瘤占非霍奇金淋巴瘤的20% 左右,占消化道恶性肿瘤的 1% ~ 4%,原发性消化道淋巴瘤较少见,多为继发性消化道淋巴瘤。关于消化道淋巴瘤常见受累部位,胃占 50% ~ 70%,小肠占 20% ~ 35%,回盲部占 5% ~ 10%,大于 1 个消化道受累占 6% ~ 13%,直肠占 2%,广泛结肠受累占 1%。在涉及肠道的淋巴瘤中,肠病相关性 T 细胞淋巴瘤仅占 1%。原发于胃肠道的 T 细胞淋巴瘤内镜下表现多样,可表现为浸润型、孤立性溃疡、环堤样隆起、弥漫性、浅糜烂、隆起性溃疡等(图 40-8,图 40-9)。B 细胞与 T 细胞淋巴瘤内镜下表现不同,T 细胞淋巴瘤以溃疡浸润型或溃疡型多见,而 B 细胞淋巴瘤以肿块型多见(图 40-10)。

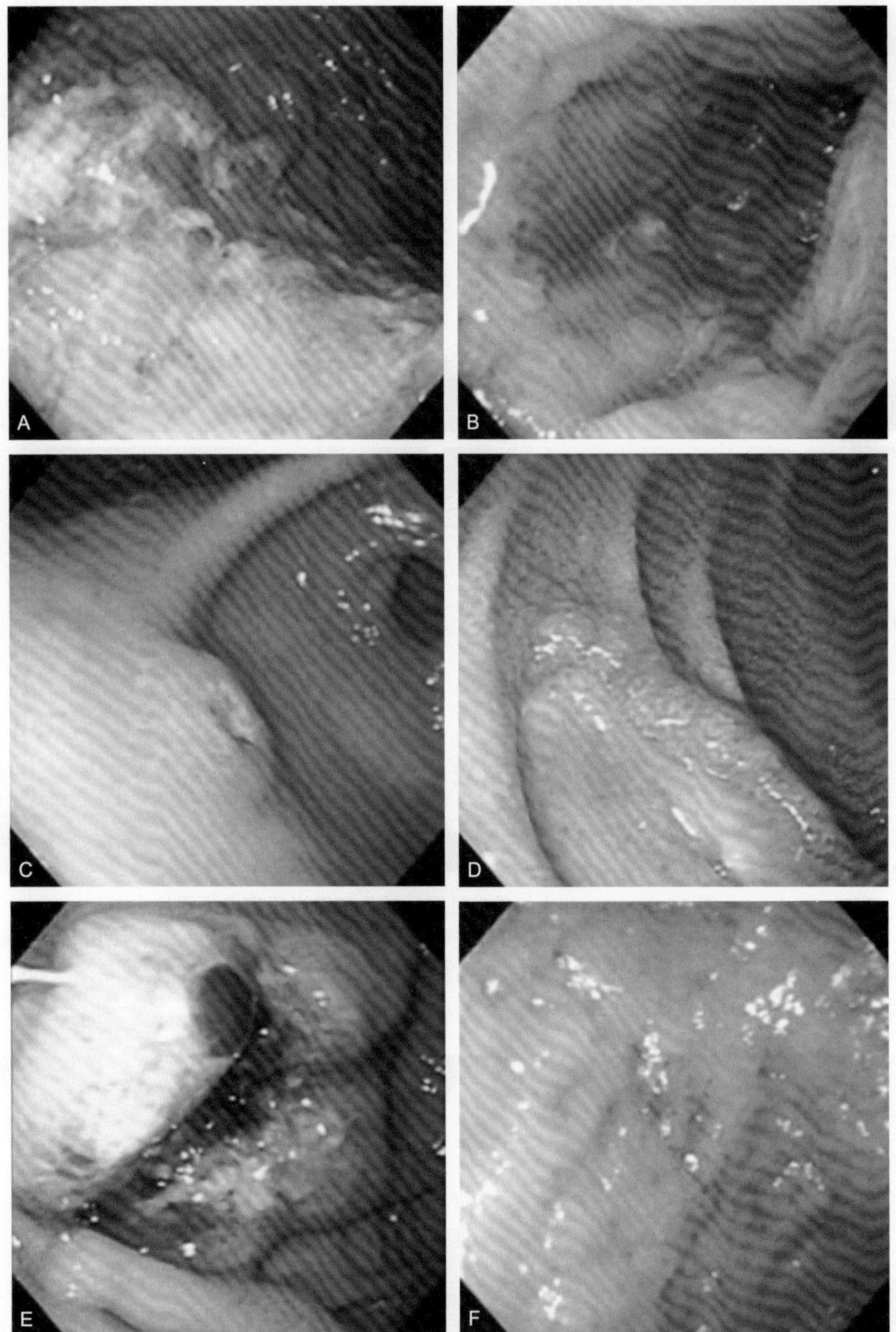

图 40-8　胃和十二指肠原发性胃肠道 T 细胞淋巴瘤内镜图片

A. 浸润型胃淋巴瘤，表面呈弥漫性结节状，但无明确的溃疡或肿块；B. 溃疡性滤过型胃淋巴瘤，表现为弥漫性浸润特征和浅溃疡；C. 溃疡型胃淋巴瘤，表现为边缘隆起的溃疡；D. 溃疡型十二指肠淋巴瘤，表现为边缘隆起的溃疡；E. 溃疡型胃淋巴瘤，表现为真菌性肿块伴溃疡；F. 一种浅表 / 糜烂型胃淋巴瘤，表现为胃体的几处浅表糜烂。

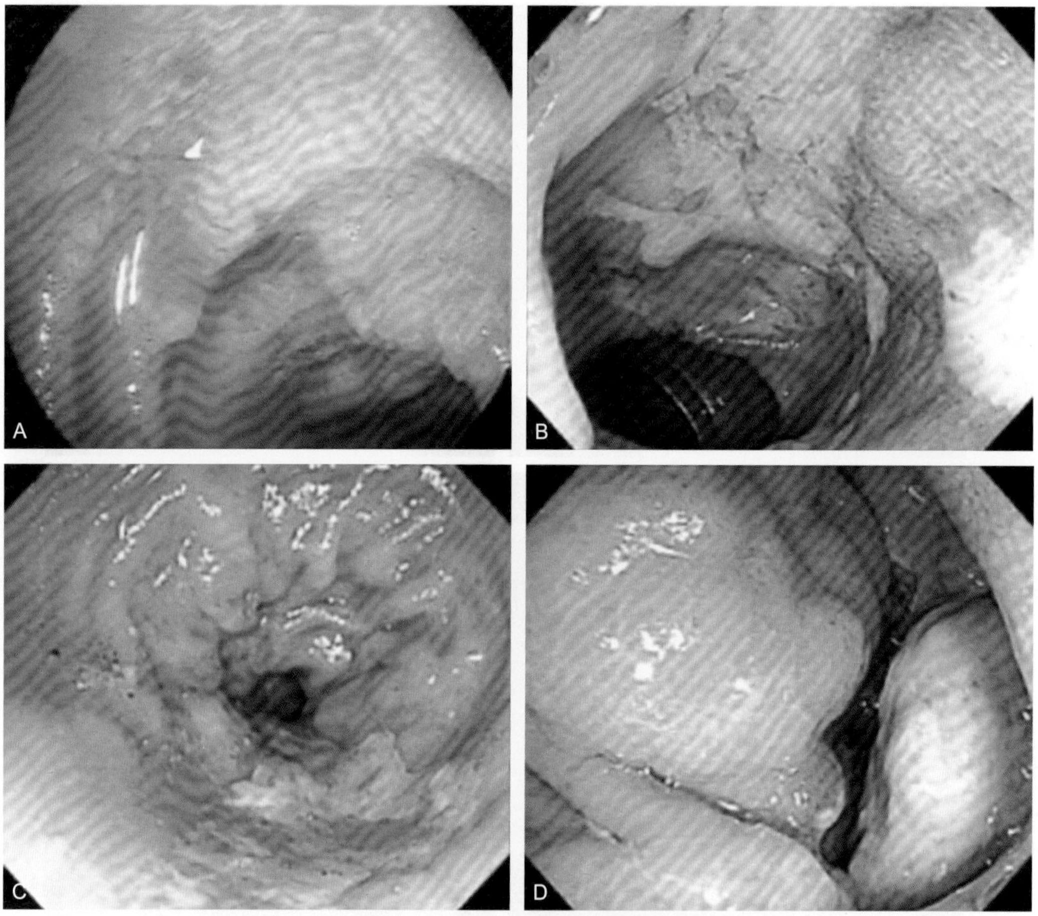

图 40-9　小肠和大肠原发性胃肠道 T 细胞淋巴瘤内镜图片

A. 一种浸润型小肠淋巴瘤，表现为弥漫性结节状表面，但没有明确的溃疡或肿块；B. 溃疡型结肠淋巴瘤，表现为弥漫性浸润性病变伴浅溃疡；C. 溃疡型结肠淋巴瘤，表现为溃疡，边缘无明显隆起；D. 溃疡型结肠淋巴瘤，表现为真菌性肿块伴溃疡。

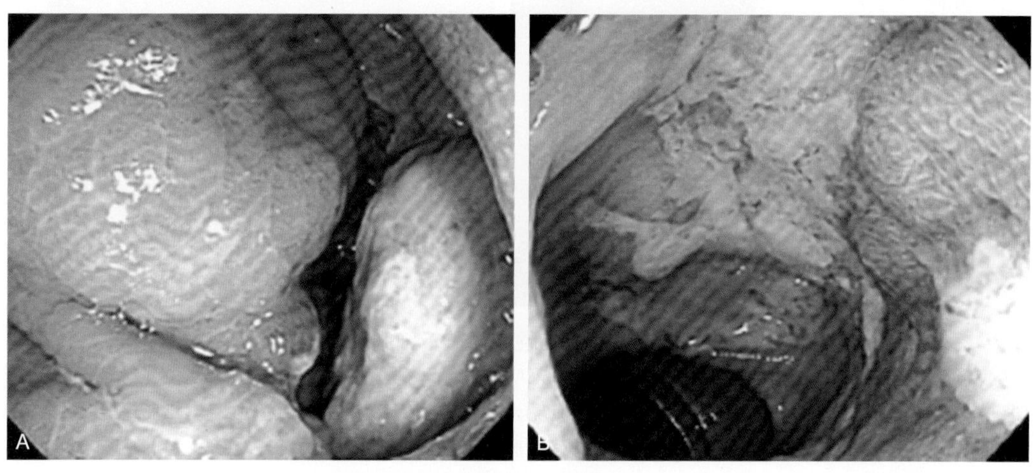

图 40-10　淋巴瘤内镜图片

A. B 细胞淋巴瘤，肿块型；B. T 细胞淋巴瘤，溃疡浸润型。

（二）诊治体会

1. 本例患者排糊状便 3 年余，2 个月来中等度发热且抗感染治疗无效，有多种肠外表现，肠镜提示回盲部及结肠节段性分布溃疡性病变，全消化道造影及 CT 可见右下腹部较大范围回肠壁增厚，结肠多发狭窄，甲泼尼龙 + 沙利度胺治疗一过性有效，因此患者初期误诊为克罗恩病。但在激素减量过程中患者再次发热，出现乙状结肠脓肿，而后出现消化道穿孔。手术中见全结肠多处溃疡性病变，乙状结肠及升结肠穿孔。最终依靠手术病理，明确诊断为肠病相关性 T 细胞淋巴瘤。

2. 纵观本例患者诊治过程，尽管初诊时有诸多支持 CD 的证据，但仍存在一些不支持 CD 的地方：①中年患者，不符合高发年龄段。②结肠镜所见虽为多发节段性溃疡，但无纵行溃疡，部分溃疡深大，边缘隆起，不规整，溃疡覆污秽苔，极具“恶性”征象。③内镜活检未描述肉芽肿，无慢性隐窝结构改变，而描述以大量炎细胞浸润；尽管内镜活检结论 CD 待除外，但病理报告中无确切支持 CD 的病理证据。④患者体温最高达 38.5℃，而无腹痛；通常 CD 患者在没有发生感染的情况下，体温一般为中低热，此患者初诊时 CT 并未提示感染迹象。此例患者是否应该内镜下多点多处反复取病理以明确诊断，值得我们思考。

3. 临床上遇到回盲部溃疡伴高热的病例，需要与 CD 并发症、肠结核、白塞病、肠道淋巴瘤相鉴别。

4. 肠道溃疡深大时，要注意患者的腹部症状及体征，警惕肠穿孔的发生，注意与恶性溃疡、肠道淋巴瘤相鉴别。

5. CT 显示肠壁明显增厚，肠壁强化均匀一致，腹腔淋巴结增大、融合，激素治疗一过性有效而后迅速恶化的患者，需要注意肠道淋巴瘤的可能。

6. 对于鉴别有困难的病例，应及早手术探查，以明确诊断。

（解　莹　田　丰）

参考文献

[1] PAPAXOINIS G, PAPAGEORGIOU S, RONTOGIANNI D, et al. Primary gastrointestinal non-Hodgkin's lymphoma: a clinicopathologic study of 128 cases in Greece. A Hellenic Cooperative Oncology Group study (HeCOG) [J]. Leuk Lymphoma, 2006, 47(10): 2140-2146.

[2] DING W, ZHAO S, WANG J, et al. Gastrointestinal Lymphoma in Southwest China: Subtype Distribution of 1,010 Cases Using the WHO (2008) Classification in a Single Institution [J]. Acta Haematol, 2016, 135(1): 21-28.

[3] KOOREY D, WAUGH R. Hepatobiliary and pancreatic: a woman with epistaxis, gross hepatomegaly and variceal bleeding. Diffuse hepatic involvement in hereditary hemorrhagic telangiectasia with secondary portal hypertension [J]. J Gastroenterol Hepatol, 2001, 16(8): 934, 943.

[4] VETRO C, BONANNO G, GIULIETTI G, et al. Rare gastrointestinal lymphomas: The endoscopic investigation [J]. World J Gastrointest Endosc, 2015, 7(10): 928-949.

第 41 章　肠白塞病合并下消化道大出血

一、病例简介

（一）病历资料

1. 病史　女性，39 岁，已婚，因“间断口腔溃疡 30 余年，腹痛 8 个月”于 2020 年 4 月 2 日第 1 次住院。

患者于幼年时频繁出现口腔溃疡，家属诉曾有“肛瘘”，当地医院疑诊为“白塞病”，具体治疗不详，之后症状自行缓解。2003 年，因“化脓性阑尾炎”行手术治疗。2019 年 10 月出现右腹部剧烈疼痛，发热，体温最高达 38.5℃，于外院行全结肠镜检查示“盲肠及升结肠巨大溃疡性病变”；予以甲泼尼龙 + 沙利度胺治疗后腹痛明显缓解，后因出现手脚麻木症状，停用沙利度胺。激素减量后症状反复，伴双手指间关节疼痛，间断发热，体温最高达 38.5℃，再次静脉内使用激素，但腹痛缓解不明显。2020 年 4 月腹痛加重，来我院就诊。1 年来体重减少约 10kg，情绪低落，睡眠差，食欲欠佳。

个人史、既往史、家族史无特殊。

2. 查体　体温 36.4℃，脉搏 79 次 /min，呼吸 19 次 /min，血压 115/70mmHg。消瘦外观，体重 45kg，身高 162cm，BMI 17.15kg/m^2。贫血貌，睑结膜苍白，巩膜无黄染，心、肺无异常。腹部凹陷，右侧腹部饱满，压痛（+），无反跳痛及肌紧张，肠鸣音 4 次 /min。双下肢指压痕阴性。

3. 辅助检查　血常规示 WBC 10×10^9/L，HGB 79g/L，平均红细胞体积（MCV）90fl，PLT 310×10^9/L。生化指标示白蛋白 28.7g/L。炎症指标示 ESR 12mm/h，CRP 151mg/L。免疫球蛋白、抗核抗体系列、ANCA、病毒（CMV、EBV）、肝炎病毒、T-SPOT.TB、肿瘤相关指标等均正常。

全腹增强 CT（2020 年 4 月 8 日）：回盲部、升结肠、回肠末端肠壁增厚与强化（图 41-1）。

外院肠镜（2019 年 10 月）：回盲部至升结肠见巨大溃疡，环管腔 1/3 周，覆白苔（图 41-2）。

（二）第 1 次住院（2020 年 4 月）

1. 临床诊断　肠白塞病。

2. 诊断依据　反复发作、严重、难治性口腔溃疡，每年＞3 次；右下腹痛；回盲部、升结肠孤立椭圆形巨大溃疡、界限清晰。

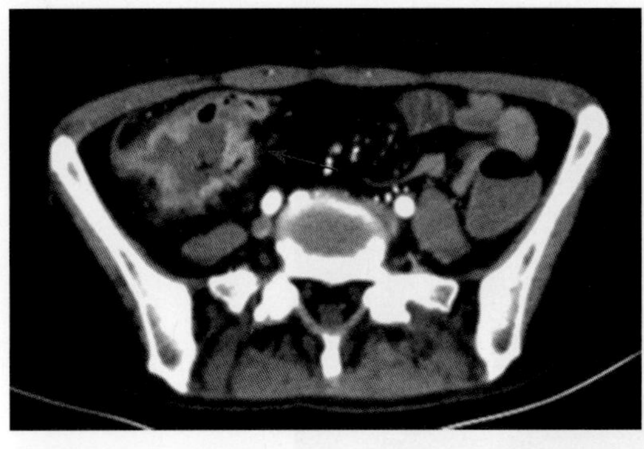
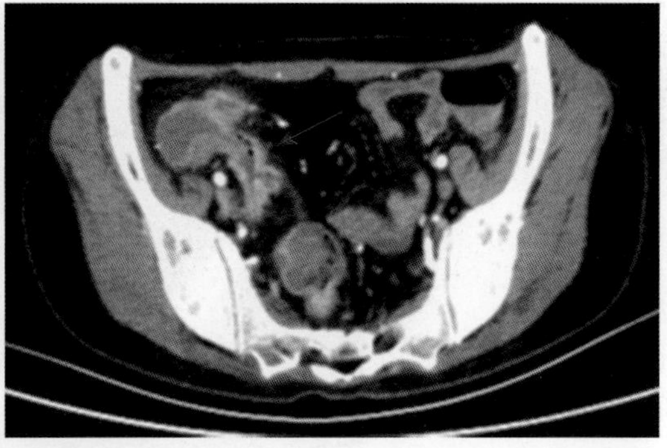

图 41-1　全腹增强 CT

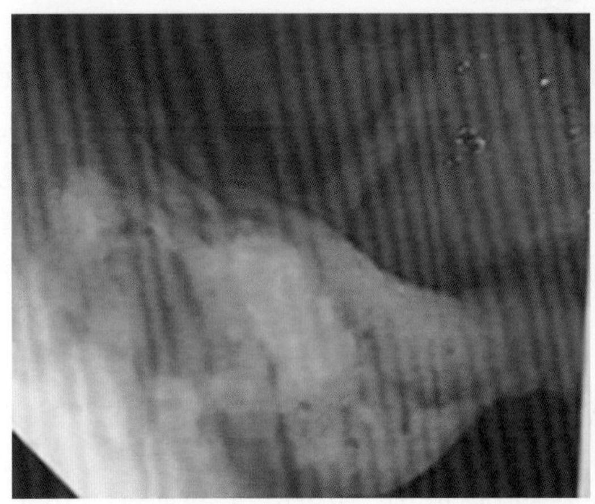
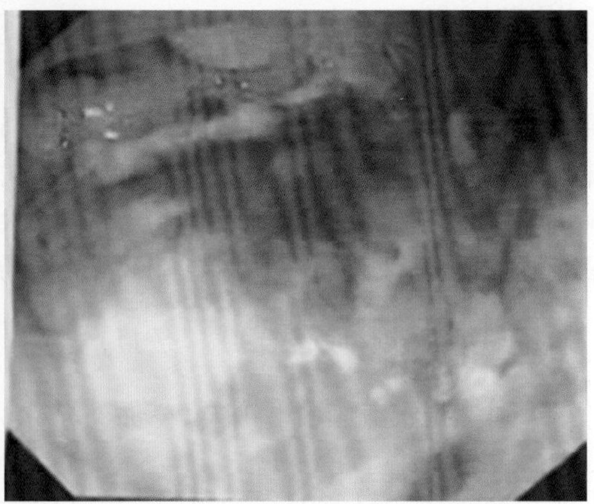

图 41-2　肠镜

3. **临床决策**　向患者及家属讲解肠白塞病，并告知可能出现的并发症及预后。尽快缓解临床症状，改善营养状态，促进肠道溃疡愈合。为了达到上述目标，拟采用以下方案：①一般治疗：注意休息、低渣饮食，肠外营养治疗；②抗炎治疗：排除相关禁忌证后，2020 年 4 月 8 日开始甲泼尼龙 60mg、1 次 /d 静脉注射。

4. **病情变化及转换治疗**　2020 年 4 月 9 日患者排暗红色血便 800ml，伴失血性休克。积极补液、输血抗休克治疗。完善急诊 CT，较前无明显变化。禁食、禁水，全肠外营养。此后，患者仍间断排暗红色血便，2 天后 HGB 下降至 68g/L。

向患者及家属交代病情，医患共同决策下一步治疗方案。患者反复便血，拟采取以下方案：①手术治疗：行右半结肠切除术，切除出血病灶，术后沙利度胺口服，积极预防病情复发；②药物治疗：生物制剂英夫利西单抗（IFX），交代药物的费用、用药方式、不良反应、原发性及继发性失效等。患者及家属拒绝手术，同意 IFX 治疗。2020 年 4 月 11 日 IFX 5mg/kg 静脉注射。用药过程中，患者无不良反应发生。

5. **治疗效果和出院后随访**

（1）治疗效果：①精神状态、体力较前好转，体重增加；②腹痛消失，应用 IFX 后排 2 次黑便，后未再便血；③ HGB 和白蛋白升至正常，CRP 降至正常；④ 2020 年 4 月 25 日应用第 2 次 IFX，复查全腹增强 CT，显示回盲部及升结肠肠壁增厚较前明显缓解（图 41-3），患者顺利出院。

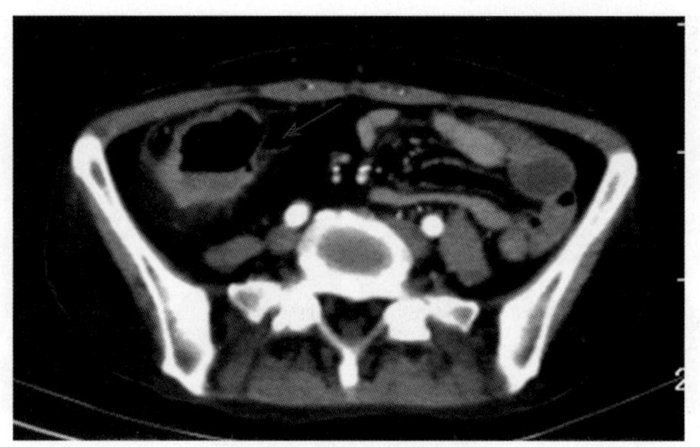

图 41-3 全腹增强 CT

（2）出院后随访：2020 年 5 月 22 日第 3 次 IFX，无腹痛及便血，CRP 37mg/L。2020 年 6 月 6 日患者间断便血 2 次，每次约 100ml，伴腹痛，间断发热（体温最高达 38.0℃），未复诊。2020 年 6 月 20 日排鲜血便 10 余次，量约 1000ml，HGB 58g/L；急诊给予甲泼尼龙 60mg 静脉滴注，仍反复便血；提前给予第 4 次 IFX，用药后出血迅速停止，好转出院；因患者病情提前反复，建议缩短 IFX 给药间隔，每 4 周给药。

（三）第 2 次住院（2020 年 7 月）

1. 基本情况 应用第 4 次 IFX 后 3 周余，患者再次右下腹痛，发热，体温最高达 39℃。

2. 复查结果

（1）2020年7月15日血常规示 WBC 14 × 10^9/L，NEU% 86.2%，HGB 91g/L，PLT 383 × 10^9/L；CRP 131mg/L（图 41-4）。

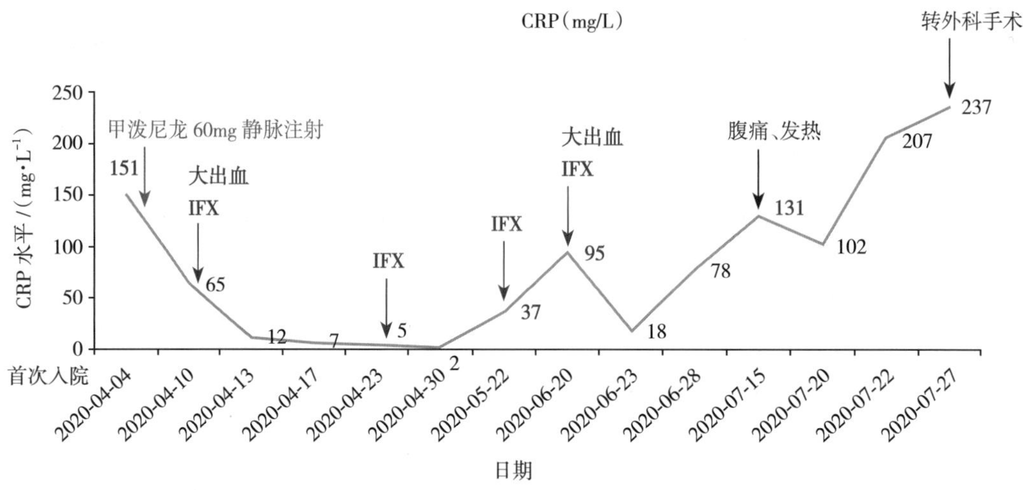

图 41-4 患者治疗过程中 CRP 的变化情况

CRP，C 反应蛋白；IFX，英夫利西单抗。

（2）腹部 CT（2020 年 7 月 23 日）：回盲部、升结肠、回肠末端肠壁较前进一步增厚，周围渗出增加，不除外局部穿透肠壁与腹壁粘连；回盲部肠管粘连，内瘘不除外（图 41-5）。

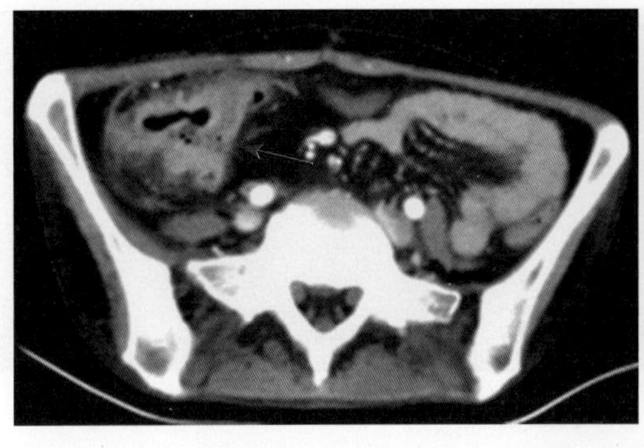
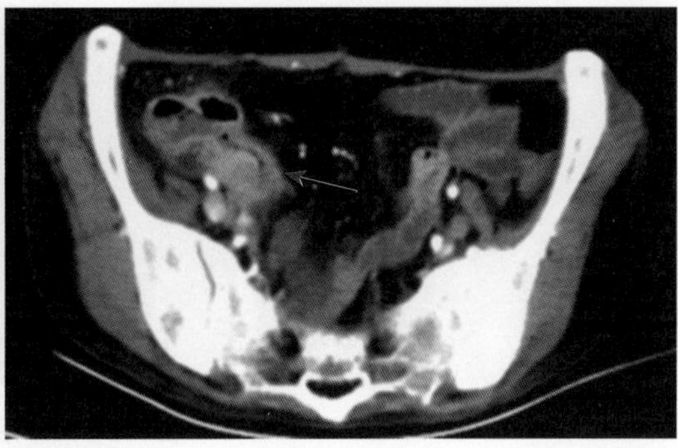

图 41-5　腹部 CT

3. 临床诊断与评估

（1）临床诊断：肠白塞病，肠内瘘可能性大。

（2）临床评估：起初糖皮质激素联合生物制剂治疗有效，后病情反复，腹痛、发热考虑与疾病活动有关。

4. 临床决策　与患者及家属共同决策，内科治疗效果不佳，建议手术。患者及家属同意手术。

5. 手术和随访

（1）手术：行右半结肠切除、小肠造口术。术中可见回盲部直至升结肠巨大溃疡，肠腔狭窄，术后剖开标本，见巨大溃疡累及回盲部和升结肠，6cm × 8cm，伴有穿孔。

（2）手术病理：溃疡处浆膜脂肪见一些小静脉管壁增厚，管腔变小，有的闭塞。管壁内见一些淋巴细胞、浆细胞浸润（图 41-6）。

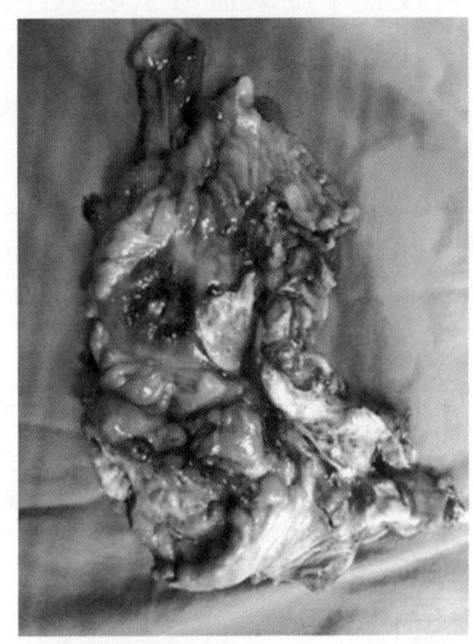
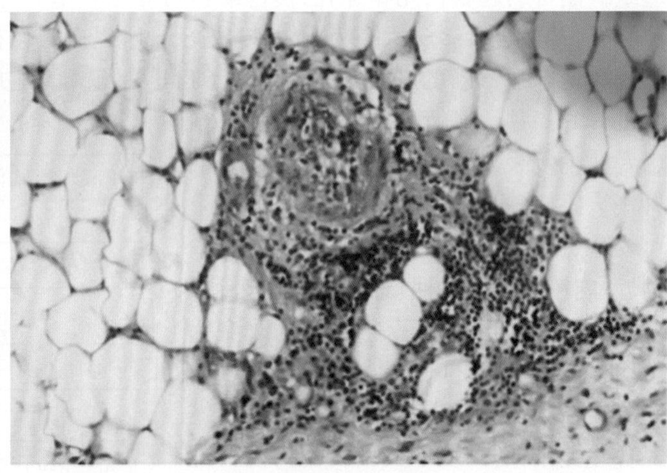

图 41-6　大体标本及其病理

（3）术后 4 个月随访：①术后患者恢复良好，近 4 个月体重增加 5kg。②肠镜（2020 年 12 月 1 日）：经肛门进镜至距肛门 50cm 见吻合口及盲端，吻合口黏膜纠集，愈合良好；所见大肠黏膜轻度充血、水肿，血管纹理不清（图 41-7）。③于 2020 年 12 月行造瘘口还纳，术后口服沙利度胺 100mg/d。患者未出现手脚麻木等不良反应。

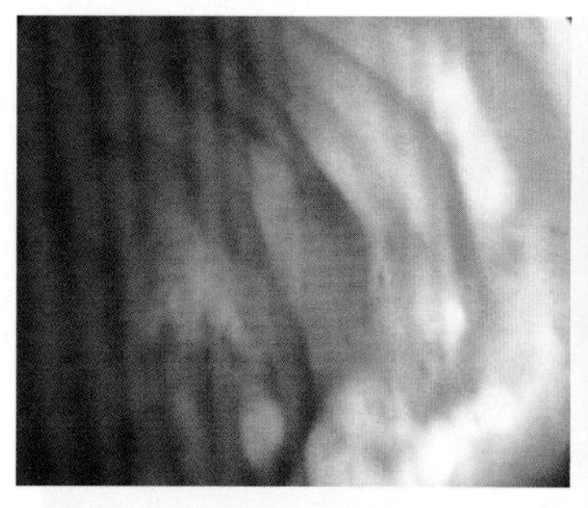
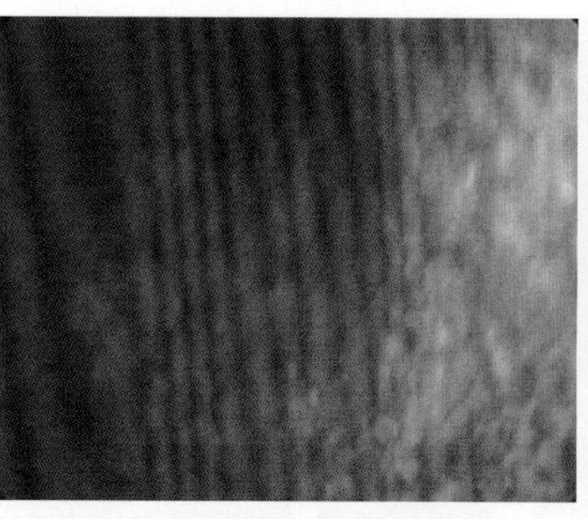
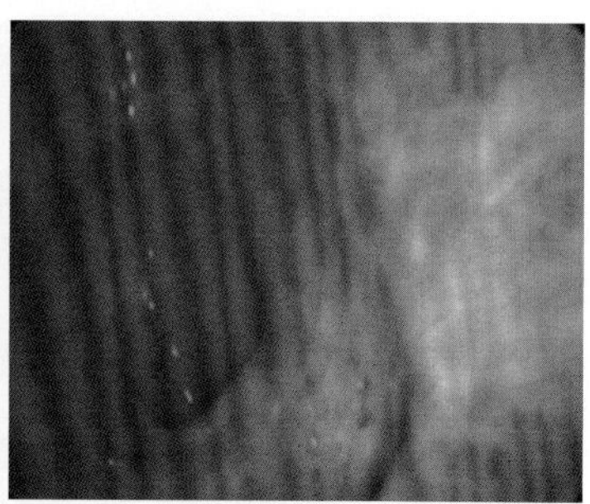

图 41-7　术后 4 个月肠镜

二、分析与讨论

（一）临床诊断

白塞病（Behçet disease，BD）是一种多系统受累的血管炎性疾病，病程长，易复发，以口腔及生殖器溃疡、葡萄膜炎为主要表现。病变累及肠道导致肠溃疡者称为肠白塞病。

当患者出现右下腹痛、便血，结肠镜发现盲肠部深大、界限清楚的溃疡时，需考虑肠白塞病的可能，但需要与克罗恩病（CD）、肠结核、肠淋巴瘤等疾病相鉴别。肠白塞病常合并口腔及外阴溃疡。内镜下典型表现为孤立或小于 5 个的圆形或椭圆形深溃疡，边界清楚，最常见于回盲部，也可发生于回肠、回盲瓣、其他部位结肠。特征性病理改变为血管炎，大、中、小、微血管（动、静脉）均可累及。受累的血管类型、持续时间和严重程度决定了临床表现。急性透壁缺血可引起肠梗死和穿孔，慢性缺血可导致狭窄。短暂性轻中度缺血可引起急性缺血性肠炎，并可自行缓解。因为内镜取材表浅，所以血管炎在内镜活检样本中很少见，故病理不是肠白塞病诊断的必需条件。增强 CT 可见肠壁增厚并强化，并可了解有无穿透型病变。CRP 升高预示病情严重及疾病活动，本例患者病情复发及加重时均伴随着 CRP 明显升高。CD 也可发生口腔溃疡，全消化道均可受累，并呈节段性分布，孤立性病变少见，典型内镜下表现为回盲部及回肠末端纵行溃疡、鹅卵石样外观，特征性病理改变为非干酪样肉芽肿，CT 可见节段性肠壁增厚、肠壁分层强化、周围血管呈现梳状征。肠结核多合并肺结核，内镜下典型表现为回盲部环周性不规则溃疡，T-SPOT.TB 阳性，PPD 皮试强阳性，抗结核治疗有效。肠淋巴瘤多伴有抗生素无法控制的反复高热，内镜下溃疡深大、污秽苔，CT 见肠壁明显增厚及强化（图 41-8）。

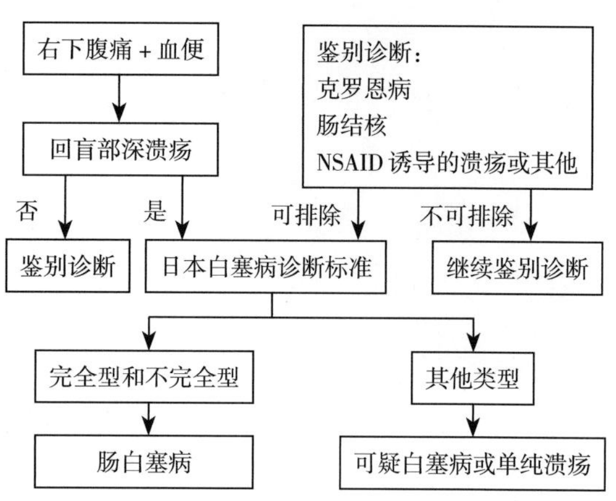

图 41-8　2020 年日本肠白塞病循证诊断和临床实践流程

(二)临床决策

1. 治疗目标 快速控制疾病活动,改善临床症状,诱导并维持肠白塞病缓解,达到黏膜愈合,同时改善生活质量。

2. 治疗措施 肠白塞病暂时无公认而有效的根治方法,无论药物还是手术治疗后,都需要长期药物维持治疗,预防复发。

(1)一般治疗:急性期患者需卧床休息,少渣饮食或者流食。重症患者需住院静脉营养,纠正水电解质紊乱。发生大出血、穿孔、肠瘘或者肠梗阻的患者需要严格禁食。

(2)药物治疗:

1)氨基水杨酸制剂:适用于病情轻或者维持治疗的患者,口服 3 ～ 4g/d。

2)糖皮质激素:适用于病情重或氨基水杨酸制剂治疗无效的患者。推荐甲泼尼龙 40 ～ 60mg/d 或氢化可的松 300 ～ 400mg/d,病情缓解后逐渐减量。

3)沙利度胺:25mg 每晚口服,逐渐加量至每天 100 ～ 150mg。备孕及妊娠期女性禁用。高剂量长时间使用不良反应较多。

4)生物制剂:2001 年 *Gut* 发表的病例报道,2 例肠白塞病患者经过 IFX 治疗后缓解,之后不断有相关的病例报道,但仍需要更多的循证医学证据支持。目前,肠白塞病虽不在生物制剂的适应证中,但依据临床经验,IFX 可以促进肠白塞病的黏膜愈合,控制疾病活动。对于常规治疗无效的患者,在与患者充分沟通后,可考虑使用。

5)免疫抑制剂:此类药物起效慢,常与起效快的糖皮质激素联用。主要包括硫唑嘌呤、甲氨蝶呤、环磷酰胺、环孢素 A 等。

6)手术治疗:非首选方案,当并发大出血、肠穿孔、肠瘘或者肠梗阻时,需要手术干预。术后复发率高,术后应常规抗复发治疗。

(李 卉 田 丰)

参考文献

[1] 李爽,李骥,钱家鸣 . 肠贝赫切特病与克罗恩病的鉴别诊断进展[J]. 中华内科杂志,2019,58(3):224-228.

[2] HATEMI I,HATEMI G,ÇELIK A F. Gastrointestinal Involvement in Behçet Disease [J]. Rheum Dis Clin North Am,2018,44(1):45-64.

[3] WATANABE K,TANIDA S,INOUE N,et al. Evidence-based diagnosis and clinical practice guidelines for intestinal Behçet's disease 2020 edited by Intractable Diseases,the Health and Labour Sciences Research Grants [J]. J Gastroenterol,2020,55(7):679-700.

[4] 中华医学会风湿病学分会 . 白塞病诊断和治疗指南[J]. 中华风湿病学杂志,2011,15(5):345-347.

[5] TRAVIS S P,CZAJKOWSKI M,MCGOVERN D P,et al. Treatment of intestinal Behçet's syndrome with chimeric tumour necrosis factor alpha antibody [J]. Gut,2001,49(5):725-728.

第 42 章　溃疡性结肠炎合并 CMV 感染

溃疡性结肠炎(ulcerative colitis,UC)是肠道慢性非特异性炎症性疾病,病因不明,主要表现为腹痛、腹泻及解黏液脓血便,疾病炎症活动及治疗药物均可使 UC 患者免疫力下降,从而发生机会性感染。本文描述了一例 UC 合并 CMV 感染的典型病例,旨在探讨 UC 合并 CMV 感染的临床特点及治疗,从而为 IBD 合并 CMV 感染的临床诊治提供参考,提高临床医师对本病的认识,减少误诊和漏诊。

一、病例简介

(一)病历资料

1. 病史　女性,36 岁,因“反复黏液便 10 个月余”于 2018 年 4 月 1 日入院。

患者于 2017 年 6 月开始出现解黏液便,2 ～ 3 次 /d,受凉后或进食辛辣刺激食物后明显,予“益生菌”口服治疗后稍有好转,无发热,无关节疼痛、皮疹、口腔及肛周溃疡,无咳嗽、咳痰、胸闷。2017 年 12 月症状较前加重,解黏液便,4 ～ 6 次 /d,偶有便血,伴有左下腹隐痛,排便后腹痛稍有缓解,不伴发热、恶心、呕吐,无肛门坠胀及里急后重。于外院行肠镜检查示“溃疡性结肠炎(全结肠、活动期、中度),活检提示黏膜慢性炎症,隐窝扭曲、分支,考虑为溃疡性结肠炎”,诊断为“溃疡性结肠炎(广泛结肠、活动期、中度)”,予“美沙拉秦”治疗后症状好转,大便次数可减少至 1 ～ 2 次 /d,后自行停药。2018 年 3 月再发解黏液便,6 ～ 8 次 /d,伴有便血及左下腹隐痛,排便后腹痛稍有缓解,出现发热,体温最高达 39.0℃,无畏寒、寒战,无恶心、呕吐,偶有肛门坠胀及里急后重。自服美莎拉嗪肠溶片(2 次 /d、2g/ 次)治疗后好转不明显,为进一步诊治来我院。发病以来,精神、食欲、睡眠尚可,大便如上述,小便正常,近 10 个月体重下降约 1kg。

既往史:体健,否认结核、肝炎、血吸虫病病史;否认高血压、糖尿病、冠心病等病史。

个人史:无冶游、吸毒史,无吸烟史、饮酒史。

婚育史:已婚已育,育有 1 子,配偶及儿子均体健。

家族史:无家族及遗传病史。

2. 查体　体温 38.6℃,脉搏 96 次 /min,呼吸 20 次 /min,血压 112/76mmHg。神清,贫血貌,睑结膜稍苍白。双肺听诊呼吸音清,心律齐,各瓣膜听诊区未闻及杂音。腹平软,无腹肌紧张,左下腹轻压痛(+),无反跳痛,肝、脾肋下未触及,未扪及明显包块,移动性浊音阴性,双下肢无水肿。

3. 辅助检查　2018 年 4 月血常规示 WBC 8.92×10^9/L，NEU% 72.3%，HGB 76g/L，PLT 470×10^9/L。凝血功能示 D- 二聚体定量 6.50mg/L。生化指标示白蛋白 28.2g/L。炎症指标示 CRP 67.00mg/L，ESR 42mm/h，降钙素原（PCT）<0.05ng/ml。大便常规 + 隐血（OB）示 WBC（3+），隐血（+），黏液（+），RBC（3+）；大便阿米巴、培养（-）。

机会性感染方面：CMV 核酸 6.74×10^3 拷贝 /ml，EBV 核酸<500 拷贝 /ml。粪艰难梭菌、结核抗体、T-SPOT.TB、风湿免疫指标均（-）。

乙状结肠镜：乙状结肠、直肠弥漫充血肿胀，可见多发深凿样、虫噬状、不规则溃疡（图 42-1A、B）。

病理学检查：（乙状结肠、直肠黏膜活检组织）大量淋巴细胞、浆细胞浸润，可见隐窝脓肿、隐窝扭曲。免疫组织化学染色示 CMV（+），提示 CMV 感染（图 42-1C、D）。原位杂交（ISH）示 EBER（-）。

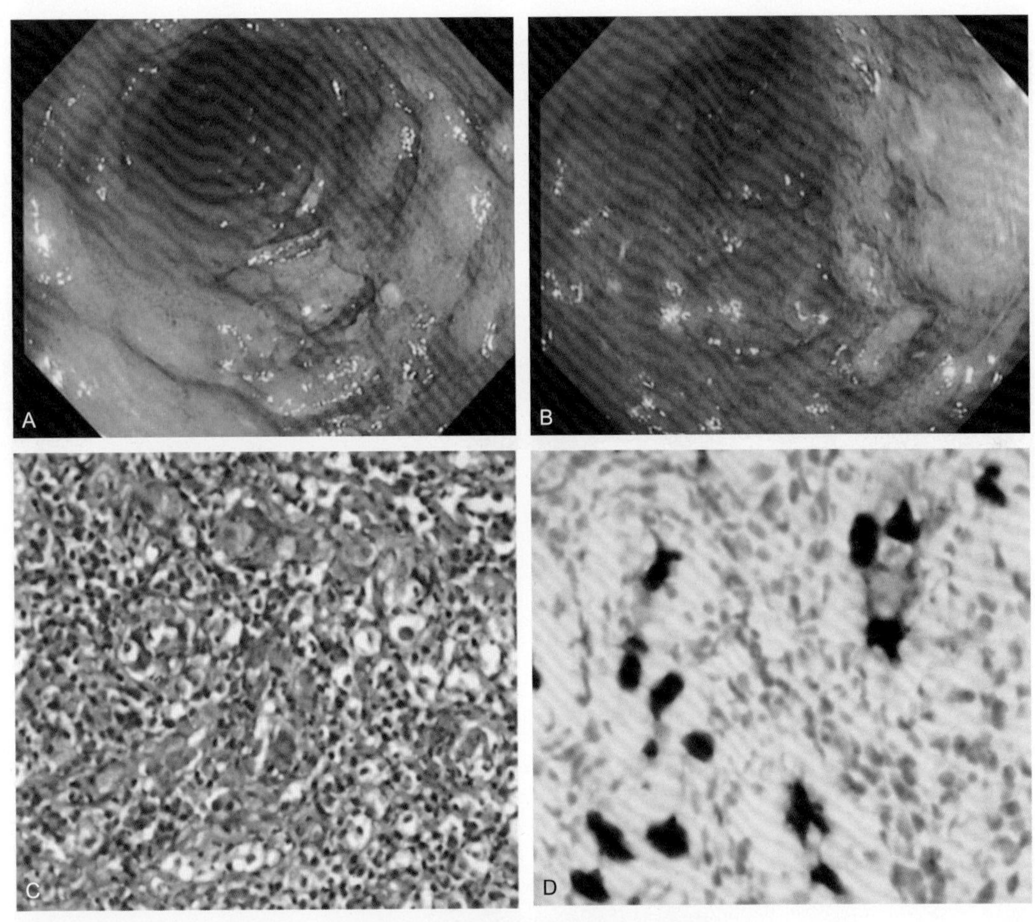

图 42-1　乙状结肠镜及其病理学检查

A、B. 乙状结肠、直肠弥漫充血肿胀，可见多发深凿样、虫噬状、不规则溃疡。C、D. 大量淋巴细胞、浆细胞浸润，可见隐窝脓肿、隐窝扭曲；CMV 免疫组织化学染色（+）。

（二）诊断与治疗

1. 诊断 溃疡性结肠炎（慢性复发型、左半结肠、活动期、重度、Mayo 评分 11 分）并巨细胞病毒感染。

2. 治疗 2018 年 4 月入院后治疗上予"甲泼尼龙注射液 40mg 静脉滴注（4 月 3—10 日）、甲泼尼龙片 32mg 口服（4 月 11 日起）"抗炎、"更昔洛韦（4 月 3—16 日）"抗病毒治疗、"美沙拉秦"抗炎、营养支持、保胃、补钙、补充白蛋白、控制血糖、低分子量肝素抗凝等。

3. 治疗结果、随访及转归 入院后经过治疗后排便次数较少，出院后继续甲泼尼龙片 + 美沙拉秦肠溶片治疗，甲泼尼龙片规律减少至停用，美莎拉嗪肠溶片维持治疗，目前排成形软便，1 ～ 2 次 /d，无黏液、脓血，无腹痛。半年后复查血常规示 WBC 6.4×10^9/L，HGB 112g/L，PLT 246×10^9/L；肝功能示白蛋白 38.6g/L；ESR 6mm/h；CRP 2.8mg/L；CMV-DNA（-）；结肠镜检查示结肠溃疡愈合，Mayo 评分为 0 分（图 42-2）。

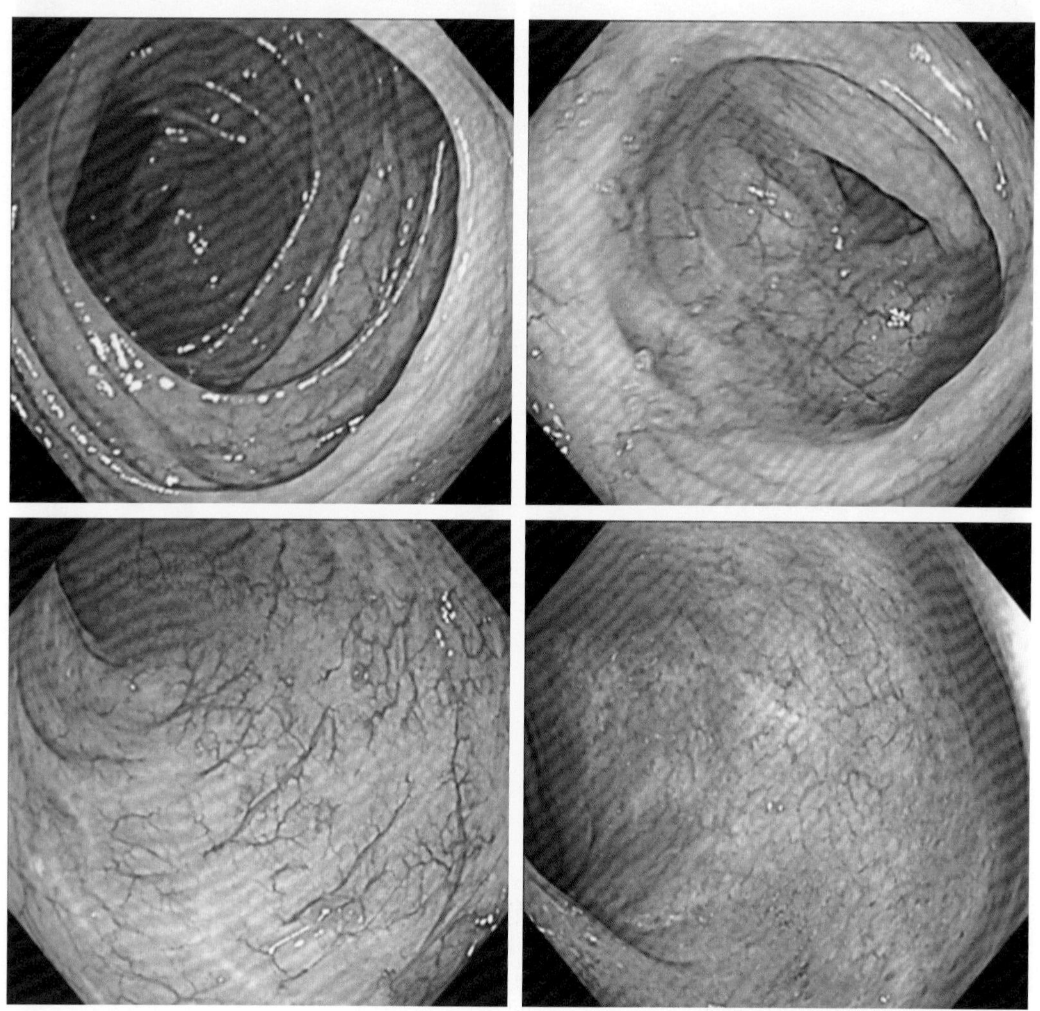

图 42-2 全结肠可见多发白色瘢痕及息肉样增生性隆起，未见溃疡肿块糜烂，考虑 UC 治疗后改变（Mayo 评分为 0 分）

二、分析与讨论

溃疡性结肠炎(ulcerative colitis,UC)是一类病因未明的慢性非特异性肠道炎症性疾病,需要长期治疗。疾病本身炎症活动可降低患者的营养状况。同时,治疗药物如糖皮质激素、免疫抑制剂及生物制剂都可能降低患者的免疫力,这些导致 UC 患者容易发生机会性感染。巨细胞病毒(cytomegalovirus,CMV)是一种双股 DNA、疱疹病毒科 β 疱疹亚科病毒,遍布世界各地,是机会性病原微生物,可通过多种途径感染。欧美国家 UC 人群 CMV 感染率为 10% ～ 38%,亚洲 UC 人群 CMV 感染率为 4.5% ～ 50%。我国 UC 患者血清 CMV IgG 阳性率为 69% ～ 73%。北京协和医院杨红教授等报道,UC 患者 CMV 感染率约为 6.5%(58/898)。

UC 合并 CMV 感染临床多表现为 UC 治疗过程中出现病情加重,腹痛、腹泻、便血、肛门坠胀、里急后重,常伴食欲减退和体重下降,可伴有发热、颈部淋巴结肿大、脾大等,实验室检查可见白细胞减少、血小板减少、C 反应蛋白增加、白蛋白降低,血 CMV 核酸检测阳性。肠镜检查提示肠道病变广泛,全消化道均可发生,多累及全结肠或右半结肠,引起肠道黏膜溃疡、出血、结肠穿孔,典型的肠镜表现多为广泛黏膜脱失、深凿样溃疡、纵行溃疡、鹅卵石样改变、不规则溃疡。病理诊断为“金标准”,既有 UC 的特征,同时结肠黏膜组织 HE 染色见 CMV 包涵体或免疫组织化学染色阳性,或结肠黏膜组织 CMV-DNA qPCR 阳性。治疗上在积极控制 UC 活动的同时,建议停用免疫抑制剂,并予抗病毒治疗。抗病毒治疗的疗程建议为 3 ～ 6 周,治疗药物推荐更昔洛韦或膦甲酸钠。

综上,我们带来了一例 UC 合并 CMV 感染的病例诊治,UC 患者出现病情加重、原有治疗药物失应答或激素抵抗等,需要重点排查是否合并机会性感染,特别是 CMV 感染可能,掌握 UC 合并 CMV 感染的典型肠镜表现,做到早发现、早诊断、早治疗,避免严重不良结局的发生。

(罗　敏　王学红)

参考文献

[1] 杨红,李辉,王丽,等 . 炎性肠病并发机会性感染及其对预后的影响[J]. 中华临床免疫和变态反应杂志,2019,13(2):104-107.

[2] 中华医学会消化病学分会炎症性肠病学组 . 炎症性肠病诊断与治疗的共识意见(2018 年·北京)[J]. 中国实用内科杂志,2018,38(9):795-813.

[3] 中华医学会消化病学分会炎症性肠病学组 . 炎症性肠病合并机会性感染专家共识意见[J]. 中华消化杂志,2017,37(4):217-225.

[4] KUCHARZIK T,ELLUL P,GREUTER T,et al. ECCO Guidelines on the Prevention,Diagnosis,and Management of Infections in Inflammatory Bowel Disease [J]. J Crohns Colitis,2021,15(6):879-913.

[5] RAHIER J F,MAGRO F,ABREU C,et al. Second European evidence-based consensus on the prevention,diagnosis and management of opportunistic infections in inflammatory bowel disease [J]. J Crohns Colitis,2014,8(6):443-468.

第 43 章　溃疡性结肠炎合并阿米巴感染

阿米巴肠炎是感染性肠炎，在发展中国家多见，临床表现以腹痛、腹泻伴果酱样大便及发热等症状为主，与炎症性肠病尤其溃疡性结肠炎临床症状重叠。近年来随着我国炎症性肠病的发病率增高，我们发现这两种疾病并发或存在误诊的现象。IBD 是慢性非特异性炎症性疾病，以免疫治疗为主，而阿米巴肠病以甲硝唑抗感染为主。因此，临床医师需要加强对这两种疾病鉴别诊断。本文讲述了一例溃疡性结肠炎合并阿米巴感染的诊治过程，通过临床表现、内镜表现、确诊检查和治疗的展开，结合相关文献资料，总结特点，帮助临床医师提高对这两种疾病的认识。

一、病例简介

（一）病历资料

1. **病史**　女性，58 岁，因“反复便血 8 个月余，加重伴腹痛 1 个月”于 2016 年 3 月 10 日第 1 次住院。

患者于 2015 年 9 月无明显诱因出现大便带血，为果酱样大便，1 次 /d，无腹痛、腹胀，无里急后重，无畏寒、发热，无盗汗等，在当地医院完善肠镜检查，考虑为溃疡性结肠炎（图 43-1A），予美沙拉秦及双歧杆菌三联活菌调整菌群治疗，症状缓解，便血逐渐消失。2016 年 2 月自行停用美沙拉秦，1 个月后病情复发，且腹痛、血便症状逐渐加重，15 ～ 20 次 /d，每次约 100ml，于 3 月 10 日收住院治疗，肠镜检查考虑为溃疡性结肠炎（图 43-1B），给予醋酸泼尼松 40mg 口服治疗，每周减量 1 片，现 20mg 口服治疗，目前大便仍 10 余次 /d，仍为果酱样（图 43-2）。患者为进一步明确诊治，以“便血查因：溃疡性结肠炎？”收住我科。患者起病以来精神、食欲较差，睡眠一般，小便正常，体重下降约 15g，且近半个月出现双下肢水肿。

既往有颈椎病病史，余无特殊。已经绝经，个人史、婚育史及家族史无特殊。

2. **查体**　体温 36.9℃，脉搏 114 次 /min，呼吸 20 次 /min，血压 90/67mmHg。发育正常，营养差，急性面容，神志清楚，精神较差，自动体位，查体合作，心、肺检查无特殊。腹部平软，舟状腹，未见腹壁静脉曲张，无胃肠型及蠕动波，全腹轻压痛，左下腹明显，无腹肌紧张，未触及腹部包块，肝、脾肋缘下未触及，墨菲征阴性，肝及肾区无叩击痛，腹部移动性浊音阴性，双肾区无叩击痛。肠鸣音正常。肛门、外生殖器未见异常。

3. **辅助检查**　血常规示 WBC 5.10×10^9/L，中性粒细胞计数（NEU#）4.48×10^9/L，NEU% 87.90%（↑），HGB 75g/L（↓），RBC 2.54×10^{12}/L（↓），PLT 236×10^9/L。凝血功能示凝血酶原

时间 16.60s(↑),国际标准化比值 1.45(↑),活化部分凝血活酶时间 43.50s(↑),D- 二聚体定量 0.96μg/ml FEU(↑),抗凝血酶Ⅲ活性测定 61.00%(↓)。炎症指标示 ESR 44mm/h(↑),超敏 CRP 35.77mg/L(↑)。生化指标示(肝功能)AST 12.2U/L(↓),总蛋白 45.5g/L(↓),白蛋白 26.5g/L(↓),球蛋白 19.0g/L(↓);(肾功能)尿素氮 1.22mmol/L(↓),尿酸 66.3μmol/L(↓),肌酐 56mmol/L。大便常规示颜色红色,黏稠状,果酱样,镜检白细胞 2+/HP,红细胞 3+/HP,脓球 1+/HP,隐血试验(+),2 次直肠指诊取新鲜大便镜检发现阿米巴滋养体(图 43-3)。

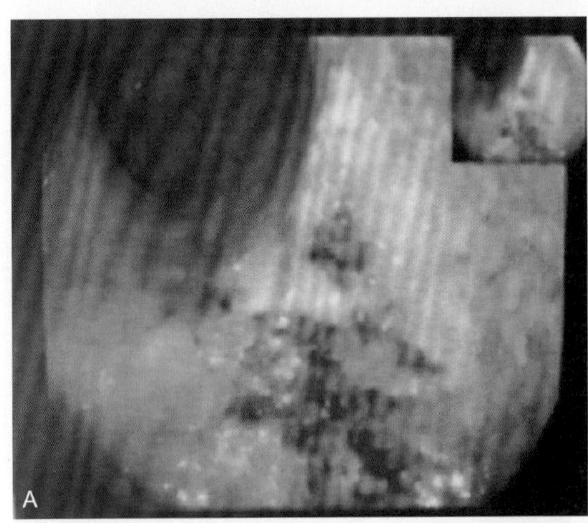

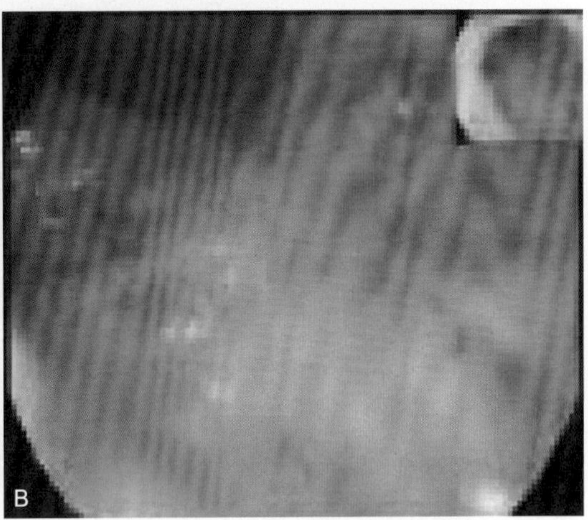

图 43-1　肠镜检查
A. 2015 年 9 月;B. 2016 年 3 月。

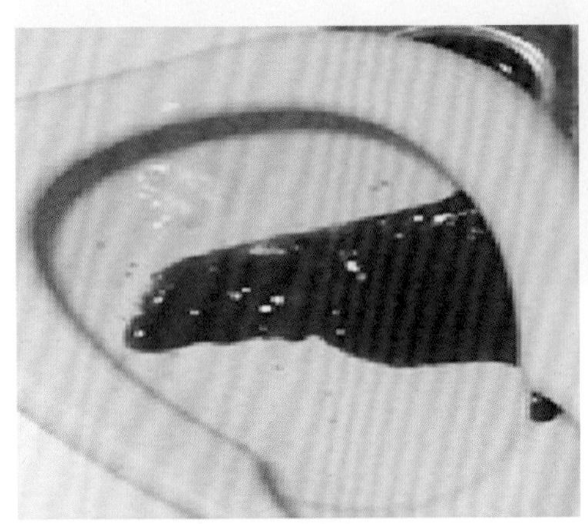

图 43-2　果酱样大便

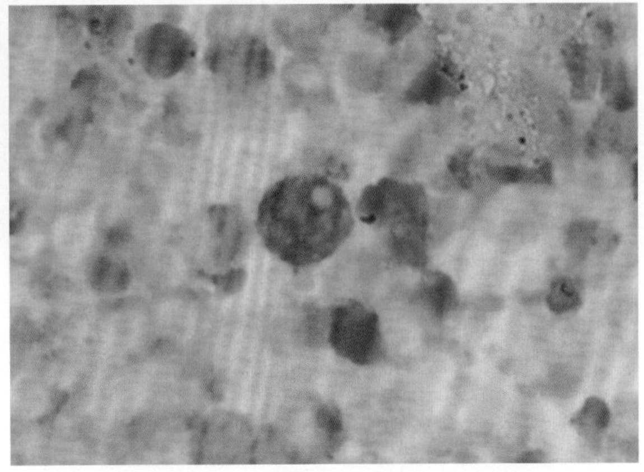

图 43-3　大便镜检发现阿米巴滋养体

大便培养 + 药物敏感试验:未见细菌生长。

胸部 X 线片:未见异常。

心电图:窦性心动过速。

腹部 B 超:肝囊肿,壁毛糙,稍厚声像,左肾多发性结石并积水。

肠镜:直肠至横结肠广泛黏膜充血、水肿,见多发大且深溃疡形成,圆形、类圆形为主(图 43-4)。

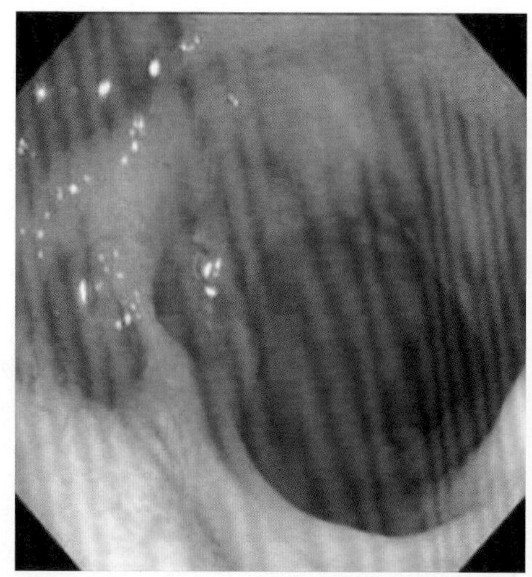
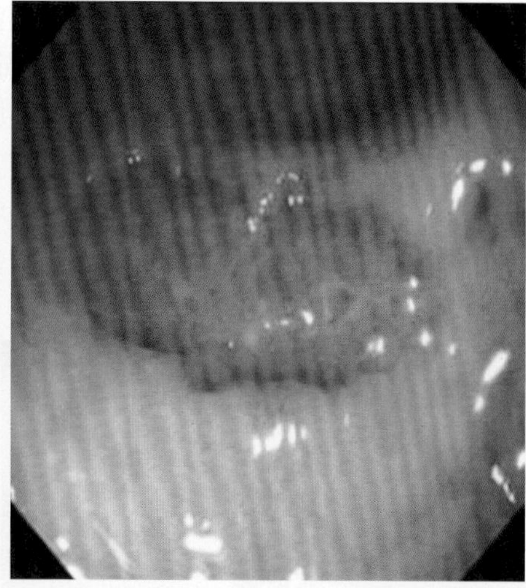

图 43-4　肠镜（2016 年 5 月）

超声内镜：乙状结肠多发口小底宽烧瓶样溃疡，开口直径为 0.5 ～ 1.0cm，黏膜层缺失，固有肌层完整（图 43-5）。

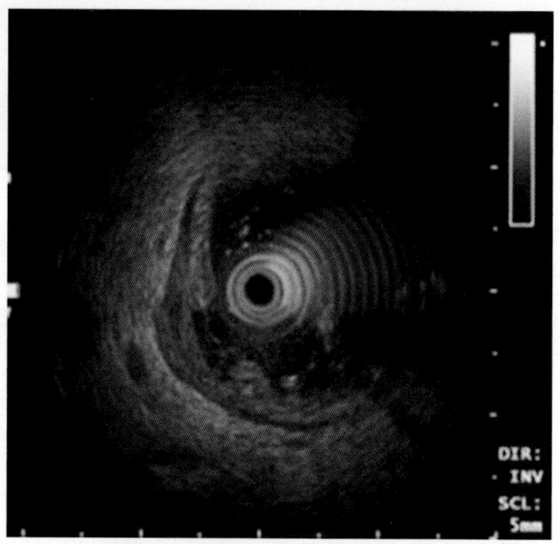

图 43-5　超声内镜

（二）第 1 次住院（2016 年 3 月）

1. **临床诊断**　肠阿米巴病。

2. **治疗方案**　①甲硝唑片（200mg×100）：600mg、3 次 /d 口服，疗程为 3 周，3 周后改为 400mg、3 次 /d；②整蛋白营养粉：40g、3 次 /d 口服。

3. **随访**　患者一直服用甲硝唑治疗，腹痛、腹泻缓解，黏液血便消失，但患者逐渐出现四肢麻木、疼痛。考虑为甲硝唑的不良反应，停药，共服用 3 个月。停药后，患者偶有腹痛，大便 1 ～ 2 次 /d，软黄便，无明显脓血。

（三）第 2 次住院（2016 年 10 月）

1. **基本情况**　患者因“腹痛，黏液血便 1 年，再发 1 个月”于 2016 年 10 月第 2 次住院。大便 5 ～ 6 次 /d，黏液血便。

2. **复查结果**

（1）肠镜：距离肛门 50cm 处肠腔狭窄无法进镜，所见肠黏膜广泛糜烂，有自发性渗血，可见瘢痕及息肉样增生，距肛门 35cm 处见一个直接约 1.0cm 大小的黏膜缺失区（图 43-6）。病理学检查示黏膜慢性炎，灶性糜烂，有大量淋巴细胞浸润，隐窝变形、有分支（图 43-7）。

（2）多次复查大便常规，镜下未见阿米巴滋养体。

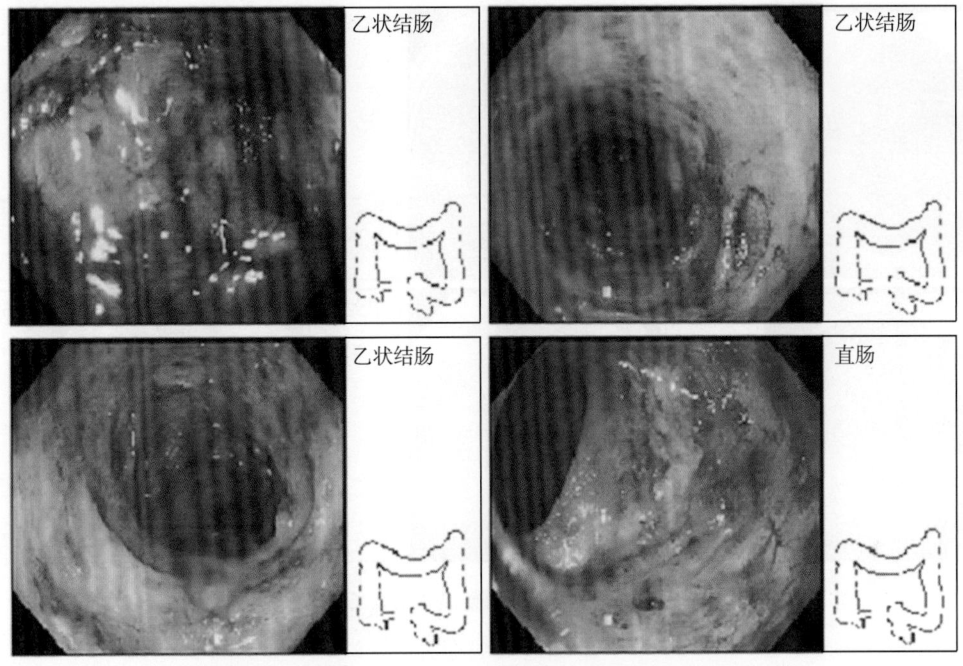

图 43-6　肠镜（2016 年 10 月）

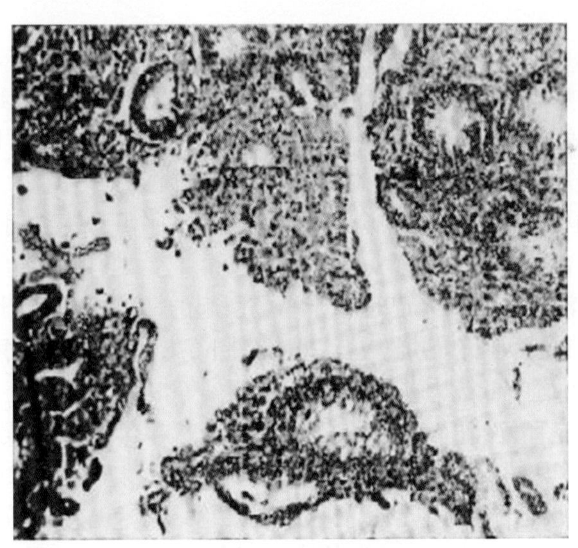

图 43-7　病理学检查

3. **临床诊断**　①溃疡性结肠炎(广泛结肠、活动期、中度、Mayo 评分 9 分);②肠阿米巴病。

4. **治疗方案**　①美沙拉秦肠溶片 1.0g/ 次、3 次 /d 口服治疗;②停甲硝唑;③整蛋白营养粉 40g/ 次、3 次 /d 口服。

5. **随访及转归**　出院后继续美沙拉秦口服治疗。随访 6 个月,大便每天 1 次,无脓血,体重增加 5kg,未再出现水肿。2017 年 5 月复查肠镜,显示肠镜进入回盲部,肠腔通畅,升结肠以下见多发白色瘢痕和息肉样隆起,降结肠以下见散在的红斑,未见糜烂和溃疡(图 43-8)。

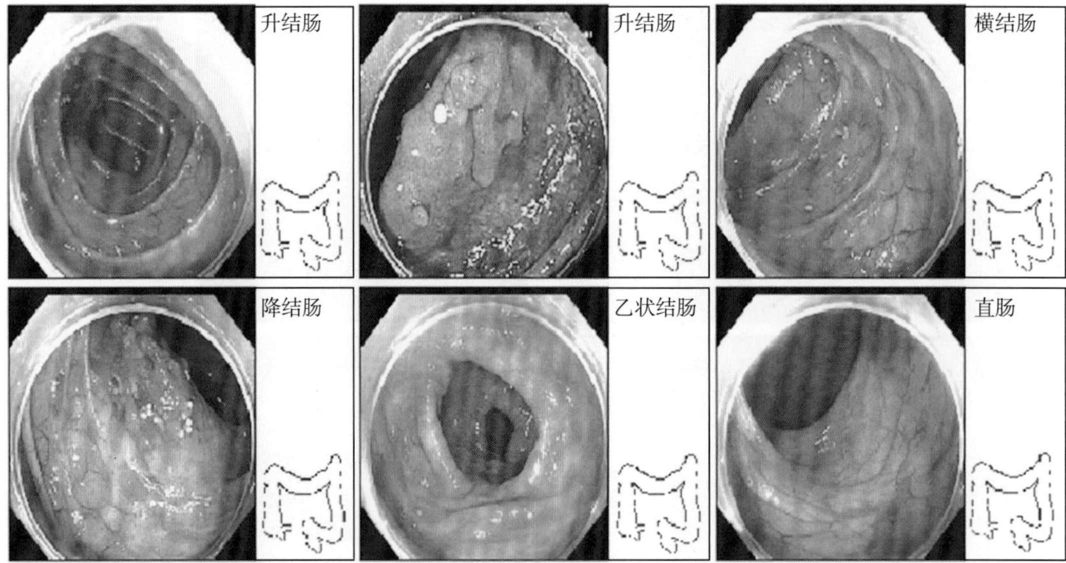

图 43-8 复查肠镜（2017 年 5 月）

二、分析与讨论

阿米巴感染在发展中国家较为普遍，尤其在地中海地区的流行率非常高。阿米巴病的症状可能与炎症性肠病（IBD）的症状重叠，会导致 IBD 的诊断和治疗困难。在这种情况下，炎症性肠病的诊断和管理具有更大的挑战性，一方面，该寄生虫感染可以模仿 IBD 并导致误诊；另一方面，由于皮质类固醇、免疫抑制药物和生物制剂的使用越来越多，在 IBD 患者中，包括阿米巴病在内的机会性感染的风险也更高。医师的作用不仅在于 IBD 的诊断和管理，还在于预防、识别和治疗感染的能力。

阿米巴肠病是由溶组织内阿米巴寄生于结肠引起的，因临床上常出现腹痛、腹泻和里急后重等痢疾症状，故常称为阿米巴痢疾。一般情况下，患者受到溶组织内阿米巴包囊感染，多数仅以共栖生存，当宿主抵抗力减弱及肠道内感染等情况下临床上才出现症状。阿米巴感染率最高的地区包括印度、非洲、墨西哥以及中美洲和南美洲的部分地区。因此，在发达国家，阿米巴病通常出现在来自流行地区的移民和旅行者身上。阿米巴肠病的临床表现以腹泻、腹痛、果酱样大便和发热为主。一项临床观察总结阿米巴感染肠道后各个症状发生率为：腹痛 62%，腹泻 90%，脓血便 38%，发热 24%，说明症状缺乏特异性，与其他肠病如 IBD 表现相似，难以鉴别。而阿米巴结肠炎误诊为 IBD，或者 IBD 合并阿米巴感染时，随后用皮质类固醇治疗会导致病情加重，甚至进展为重症结肠炎。而 IBD 本身也是易感因素，研究显示 IBD 患者发生阿米巴感染的概率高于健康人群，且侵袭性阿米巴感染在 IBD 患者中更普遍，普通人群的感染率为 1.7%，而 IBD 人群为 16%。因此，当 IBD 症状加重时，要排除感染包括阿米巴感染的可能，尤其在发展中国家，或有阿米巴发病率高的地区迁移 / 旅游而来的病史。

乙状结肠镜检查和 / 或结肠镜检查有助于识别由阿米巴痢疾引起的结肠病变，不过内镜下表现从非特异性的黏膜增厚和炎症到典型的烧瓶样阿米巴溃疡，内镜下表现也可以是多样的。当然活检组织中阿米巴滋养体的发现是诊断“金标准”，但存在假阴性。因此，区分这些临床相似的疾病是复杂的，尤其疾病早期很难区分 IBD 与阿米巴结肠炎，易出现疾病误诊。除了肠镜和病理学检查外，血清抗阿米巴抗体的敏感性较高，在 80% ～ 90% 的患者中呈阳性。通过结合血清学 / 抗原检测和粪便样本查找病原体，能够提高病因诊断。值得临床医师注意的是，常规显微镜检查单次粪便样本的灵敏度非常低，仅 25%，然而通过在不同的时间检测至少 3 个样品，灵敏度可以提高到 80%。

总之，通过该病例的诊治经过，我们不难看出 UC 患者合并阿米巴感染，临床表现和早期肠镜表现与单纯 UC 加重难以鉴别，给临床诊断和治疗带来了一定困难，临床医师应该重视感染筛查包括阿米巴感染。

（张　洁　欧大联）

参考文献

[1] BABIĆ E, BEVANDA M, MIMICA M, et al. Prevalence of amebiasis in inflammatory bowel disease in University Clinical Hospital Mostar [M]. Germany: SpringerPlus, 2016: 1586.

[2] ROURE S, VALERIO L, SOLDEVILA L, et al. Approach to amoebic colitis: Epidemiological, clinical and diagnostic considerations in a nonendemic context Barcelona (2007-2017) [J]. PLoS One, 2019, 14 (2): e0212791.

[3] HANSEN L H, LUND C. Amebiasis--a differential diagnosis from inflammatory bowel disease [J]. Ugeskr Laeger, 1998, 160 (38): 5514-5515.

[4] USTUN S, DAGCI H, AKSOY U, et al. Prevalence of amebiasis in inflammatory bowel disease in Turkey [J]. World J Gastroenterol, 2003, 9 (8): 1834-1835.

第 44 章　合并 CMV 感染的难治性溃疡性结肠炎

一、病例简介

（一）病历资料

女性，37 岁，因“间断脓血便、腹痛 5 年余”来我院反复就诊。

患者 5 年前无诱因出现腹泻、黏液脓血便，大便 5 ～ 10 次 /d，伴下腹部绞痛，里急后重。无发热、口腔溃疡、皮疹、关节痛等不适。外院肠镜提示距肛 25cm 以远黏膜弥漫性充血、水肿，多发点状及小片状溃疡，较多脓性分泌物附着，结合病理，诊断为溃疡性结肠炎（初发型、左半结肠、活动期、中度）。予美沙拉秦 1g、4 次 /d 联合双歧杆菌三联菌治疗 2 个月余，大便次数增加，大便 10 余次 /d，伴便血量增加，头晕、乏力。再次就诊于当地医院，予氢化可的松（早 150mg、晚 100mg 静脉注射）联合美沙拉秦、奥硝唑治疗，患者症状逐渐缓解，便血减少，排黄色成形便 1 ～ 2 次 /d。激素逐渐减量，但减量后反复发作，每次加至足量激素后症状均可缓解。遂维持泼尼松 25mg、2 次 /d+ 美沙拉秦栓剂，患者仍有间断便血。2016 年 8 月复查肠镜示“进镜 30cm 达乙状结肠，黏膜粗糙，充血、水肿，广泛糜烂及浅溃疡，地图样分布，脓性分泌物附着，接触出血，肠腔狭窄”。诊断为溃疡性结肠炎，激素依赖型。

2016 年 9 月因症状加重，大便 10 余次 /d，较多黏液血便，开始英夫利西单抗 400mg（5mg/kg 体重，体重为 65kg）规律治疗。第 1、2 疗程英夫利西单抗治疗后，患者便血消失，但患者未规律用药，第 3、4 疗程均后延，患者大便次数再次增加，6 ～ 8 次 /d，黄稀便，偶有便血。肠镜示“脾曲以下黏膜粗糙，充血、水肿，糜烂、浅溃疡，脓性分泌物附着，散在息肉样隆起”，考虑因患者不规律用药导致英夫利西单抗疗效下降。加用泼尼松 15mg（逐渐减量）联合美沙拉秦、硫唑嘌呤 100mg/d 治疗，患者症状好转，第 6 次注射英夫利西单抗前查 IFX 血药浓度 1.46μg/ml，抗抗体（-），肠镜示“肝曲以下铅管样改变，降结肠以下为著”。

经过 8 次英夫利西单抗治疗后，患者大便次数增多，5 ～ 6 次 /d，偶尔便血，于 2017 年 11 月首次来我院住院诊治，入院查体示脉搏 84 次 /min，体温 36.5℃，一般状况可，心、肺无异常，腹软，无压痛，未及明显包块。辅助检查：血常规示 WBC 3.18×10^9/L，HGB 87g/L，PLT 296×10^9/L；生化指标示白蛋白 37.9g/L；炎症指标示 CRP 6.8g/L，ESR 16mm/h；大便常规示 RBC 6 ～ 10 个 /HP，WBC 满视野，OB(+)，粪便病原学检查（-）；血 CMV PCR(-)、EBV PCR(-)；

肠镜诊断为溃疡性结肠炎（广泛结肠、活动期、Mayo 评分 3 分）；病理学检查示符合溃疡性结肠炎（活动期）的诊断，CMV 免疫组织化学染色（+）。综上诊断为溃疡性结肠炎（慢性复发型、广泛结肠、活动期、中度）合并 CMV 感染，予第 9 次英夫利西单抗 400mg 联合硫唑嘌呤 50mg 联合美沙拉秦，同时加用更昔洛韦静脉注射 3 周治疗（表 44-1）。

表 44-1　我院诊治经过简表

日期	临床表现	IFX 血药浓度	CMV IgM	血 CMV-DNA	粪便 CMV-DNA	CDI	病理 CMV	治疗
2017 年 11 月	大便 5 ～ 6 次 /d，偶带血		–	–	6.68×10^3	–	+	英夫利西单抗 400mg+ 硫唑嘌呤 50mg+ 美沙拉秦 更昔洛韦抗病毒
2018 年 1 月	脓血便 7 ～ 8 次 /d，左上腹痛，里急后重	浓度为 0.11μg/ml 抗抗体（–）	–	–	-	–		英夫利西单抗 400mg 缩短为 6 周 + 硫唑嘌呤 50mg+ 美沙拉秦
2018 年 3 月 10 日	黄色糊状便 5 ～ 8 次 /d		–	–	5.26×10^4	–		英夫利西单抗 400mg+ 硫唑嘌呤 50mg 更昔洛韦抗病毒（2 次）
2018 年 12 月至 2019 年 10 月	黄色糊状便 5 ～ 8 次 /d		–	–	1.41×10^4	–	–	英夫利西单抗 400mg 因皮疹停用硫唑嘌呤
2019 年 11 月	黏液脓血便 4 ～ 6 次 /d（期间复查肠镜见图 44-1）	浓度＜ 0.4μg/ml 抗抗体（–）	–	–	4.57×10^3	–	+	英夫利西单抗 800mg，五味苦参治疗 膦甲酸钠
2020 年 2— 4 月	黏液脓血便 8 ～ 9 次 /d		–					英夫利西单抗 800mg+ 沙利度胺

2020 年 5 月患者黏液脓血便 5 ～ 6 次 /d，因计划入组维得利珠单抗临床试验，在外院停用英夫利西单抗和沙利度胺，大便增至 10 余次 /d，伴腹痛、发热（38℃）、膝关节疼痛，2020 年 5 月 25 日外院复查肠镜示“升结肠中段 - 直肠弥漫充血、水肿、糜烂，覆脓性分泌物，直肠见较大溃疡”，病理学检查示 CMV、EBER（–）。2020 年 6 月加用甲泼尼龙 36mg/d，黏液脓血便 5 ～ 6 次 /d，里急后重。患者入组维得利珠单抗临床试验失败，继续采用甲泼尼龙 + 沙利度胺治疗。

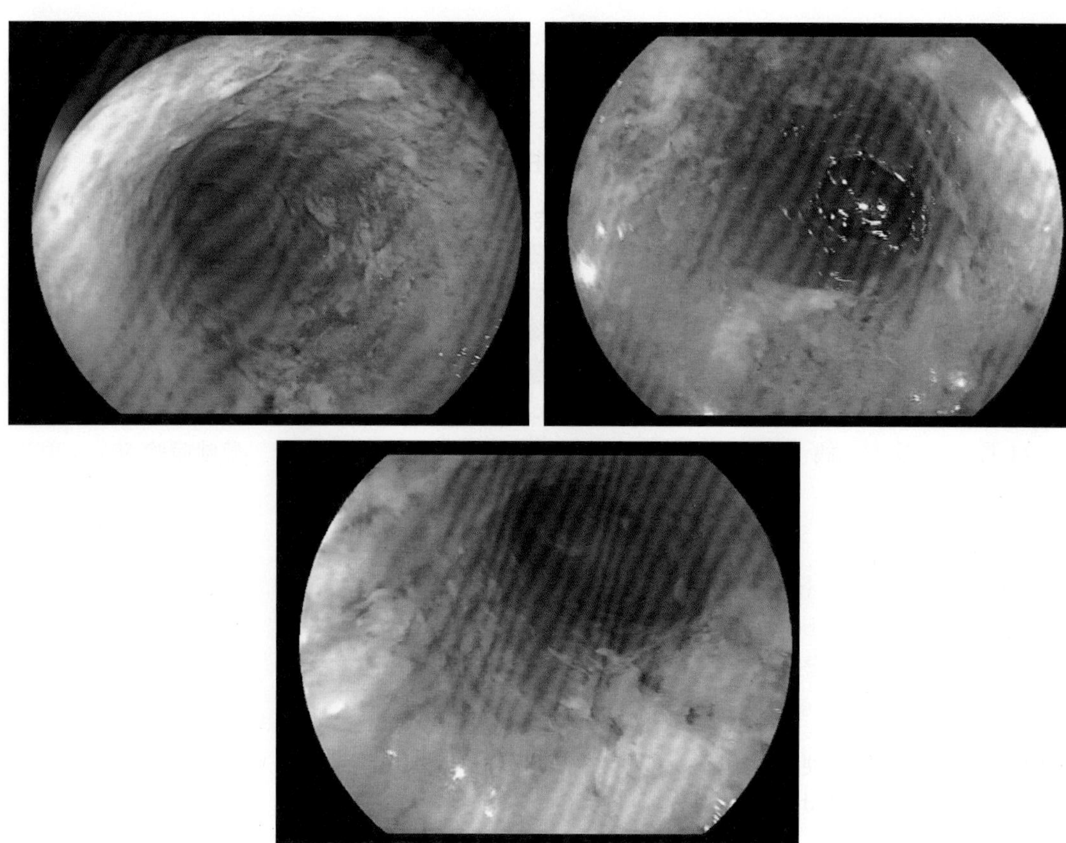

图 44-1　肠镜

2019 年 11 月肠镜诊断为溃疡性结肠炎(广泛结肠、活动期、Mayo 评分 3 分)。

2020 年 7 月回我院继续诊治,大便 5 ～ 6 次 /d,黏液脓血便,里急后重。入院查体示脉搏 73 次 /min,体温 36.2℃,一般状况可,心、肺无异常,腹软,无压痛,未及明显包块。辅助检查:血常规示 WBC 7.13×10^9/L,HGB 115g/L,PLT 285×10^{12}/L;生化指标示白蛋白 37.0g/L;炎症指标示 CRP 0.25mg/dl,ESR 5mm/hr;T-SPOT.TB(–),粪便 CDI(–),粪便 CMV 1.49×10^3 拷贝 /ml,其他病原学检查均(–)。CTE 显示横结肠至直肠壁弥漫增厚,血供丰富,考虑为溃疡性结肠炎;肠系膜血管旁散在多个增大淋巴结,考虑为反应性增生。

(二)诊断与评估

1. 临床评估

(1)临床分型:慢性复发型,病程 5 年余,反复发作。

(2)疾病活动度:依据 UC 活动性改良 Mayo 评分系统,患者 Mayo 总分为 9 分(中度活动期 UC)。其中,排便次数为 5 ～ 6 次 /d,比正常增加 3 ～ 4 次 /d(计 2 分);便血情况为大部分时间便中混血(计 2 分);内镜下表现为重度病变,即自发性出血、溃疡形成(计 3 分);医师总评价为中度病情(计 2 分)。

(3)病变范围:根据 UC 蒙特利尔分型,该患者病变范围超过脾曲,为广泛结肠炎(E3)。

(4)肠外表现、并发症及合并症:合并 CMV 感染。

（5）疾病风险分层：该患者具有发病年龄<40 岁、广泛型结肠炎、内镜炎症程度重（Mayo 内镜评分 3 分）、需早期使用糖皮质激素、疾病反复发作需反复住院治疗等 5 个预后不良高危因素，属高风险。

2. 临床诊断　溃疡性结肠炎（慢性复发型、广泛结肠、活动期、中度）合并 CMV 感染。

（三）治疗决策

2020 年 AGA 发布的指南推荐，对于曾使用过英夫利西单抗的中 - 重度 UC 门诊患者，尤其是原发性失效者，建议使用乌司奴单抗或托法替布来进行诱导缓解治疗，而非维得利珠单抗或阿达木单抗（条件性推荐，中等质量证据）。考虑患者英夫利西单抗、激素、多种免疫抑制剂效果不佳，应调整治疗方案，经与患者反复讨论及知情同意后，采用乌司奴单抗 260mg 静脉注射（当时体重为 54kg）治疗。再次使用更昔洛韦治疗 3 周，沙利度胺和甲泼尼龙逐渐减量。

（四）治疗效果和随访

乌司奴单抗治疗 8 周后复查，大便 3 次 /d，未见黏液脓血，腹痛明显好转。辅助检查：血常规示 WBC 8.36×10^9/L，HGB 128g/L；炎症指标示 ESR 6mm/h，CRP 1.6g/L；T-SPOT.TB（-），大便常规 +OB（-），粪便 CMV<500 拷贝 /ml。予乌司奴单抗 90mg 皮下注射，沙利度胺、甲泼尼龙均在 1 个月内减停。

16 周后患者复查，大便 4 ～ 5 次 /d，未见黏液脓血，腹痛明显好转。辅助检查：血常规示 WBC 4.36×10^9/L，HGB 129g/L；炎症指标示 ESR 9mm/h，CRP 1.9g/L；T-SPOT.TB（-），大便常规未见红细胞、白细胞，OB（+），粪便 CMV<500 拷贝 /ml，艰难梭菌毒素与抗原测定（-）。肠镜诊断为溃疡性结肠炎（左半结肠、活动期、Mayo 评分 2 ～ 3 分）（图 44-2）。病理学检查示慢性活动性炎，伴溃疡形成，炎性肉芽组织，隐窝排列不规则，上皮反应性增生；病变符合溃疡性结肠炎的诊断，轻度活动，上皮伴修复性再生现象。继续乌司奴单抗 90mg 皮下注射治疗。

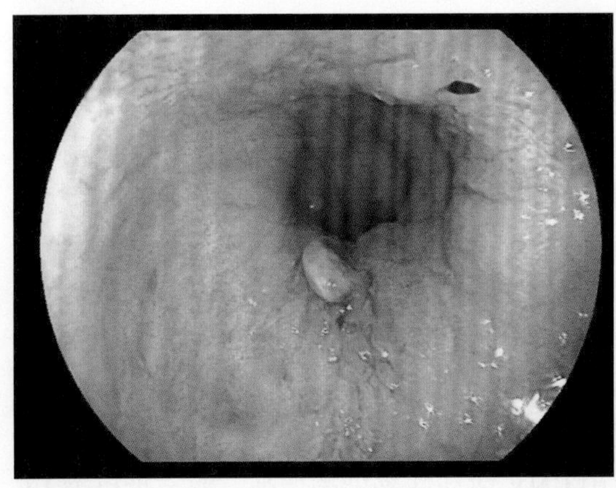

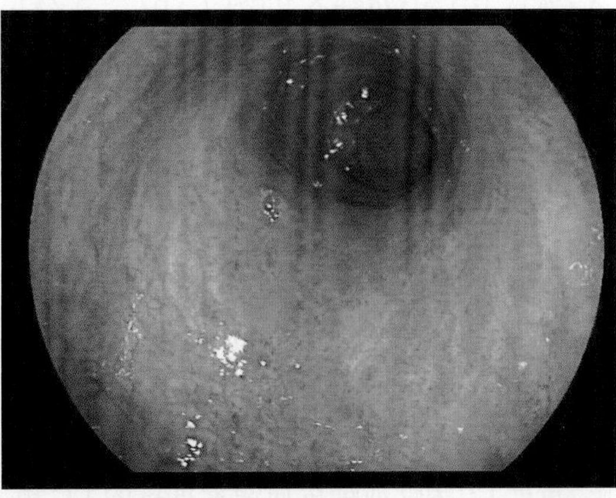

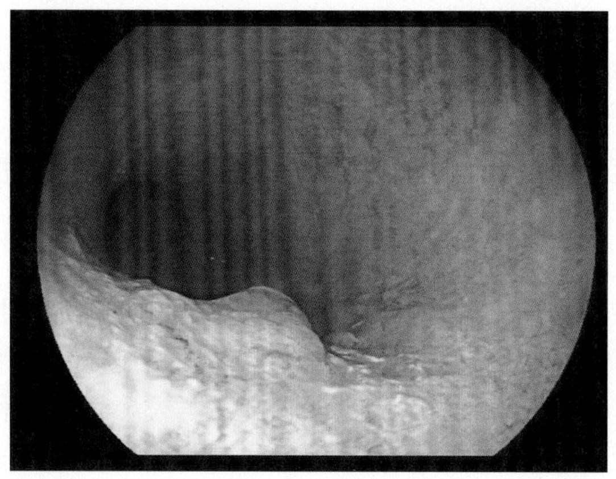

图 44-2 肠镜

2020 年 12 月肠镜诊断为溃疡性结肠炎(左半结肠、活动期、Mayo 评分 2 ~ 3 分)。

二、分析与讨论

患者青年女性,病程 5 年余,溃疡性结肠炎的诊断明确,病变范围从左半结肠型逐渐扩展到广泛结肠型,并出现肠腔狭窄。既往单独及联合应用美沙拉秦、激素、免疫抑制剂、生物制剂,临床症状及内镜下均不能维持缓解。分析其原因,可能有以下因素:①未规律用药,增加了药物失效的可能;②与合并肠道机会性感染有关。肠道机会性感染和肠道炎症相互影响,打断其恶性循环既有利于控制炎症,也有利于控制感染。

美国基于人群的大型研究结果显示,炎症性肠病(inflammatory bowel disease,IBD)患者的机会性感染患病率显著升高,溃疡性结肠炎(ulcerative colitis,UC)与克罗恩病(Crohn's disease,CD)合并机会性感染的患病率分别为 19.2% 和 17.8%,相比非 IBD 患者机会性感染患病率分别提高了 2.74 倍和 2.54 倍。一项来自美国 NIS 数据库的全国性研究结果显示,感染是 IBD 患者死亡的主要原因,感染相关住院患者的死亡率显著高于非感染相关住院患者(3.2% *vs.* 0.5%,*OR*=4.8,95%*CI* 3.67 ~ 5.23)。

使用免疫抑制剂治疗,特别是联合治疗的 IBD 患者机会性感染风险增加。其预测因素包括营养不良、肥胖、共病(特别是先天性免疫缺陷、糖尿病、艾滋病病毒感染)、活动性疾病和高龄。使用免疫治疗药物(全身性激素、甲氨蝶呤、巯嘌呤、钙调磷酸酶抑制剂、维得利珠单抗、抗 TNF 药物、IL-12/IL-23 抗体及 JAK 抑制剂)也是其高危因素。

巨细胞病毒(cytomegalovirus,CMV)感染在 UC 患者中比较常见。CMV 是一种机会致病性病毒,在健康人中通常无症状,而在免疫抑制的患者中,CMV 感染可导致各种症状性疾病,如肺炎、肠道疾病或累及其他器官。并发 CMV 结肠炎加重了活动性 IBD 患者的病情。2021 年欧洲克罗恩病和结肠炎组织(European Crohn's and Colitis Organisation,ECCO)指南建议,对于难治性特别是对免疫抑制治疗效果不佳的 IBD 患者,应检测 CMV。多数研究指出,重度 UC 和 / 或糖皮质激素抵抗的 UC 患者中 CMV 活动性感染率增高。激素抵抗型 UC 的感染率为 10% ~ 30%。并发 CMV 结肠炎是预后不良的主要危险因素之一,包括增加中毒性巨结肠、结肠切除术、挽救治疗发生率。最近一项对 257 例 UC 患者随访 10 年的回顾性队列研究显示，CMV 结肠炎是住院和手术的独立预测因子（*HR*=2.27，95%*CI* 1.12～4.60）。荟萃分析显示，合并 CMV 感染的 IBD 患者预后较无 CMV 感染的患者差。与 IBD 未合并 CMV 感染患者相比，IBD 合并 CMV 感染患者激素抵抗发生率为 62.8%，风险增加了 2.34 倍。因此，活动性重度 IBD 患者中应警惕 CMV 结肠炎。

虽然免疫抑制剂理论上可以恶化 CMV 结肠炎的预后，但许多病例系列和回顾性队列显示，在大多数情况下，维持免疫抑制剂可以控制疾病活动。多中心回顾性研究显示，挽救性抗炎治疗（IFX 或 CsA）UC 合并 CMV 感染患者，不会增加结肠切除术风险。而糖皮质激素和硫唑嘌呤是结肠中 CMV 重新激活的独立预测因素（*OR*=2.05，95%*CI* 1.40～2.99；*OR*=1.56，95%*CI* 1.01～2.39），进而可能加重 IBD 的中度或重度发作。因此，ECCO 建议 CMV 再激活的 IBD 患者不应停止免疫抑制治疗，但激素需减量。也有研究者建议，对于合并 CMV 感染的难治性 UC 患者，可以将激素快速转化为英夫利西单抗，此外有两例病例报道提出维多珠单抗可用于治疗合并 CMV 感染的激素抵抗型 UC。乌司奴单抗治疗合并 CMV 感染 UC 患者尚未见报道。

我国和 ECCO 指南均建议，对于激素抵抗型 IBD 合并 CMV 感染，应考虑抗病毒治疗。ECCO 指南建议更昔洛韦 5mg/kg（2 次 /d）静脉滴注 5～10 天，继之缬更昔洛韦 900mg（2 次 /d）口服，直至 2～3 周。2017 年我国《炎症性肠病合并机会性感染专家共识意见》建议，IBD 合并 CMV 结肠炎患者抗病毒治疗的疗程为 3～6 周。治疗的主要药物是更昔洛韦和膦甲酸钠。其中，更昔洛韦用法为 5mg/kg（2 次 /d）静脉滴注，疗程一般不少于 3 周。缬更昔洛韦是更昔洛韦的前体药物，口服生物利用度较好，吸收后经磷酸化变为三磷酸更昔洛韦，其疗效和更昔洛韦相当，常规剂量为 900mg（2 次 /d），可作为口服维持治疗。膦甲酸钠的疗效与更昔洛韦相当，用法为 180mg/（kg·d）静脉滴注，分 2～3 次给药，疗程一般不少于 3 周。

本病例的治疗经过提示，对于合并 CMV 感染的难治性 UC，免疫抑制剂影响疗效、UC 控制不佳导致肠道黏膜屏障破坏，可能是 CMV 难以去除的原因，反之，CMV 对结肠组织的侵袭又加重了 UC，对于这种情况，单纯进行抗病毒治疗很难彻底清除 CMV 感染。因此，打破恶性循环是治疗患者的重点。即使在没有接受抗病毒药物治疗的患者中，CMV 的清除也可能与免疫抑制剂诱导缓解的实现相平行。一项数量非常有限的 UC 患者病例对照研究报道也显示，停用免疫抑制剂联合抗病毒药物使患者病情缓解，其结肠切除率与采用标准抢救治疗的无 CMV 感染的难治性患者相似。

此外，乌司奴单抗作为一种以 IL-12/IL-23 的 p40 亚基为靶点的全人源单克隆抗体，可用于治疗中 - 重度 UC 患者。2020 年 AGA 发布的指南推荐，对于曾使用过英夫利西单抗的中 - 重度 UC 门诊患者，尤其是原发性失效者，建议使用乌司奴单抗或托法替布来进行诱导缓解治疗，而非维得利珠单抗或阿达木单抗（条件性推荐，中等质量证据）。乌司奴单抗可快速诱导抗 TNF-α 治疗失败的患者缓解，在第 3 周即与安慰剂组有统计学差异。乌司奴单抗发生严重感染率＜3%，在不同的适应证中，乌司奴单抗和安慰剂之间的不良事件、严重不良事件、严重感染的发生率相当。

三、小结

对糖皮质激素和生物制剂治疗效果不佳的中 - 重度 UC 患者以及病情出现反复、难治性

UC 患者,应高度警惕合并机会性感染。合并机会性感染是 UC 患者病情加重及疗效不佳的重要原因,对合并机会性感染的 UC 患者,应酌情调整免疫抑制药物的使用。乌司奴单抗具有较高的安全性,发生严重感染率低,对英夫利西单抗继发失效的 UC 患者,可选择乌司奴单抗治疗。

（李　军）

参考文献

[1] SHERIFF M Z,MANSOOR E,LUTHER J,et al. Opportunistic Infections Are More Prevalent in Crohn's Disease and Ulcerative Colitis:A Large Population-Based Study [J]. Inflamm Bowel Dis,2020,26(2):291-300.

[2] ANANTHAKRISHNAN A N,MCGINLEY E L. Infection-related hospitalizations are associated with increased mortality in patients with inflammatory bowel diseases [J]. J Crohns Colitis,2013,7(2):107-112.

[3] KUCHARZIK T,ELLUL P,GREUTER T,et al. ECCO Guidelines on the Prevention,Diagnosis,and Management of Infections in Inflammatory Bowel Disease [J]. J Crohns Colitis,2021,15(6):879-913.

[4] BESWICK L,YE B,VAN LANGENBERG D R. Toward an algorithm for the diagnosis and management of CMV in patients with colitis [J]. Inflamm Bowel Dis,2016,22(12):2966-2976.

[5] OH S J,LEE C K,KIM Y W,et al. True cytomegalovirus colitis is a poor prognostic indicator in patients with ulcerative colitis flares:the 10-year experience of an academic referral inflammatory bowel disease center [J]. Scand J Gastroenterol,2019,54(8):976-983.

[6] ZHANG W X,MA C Y,ZHANG J G,et al. Effects of cytomegalovirus infection on the prognosis of inflammatory bowel disease patients [J]. Exp Ther Med,2016,12(5):3287-3293.

[7] LIU C C,JI S,DING Y,et al. Cytomegalovirus infection and steroid-refractory inflammatory bowel disease:possible relationship from an updated meta-analysis [J]. Ir J Med Sci,2018,187(4):935-942.

[8] KOPYLOV U,PAPAMICHAEL K,KATSANOS K,et al. Impact of Infliximab and Cyclosporine on the Risk of Colectomy in Hospitalized Patients with Ulcerative Colitis Complicated by Cytomegalovirus-A Multicenter Retrospective Study [J]. Inflamm Bowel Dis,2017,23(9):1605-1613.

[9] SHUKLA T,SINGH S,TANDON P,et al. Corticosteroids and thiopurines but not tumor necrosis factor antagonists are associated with cytomegalovirus reactivation in inflammatory bowel disease. A systematic review and meta-analysis [J]. J Clin Gastroenterol,2017,51(5):394-401.

[10] RAWA-GOŁĘBIEWSKA A,LENARCIK M,ZAGÓROWICZ E. Resolution of CMV infection in the bowel on vedolizumab therapy [J]. J Crohns Colitis,2019,13(9):1234-1235.

[11] HOMMEL C,PILLET S,RAHIER J F. Comment on:'Resolution of CMV infection in the bowel on vedolizumab therapy' [J]. J Crohns Colitis,2020,14(1):148-149.

[12] CLOS-PARALS A,RODRÍGUEZ-MARTÍNEZ P,CAÑETE F,et al. Prognostic value of the burden of cytomegalovirus colonic reactivation evaluated by immunohistochemical staining in patients with active ulcerative colitis [J]. J Crohns Colitis,2019,13(3):385-388.

[13] LEVIN A,YAARI S,STOFF R,et al. Diagnosis of cytomegalovirus infection during exacerbation of

ulcerative colitis [J]. Digestion, 2017, 96(3): 142-148.

[14] RAINE T, BONOVAS S, BURISCH J, et al. ECCO Guidelines on Therapeutics in Ulcerative Colitis: Medical Treatment [J]. J Crohns Colitis, 2022, 16(1): 2-17.

[15] FEUERSTEIN J D, ISAACS K L, SCHNEIDER Y, et al. AGA Clinical Practice Guidelines on the Management of Moderate to Severe Ulcerative Colitis [J]. Gastroenterology, 2020, 158(5): 1450-1461.

第 45 章　非狭窄非穿透克罗恩病

一、病例简介

（一）病历资料

1. 病史　男性，29 岁，未婚，职员，因“间断腹痛、腹泻 2 年”于 2020 年 4 月入院。

2018 年初以来患者间歇性右下腹隐痛，无放射，每周发作，进食量多后加重，大便 3 ～ 5 次 /d，糊状便，无血便，排便后腹痛不缓解。2 年来间歇性口腔溃疡，可自行愈合。发病以来无肛痛、发热，无腹部包块，2 年内体重下降 10kg，食欲、体力均有下降，睡眠可。

个人史、既往史、家族史无特殊。

2. 查体　体温 36.8 ℃，脉搏 80 次 /min，呼吸 20 次 /min，血压 120/70mmHg。体重 41.5kg，身高 170cm，BMI 14.36kg/m^2。精神疲惫，消瘦外观，浅表淋巴结不大，皮肤、巩膜无黄染。心、肺无异常。腹平坦，腹软，右下腹压痛、无反跳痛，肝、脾未触及，未触及包块，肠鸣音 4 次 /min。肛周未见异常。

3. 辅助检查　血常规示 HGB 87g/L，WBC 5.4×10^9/L，PLT 456×10^9/L。大便常规示隐血（+），WBC（–），RBC（–），粪便钙卫蛋白 548μg/g（+）。炎症指标示 CRP 39.7mg/L，ESR 60mm/h。生化指标示 ALT 24U/L，AST 32U/L，白蛋白 25g/L，肾功能正常。3 次大便细菌培养均（–）。肿瘤标志物正常。ENA（–），ANCA（–），免疫球蛋白正常。病毒全套、CMV、EBV 均（–）；结核相关抗体、PPD 皮试、T-SPOT.TB 均（–）。

肺部 CT：未见异常。

胃镜：胃底、胃体后壁黏膜呈竹节样改变，十二指肠球部黏膜结节样增生。

肠镜：回肠末端多发溃疡，回盲瓣溃疡，瓣口稍变形，内镜尚可通过，结肠多发节段性纵行溃疡，黏膜呈铺路石样改变（图 45-1）。

CTE：第 5、6 组小肠节段性增厚，以系膜缘侧增厚为主，明显强化；升结肠、降结肠广泛增厚，黏膜面息肉样增生，全层强化，系膜血管增粗，可见梳状征。

直肠 MRI：肛管结构未见异常变化。

病理学检查：升结肠、降结肠、乙状结肠活检组织见非干酪样微小肉芽肿，直径＜200μm，局灶性隐窝结构异常、隐窝炎，固有层慢性炎症细胞增多、浸润（图 45-2）；抗酸染色阴性；结核 PCR 阴性。

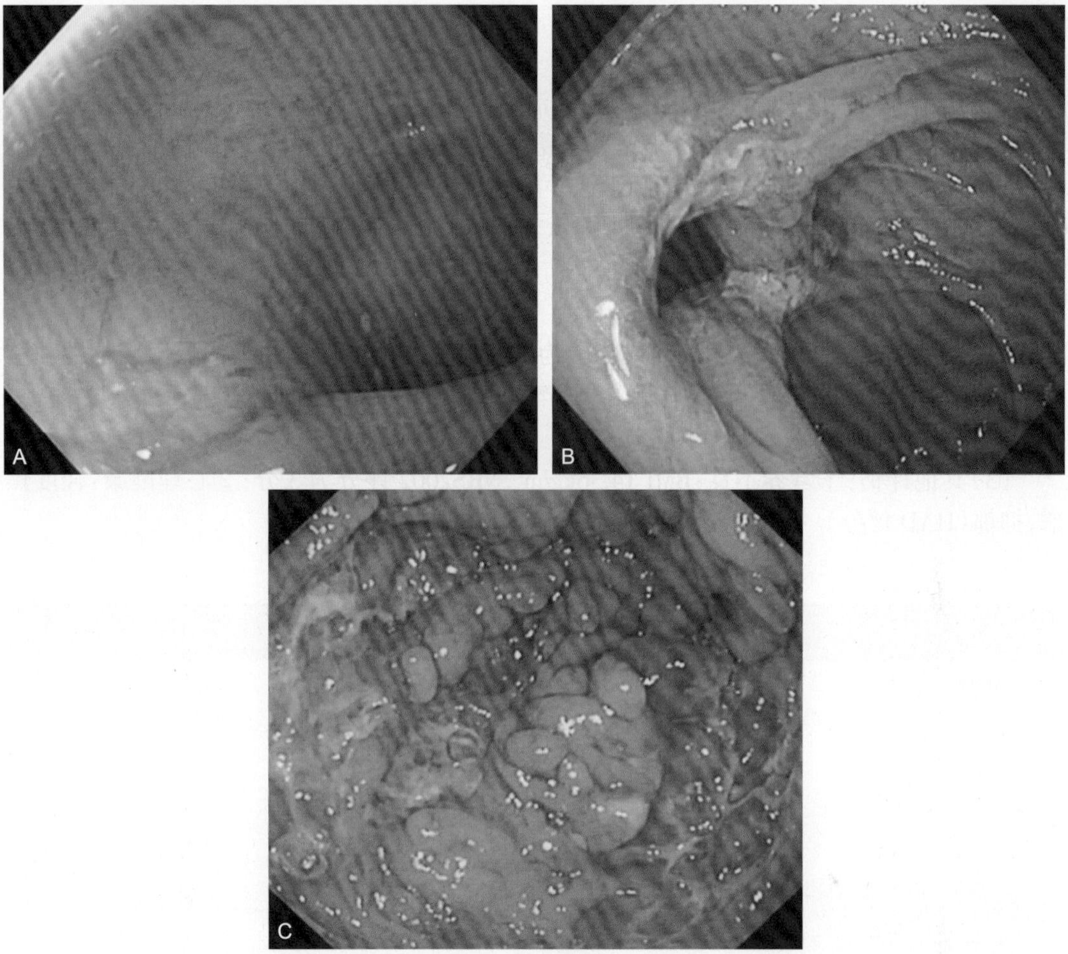

图 45-1　肠镜

A. 回肠末端可见纵行溃疡；B. 回盲瓣多发溃疡；C. 升结肠可见多处纵行溃疡，黏膜呈铺路石样改变。

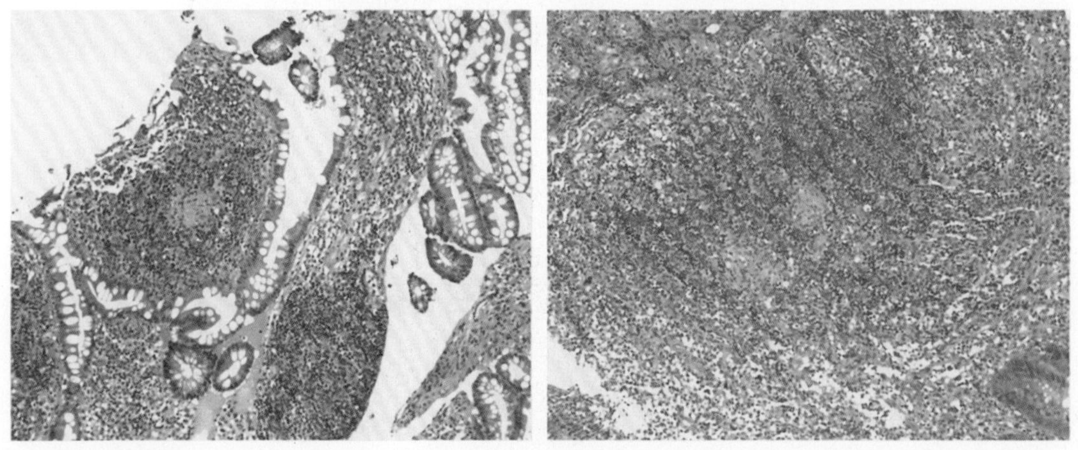

图 45-2　病理学检查

非干酪样微小肉芽肿，局灶性隐窝结构异常、隐窝炎，炎症细胞浸润。

（二）诊断与鉴别诊断

1. 临床诊断 克罗恩病（A2、L3+L4、B1，活动期，中 - 重度），营养不良。

2. 诊断依据 青年男性，腹痛，腹泻，呈缓解—复发—加重过程，非特异性炎性指标升高（粪便钙卫蛋白、CRP、ESR 等），肠镜和影像学检查均提示非连续性、节段性改变，伴有肛瘘；肠镜显示多处卵石样、纵行溃疡等；病理提示非干酪样肉芽肿，无恶性肿瘤、特异性感染（如结核、侵袭性真菌感染等）等的证据。

3. 病情评估

（1）蒙特利尔分型（表 45-1）：确诊年龄为 29 岁（A2）；病变范围主要累及回肠末端和全结肠（L3），上消化道受累（L4）；疾病行为非狭窄非穿透型（B1）；无肛周病变（无 p）。

（2）活动度：Best-CDAI 评分为 357 分。

（3）其他评估：①营养不良：BMI 14.36kg/m^2，NRS2002 评分为 3 分；②心理健康：轻度焦虑、抑郁（HAD 评分）。

表 45-1 CD 的蒙特利尔分型

项目	标准	备注
确诊年龄（A）		
A1	≤16 岁	–
A2	17 ～ 40 岁	–
A3	>40 岁	–
病变部位（L）		
L1	回肠末端	L1+L4[b]
L2	结肠	L2+L4[b]
L3	回结肠	L3+L4[b]
L4	上消化道	–
疾病行为（B）		
B1[a]	非狭窄非穿透	B1p[c]
B2	狭窄	B2p[c]
B3	穿透	B3p[c]

注：随着时间推移，B1 可以发展为 B2 或 B3；L4 可以与 L1、L2、L3 同时存在；[c]p 为肛周病变，可与 B1、B2、B3 同时存在。“–”为无此项。

（三）治疗决策

1. 患者参与的共同决策，经过讨论确定下一步诊疗方案。

2. 诊疗方案

(1)健康宣教:戒烟,注意休息。

(2)一般治疗:营养支持等。

(3)药物治疗:向患者详细解释针对克罗恩病的抗炎治疗药物的特点、疗效、不良反应、费用等,包括糖皮质激素、免疫调节剂(如硫唑嘌呤等)、生物制剂(如英夫利西单抗)等。鉴于患者年轻,肠道病变范围广泛,上消化道受累,高危因素较多,建议使用生物制剂如英夫利西单抗。患者同意医疗决策,给予英夫利西单抗(类克)300mg 静脉滴注,过程顺利,注射期间无不适。2 周后复诊并行第 2 次英夫利西单抗治疗,后期规律英夫利西单抗输注治疗。

(四)治疗效果和临床转归

英夫利西单抗治疗 4 次后接受大复查,患者精神面貌改善,体力和精力正常,体重增加;腹痛、腹泻等症状消失,大便正常,1 次 /d;CRP、ESR、粪便钙卫蛋白恢复正常;肠镜示肠道溃疡消失,黏膜愈合。应用英夫利西单抗继续规律维持治疗。

二、分析与讨论

CD 缺乏诊断的“金标准”,需结合临床表现、实验室检查、内镜检查、影像学检查和组织学检查进行综合分析并密切随访。详细的病史询问应包括从首发症状开始的各项细节、结核病史、近期旅游史、食物不耐受、用药史、阑尾手术切除史、吸烟、家族史,口、皮肤、关节、眼等肠外表现及肛周情况。体格检查应特别注意一般状况、营养状态、细致的腹部和肛周 - 会阴检查和直肠指诊,常规测体重并计算 BMI,儿童应注意生长发育情况。

1. 临床表现 CD 最常发生于青年期,发病高峰年龄为 18 ～ 35 岁,男性略多于女性(男女比例为 1.5∶1)。临床表现多样化,包括消化道表现、全身性表现、肠外表现和并发症。消化道表现主要有腹泻和腹痛,可有血便;全身性表现主要有体重减轻、发热、食欲缺乏、疲劳、贫血等,青少年患者可见生长发育迟缓;肠外表现常见的有关节痛和 / 或关节炎、皮肤病变等;并发症常见的有瘘管、腹腔脓肿、肠管狭窄和肠梗阻、肛周病变(肛周脓肿、肛周瘘管、皮赘、肛裂等),较少见的有消化道大出血、肠穿孔,病程长者可发生癌变。腹泻、腹痛、体重减轻是 CD 的常见症状,如有这些症状出现,特别是年轻患者,应考虑本病的可能,如伴有肠外表现和 / 或肛周病变者,则应高度疑为本病。肛周脓肿和肛周瘘管可为少部分 CD 患者的首发表现,应予注意。

2. 实验室检查 评估患者的炎症程度和营养状况等。初步的实验室检查应包括血常规、CRP、ESR、血清白蛋白等,有条件者可做粪便钙卫蛋白检测。对于拟行糖皮质激素、免疫抑制剂或生物制剂治疗的患者,需要常规筛查嗜肝病毒(乙型和丙型肝炎病毒)、EB 病毒和结核分枝杆菌感染等指标。

3. 内镜检查

(1)结肠镜:结肠镜检查和黏膜组织活检应列为 CD 诊断的常规首选检查项目,结肠镜检查应达回肠末端。早期 CD 内镜下表现为阿弗他溃疡,随着疾病进展,溃疡可逐渐增大、加深,彼此融合形成纵行溃疡。CD 病变内镜下多为非连续改变,病变间黏膜可完全正常。其他常见的内镜表现有卵石征、肠壁增厚伴不同程度狭窄、团簇样息肉增生等。少见直肠受累和/或瘘管开口,环周及连续的病变。

(2)胃镜:少部分CD病变可累及食管、胃和十二指肠。原则上胃镜检查应列为CD的常规检查项目,尤其是有上消化道症状、儿童和IBD类型待定患者。胃底、胃体后壁黏膜呈竹节样改变是上消化道CD相对特异性的表现。

(3)小肠胶囊内镜:对小肠黏膜异常相当敏感,但一些轻微病变的特异性不高,在分析其临床意义时需要慎重;有胶囊滞留的风险,因此,在胶囊内镜检查之前应先行小肠CT或MRI检查,以排除肠梗阻的可能。胶囊内镜主要适用于疑诊CD,但结肠镜及小肠影像学检查阴性者。胶囊内镜阴性倾向于排除CD,阳性结果需综合分析并需进一步检查证实。

(4)小肠镜:国内常用小肠镜是气囊辅助式小肠镜,可在直视下观察病变、活检和内镜下治疗,但为侵入性检查,有一定难度和并发症的风险。主要适用于其他检查(如胶囊内镜或影像学检查)发现小肠病变,或尽管上述检查阴性而临床高度怀疑小肠病变需要进行确定及鉴别者,或已确诊CD需要小肠镜检查指导或进行治疗者。小肠镜下CD病变特征与结肠镜下所见相同。

4. 影像学检查 CTE和MRE是迄今评估小肠炎性病变的标准影像学检查,可反映肠壁炎症改变、病变分布部位和范围、狭窄及其可能性质(炎症活动性或纤维性狭窄)、肠腔外并发症,如瘘管、腹腔脓肿或蜂窝织炎等。活动期CD典型的CTE表现为肠壁明显增厚(>4mm);肠黏膜明显强化伴有肠壁分层改变,黏膜内环和浆膜外环明显强化,呈靶征或双晕征;肠系膜血管增多、扩张、扭曲,呈木梳征;相应系膜脂肪密度增高、模糊;肠系膜淋巴结肿大等。MRE与CTE对评估小肠炎性病变的精确性相似,前者较费时,设备和技术要求较高,但无放射线暴露之虑,推荐用于监测累及小肠患者的疾病活动度。小肠扩张良好的CTE或MRE更有利于高位(尤其是近端小肠)CD病变的诊断。直肠磁共振检查有助于确定肛周病变(如肛瘘)的位置和范围,了解瘘管类型及其与周围组织的解剖关系。

5. 病理学检查

(1)取材要求:需多段、多点取材,包括病变部位和非病变部位。外科标本应沿肠管纵轴切开(肠系膜对侧缘),取材应包括淋巴结、回肠末端和阑尾。

(2)大体病理特点:①节段性或局灶性病变。②融合的纵行线性溃疡。③卵石样外观,瘘管形成。④肠系膜脂肪包绕病灶;肠壁增厚和肠腔狭窄等特征。

(3)显微镜下特点:

1)外科手术切除标本诊断CD的光学显微镜下特点:①透壁性炎;②聚集性炎症分布,透壁性淋巴细胞增生;③黏膜下层增厚(由纤维化-纤维肌组织破坏和炎症、水肿造成);④裂沟(裂隙状溃疡);⑤非干酪样肉芽肿(包括淋巴结),肠道神经系统纤维增生,比较正常的上皮-黏液分泌保存(杯状细胞通常正常)。

2)内镜下黏膜活检的诊断:局灶性慢性炎症、局灶性隐窝结构异常和非干酪样肉芽肿是公认的最重要的CD光学显微镜下特点。

病理诊断:通常要求观察到3种以上特征性表现(无肉芽肿时),或观察到非干酪样肉芽肿和另一种特征性光学显微镜下表现,同时需要排除肠结核等。相比内镜下活检标本,手术切除标本可观察到更多的病变,诊断价值更高。

6. 鉴别诊断 与肠结核的鉴别诊断是最困难的,与表现不典型的肠白塞病的鉴别亦相当困难。其他需要鉴别的疾病还有感染性肠炎(如HIV相关肠炎、血吸虫病、阿米巴肠病、耶尔森菌感染、空肠弯曲菌感染、*C. diff* 感染、CMV 感染等）、缺血性结肠炎、放射性肠炎、药物性（如 NSAID）肠病、嗜酸细胞性肠炎、以肠道病变为突出表现的多种风湿性疾病（如系统性红斑狼疮、原发性血管炎等）、肠道恶性淋巴瘤、憩室炎、转流性肠炎等。

7. 治疗　活动期 CD 治疗时需分析是否具有高危因素，如年龄、炎症累及范围、是否上消化道受累、是否有肛周病变、是否起病时炎症就较重（如需要糖皮质激素治疗）等。具有 2 个或 2 个以上高危因素时，首选生物制剂治疗，如抗肿瘤坏死因子单克隆抗体（英夫利西单抗 / 阿达木单抗）、乌司奴单抗、维得利珠单抗等，根据患者病情做个体化选择；也可使用口服或静脉注射系统性糖皮质激素作诱导缓解治疗，若糖皮质激素无效时，考虑生物制剂。若内科药物治疗效果不理想或存在肠道及其他并发症，建议由消化内科、影像科、病理科、胃肠外科、营养科等医师组成的多学科诊疗团队共同协商治疗方案，优化治疗方案，确定是否需要外科手术治疗及其治疗时机等。

8. 随访　因患者的疾病行为和病变范围不同，使用维持缓解的药物亦不同，推荐个体化监控方案，与 IBD 专科医师门诊复诊随访。缓解期治疗过程需要定期复查血常规、超敏 CRP、ESR、粪便钙卫蛋白等实验室指标以监测疾病状态，定期进行内镜和 / 或 CTE、MRE 检查，注意机会性感染的排查。

（涂　蕾　朱良如）

参考文献

[1] 中国医师协会外科学分会肠瘘外科医师委员会 . 中国克罗恩病并发肠瘘诊治的专家共识意见[J]. 中华胃肠外科杂志，2018，21（12）：1337-1346.

[2] 中华医学会消化病学分会炎症性肠病学组 . 炎症性肠病诊断与治疗的共识意见（2018 年·北京）[J]. 中华炎性肠病杂志（中英文），2018，2（3）：173-190.

[3] 中华医学会消化病学分会炎症性肠病学组 . 抗肿瘤坏死因子 α 单克隆抗体治疗炎症性肠病的专家共识（2017）[J]. 中华消化杂志，2017，37（9）：577-580.

[4] 中华医学会病理学分会消化病理学组筹备组 . 中国炎症性肠病组织病理诊断共识意见[J]. 中华病理学杂志，2014，43（4）：268-274.

第 46 章　克罗恩病肠道狭窄的内镜治疗

一、病例简介

（一）病历资料

1. **病史**　男性，31 岁，因“间断黑便、腹痛 8 个月，餐后呕吐半个月余”于 2019 年 7 月 29 日入院。

患者 8 个月前开始无诱因大便发黑，1 ～ 2 次 /d，量不多，阵发性左上腹隐痛，餐后加重，伴乏力，无头晕、心慌、胸闷、恶心、呕吐等。外院小肠镜显示（经口）空肠多发环形溃疡伴狭窄，（经肛）进镜至回肠中上段未见异常。活检提示慢性活动性肠炎，局部黏膜糜烂伴炎性渗出及肉芽组织形成。我院 CT 小肠三维重建显示空肠下段及回肠肠壁节段性增厚、强化，管腔狭窄，肠系膜间隙轻度肿大淋巴结，盆腔肠系膜间隙模糊；血常规示 HGB 65g/L，PLT 125×10^9/L；乙肝两对半小三阳、HBV-DNA 阴性；胸部 CT 未见异常；T-SPOT.TB 阴性；ESR 31mm/h，CRP 6mg/L。综上门诊诊断为“克罗恩病?”，予泼尼松 50mg/d 口服，大便颜色转黄，腹痛较前略好转。半个月前开始在餐后左上腹疼痛加重，伴呕吐胃内容物，呕吐后稍缓解，无肛门停止排气排便，无发热，发病以来体重下降 10kg。为求进一步诊治，门诊拟“克罗恩病伴狭窄”收入院。

2014 年因“肛瘘”行切开引流术，已痊愈。个人史、家族史无特殊。

2. **查体**　贫血貌，体形消瘦（55kg），BMI 17.6kg/m^2，皮肤色泽苍白，未触及肿大淋巴结，巩膜无异常，口腔无溃疡，心、肺无特殊。腹平软，未见肠型及蠕动波，左上腹可触及一直径约 6cm 的腹部包块，质地偏硬，可滑动，压痛不明显，肠鸣音活跃，肛门检查无异常，双下肢无水肿。

3. **辅助检查**　同病史（图 46-1）。

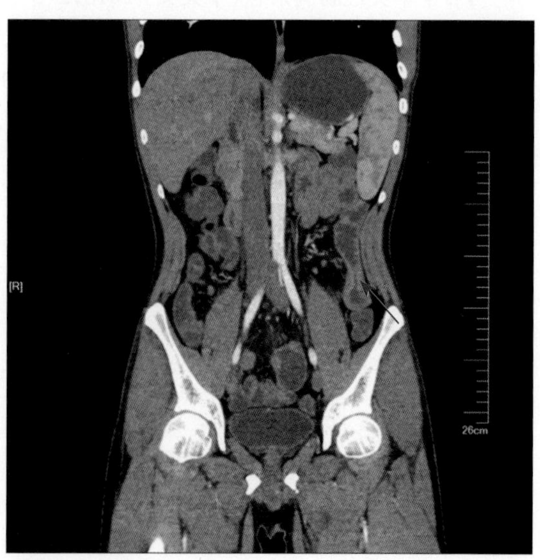

图 46-1　CT 小肠三维重建显示空肠与回肠节段性增厚、强化

箭头示空肠下段管壁增厚，管腔狭窄。

（二）诊断与鉴别诊断

1. 临床诊断　①不全性小肠梗阻：克罗恩病（A2、B2、L4p）？CMUSE？②肛瘘术后；③重度贫血。

2. 诊断依据　依据我国 2018 年 IBD 诊治共识，在排除肠结核、阿米巴痢疾、耶尔森菌感染等慢性肠道感染、肠道淋巴瘤、憩室炎、缺血性肠炎及白塞病等疾病的基础上，可按下列标准诊断克罗恩病：①非连续性或区域性肠道病变；②肠黏膜呈铺路卵石样表现或有纵行溃疡；③全层性炎性肠道病变，伴有肿块或狭窄；④结节病样非干酪性肉芽肿；⑤裂沟或瘘管；⑥肛门病变，有难治性溃疡、肛瘘或肛裂。具备诊断要点①②③者为疑诊，再加上④⑤⑥三项中之任何一项可确诊；有第④项者，只要加上①②③三项中之任何两项亦可确诊；如存在内镜下典型 CD 溃疡特征，确诊 CD。本例患者具备非连续性肠道病变，肠腔狭窄（提示有全层性炎症），既往有肛瘘病史，虽然外院内镜下描述为空肠环形溃疡，没有描述典型铺路卵石样表现或有纵行溃疡，仍可高度疑诊 CD。

3. 鉴别诊断

（1）小肠恶性肿瘤：原发于小肠的腺瘤，类癌、淋巴瘤等恶性肿瘤。常见的表现是梗阻、出血和穿孔。小肠镜下可见不规则溃疡或肿块，活检可协助诊断。

（2）空肠憩室：空肠憩室常在十二指肠悬韧带附近，可单发，但常为多发。约 30% 合并有十二指肠或结肠憩室，先天性憩室还常合并其他先天性畸形。大多数憩室位于肠系膜侧，也有在肠系膜对侧，小肠镜检查可协助诊断。

（三）治疗策略

1. 患者参与的医疗决策　根据现有资料，经过讨论和患者参与的医疗决策，确定下一步诊疗方案。

2. 诊疗方案　①心理抚慰，营养治疗；②进一步完善相关检验和检查；③拟行小肠镜检查明确溃疡特征；④药物治疗：该患者已经存在肠道狭窄，英夫利西单抗有进一步加重狭窄的风险，建议先予以糖皮质激素治疗；⑤目前虽然存在不全性小肠梗阻，但无发热、肛门停止排气排便、腹部压痛与反跳痛等急腹症表现，暂无外科手术指征，可尝试内镜下治疗。

（四）治疗效果和随访

2019 年 8 月 5 日行经口小肠镜：经口进镜，插镜至下段空肠，见多发纵行溃疡及瘢痕，管腔狭窄，部分呈环形，第 2、3 处狭窄内镜无法通过，予 15mm 球囊扩张，第 4、5 处狭窄可通过，第 6 处狭窄扭曲，内镜无法通过，旧球囊无法通过钳道，换用另一新 15mm 扩张球囊扩张至 15mm，内镜可通过，后续见多发纵行溃疡瘢痕，但狭窄不明显（图 46-2，图 46-3）。予远端注射墨汁及钛夹定位后，退镜。

2019 年 8 月 22 日行经肛小肠镜：经肛进镜，到达墨汁及钛夹标记处，逐步退镜观察，回肠 2 处纵行白色瘢痕，所见结肠无异常，可见肛瘘（图 46-4）。

随访：出院后继续给予硫唑嘌呤 50mg/d，辅以能全素口服。出院后第 3 个月随访，患者无恶心、呕吐，偶有下午 - 傍晚腹部隐痛，程度很轻，可自行缓解，体重增长 5kg，继续能全素 3 天一罐、硫唑嘌呤 50mg/d 治疗。

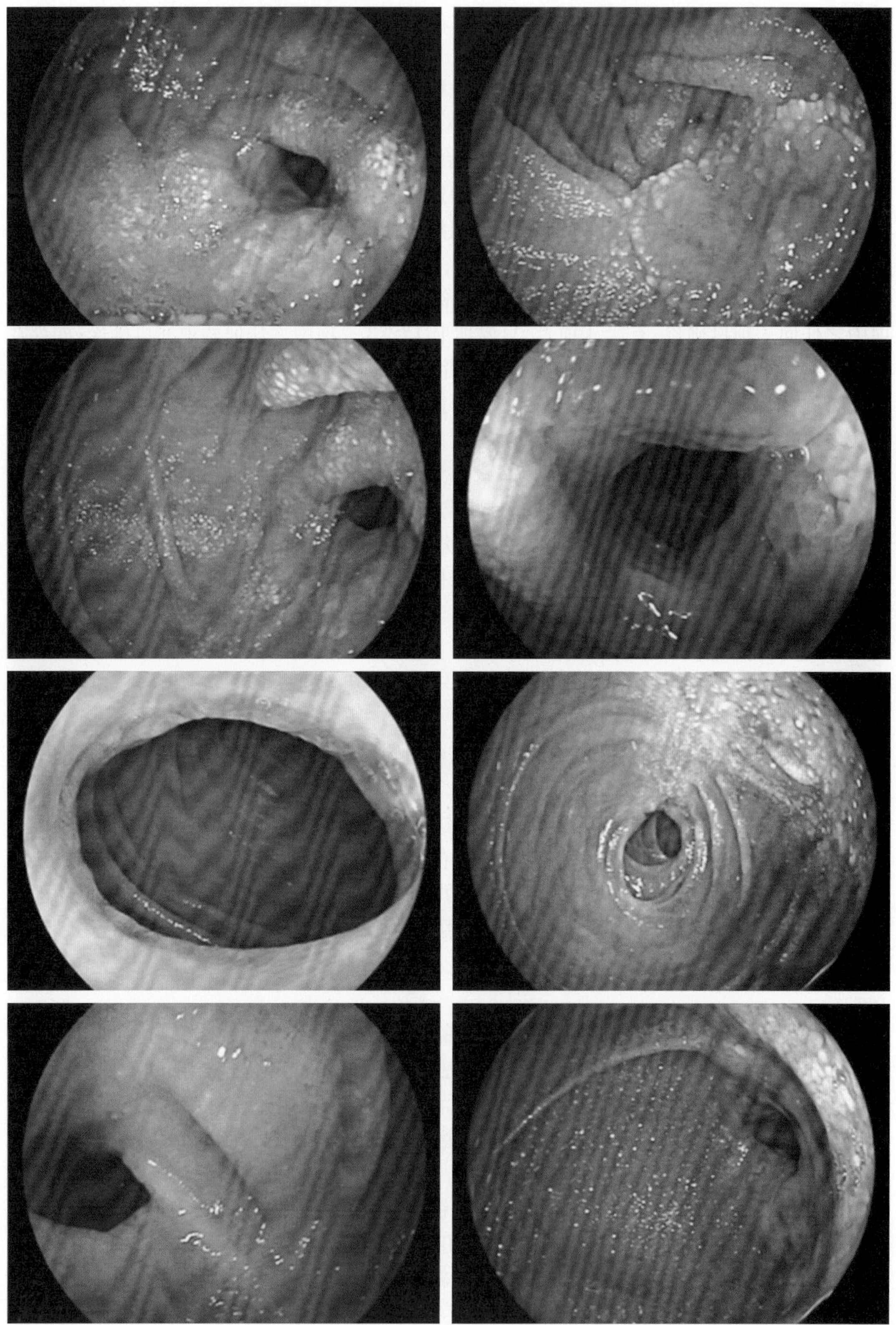

图 46-2　小肠镜下狭窄形态

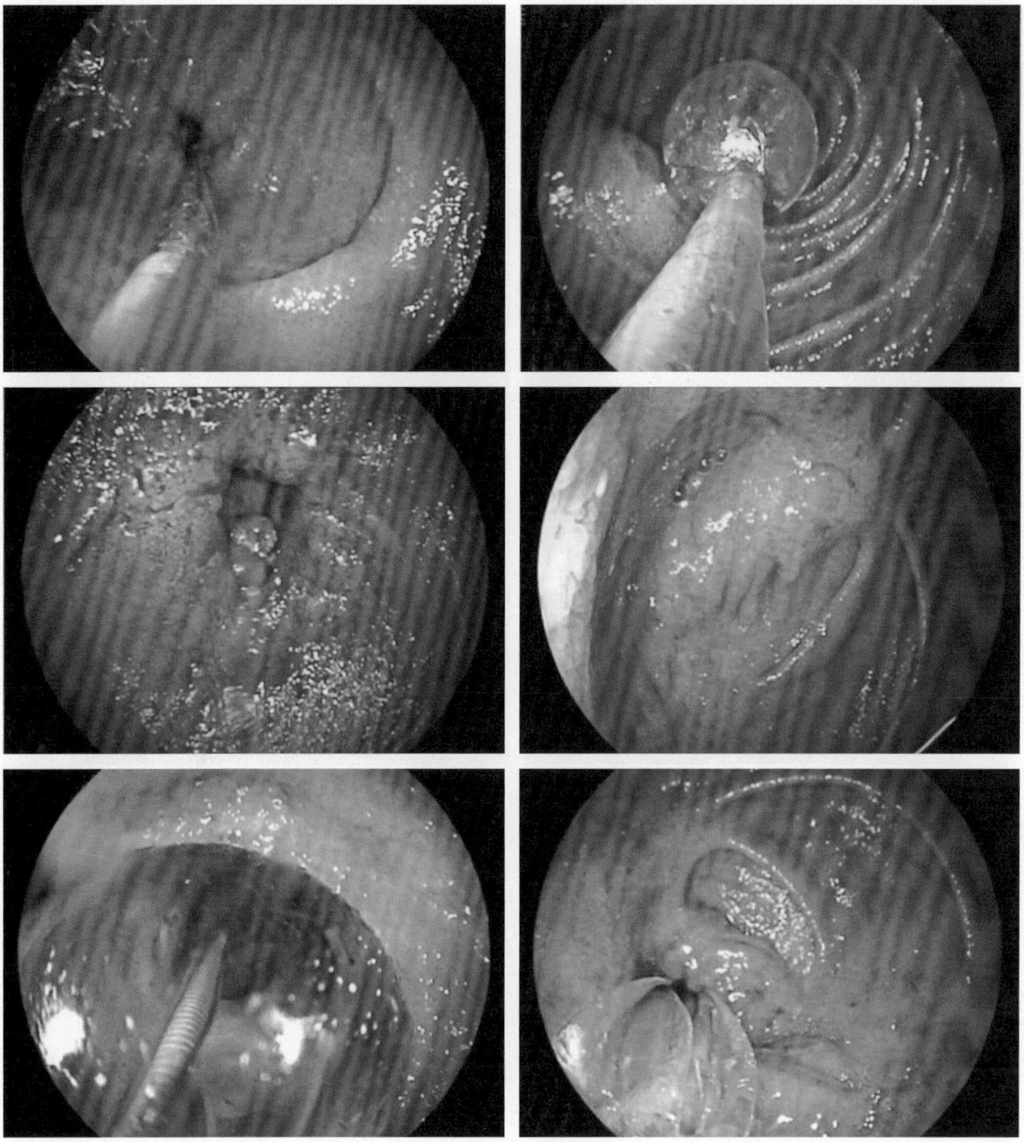

图 46-3　经内镜球囊扩张

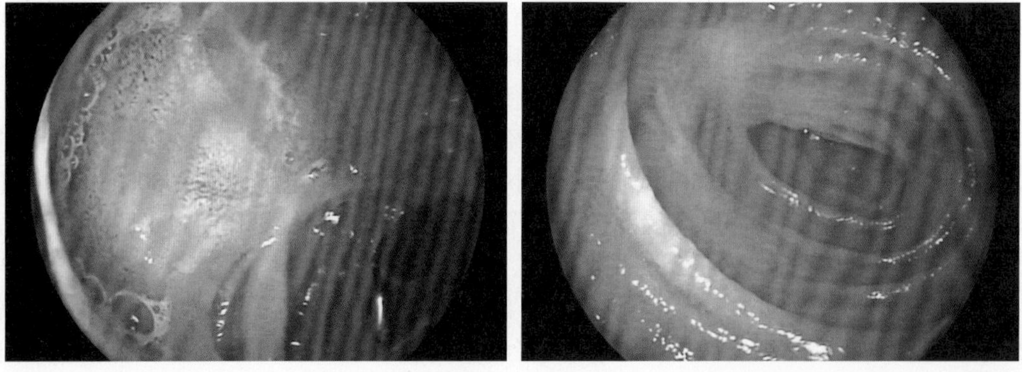

图 46-4　经肛小肠镜

第 14 个月随访（2020 年 9 月）：1 个月前开始有腹胀、腹痛，进食后加重，于 2020 年 9 月在我院再次行内镜下扩张治疗（图 46-5）。

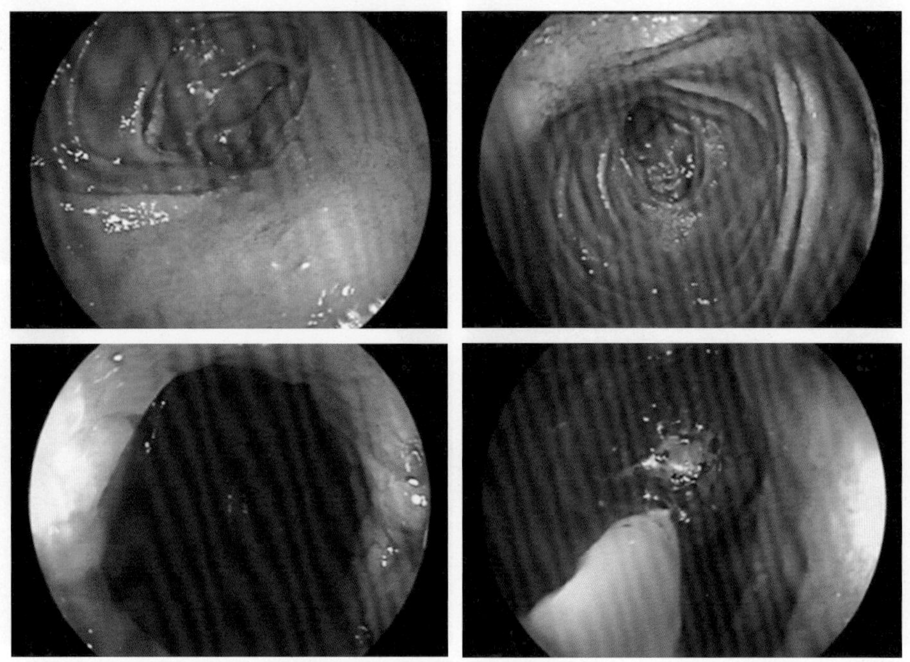

图 46-5　再次行内镜下扩张治疗

插镜至空肠中下段，共查见 4 处狭窄，予球囊扩张，目标直径为 12mm。

第 22 个月随访（2021 年 6 月）：无腹痛、腹胀，体重为 72kg，继续硫唑嘌呤 100mg/d 治疗。

二、分析与讨论

随着小肠镜技术的不断发展，小肠镜下止血、肠管狭窄扩张和切开等治疗性技术应用越来越多。研究表明，CD 狭窄经内镜扩张治疗后的免除手术率与非 CD 的良性狭窄患者相似。但是，CD 狭窄的形态多样性、小肠镜操作难度都较其他狭窄型疾病复杂，反复发作的炎症—修复—瘢痕—狭窄导致小肠扭曲固定，柔韧性下降，使深度进镜和治疗操作变得困难。

1. **CD 内镜治疗的适应证和禁忌证**　Shen 等将狭窄形态分为膜状狭窄、柱状狭窄、溃疡性狭窄和成角狭窄，认为膜状狭窄、长度小于 4cm 的柱状狭窄行内镜下治疗效果较好。

2. **术前准备**　经口途径治疗患者常规禁食 12 小时，无须肠道准备，术前口服消泡剂二甲硅油散 50ml，气管插管麻醉下进行操作。经肛途径患者需进行肠道准备，术前一天晚上口服聚乙二醇电解质散 1000ml，术前 4 ～ 6 小时口服聚乙二醇电解质散 2000ml，术前口服消泡剂二甲硅油散 50ml，静脉麻醉下进行操作。器械准备包括气囊辅助式小肠镜，三级扩张球囊、小肠镜专用 IT 刀，小肠镜专用金属夹、止血钳等。

关于是否要完成全小肠对接检查的问题，首先，有狭窄病变情况下完成全小肠检查非常困难，拉镜过程中穿孔风险极大；其次，我们经治病例的临床效果也提示没有必要一定要追求全小肠检查。我们认为近端肠管扩张可能代表此处承受更高的肠道内压力，其邻近狭窄可能是多发狭窄中最严重者,发现并解决这样的狭窄可能代表较好预后。由于病例数有限,需要更多研究证实这一观点。也有观点认为,伴有近端肠管扩张的患者提示病程较长,扩张治疗效果差。

3. 狭窄治疗方式　尚缺乏球囊扩张与切开治疗疗效差异的直接对比研究。Gao 等研究发现,球囊扩张治疗后需要行再次内镜治疗(针状刀切开)的平均间隔时间为(4.8 ± 3.7)个月,较针状刀切开后需要行再次内镜治疗的平均时间(6.8 ± 7.2)个月短(P=0.08),这间接提示针状刀切开较球囊扩张具有更好的临床效果。由于切开的深度和方向可控,回肠末端 CD 和结肠 CD 性狭窄的内镜切开治疗的穿孔率明显低于球囊扩张。本例患者采用球囊扩张而未行切开治疗,主要是因为切开需要良好的内镜稳定性和操控性,小肠深部插入时内镜自由度下降,切开治疗比较困难。另外,扩张直径以内镜能自由通过为目标,不宜追求过大的扩张直径。研究表明,提高扩张直径并不延长再次治疗的间隔,而肠穿孔的发生率增加。

4. 并发症处理　小肠狭窄内镜治疗的并发症主要包括出血和穿孔。小肠镜下精准操作困难,扩张过程中黏膜撕裂导致的渗血一般可自行止血,无须特殊处理;若有活动性出血,可通过球囊重新注气进行压迫止血;对于动脉搏动性出血,可通过电凝或金属夹夹闭止血;术中出现扩张撕裂穿孔或切开穿孔时,有条件者可行内镜下金属夹闭合,如夹闭困难,不宜长时间操作,应尽快联系外科会诊。对于迟发性出血,一般可经保守治疗好转,迟发性穿孔多见于切开治疗患者,多为微小穿孔,经内科保守治疗多数患者可恢复而无须外科手术。

综上,该例患者诊治过程证实经小肠镜治疗克罗恩病小肠纤维性狭窄在技术上是可行的,能够在短期内改善患者的临床症状,尽管患者可能最终需要外科切除病变肠段,但内镜下治疗能够延缓外科手术时间,提高患者生活质量。目前小肠镜治疗在技术、设备、策略等方面都有改进的余地,有待后续进一步研究。

(窦晓坛　张晓琦)

第 47 章　穿透型克罗恩病

第 1 节　克罗恩病合并肠间瘘

一、病例简介

（一）病历资料

1. **病史**　男性，22 岁，因“大便次数增多半年余”于 2020 年 8 月第 1 次住院。

半年余前开始油腻、辛辣食物后大便次数增多，3 ～ 4 次 /d，稀水样便，量中等，无腹痛、口腔溃疡、关节痛、发热等，未重视，未诊治。3 个月前突发急性腹痛，就诊于当地医院，诊断为“化脓性阑尾炎”，行手术治疗，术中见“节段小肠病变”（具体不详）。术后腹痛消失，但大便次数仍多，大便 4 ～ 5 次 /d，稀糊状，排便后肛周刺痛。为进一步诊治，就诊我科，拟“腹泻待查”收住院。自发病以来，患者精神、睡眠尚可，大便如上述，小便正常，体重下降约 2kg。

既往史：2 年前因“间断便血、肛门痛”就诊于当地医院，诊断为“混合痔、肛周脓肿”，予外科手术治疗，术后无症状。

2. **查体**　体温 36.5℃，脉搏 75 次 /min，呼吸 18 次 /min，血压 109/85mmHg。精神状态良好，无贫血表现，体重 61kg，身高 175cm，BMI 19.92kg/m^2。腹软，右中下腹手术瘢痕，全腹部无压痛、反跳痛，肝、脾未触及，未触及包块，肛缘见陈旧性手术瘢痕。

3. **辅助检查**　血常规示 WBC 7.39 × 10^9/L，HGB 152g/L，PLT 366 × 10^9/L。生化指标示 ALB 45.3g/L。炎症指标示 ESR 25mm/h，CRP 20.01mg/L。抗核抗体谱示抗组蛋白抗体（+），余阴性。肿瘤指标、ANCA、病毒 IgM 抗体（CMV、EBV）、肝炎病毒、T-SPOT.TB 均正常。

胃镜（2020 年 8 月 4 日）：浅表性胃炎，十二指肠球部炎症，幽门螺杆菌（Hp）阴性。

肠镜（2020 年 8 月 4 日）：回肠末端多发纵行溃疡；回盲瓣上溃疡及息肉样隆起；距肛缘 5 ～ 17cm 多发糜烂灶，似呈纵行排列，病灶间黏膜正常；近肛缘见溃疡（图 47-1A ～ C）。病理学检查（2020 年 8 月 5 日）示（回肠末端）慢性活动性炎症，伴糜烂、淋巴组织增生，灶区隐窝炎、腺体数量减少；（回盲部）黏膜慢性炎；（乙状结肠）黏膜慢性炎，伴糜烂；（直肠）局灶活动性炎，伴淋巴组织增生、糜烂。

小肠 + 盆腔 MRE（2020 年 8 月 4 日）：回盲部、回肠末端、盆腔部分小肠管壁增厚并强化，回肠 - 回肠瘘（图 47-1D ～ F）。

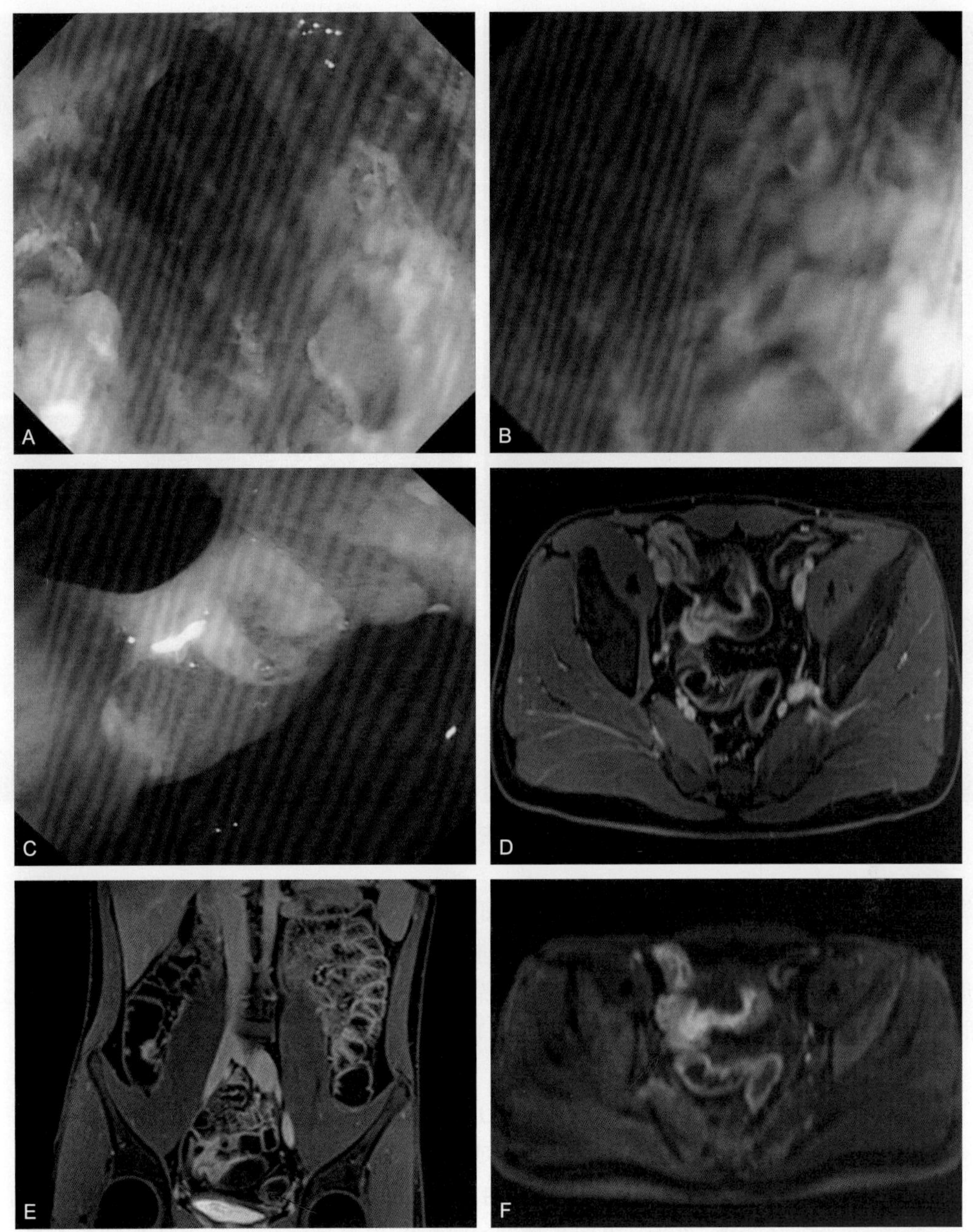

图 47-1　肠镜和 MRE

A、B. 回肠末端多发纵行溃疡；C. 回盲瓣溃疡伴息肉样隆起；D ～ F. 回肠 - 回盲部肠壁增厚并强化，部分纠集，可见瘘管形成。

胃肠道彩超（2020 年 8 月 4 日）：回肠节段性肠壁增厚、多发溃疡，Limberg 分级Ⅱ～Ⅲ级，回肠肠间瘘（图 47-2）。

（二）第 1 次住院（2020 年 8 月）

1. 临床诊断　①克罗恩病（A2、L3+L4b、B3p，CDAI 评分 227 分），肠内瘘（回肠 - 回肠瘘），

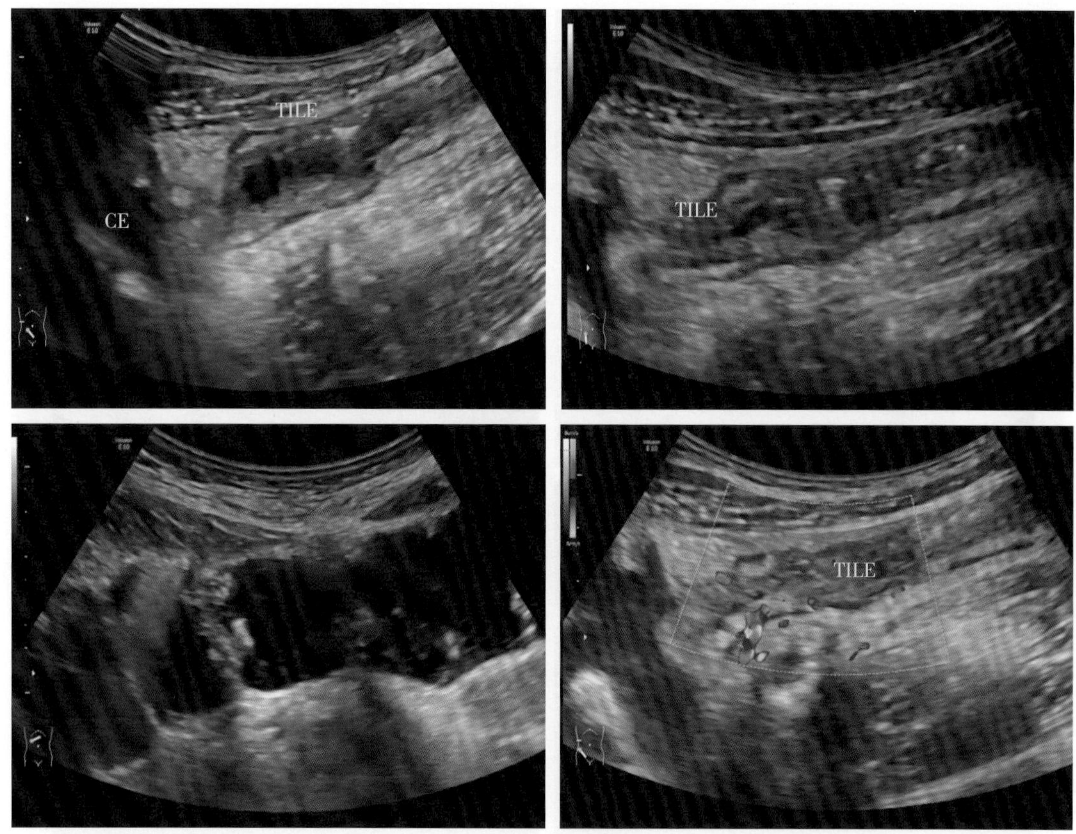

图 47-2 胃肠道彩超

肛周脓肿（术后）；②复杂性混合痔（术后）；③阑尾切除术后。

2. **诊断依据** 年轻男性，起病隐匿、逐渐进展；大便异常，内镜、影像学检查和术中发现肠道多病灶、节段性炎症性病变；肠内瘘；肛周病变，如肛周脓肿、年轻人复杂性混合痔；无恶性肿瘤、特异性感染（如结核、侵袭性真菌感染）等证据。

3. **全面评估**

（1）蒙特利尔分型：确诊年龄为 22 岁（A2）；病变范围为直肠 - 结肠 - 回肠末端 - 盆腔小肠等（L3+L4b）；疾病行为为回肠 - 回肠间瘘形成（B3）；有肛周病变（p）。

（2）内瘘的数量、类型：本例仅发现盆腔内回肠 - 回肠间瘘，属于低位小肠间瘘，没有发现胃 - 肠瘘、小肠 - 结肠瘘、小肠 - 泌尿系瘘、肠皮瘘等；没有导致短肠综合征和营养不良。

（3）营养不良和风险评估：BMI 正常，NRS2002 评分为 1 分。

（4）心理健康评估：轻度焦虑、轻度抑郁（汉密尔顿量表）。

4. **临床决策及治疗（MDT+ 患者意愿）**

（1）医患合作，心理抚慰。

（2）营养指导：剔除不耐受食物（本例为牛奶），适当调整饮食结构；部分肠内营养治疗（口服）。

（3）药物治疗：22 岁，肠道病灶多发、呈侵袭性和穿透性炎症（回肠间瘘），合并肛周病变，首先考虑生物制剂治疗，患者选择英夫利西单抗（IFX）治疗（剂量 5 ～ 10mg/kg，依体重和

TDM 调整)，按规范使用。

(4)外科：肠道病灶多发、非局限性；回肠肠间瘘未导致短肠综合征和营养不良；无肠梗阻、腹腔脓肿等，目前无外科手术指征。

(5)其他：预防深静脉血栓形成等。

5. 治疗效果和出院后随访　患者在第 2 次 IFX 治疗后大便次数明显减少，规律使用 IFX。第 5 次 IFX 后大便正常，无腹痛，生命活力和生活质量正常，CDAI 评分为 39.2 分。

(三)第 2 次住院(2021 年 3 月，5 次 IFX 治疗后)

1. 基本情况　患者大便 1 次 /d，糊状，无血，无明显腹痛，体重为 62kg。

2. 复查结果　血常规示 WBC 4.86×10^9/L，HGB 163g/L，PLT 265×10^9/L；炎症指标示 CRP 1.17mg/L，ESR 6.0mm/h。主动 TDM 测得 IFX 浓度 3.97μg/ml，抗抗体阴性。

肠镜(2021 年 3 月 11 日)：回肠末端溃疡明显缩小，但未愈合；回盲瓣小息肉样改变；结肠 - 直肠无明显异常(原有病灶消失)(图 47-3A、B)。

小肠 MRE(2021 年 3 月 12 日)：回盲部、回肠末端、盆腔部分小肠炎症改变较前明显减轻，范围较前缩小；未发现肠间瘘和腹腔 - 盆腔脓肿(图 47-3C、D)。

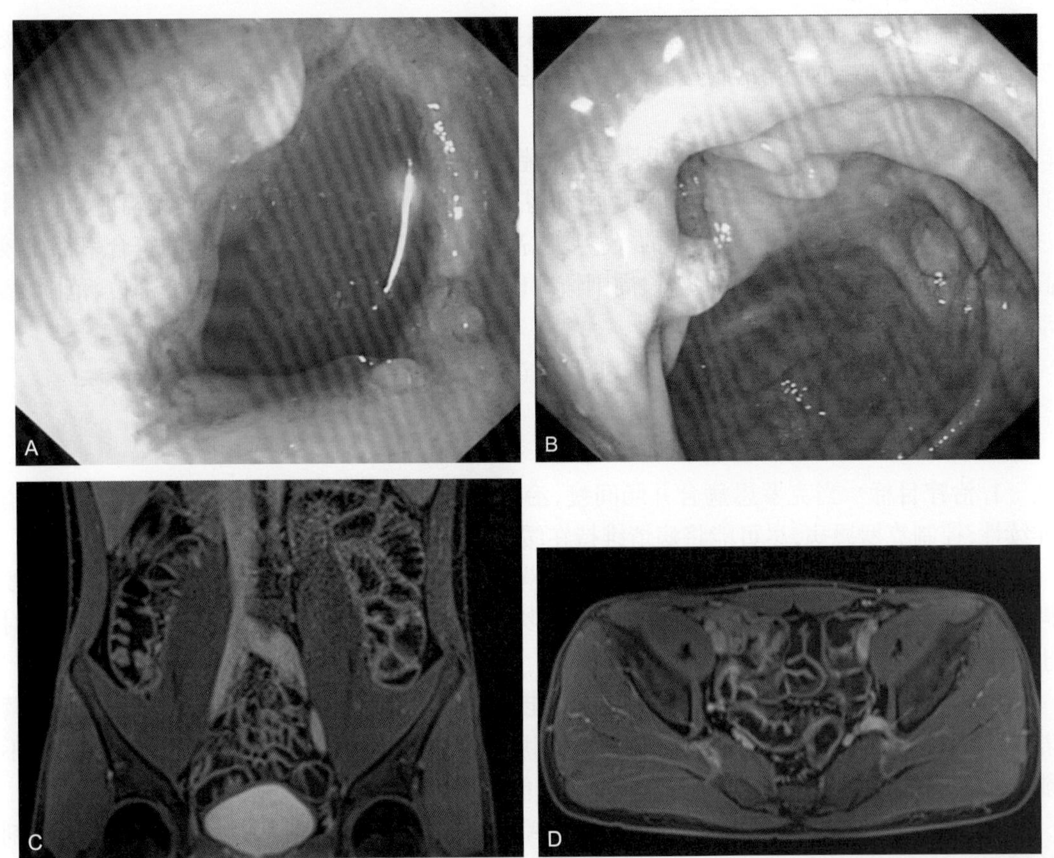

图 47-3　肠镜和 MRE

A. 回肠末端溃疡明显变小；B. 回盲瓣溃疡消失；C、D. 回肠末端 - 回盲部肠壁增厚减轻，未发现肠间瘘。

二、分析与讨论

(一)临床诊断

肠间瘘主要指终止于邻近器官(如肠)的瘘管,是克罗恩病(CD)穿透型病变的重要表现,发生率为20%～40%。类型包括胃-结肠瘘、十二指肠-结肠瘘、空肠-回肠瘘、回肠-回肠瘘、回肠-结肠瘘、空肠-结肠瘘等。临床表现与瘘的类型、部位等有关,可无症状,或表现为腹痛、腹泻、局限性脓肿或营养不良等。

(二)临床评估

对于诊断克罗恩病合并肠间瘘的患者需要进行全面、综合的评估,包括克罗恩病病情、肠间瘘、其他方面(如营养状态、心理状况等)评估。

1. 克罗恩病病情评估 包括病变部位、类型、并发症(包括肠外表现)、活动度等,需要完整的蒙特利尔分型。

2. 肠间瘘评估

(1)临床表现:肠间瘘通常无症状,很少需要治疗。如果瘘引发症状,属于重要的瘘管类型(如胃-回肠瘘、小肠-结肠瘘),并且导致腹泻或小肠细菌过度生长,则建议手术或药物治疗。

(2)检查手段:肠间瘘的检查手段包括内镜(属于基本检查)、腹部超声和胃肠道超声检查、造影检查、CTE和MRE等。腹部超声和胃肠道超声检查费用相对低,且无辐射,对合并浅层脓肿敏感性高,但对检查医师的经验要求高。CTE和MRE对内瘘诊断的符合率都比较高,有助于全面评估瘘的数量、位置、周围情况以及克罗恩病的情况(包括病变部位、范围、活动度)等。

3. 其他评估 包括营养状态评估、心理状况评估等。

(三)临床治疗

1. 治疗目标 当克罗恩病合并肠间瘘,治疗目标为治愈肠间瘘、腹腔感染,恢复消化道连续性,控制克罗恩病,尽可能将病情维持在缓解期,减少复发,改善生活质量。

2. 临床决策 包括内科治疗方案(包括营养治疗方案)、手术必要性的决策(手术必要性、时机、围手术期治疗、手术方案等)等,而多学科协作诊疗(MDT)发挥重要的作用,同时也要兼顾患者的意愿。

(1)营养治疗:营养治疗是基础性治疗,能够诱导克罗恩病缓解,促进瘘管愈合,改善营养状态,提升生活质量。内瘘形成早期可采用肠外营养,并尽快过渡到肠内营养治疗。若不能顺利过渡到肠内营养治疗,应充分利用有功能的部分肠段进行营养治疗。

(2)药物治疗:免疫抑制剂可以有效维持缓解,促进瘘管愈合,预防术后复发;生物制剂能诱导和维持CD缓解,促进瘘管愈合,降低腹腔脓肿复发,预防克罗恩病术后复发。对于肠间瘘并发腹腔脓肿,一旦确诊,即应开始抗感染治疗。小脓肿(直径<3cm)则单独使用抗生素治疗。对于界限清楚、可穿刺的腹腔脓肿,首选经皮穿刺引流;经皮穿刺引流治疗成功

者，可考虑药物治疗而不进行手术；如果药物治疗失败，建议降低门槛的手术。

（3）手术治疗：在药物治疗或者其他促进肠瘘自行愈合方案仍不能治愈克罗恩病并发肠间瘘时，则要考虑手术治疗，术前需要进行风险评估，并选择合适的时机、合理的手术方案。

1）重视围手术期管理：存在腹腔感染、营养不良、急诊手术、术前使用激素超过 3 个月以及复发克罗恩病等都是克罗恩病并发肠间瘘手术并发症的风险因素，其中术后并发症最主要的影响因素是营养不良导致的低蛋白血症、皮质醇激素的使用以及术前存在的脓毒血症。为此，需要重视克罗恩病的术前风险评估，以降低克罗恩病术后并发症。术后药物治疗并定期复查，尽可能减少克罗恩病术后复发以及肠间瘘的再发。

2）手术时机和方式：急诊手术增加手术风险，手术方式上推荐腹腔镜手术，应用于粘连较轻的克罗恩病并发肠间瘘，吻合方式推荐侧侧吻合术式，不建议扩大手术切除范围。

3）并发腹腔脓肿：对于肠间瘘并发直径≥3cm 的腹腔脓肿，首选经皮穿刺引流，效果不佳或引流失败、无法进行穿刺引流（毗邻大血管、肠袢间脓肿或没有合适的穿刺路径）时推荐手术引流。手术是肠 - 膀胱内瘘的首选治疗方式，内科治疗只适用于行多次手术或具有发生短肠综合征危险的患者。

综上，肠间瘘是克罗恩病的一种严重、复杂的并发症，应全面评估，早期鉴别，积极治疗，恢复消化道的连续性。对于无症状和不复杂的肠间瘘无须手术干预，复杂肠间瘘应开展 MDT 讨论，制订合适的治疗决策。

（陈雪娥　王承党）

参考文献

[1] 中华医学会消化病学分会炎症性肠病学组．炎症性肠病诊断与治疗的共识意见（2018 年·北京）[J]. 中华炎性肠病杂志（中英文），2018，2（3）：173-190.

[2] 中国医师协会外科学分会肠瘘外科医师委员会．中国克罗恩病并发肠瘘的诊治共识意见[J]. 中华胃肠外科杂志，2018，21（12）：1337-1346.

[3] LICHTENSTEIN G R，LOFTUS E V，ISAACS K L，et al. ACG Clinical Guideline：Management of Crohn's Disease in Adults [J]. Am J Gastroenterol，2018，113（4）：481-517.

[4] 中华医学会消化病学分会炎症性肠病学组．炎症性肠病外科治疗专家共识[J]. 中华炎性肠病杂志（中英文），2020，4（3）：180-199.

[5] 中华医学会消化病学分会炎症性肠病学组，中华医学会肠外与肠内营养学分会胃肠病与营养协作组．炎症性肠病营养支持治疗专家共识（第二版）[J]. 中华炎性肠病杂志（中英文），2018，2（3）：154-172.

[6] BRENNAN G T，HA I，HOGAN C，et al. Does preoperative enteral or parenteral nutrition reduce post 1 operative complications in Crohn's disease patients：a meta-analysis [J]. Eur J Gastroenterol Hepatol，2018，30（9）：997-1002.

第 2 节　克罗恩病合并肠外瘘

一、病例简介

（一）病历资料

1. 病史　男性，27 岁，未婚，因“反复腹痛 1 年余，加重 4 个月”于 2016 年 11 月第 1 次住院。

患者于 2015 年 8 月出现右下腹痛，外院诊断为“急性阑尾炎”，行手术治疗，术后腹痛缓解。2015 年 10 月出现肛周肿块、破溃流脓，口腔多发溃疡，外院诊断为“肛周脓肿”，行脓肿切开术，术后愈合良好。2015 年 12 月出现脐周闷痛，糊状大便，2 ～ 3 次 /d，无血便，排便后腹痛无缓解，外院肠镜提示“结肠多发溃疡”，口服“美沙拉秦、醋酸泼尼松”后症状缓解，自行停药。2016 年 7 月再发脐周闷痛，程度加剧，大便不成形，低热，体温波动于 37.5 ～ 37.8℃，右下腹发现有一个包块，逐渐增大后自行破溃，见脓液、气体粪渣流出。1 年来体重减少约 20kg，情绪低落，睡眠差，食欲欠佳。

个人史、既往史、家族史无特殊。

2. 查体　体温 36.6℃，脉搏 79 次 /min，呼吸 19 次 /min，血压 121/72mmHg。精神疲惫，消瘦，体重 40kg，身高 155cm，BMI 16.65kg/m^2。心、肺无异常。腹平坦，右下腹斜行手术瘢痕，瘢痕部位见 2 个瘘口，有黄色脓液流出，周围皮肤红肿，有明显压痛和可疑反跳痛；腹软，脐周轻压痛，无反跳痛，未触及包块，肠鸣音 4 次 /min。截石位 6 点钟方向肛缘见瘢痕，肛门括约肌紧张度较高，未触及肿物，指套无染血。

3. 辅助检查　血常规示 WBC 10.20 × 10^9/L，NEU% 76.8%，HGB 146g/L，PLT 387 × 10^9/L。大便常规正常，OB（+），粪便钙卫蛋白＞60μg/g（+）。炎症指标示 CRP 25mg/L，ESR 28mm/h，PCT 正常。生化指标示血清总蛋白 63.2g/L，血清白蛋白 28.0g/L。小肠杯状细胞 IgG 抗体（+），胰腺腺泡细胞 IgG 抗体（+）；其他免疫学指标、肝炎病毒、EBV 和巨细胞病毒、结核、肿瘤相关指标等均正常。

胃镜（2016 年 11 月 4 日）：浅表性胃炎（Ⅰ级）伴胆汁反流。

肠镜（2016 年 11 月 4 日）：回肠末端未见溃疡；回盲瓣变形、狭窄，内镜通过有阻力；回盲部黏膜肿胀、肠腔变形，片状糜烂、溃疡，可疑瘘口（图 47-4A、B）。

小肠 MRE（2016 年 11 月 8 日）：右前腹壁瘘口形成，回肠末端 - 回盲部肠壁增厚并强化，考虑为炎症性病变（图 47-4C、D）。

（二）第 1 次住院（2016 年 11 月）

1. 临床诊断　克罗恩病（A2、L3、B2+B3p，活动期，中 - 重度），肠皮瘘合并局限性腹膜炎，营养不良。

2. 诊断依据　青年男性，腹痛、排便异常、发热、消瘦等症状，先后出现阑尾炎、肛周脓肿、肠皮瘘、口腔溃疡等，呈缓解—复发—加重过程；非特异性炎性指标升高（粪便钙卫蛋白、

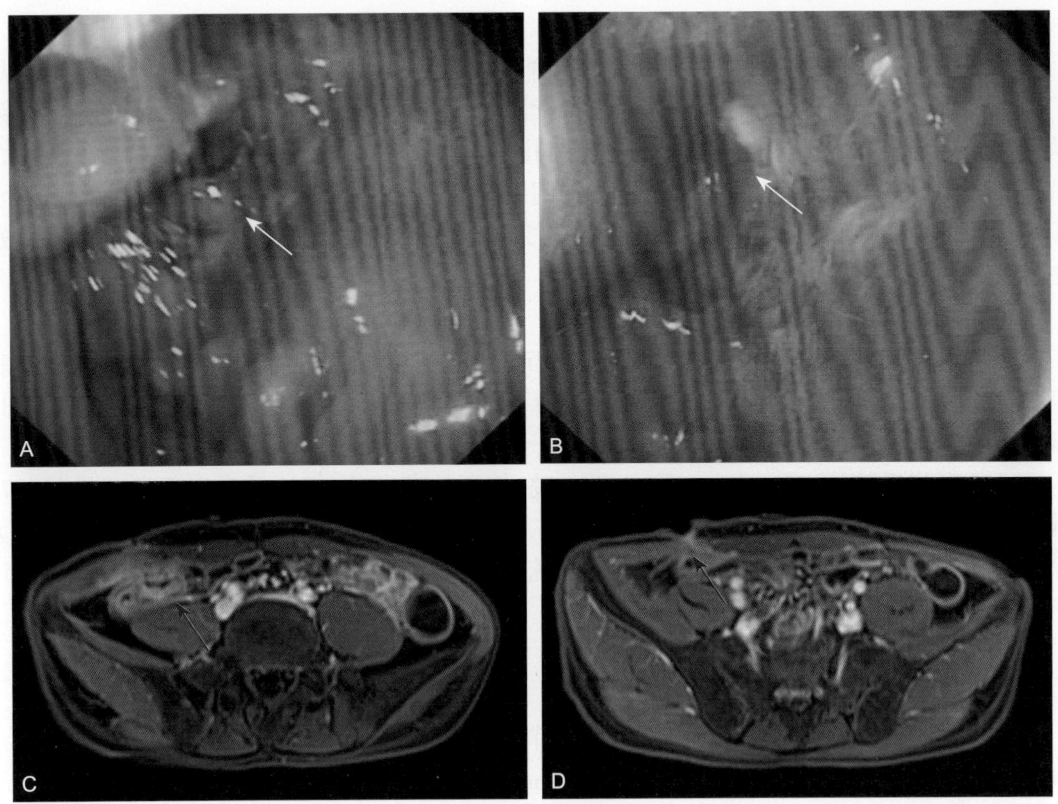

图 47-4　肠镜和 MRE

A. 回盲瓣变形、狭窄，回盲部片状糜烂、溃疡；B. 可疑内瘘口；C. 回肠末端 - 回盲部肠壁增厚并强化；D. 右前腹壁瘘口形成。

CRP 等)，内镜和 MRE 提示肠道多灶性节段性炎性病变、肠皮瘘等；无恶性肿瘤、特异性感染(如结核、侵袭性真菌感染)等证据。

3. 临床评估

(1)蒙特利尔分型：确诊年龄为 27 岁(A2)；病变范围主要累及回肠末端和回盲部(L3)；疾病行为有回盲瓣狭窄(B2)和肠皮瘘(B3)；有肛周病变(p)。

(2)活动度：Best-CDAI 评分为 252 分。

(3)肠瘘评估：①解剖关系：回肠末端与腹壁间的肠外瘘，属低位瘘；②流量＜200ml/d，为低流量瘘；③多发瘘，管状瘘。

(4)其他评估：①营养不良：BMI＜18.5kg/m^2，NRS2002 评分为 3 分；②心理健康：轻度焦虑、抑郁(HAD 评分)。

4. 临床决策　医患合作共决策，并给予有效的心理抚慰。根据病情和患者的具体情况，拟分阶段实现治疗目标：尽快缓解临床症状、改善营养状态、降低炎症负荷，闭合瘘口，肠道溃疡长期愈合。

为了达到上述目标，拟采用以下方案：①注意休息、全肠内营养治疗；②抗感染治疗；③抗炎治疗(“自助餐式选药方案”)，即向患者详细解释针对克罗恩病的抗炎治疗药物的特点、疗效、不良反应、费用等，包括糖皮质激素、免疫调节剂(如硫唑嘌呤等)、生物制剂(如英夫利西单抗),并提出医师的建议;④外科手术治疗。

经过医患的详细沟通,并尊重患者的选择(鉴于经济原因,没有选择生物制剂),拟按以下方案治疗:①全肠内营养治疗:鼻胃管持续滴注,逐渐增加到热量 30kcal/(kg·d);②抗感染治疗:头孢哌酮舒巴坦 3.0g、1 次 /8h 静脉滴注;③加强瘘口护理;④在抗感染治疗 3 天后,完成评估没有发现腹腔脓肿等感染证据,加用甲泼尼龙 40mg、1 次 /d 静脉滴注,逐渐减量至停用,后期准备加用硫唑嘌呤或生物制剂;⑤完善生物制剂使用前评估,为生物制剂使用做准备。

5. 治疗效果和出院后随访

(1)治疗效果(治疗 9 天后):①精神面貌改善,体力和精力正常,体重增加 1kg;②腹痛等症状消失,大便基本正常,Best-CDAI 评分为 8 分;③腹壁瘘口愈合,流量为 0;④ CRP、ESR 降低。

(2)出院后随访:2016 年 11 月 11 日出院,停用抗菌药物,糖皮质激素逐渐减量(2017 年 2 月第 2 次住院之前,泼尼松减量到 5mg、1 次 /d),继续全肠内营养 + 硫唑嘌呤(100mg/d)治疗。2017 年 2 月原肠皮瘘部位再发瘘口、流液和黄色粪渣,每天引流量数十毫升;再现口腔溃疡,首次出现小关节痛,遂第 2 次住院。

(三)第 2 次住院(2017 年 2 月)

1. 基本情况 出现口腔溃疡、双手小关节酸痛;无明显腹痛,大便糊状,无血。体重为 46kg;右下腹手术瘢痕处见一瘘口,直径约 1cm,有少许液体流出。

2. 复查结果

(1)2017 年 2 月 15 日血常规示 WBC 11.20×10^9/L,NEU% 88.5%,HGB 122g/L,PLT 393×10^9/L;炎症指标示 CRP 8.79mg/L,ESR 26.00mm/h。

(2)肠镜(2017 年 2 月 17 日):回肠末端见一纵行溃疡,周边充血、水肿,溃疡边见一瘘口,见气泡逸出;回盲瓣变形,稍狭窄,内镜可以通过;回盲部见多发小息肉样隆起。

(3)小肠 MRE(2017 年 2 月 27 日):右前下腹壁见一瘘口,其内口与回肠末端管腔相通。回肠末端 - 回盲部肠管壁增厚、强化,局部肠腔狭窄,周围脂肪间隙模糊,余小肠未见明显异常。

3. 临床诊断与评估

(1)临床诊断:克罗恩病(A2、L3、B2+B3p,Best-CDAI 评分 48 分),肠皮瘘,关节痛。

(2)临床评估:第一次综合治疗有良好的临床应答,根据 CDAI 评分,患者处于临床缓解期,但未达到完全黏膜愈合,目前重新又出现肠皮瘘;患者的心理健康和营养状态明显改善。

4. 临床决策 主要是决定治疗方案的优化。采用 MDT 讨论和患者参与的决策机制,MDT 团队包括消化内科、胃肠外科、CT/MR 影像科、超声影像科、营养科等学科专注 IBD 的专家。暂时没有手术指征(患方也拒绝外科治疗),继续内科治疗,治疗方案如下:①继续全肠内营养治疗:管饲,热量提高到 32 ~ 35kcal/kg;②继续口服 AZA 100mg/d;③ 2017 年 3 月 5 日开始英夫利西单抗(IFX)300mg/ 次(约 6.52mg/kg),按规范使用(当时福建省内仅有 IFX);④预防深静脉血栓:低分子量肝素 5000IU、1 次 /d 皮下注射。

5. 治疗效果和随访

(1)用药情况:按照计划使用 IFX+AZA(100mg/d)。第 6 次使用 IFX 后主动监测(TDM),

IFX 抗抗体阴性，血清 IFX 浓度为 2.08ng/ml。根据体重变化、TDM 结果，适当调整 IFX 剂量，IFX 增加至 400mg/ 次（6.5 ～ 7.5mg/kg 体重）。

（2）临床表现：①无腹痛、腹泻；口腔溃疡、关节痛消失；精神状态、体力与活力恢复正常。②使用 IFX 后约 2 个月（即 2017 年 5 月），腹壁瘘口完全闭合，体重增加 10kg。③使用 IFX 后约 7 个月（即 2017 年 10 月），CRP、ESR、PLT 均正常；肠镜示回盲瓣稍狭窄，见多发小息肉样隆起，未见溃疡、糜烂、瘘口等；MRE 示肠皮瘘愈合，回肠末端 - 回盲部肠壁稍增厚，炎症较前明显减轻。

二、分析与讨论

（一）临床诊断

大部分肠外瘘诊断并不困难，克罗恩病患者出现以下情况即可临床诊断：①自腹壁（包括原有手术切口、引流管口的瘢痕等）流出气体、肠液或食物残渣；②从创面观察到破裂肠管与外翻的肠黏膜。

少部分瘘管较小，流出物较少或不明显，腹壁上仅有一小的脓性窦道，此时需要瘘管造影和消化道造影。经瘘管造影是诊断肠外瘘的最常用方法，不仅可以明确瘘管的长度及走行、瘘口的部位及数量、瘘口周围有无脓腔，还可以评估局部及近远端肠管的病变如有无梗阻性病变等。肠外瘘患者造影时建议使用泛影葡胺，因为泛影葡胺是一种水溶性对比剂，进入腹腔和间质组织中在较短时间内即可被吸收，不会引起腹膜炎，也不会影响肠瘘愈合，不建议使用钡剂造影。

（二）临床评估

对于诊断克罗恩病合并肠外瘘患者需要进行全面、综合的评估，包括克罗恩病病情、肠外瘘、其他方面（如营养状态、心理状况等）评估。

1. 克罗恩病病情评估 包括病变部位、类型、并发症（包括肠外表现）、活动度等。

2. 肠外瘘评估 常用评估方法有体格检查、瘘管 / 消化道造影、超声、腹部 CT 或 MR 肠道显像（CTE/MRE）、结肠镜、胶囊内镜及小肠镜等。常需要结合多种方法进行综合评估。瘘管 / 消化道造影应用广泛，结合经口消化道造影或经肛造影，可以清晰显示瘘口远近端肠管形态。内镜（包括结肠镜、小肠镜、胶囊内镜等）可以发现肠壁瘘口情况，明确瘘段肠管肠腔内的病变情况，如有无肠狭窄、息肉增生、活动性溃疡等。超声对发现瘘管、脓肿和炎性包块具有一定价值，但容易受气体的干扰，通过超声造影和彩色多普勒超声可提高准确性；对于危重、不能搬动的患者，超声检查可以在床旁进行，有其优越性。CTE/MRE 不仅可以反映肠壁的病变性质、部位和范围，而且可以清晰显示克罗恩病常见并发症如肠狭窄的存在及其可能的性质（如炎性或纤维性狭窄）、肠腔外并发症（如瘘管形成、腹腔脓肿或蜂窝织炎）等，明确感染灶的部位及与毗邻脏器的关系，对于克罗恩病并发肠外瘘有非常好的诊断价值。

（1）肠外瘘的解剖形态学特点评估及分型：①肠壁瘘口与腹壁外口关系：如果肠壁瘘口与腹壁外口之间存在瘘管，则为管状瘘；如果肠壁瘘口与腹壁外口贴合、腹壁瘘口见肠管黏膜外翻而形成唇状，则为唇状瘘，自行愈合的可能性小。②瘘口的数量：一个肠壁瘘口，一个腹壁外口，为单发瘘；多个肠壁瘘口，多个腹壁外口，为多发瘘。③肠壁瘘口在胃肠道的解剖部位：以十二指肠悬韧带100cm的空肠处为界，肠壁瘘口位于此近端者称高位瘘；远端者称低位瘘。对于有部分肠切除+肠吻合手术史的患者，还要警惕吻合口漏。④消化液瘘量情况：<200ml/d，为低流量瘘；200～500ml/d，为中流量瘘；>500ml/d，为高流量瘘。

（2）结合克罗恩病的特点评估肠外瘘：克罗恩病是一种累及消化道全层的慢性炎性疾病，其肠壁的透壁性炎症导致肠外瘘形成。瘘口周围往往存在腹腔感染或者腹腔脓肿，瘘道肠管可并发肠狭窄及慢性肠道纤维化，这些都会影响肠外瘘的愈合及治疗决策的制订。因此，结合克罗恩病的特点评估肠外瘘至关重要，一定要明确瘘道肠管的病变情况（瘘口远近端肠管有无肠壁慢性纤维化和肠腔狭窄）以及瘘口周围的感染情况。

（3）识别影响肠外瘘愈合的因素：对克罗恩病合并肠外瘘，治疗上旨在通过努力促进肠瘘的自行愈合，恢复消化道的连续性。很多因素会影响肠外瘘的自行愈合，甚至预示着自行愈合可能性小，不可避免需要手术治疗，充分评估并正确识别影响肠外瘘愈合的因素，对指导制订治疗决策有重要意义。如果瘘口周围存在脓肿感染，则会影响肠外瘘的愈合，需进行充分抗感染、脓肿引流后进一步评估。一般认为复杂性肠瘘如多发瘘、唇状瘘及瘘口远、近端肠壁存在慢性纤维化和肠腔狭窄自行愈合可能性小，应考虑手术治疗。此外，营养状态差也会影响肠瘘的愈合。

3. **营养状态评估** 营养不良在克罗恩病患者很常见，一旦出现肠外瘘，由于消化液的丢失以及营养吸收障碍，会加剧营养不良情况。长期营养不良，可引起肌少症，与克罗恩病患者不良临床结局有关。

对于克罗恩病合并肠外瘘患者，建议在入院时即进行营养风险及全身营养状态评估。目前应用最广泛的是营养风险筛查工具2002（NRS2002）。NRS2002评分≥3分提示存在营养不良风险，需要进行营养支持治疗。对于全身营养状态评估，不能单纯地运用BMI，还要综合评估肌肉质量、肌肉力量及身体功能等，根据评估结果提供及时、有效的营养支持治疗和干预，动态监测营养状况并评价治疗效果。对于需要手术治疗的患者，围手术期营养状况的评估不可忽视。

4. **心理状况评估** 克罗恩病是一种无法治愈的疾病，由于病情反复、生活质量受损和社交功能下降，出现精神心理障碍的表现并不少见，包括焦虑和抑郁，尤其在疾病活动期患病率更高，这也逐渐引起大家的关注。目前对克罗恩病患者心理状况的评估尚缺乏标准化的流程，常用的评分量表包括医院焦虑-抑郁量表（HAD）、Zung氏焦虑自评量表（SAS）、Zung氏抑郁自评量表（SDS）、汉密顿焦虑量表（HAMA）、汉密顿抑郁量表（HAMD）、抑郁-焦虑-压力量表（DASS-21）等。

（三）临床决策

1. **治疗目标** 治愈肠外瘘和腹腔感染，恢复消化道连续性；控制克罗恩病，诱导并维持克罗恩病缓解，争取达到黏膜愈合；改善生活质量，恢复生命活力。

2. **治疗措施**

（1）合并腹腔脓肿/感染：积极控制感染。

1）有腹腔脓肿者首选超声或CT引导下经皮脓肿穿刺引流（percutaneous abscess drainage，PAD），联合使用抗感染药物。如果PAD被动引流无法达到充分引流的目的，需要改为主动冲洗引流。对于无法实施 PAD 且抗菌药物疗效不佳的患者，应考虑外科治疗（如腹腔镜下脓肿引流等）。

2）脓肿引流的同时，需要联合抗感染治疗；比较小的脓肿可单独抗感染治疗。抗感染药物的选择要考虑抗菌谱和组织穿透性。要及时发现并积极治疗深部真菌感染。

（2）促进肠外瘘自行愈合：

1）高流量瘘：严密监测水 - 电解质和酸碱失衡状况及脏器功能情况，及时纠正内环境紊乱；控制肠瘘流量，可使用生长抑素；严重者联合应用肠外营养。

2）营养治疗联合生长抑素：积极控制感染的前提下，使用肠外营养治疗与生长抑素，有助于减少肠液漏出量，促进肠瘘自行愈合；在肠外瘘及瘘口周围感染控制后，可使用肠内营养治疗。

3）生物制剂：可控制克罗恩病的疾病活动、促进黏膜愈合，有助于促进肠皮瘘愈合。不同生物制剂各有特点，需要个体化选择。需要在控制感染后使用。

（3）关于确定性手术治疗，有以下情况需要考虑外科手术治疗：①积极、规范的内科治疗仍不能治愈肠瘘时；②存在影响肠外瘘自愈因素时，如肠管远端存在纤维性狭窄时；③克罗恩病的病变部位相对局限。术前需要进行全面的手术风险评估，选择合适的时机、合理的手术方案。

3. 治疗流程（图 47-5）

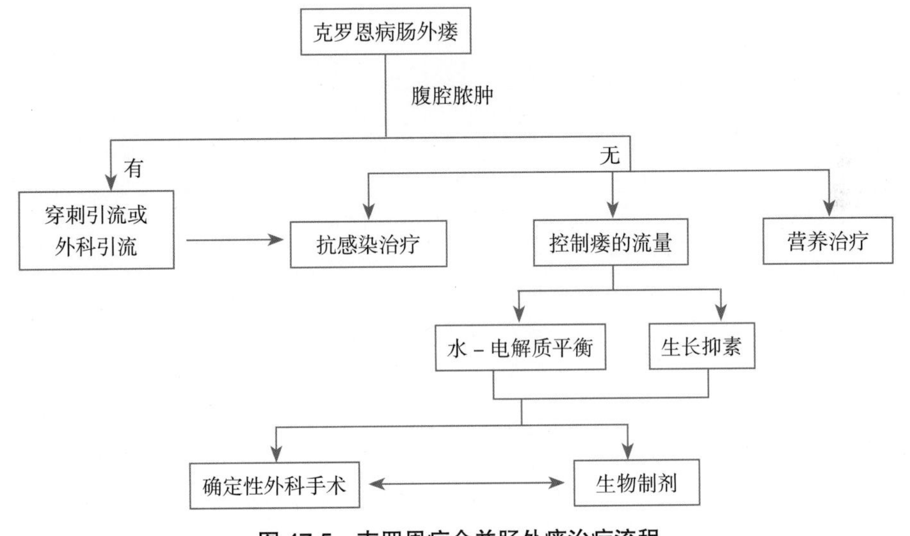

图 47-5　克罗恩病合并肠外瘘治疗流程

（黄燕妮　王承党）

参考文献

［1］中国医师协会外科学分会肠瘘外科医师委员会．中国克罗恩病并发肠瘘诊治的专家共识意见［J］．中华胃肠外科杂志，2018，21（12）：1337-1346.

［2］中华医学会消化病学分会炎症性肠病学组．炎症性肠病诊断与治疗的共识意见（2018 年·北京）

[J]. 中华炎性肠病杂志(中英文),2018,2(3):173-190.

[3] 朱维铭,李毅 . 克罗恩病合并腹腔脓肿的规范化治疗[J]. 中华炎性肠病杂志(中英文),2017,1(2):65-68.

[4] 中华医学会消化病学分会炎症性肠病学组,中华医学会肠外与肠内营养学分会胃肠病与营养协作组 . 炎症性肠病营养支持治疗专家共识(第二版)[J]. 中华炎性肠病杂志(中英文),2018,2(3):154-172.

[5] 中华医学会消化病学分会炎症性肠病学组 . 炎症性肠病外科治疗专家共识[J]. 中华炎性肠病杂志(中英文),2020,4(3):180-199.

[6] GIONCHETTI P,DIGNASS A,DANESE S,et al. 3rd European Evidence-based Consensus on the Diagnosis and Management of Crohn's Disease 2016:Part 2:Surgical Management and Special Situations [J]. J Crohns Colitis,2017,11(2):135-149.

[7] DHALIWAL A,QUINLAN J,OVERTHROW K,et al. Sarcopenia in Inflammatory Bowel Disease:A Narrative Overview [J]. Nutrients,2021,13(2):10.

第 48 章　溃疡性结肠炎合并坏疽性脓皮病

一、病例简介

（一）病历资料

1. 病史　男性，60 岁，因“反复排黏液便、腹痛 6 年余”于 2020 年 3 月 11 日入院。

6 年余前患者无明显诱因大便次数增多，10 余次 /d，稀糊状便或稀便，便中有黏液和少许鲜血，里急后重感明显，便前有脐周闷痛，便后缓解，无发热、关节疼痛、皮疹、口腔和肛周溃疡。当地三甲医院肠镜示“全结肠弥漫性糜烂、浅溃疡，考虑为溃疡性结肠炎（全结肠型）”，活检示“结肠黏膜慢性炎症，降结肠增生性息肉”；全腹 CT 提示“结肠壁广泛增厚，符合溃疡性结肠炎改变”。临床诊断为“溃疡性结肠炎（全结肠型）”，予“美沙拉秦、糖皮质激素”等治疗，症状好转，大便次数减少至 4 ～ 6 次 /d、血便消失，后自行停药。6 年来上述症状反复，自行短期不规律口服“糖皮质激素、美沙拉秦”等，症状缓解，未规律随诊。

2 个月余前患者无明显诱因左下肢皮肤瘙痒，抓挠后破溃、渗液，无发热，大便 3 ～ 4 次 /d，软便，无血液和黏液，在当地三甲医院皮肤科住院，考虑为“皮肤破溃并感染”，予抗感染等治疗后未见好转，左下肢皮损处多次细菌培养均为“阴性”，皮损进一步扩大，遂行“左下肢血管神经探查 + 筋膜切开减张术”，术后创口逐渐扩大，变黑、化脓、持续性疼痛，继续抗感染治疗未见改善；继而出现黏液血便，大便 10 余次 /d，下腹痛、里急后重，未行肠镜检查，考虑为“左下肢坏疽性脓皮病、炎症性肠病?”，予甲泼尼龙 80mg、1 次 /d 静脉滴注（2020 年 2 月 29 日—3 月 11 日）、美沙拉秦、沙利度胺抗炎以及调节肠道菌群等治疗，左下肢皮损未再扩大，但仍有腹痛、反复排黏液血便，8 ～ 12 次 /d。遂求诊我院，拟“溃疡性结肠炎、坏疽性脓皮病”收住消化内科。发病以来患者精神、食欲、睡眠较差，小便正常，近 6 年体重下降约 15kg。

既往史：1 个月余前在当地三甲医院住院期间，诊断为“糖尿病”，予“门冬胰岛素早 - 中 - 晚餐前各 6U 皮下注射、甘精胰岛素 8U 睡前皮下注射”降糖，监测空腹血糖 4 ～ 7mmol/L，餐后血糖 9 ～ 12mmol/L。否认肝炎、肺结核等病史。

个人史：无冶游、吸毒史，无吸烟史，有机会性饮酒史。

婚育史和家族史无特殊。

2. 查体　体温 36.4℃，脉搏 128 次 /min，呼吸 19 次 /min，血压 109/70mmHg。平车入院，神清，左锁骨上等处浅表淋巴结不大。五官端正，巩膜无黄染。双肺听诊呼吸音清，未闻及啰音。心界不大，听诊心律不齐，第一心音强弱不等，未闻及杂音。舟状腹，腹部软，无压痛、反跳痛，肝、脾未触及，未触及包块，肠鸣音正常。肛门指诊指套退出见少许鲜血。双下肢足背动脉搏动存在。神经系统查体正常，双侧巴宾斯基征阴性。左小腿皮肤大面积溃疡，面积约 20cm × 35cm，触痛明显，局部散在浅溃疡，表面可见淡黄色分泌物，部分皮损上覆暗红色血痂，边缘可见暗红色肉芽组织。踝部皮损覆有少量表皮组织，轻度触痛（图 48-1）。

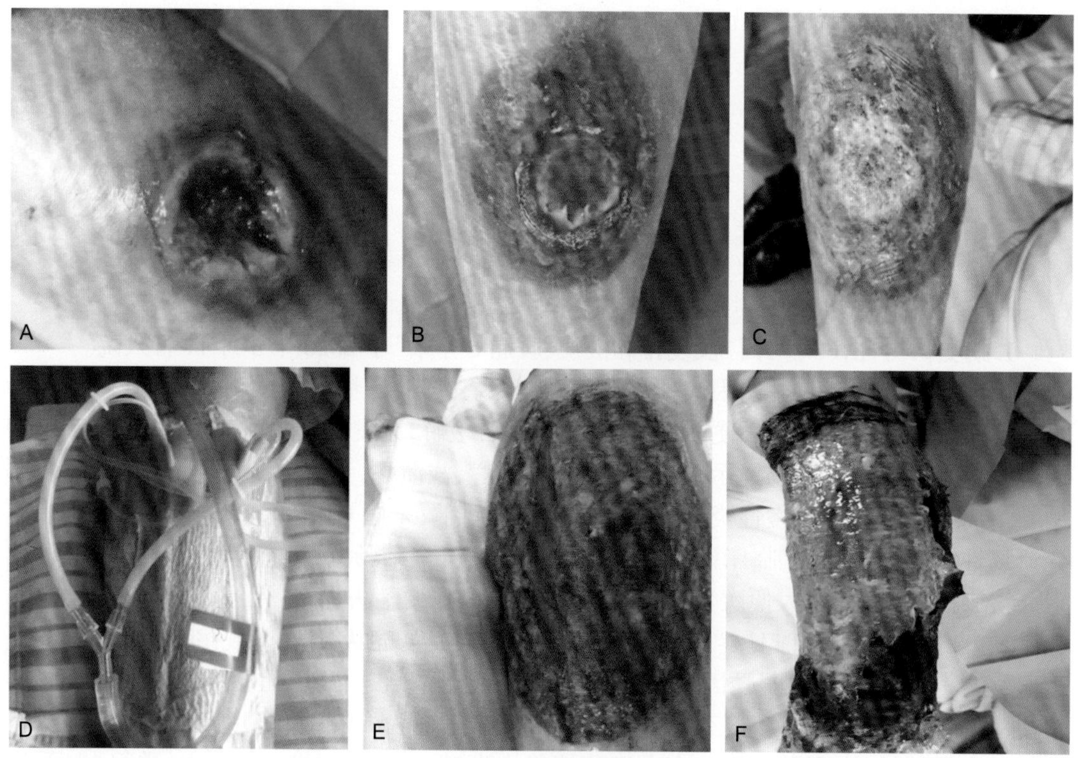

图 48-1　左下肢皮损

A ～ C. 左下肢胫前创面逐渐扩大；D. 左下肢血管神经探查 + 筋膜切开减张术；E、F. 减张术后左下肢皮肤创面。

3. **辅助检查**　血常规（2020 年 3 月）示 WBC 5.39 × 10^9/L，NEU% 62.3%，HGB 83g/L，红细胞比容 26.8%，PLT 340 × 10^9/L。凝血功能示 D- 二聚体定量 4.20mg/L。炎症指标示 CRP 32.11mg/L，ESR 20.00mm/h，PCT＜0.05ng/ml。IgE 89.40IU/ml。大便常规示 WBC（3+），RBC（3+），黏液（+），隐血（+）；粪便钙卫蛋白弱阳性；粪便艰难梭菌抗原和毒素均阴性，大便细菌培养和阿米巴检查均阴性。

免疫方面：血清胰腺腺泡细胞 IgG 抗体（+），酿酒酵母菌 IgA 抗体（弱 +），中性粒细胞胞质 IgG 抗体（+）。抗核抗体谱正常。

感染方面：血清巨细胞病毒 IgG 抗体＞180.0U/ml，巨细胞病毒核酸 2.31 × 10^3 拷贝 /ml；单纯疱疹病毒 1+2 型 IgG 抗体＞30.0COI，单纯疱疹病毒 1+2 型 IgM 抗体 2.8COI；EB 病毒核酸（–）。血清结核抗体（–），结核感染 T 细胞检测 IFN-γ 实际释放水平 0.42IU/ml，结核感染 T 细胞免疫反应（+）；左下肢皮肤分泌物细菌培养鉴定 + 药物敏感试验示金黄色葡萄球菌生长，对克林霉素、青霉素耐药，对环丙沙星、利奈唑胺、左旋氧氟沙星、莫西沙星、万古霉素、苯唑西林等敏感。

左下肢软组织切除标本病理学检查（2020 年 2 月）：局部被覆鳞状上皮细胞，伴表面溃疡，上皮下间质肉芽组织显著增生，伴炎性渗出及坏死，微脓肿形成，符合溃疡病理改变。

小肠 CT 平扫 + 增强（2020 年 3 月）：乙状结肠、降结肠、横结肠、升结肠肠壁增厚伴梳齿征，考虑为溃疡性结肠炎；胆囊结石（图 48-2C、D）。

肠镜：结肠多发糜烂、溃疡、息肉样隆起（图 48-2A、B）。

病理学检查：（升结肠、横结肠黏膜活检组织）炎性肉芽组织查见散在、少量体积较大细胞分布，免疫组织化学染色 CMV 表达（+），ISH 示 EBER（个别 +，对照 +）；（乙状结肠黏膜活检组织）增生性息肉伴糜烂；（直肠黏膜活检组织）黏膜慢性炎伴糜烂，炎性肉芽组织形成（图 48-2E、F）。

下肢动静脉血管彩超：双下肢动脉硬化超声声像改变，右小腿肌间静脉血栓形成（左小腿因敷料覆盖无法探及）。

下肢静脉造影：左下肢深静脉瓣膜关闭功能不全。

（二）诊断与鉴别诊断

1. 主要诊断 ①溃疡性结肠炎（慢性复发型、广泛结肠、活动期、中度、Mayo 评分 10 分）伴巨细胞病毒感染，感染性腹泻，左下肢坏疽性脓皮病；②持续性心房颤动；③糖尿病；④胆囊结石；⑤右下肢肌间静脉血栓形成；⑥中度贫血。

2. 诊断依据及鉴别诊断 ①中老年男性，以腹痛、黏液血便为主要表现，呈慢性反复病程；多次肠镜提示全结肠糜烂、溃疡，病理学检查提示慢性炎症表现；多次影像学检查（如腹部 CT）提示结肠广泛连续性肠壁炎症、增厚；急性期美沙拉秦和糖皮质激素治疗有效，因此，溃疡性结肠炎的诊断明确，需与缺血性肠病、感染性肠病、克罗恩病等疾病相鉴别。②入院前 2 个月余左下肢皮肤瘙痒、破溃，创面大，继而出现肠道症状，皮肤病损与肠道疾病存在一定相关性，综合皮损特征、皮肤活检结果等，坏疽性脓皮病的诊断明确。患者有糖尿病、心房颤动等基础病，下肢皮损需与静脉功能不全或动脉性疾病并发的皮肤感染相鉴别。

（三）治疗决策

经过消化内科、皮肤科、整形外科、心血管内科、内分泌科、血管外科等多学科讨论，患者参与决策，形成以下治疗方案：

1. 一般治疗 心理抚慰；单间病房，注意房间温度、湿度，及时消毒；减少或拒绝探视。

2. 基础病治疗 营养支持、补充白蛋白；控制血糖；抗凝、控制心率等。

3. 皮肤病治疗 加强局部护理，定期更换辅料等。

4. 抗病毒治疗 更昔洛韦 5mg/kg 体重，静脉滴注（2020 年 3 月 13—26 日）。

5. 抗炎治疗 ①美沙拉秦缓释颗粒 1.0g、4 次 /d 口服；②患者为激素依赖型 UC，有肠外表现（脓皮病），在使用生物制剂之前的筛查期间，先使用糖皮质激素治疗，予甲泼尼龙 60mg、1 次 /d 静脉滴注（2020 年 3 月 13—18 日），1 周后改为甲泼尼龙 40mg、1 次 /d 静脉滴注（2020 年 3 月 19—25 日），2 周后改为甲泼尼龙片 32mg/d 口服（2020 年 3 月 26 日起），此后逐渐减停；③在排除禁忌证之后，于 2020 年 3 月 24 日第 1 次英夫利西单抗（类克）0.4g 静

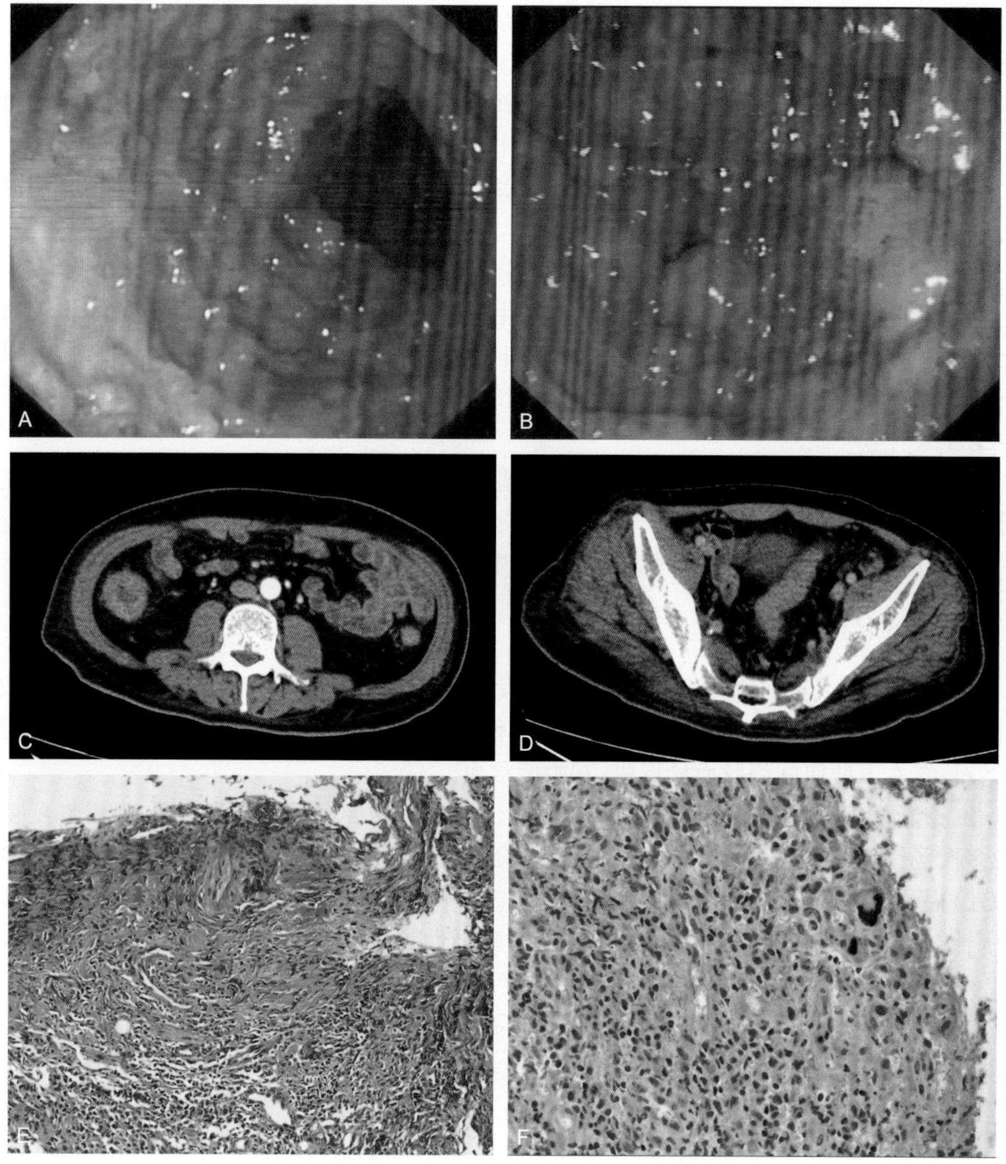

图 48-2　2020 年 3 月肠镜、小肠 CT 和病理学检查

A、B. 肠镜；C、D. 小肠 CT；E.HE 染色 10×10；F. 免疫组织化学染色 40×10。

脉滴注治疗，此后按照规律使用英夫利西单抗，并定期复查。

（四）治疗效果和临床转归

2020 年 3 月 26 日出院，排便次数减少至 6～7 次 /d，便中黏液和血液减少，里急后重感、乏力好转，左下肢创面较入院时好转。此后按照规律使用英夫利西单抗治疗，病情稳定。在第 12 次英夫利西单抗治疗后排成形软便，2～3 次 /d，无黏液、脓血，无腹痛，无发热、口腔溃疡、皮肤溃疡、关节疼痛等不适，皮肤创面愈合（图 48-3，图 48-4）。

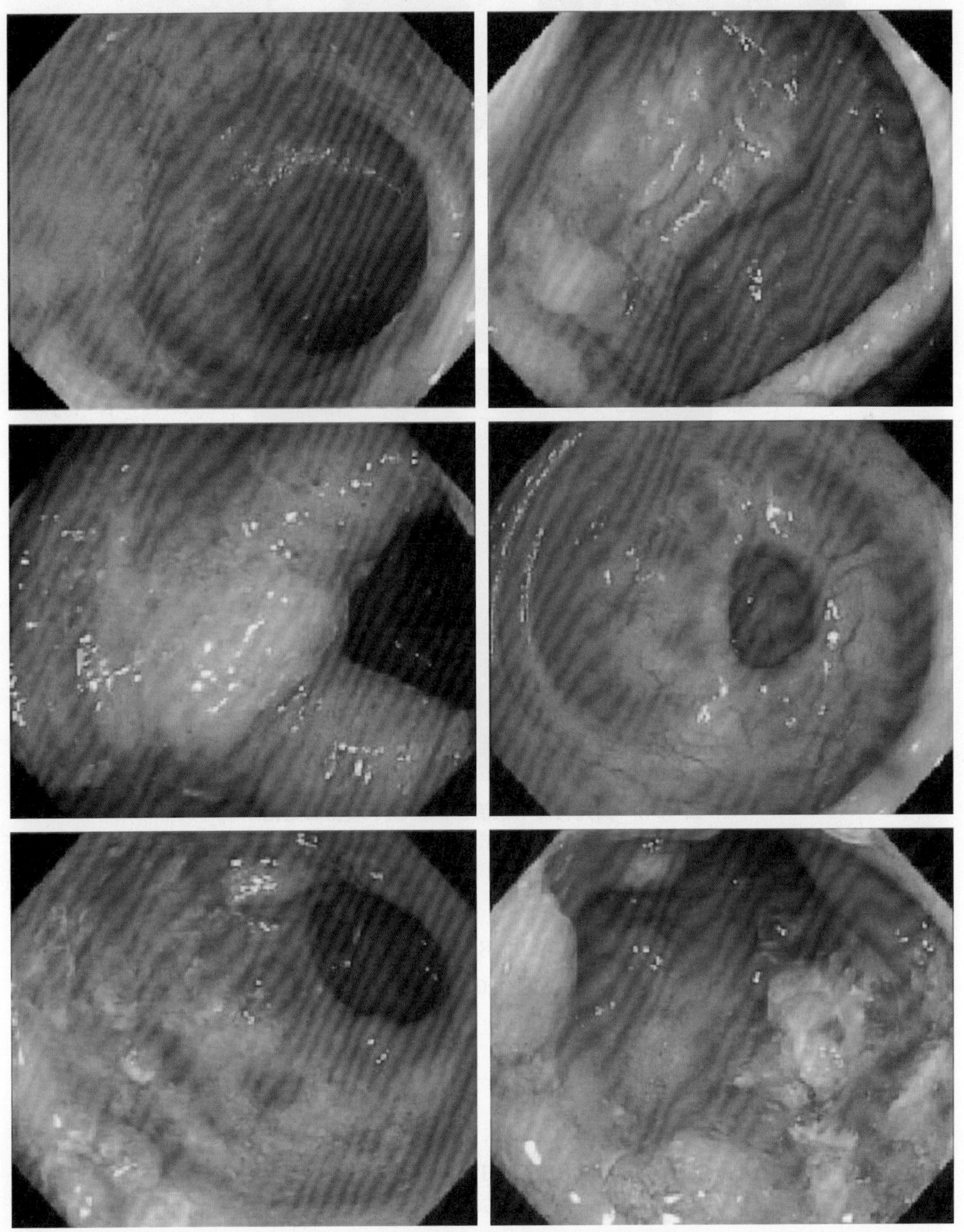

图 48-3　患者第 12 次英夫利西单抗治疗后肠镜

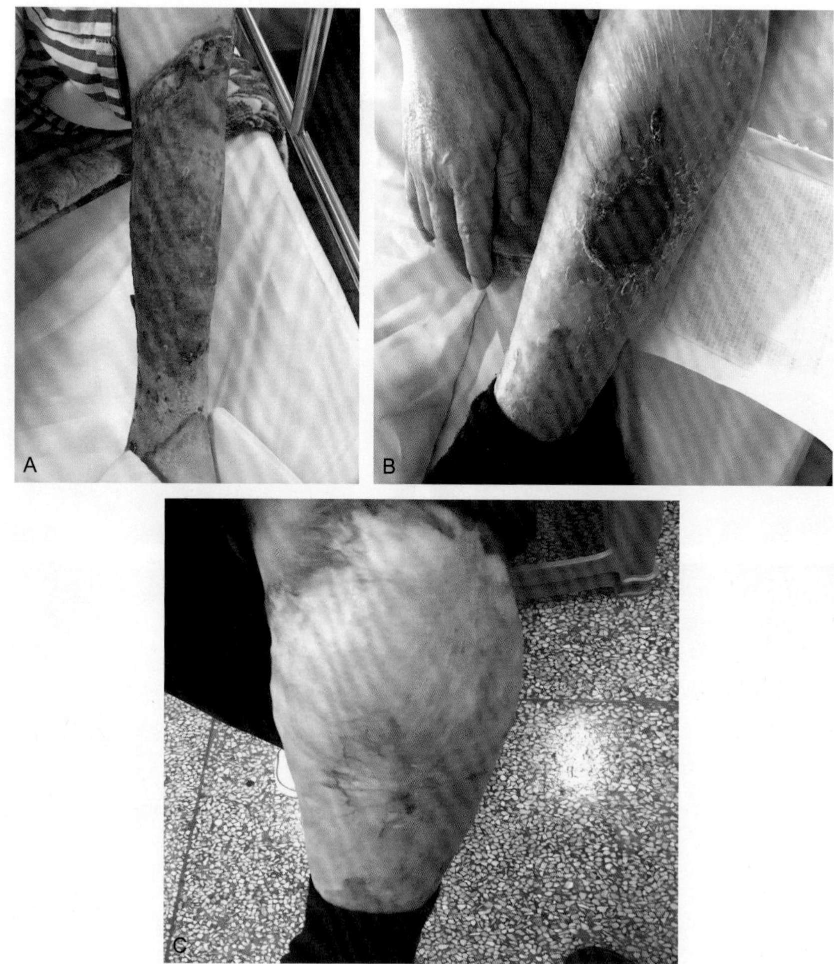

图 48-4　英夫利西单抗治疗后的左下肢创面变化

A. 第 1 次英夫利西单抗治疗后；B. 第 7 次英夫利西单抗治疗后；C. 第 12 次英夫利西单抗治疗后。

2021 年 10 月复查血常规，显示 WBC 8.53×10^9/L，HGB 118g/L，PLT 358×10^9/L；CRP 8.22mg/L；结核感染 T 细胞（-）；巨细胞病毒 IgG 抗体＞180.0U/ml，巨细胞病毒核酸（-）；肠镜提示结肠多发息肉样隆起，部分黏膜糜烂。

二、分析与讨论

炎症性肠病（inflammatory bowel disease，IBD）是一类病因未明的慢性非特异性肠道炎症性疾病，包括溃疡性结肠炎（ulcerative colitis，UC）及克罗恩病（Crohn's disease，CD）。30% ～ 50% 的 IBD 患者可出现一种或多种肠外表现，主要累及关节、皮肤、肝脏和胆道、眼睛等。肠外表现（extraintestinal manifestations，EIM）指的是 IBD 患者位于肠道外的炎症性病变，其发病机制可能是肠道免疫反应的延伸或异位，也可能独立于肠道炎症，或与 IBD 具有共同的环境或遗传因素。

坏疽性脓皮病（PG）是一种少见的、具有破坏性的、疼痛性的炎症性皮肤病，机制尚不清楚，可能与中性粒细胞功能异常和细胞免疫受损等有关。PG 好发于下肢，表现为无菌性脓肿，其中静脉和毛细血管有血栓形成、出血、坏死，临床类型包括溃疡型、脓疱型、大疱型等。临床上，PG 的诊断主要依靠临床表现，容易误诊和漏诊。江燕云等曾总结了北京协和医院 2009 年 7 月至 2016 年 7 月收治的 8 例 UC 合并 PG 患者的临床资料，提示 PG 是 UC 的严重皮肤表现，常出现于全结肠型、疾病活动的 UC 患者，多累及下肢，皮肤组织病理为典型血管炎改变。Kridin 等在一项基于人群的病例对照研究发现，UC 患者发生 PG 的风险比对照组增加 15 倍，在 UC 诊断后的第一年内发生 PG 的可能性最高。一项调查 IBD 相关性的 PG 特点和对特定治疗的治疗反应显示，共确诊 42 例，39 例（92.9%）合并 UC。本例患者在入院前 2 个月出现左小腿红斑、破溃、瘙痒，起初临床上并未考虑 UC 合并肠外表现，经过治疗后左下肢创面逐渐扩大，临床上才考虑 UC 合并 PG。因此，当 UC 患者合并皮肤破溃等情况时，临床上应警惕皮肤肠外表现的存在。

治疗 IBD 的药物包括 5-ASA 制剂、激素、免疫抑制剂等传统药物和生物制剂，PG 的治疗主要根据患者的实际情况给予相应的系统或局部药物治疗，而当 IBD 患者合并 PG 时，治疗往往更加复杂。在一项荟萃分析中，统计 IBD 伴坏疽性脓皮病患者对传统治疗及生物制剂治疗的应答率（非头对头试验数据），发现传统方法的应答率不足 20%，英夫利西单抗组应答率为 62%，当使用传统药物进行 UC 伴 EIM 治疗时，发现传统方案治疗的疗效不佳，达到缓解的时间显著延长。一项大样本的瑞士队列研究统计显示，英夫利西单抗治疗 IBD 伴肠外表现的有效率高达 74%。国内共识与指南也曾提出，抗 TNF 药物适用于活动性 UC 伴肠外表现突出（如关节炎、坏疽性脓皮病、结节红斑等）者。在本例患者的诊治过程中，我们在局部感染控制的基础上早期使用英夫利西单抗，患者的肠道炎症得到有效控制，左下肢的皮肤创面也渐渐愈合，诊治中充分发挥多学科协作诊疗的作用，同时在用药过程中并未监测到不良反应的出现。

通过本例 UC 合并 PG 的病例诊治，我们不难看出，临床上对于 IBD 合并肠外表现的早期识别存在一定困难，容易漏诊，因此多学科协作发挥重要作用。治疗上，对于 IBD 肠外表现，首先要控制肠道炎症，特别是对于与 IBD 活动明显相关的肠外表现，较重的病例如 PG，则应考虑早期使用生物制剂治疗。综上，临床上应提高对 IBD 肠外表现的认识，做到早发现、早诊断、早治疗，避免严重不良结局的发生，提高患者生活质量。

（陈雪娥　王承党）

参考文献

[1] HEDIN C R H，VAVRICKA S R，STAGG A J，et al. The Pathogenesis of Extraintestinal Manifestations：Implications for IBD Research，Diagnosis，and Therapy [J]. J Crohns Colitis，2019，13（5）：541-554.

[2] GARBER A，REGUEIRO M. Extraintestinal Manifestations of Inflammatory Bowel Disease：Epidemiology，Etiopathogenesis，and Management [J]. Curr Gastroenterol Rep，2019，21（7）：31.

[3] GREUTER T，NAVARINI A，VAVRICKA S R. Skin Manifestations of Inflammatory Bowel Disease [J]. Clin Rev Allergy Immunol，2017，53（3）：413-427.

[4] 江燕云，李骥，李玥，等. 溃疡性结肠炎并发坏疽性脓皮病八例研究[J]. 中华皮肤科杂志，2017，50

(9):623-625.

[5] KRIDIN K,DAMIANI G,LUDWIG R J,et al. Estimating the Odds of Ulcerative Colitis-Associated Pyoderma Gangrenosum: A Population-Based Case-Control Study [J]. Dermatology,2021,237(3):323-329.

[6] CHEN W,XIANG L J,LI L. Therapeutic Efficacy of the Combination Therapy of Corticosteroids and 5-Aminosalicylic Acid for Treatment of Pyoderma Gangrenosum with Ulcerative Colitis [J]. Indian J Dermatol,2020,65(1):38-41.

[7] AGARWAL A,ANDREWS J M. Systematic review: IBD-associated pyoderma gangrenosum in the biologic era,the response to therapy [J]. Aliment Pharmacol Ther,2013,38(6):563-572.

[8] VAVRICKA S R,GUBLER M,GANTENBEIN C,et al. Anti-TNF Treatment for Extraintestinal Manifestations of Inflammatory Bowel Disease in the Swiss IBD Cohort Study [J]. Inflamm Bowel Dis,2017,23(7):1174-1181.

[9] 中华医学会消化病学分会炎症性肠病学组. 抗肿瘤坏死因子 α 单克隆抗体治疗炎症性肠病专家共识(2017)[J]. 中华消化杂志,2017,37(9):577-580.